消化系统疑难及少见病例

（第二版）

主　编　于晓辉　吴开春　聂勇战　徐美东　程树群

上海科学技术文献出版社
Shanghai Scientific and Technological Literature Press

图书在版编目（CIP）数据

消化系统疑难及少见病例/于晓辉等主编 . -- 2 版 .
-- 上海：上海科学技术文献出版社，2022.3
ISBN 978-7-5439-8523-0

Ⅰ．①消⋯ Ⅱ．①于⋯ Ⅲ．①消化系统疾病—疑难病
—病案 Ⅳ．① R57

中国版本图书馆 CIP 数据核字（2022）第 027637 号

策划编辑：张　树
责任编辑：应丽春
封面设计：李　楠

消化系统疑难及少见病例（第二版）

XIAOHUA XITONG YINAN JI SHAOJIAN BINGLI（DIERBAN）

主　　编　于晓辉　吴开春　聂勇战　徐美东　程树群
出版发行：上海科学技术文献出版社
地　　址：上海市长乐路 746 号
邮政编码：200040
经　　销：全国新华书店
印　　刷：朗翔印刷（天津）有限公司
开　　本：787mm×1092mm　1/16
印　　张：31.75
版　　次：2022 年 3 月第 1 版　2022 年 3 月第 1 次印刷
书　　号：ISBN 978-7-5439-8523-0
定　　价：318.00 元

http://www.sstlp.com

《消化系统疑难及少见病例（第二版）》

编委会

主　审

杨云生　中国人民解放军总医院　消化内科

郭　志　天津医科大学附属肿瘤医院　介入科

主　编

于晓辉　中国人民解放军联勤保障部队第九四〇医院　消化内科

吴开春　空军军医大学西京消化病医院　消化内科

聂勇战　空军军医大学西京消化病医院　消化内科

徐美东　复旦大学附属中山医院　内镜中心

程树群　海军军医大学东方肝胆外科医院　肝外六科

副主编

（按姓氏拼音排序）

白飞虎　宁夏回族自治区人民医院　消化内科

郭建魁　中国人民解放军联勤保障部队第九四〇医院　卫勤部

何毅刚　中国人民解放军联勤保障部队第九四〇医院　卫勤部

李　斌　中国人民解放军联勤保障部队第九四〇医院　消化内科

李初谊　中国人民解放军联勤保障部队第九四〇医院　消化内科

梁　斌　江西省赣州市第五人民医院　肝病消化内科

梁　洁　空军军医大学西京消化病医院　消化内科

刘　鑫　中国人民解放军联勤保障部队第九四〇医院　消化内科

刘冰熔　郑州大学第一附属医院消化病院　消化内科

卢利霞　中国人民解放军联勤保障部队第九四〇医院　消化内科
任瑞强　中国人民解放军联勤保障部队第九四〇医院　消化内科
荣维淇　中国医学科学院附属协和医院肿瘤医院　肝胆外科
沙卫红　广东省人民医院　消化内科
孙一彬　四川成都市温江区人民医院　预防保健科
田文艳　中国人民解放军联勤保障部队第九四〇医院　护理部
王俊科　中国人民解放军联勤保障部队第九四〇医院　消化内科
王瑞玲　中国人民解放军火箭军总医院　消化内科
肖　梅　中国科学技术大学附属第一医院　消化内科
杨　婉　首都医科大学附属大兴教学医院　消化内科
姚　萍　新疆医科大学附属医院　消化内科
张　川　北京同仁医院　消化内科
张德奎　兰州大学第二医院　消化内科
张久聪　中国人民解放军联勤保障部队第九四〇医院　消化内科
张双霞　天津市中心医院　消化内科
赵夏平　河南省传染病医院 郑州市第六人民医院　重症肝病科
郑　英　中国人民解放军联勤保障部队第九四〇医院　消化内科

编　委
（按姓氏拼音排序）

曹莉婷　宁夏医科大学 2018 级临床医学系
陈　迪　空军军医大学西京消化病医院　消化内科
陈　靖　空军军医大学西京消化病医院　消化内科
陈　顺　兰州大学第二医院 2020 级临床医学系
陈巍峰　复旦大学附属中山医院　内镜中心
初　元　复旦大学附属中山医院　内镜中心
崔　旻　新疆医科大学附属医院　消化内科
崔丽娜　空军军医大学西京消化病医院　消化内科
董　敏　定西市岷县中医院　肝病科

段惠春　甘肃宝石花医院　消化内科

范瑞芳　中国人民解放军联勤保障部队第九四〇医院　肝胆外科

方鲲鹏　海军军医大学东方肝胆外科医院　肝外六科

耿闻男　中国人民解放军联勤保障部队第九四〇医院　消化内科

何昱静　甘肃中医药大学 2019 级临床医学系

洪金鹏　中国人民解放军联勤保障部队第九四〇医院　消化内科

胡辉歌　空军军医大学西京消化病医院　消化内科

贾　栋　甘肃中医药大学 2020 级临床医学系

贾刚刚　兰州大学第二医院 2021 级临床医学系

姜尧月　甘肃中医药大学 2020 级临床医学系

康生朝　中国人民解放军联勤保障部队第九四〇医院　消化内科

李　雪　宁夏回族自治区人民医院　消化内科

李广浩　海军军医大学东方肝胆外科医院　肝外六科

李全林　复旦大学附属中山医院　内镜中心

梁昭君　宁夏医科大学 2020 级临床医学系

刘　丹　郑州大学第一附属医院消化病院　消化内科

刘　佳　空军军医大学西京消化病医院　消化内科

刘亨晶　甘肃中医药大学 2018 级临床医学系

刘建军　中国人民解放军火箭军总医院　消化内科

刘凯辉　中国人民解放军联勤保障部队第九四〇医院　消化内科

刘亚贤　甘肃中医药大学 2020 级临床医学系

刘真真　空军军医大学西京消化病医院　消化内科

马　娟　广东省人民医院　消化内科

马瑞琪　甘肃中医药大学 2019 级临床医学系

莫丽蓉　宁夏回族自治区人民医院　消化内科

潘　妍　空军军医大学西京消化病医院　消化内科

庞　瑶　甘肃省人民医院　胸外科

乔亚琴　中国人民解放军联勤保障部队第九四〇医院　消化内科

秦士钊　中国人民解放军联勤保障部队第九四〇医院　消化内科

秦甜甜　兰州大学第二医院 2019 级临床医学系

任小龙　中国人民解放军联勤保障部队第九四〇医院　超声诊断科

孙瑾瑜　甘肃中医药大学 2018 级临床医学系

王　凝　北京同仁医院　消化内科

王　盼　中国人民解放军联勤保障部队第九四〇医院　消化科

王　维　中国人民解放军联勤保障部队第九四〇医院　消化内科

王彪猛　中国人民解放军联勤保障部队第九四〇医院　消化内科

王盖昊　大同市第五人民医院　消化内科

王海昆　新疆医科大学第一附属医院　消化内科

王秀丽　中国人民解放军联勤保障部队第九四〇医院　超声诊断科

王兆林　山东省济南市第七人民医院　消化内科

魏　敏　兰州大学第二医院 2018 级临床医学系

魏丽娜　兰州大学第二医院　消化内科

温　雪　宁夏医科大学 2019 级临床医学系

吴健雄　中国医学科学院附属协和医院肿瘤医院　肝胆外科

仵朝晖　甘肃中医药大学 2020 级临床医学系

武承凤　兰州大学第二医院　神经内科 – 重症监护室

肖　毅　中国人民解放军联勤保障部队第九四〇医院　肝胆外科

谢小青　兰州大学第二医院 2020 级临床医学系

解有成　甘肃中医药大学 2021 级临床医学系

徐丽姝　广东省人民医院　消化内科

薛　捷　海军军医大学东方肝胆外科医院　肝外六科

薛鲜敏　空军军医大学西京消化病医院　消化内科

闫瑞玲　中国人民解放军联勤保障部队第九四〇医院　超声诊断科

杨　涛　新疆医科大学附属医院　消化内科

杨岚岚　吉林医科大学第二医院　消化内科

杨永林　中国人民解放军联勤保障部队第九四〇医院　消化内科

幺立萍　空军军医大学西京消化病医院　消化内科

于海鹏　天津医科大学附属天津肿瘤医院　介入科

贠建蔚　兰州大学第二医院　消化内科

袁倩倩　甘肃中医药大学 2019 级临床医学系

翟卫春　中国人民解放军联勤保障部队第九四〇医院　消化内科

张　茜　中国人民解放军联勤保障部队第九四〇医院　血液科

张丽霞　宁夏医科大学 2020 级临床医学系

张晓南　广东省人民医院　消化内科

赵宝银　甘肃中医药大学 2020 级临床医学系

郑　跃　广东省人民医院　消化内科

左思阳　中国人民解放军联勤保障部队第九四〇医院　超声诊断科

第一主审简介

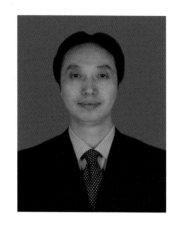

杨云生，医学博士，主任医师，教授，博士生导师，毕业于第一军医大学。中国人民解放军总医院消化病中心主任，消化内科学科带头人，全军消化内科研究所所长。兼任中华消化病学分会第十届主任委员，微生态组第一届组长，中华消化病学院第二届院长，中华消化内镜分会第五届副主任委员，中国医学装备协会消化病分会第一届会长，北京医师协会消化医师分会会长，亚太消化病学会常务理事，世界胃肠病组织科学委员会委员及任命委员会委员，美国消化内镜学会国际委员会委员等。英文杂志 *JDD*、*JGH Open* 副主编，《中华消化杂志》副总编等，SCI 收录杂志 *Gastroenterology*、*Gut*、*AP&T* 等编委。从事临床、科研工作 30 余年。临床特点：消化系复杂疑难病诊治；微生态移植治疗系列技术；治疗 ERCP、胃食管反流病内镜治疗等。研究方向：肠道微生态；软镜机器人。在消化内镜新技术应用、肠道微生态移植治疗方面做出一定新的工作。以第一发明人设计发明软式内镜机器人，实现了机器人异地远程操作胃镜检查、国际首例机器人人体胃镜检查等开创性工作。先后承担"863"项目首席、国家科技支撑计划课题等任务。发表论文 300 余篇，SCI 收录论文 100 余篇。

第二主审简介

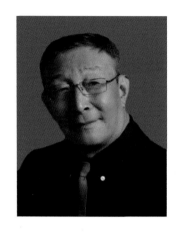

郭志，医学博士，博士后，主任医师，教授，博士生导师，毕业于天津医科大学。现为天津医科大学附属肿瘤医院介入治疗科教授，兼任国际冷冻学会主席，中国抗癌协会肿瘤介入学专业委员会主任委员（第三届），中国医师协会介入医师分会常务委员（第一、二届），中国医师协会介入医师分会肿瘤介入专业委员主任委员（第一届），中华医学会放射学分会常务委员（第十三届），中华医学会放射学分会介入诊疗专业委员会副主任委员、中华医学会放射学分会介入诊疗专业委员肿瘤介入学组主任委员（第十三届），天津市医学会理事，天津市医学会介入医学分会主任委员（第一届）。《中华介入放射学杂志》副主编，《中华医学杂志》《中华放射学杂志》等杂志编委。主要从事肿瘤介入治疗与影像诊断的临床与基础研究，在肿瘤介入治疗方面成绩显著，尤其在前列腺癌、小肾癌冷冻技术方面贡献突出。主持国家"十二五"科技支撑计划课题 1 项，国家自然基金 2 项，天津市自然基金 2 项。发表文章 140 余篇，其中被 SCI 收录的论文 30 余篇；获天津市科技进步奖 2 项；培养硕博研究生 50 余名。

第一主编简介

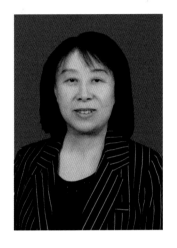

于晓辉，医学博士，博士后，主任医师，教授，博士生导师，毕业于四川大学。现为中国人民解放军联勤保障部队第九四〇医院消化内科副主任，二病区主任，兰州大学、甘肃中医药大学、宁夏医科大学和西北民族大学特聘教授。兼任中华医学会消化分会专科建设与医学人文协作组副组长，甘肃省医师协会肝病专业委员会主任委员，甘肃省医师协会内镜专业委员会副主任委员，甘肃省医学会肝病专业委员会副主任委员，甘肃省医学会消化专业委员会幽门螺杆菌学组副组长，甘肃省医师协会消化内科医师分会理事，甘肃省医学会病毒专业委员会委员。担任 *Gut* 杂志（中文版）、《胃肠病学与肝病学杂志》、《实用肝脏病杂志》、《疑难病学》杂志编委，《中国肿瘤临床》等杂志特邀审稿人。长期致力于急慢性肝病、幽门螺杆菌感染和肠道微生态紊乱相关性疾病的基础和临床工作，临床经验丰富；熟练掌握胃肠镜及镜下息肉切除、止血、曲张静脉套扎和硬化等微创技术；对急慢性肝病和肝硬化癌变机制、良恶性肝脏肿瘤的微创介入及肝癌的分子靶向临床和基础工作进行了深入研究，并最早在本地区开展肝硬化增生结节癌变的临床诊治工作，为遏制肝硬化不良预后做出不懈努力。主持省市级以上科研课题 16 项。在国内外核心期刊发表论文 160 余篇，其中被 SCI 收录 8 篇。获省及军队以上科技进步奖 10 项。主编专著 2 部。

第二主编简介

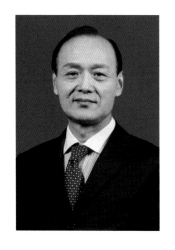

吴开春，医学博士，博士后，主任医师，教授，博士生导师，技术三级，毕业于第四军医大学。现为空军军医大学西京消化病医院常务副院长，教育部"长江学者奖励计划"特聘教授，国家杰出青年基金获得者，肿瘤生物学国家重点实验室主要学术骨干。兼任世界胃肠病组织（WGO）常务理事、科学委员会委员和教师培训委员会委员，亚洲教育事务专员，亚太地区消化病学会（APAGE）常务理事，中华消化系病学会副主任委员，全军消化系病专业委员会主任委员，陕西省消化系病学会主任委员。曾先后在英国牛津大学、英国诺丁汉大学、美国西北大学留学。主持国家自然科学基金等重大项目及课题 20 余项。发表的被 SCI 收录的论文 220 余篇。获国家科技进步奖一等奖 1 项，省部级科学技术一等奖 2 项；获国家发明专利 5 项。

第三主编简介

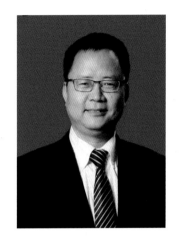

聂勇战，医学博士，主任医师，教授，博士生导师，毕业于第四军医大学。现为空军军医大学西京消化病医院十科主任，肿瘤生物学国家重点实验室副主任。国家杰出青年基金获得者，长江学者特聘教授，国家"十三五"重点研发计划慢病专项首席科学家。兼任中华医学会消化学分会青年委员会副主任委员，中国抗癌协会整合肿瘤分会主任委员，中国医师协会整合医学分会副会长，中国临床肿瘤学会（CSCO）理事和肿瘤免疫治疗专家委员会委员。2002—2009 年留学耶鲁大学医学院。担任 *Proteomics Clinical Application* 等国际和国内杂志编委。临床专长于肝病、肠道疾病的诊治，胃肠道肿瘤诊断和治疗。主要研究方向为肝脏能量代谢与疾病、肿瘤耐药转移机制、肿瘤诊断和免疫治疗的临床转化研究。国家自然科学基金重点项目和国际重大合作项目负责人，以通讯作者或第一作者在 *Nature Cell Biology*、*Journal of Cell Biology*、*Hepatology*、*Journal of Hepatology*、*Autophagy* 等相关领域权威杂志发表的被 SCI 收录的论著 30 余篇，被他引 3300 余次。获得国家科技进步奖创新团队奖、中国抗癌协会科技进步奖一等奖各 1 项。

第四主编简介

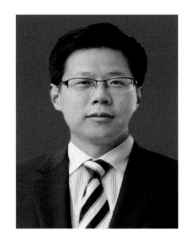

　　徐美东，医学博士，主任医师，教授，博士生导师，毕业于复旦大学。现为复旦大学附属中山医院内镜中心副主任，胆胰内镜亚专科主任。兼任中国医师协会内镜医师分会常务委员，中国医师协会内镜医师分会消化内镜专业委员会委员，中国医师协会整合医学医师分会整合肿瘤学组常务委员，中国抗癌协会整合肿瘤学分会委员，中国医师协会介入分会消化内镜专业委员会委员，中华消化内镜学会 NOTES 学组委员，中国医师协会上海消化病分会秘书，上海市消化内镜学会胃食管静脉曲张专业委员会委员，上海市消化内镜学会 ERCP 学组委员，上海市中西医结合学会消化内镜专业委员会常务委员。目前主要从事消化道肿瘤的早期诊断与内镜微创治疗，擅长于各种消化系统疾病的内镜诊断与治疗，包括 ERCP 治疗胆胰系统疾病、ESD 治疗消化道早癌及癌前病变、超声内镜、食管胃底静脉曲张套扎及硬化治疗以及各种消化道狭窄的扩张和支架治疗等，是国内最早开展 ESD 治疗消化道早癌、POEM 治疗贲门失弛缓症的专家之一，在国际上首创发明 STER 术治疗消化道黏膜下肿瘤，在国内率先开展急性肠梗阻及难治性食管狭窄内镜下支架的治疗工作。承担国家自然科学基金面上项目 3 项，上海市科委重点项目 2 项，上海市及复旦大学其他科研项目 4 项，总科研经费 200 余万元。以第一作者或通讯作者发表学术论文 50 余篇，其中被 SCI 收录的论文 30 余篇。获 2013 年上海市优秀发明奖银奖、2014 年中山医院新技术应用奖一等奖。获上海市优秀发明奖 2 项、发明专利 1 项，其他学术奖项 7 项。主编和参编医学专著十余部。多年在全国和西部地区进行内镜下微创治疗的推广工作，尤其对于甘肃省内镜微创技术的发展做出突出贡献。

第五主编简介

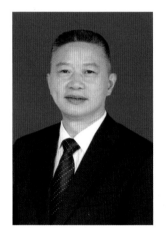

程树群，医学博士，主任医师，教授，博士生导师，毕业于复旦大学。现为海军军医大学东方肝胆外科医院肝外六科主任。教育部长江学者特聘教授，国家百千万人才工程突出贡献青年人才，军队创新工程拔尖人才，国家杰出青年基金、国务院特殊津贴获得者，上海市医学领军人才。兼任海军军医大学门静脉癌栓专病诊治中心和门静脉癌栓创新团队负责人，中国医师协会肝癌专业委员会副主任委员兼总干事，中国医师协会精准医学分会常务委员，中华外科学会肝脏外科学组青年委员，中国图书馆学会分子影像专业委员会副主任委员，全军转化医学委员会常务委员，上海市疾控中心肝癌防治专业委员会副主任委员，国际肝癌协会、欧洲肝病协会、国际转化医学协会会员。

主要从事肝肿瘤外科及肝癌转移的转化医学研究，每年主刀肝癌切除 300 余例，并长期专注于肝癌合并门静脉癌栓诊治的临床与基础研究。在临床上提出的肝癌门静脉癌栓分型被国际外科界称为"程氏分法"，有助于指导肝癌门静脉癌栓的科学规范治疗；提出门静脉癌栓术前放疗再降期切除并三维数字成像指导手术，明显提高了门静脉癌栓患者的生存时间；提出肝癌患者早期应用抗病毒药物治疗可降低肝癌术后复发、提高总生存率；对中晚期肝癌如 BCLC-C 期患者实施创新的系统化疗，患者生存期明显延长。2015 年 9 月作为负责人在国内推出"肝癌合并门静脉癌栓多学科诊治——东方肝胆外科医院专家共识"。2016 年制定并在国内外推出"肝癌合并门静脉癌栓多学科诊治——中国专家共识"。首次建立的能模拟人门静脉癌栓发生的两株细胞系（CSQT-1、CSQT-2）为门静脉癌栓基础研究提供了工具和动物模型，并在门静脉癌栓发生发展机制研究方面发现了多个分子靶标和重要信号通路。以第一责任人承担国家杰出青年基金、国家科技部"十二五"肝炎肝癌重大专项、"973"项目子课题等项目十多项。在 *J Clin Oncol*、*Hepatol*、*Nat Com*、*J Hepatol*，*Cancer Cell*、*Clin Cancer Res* 等国内外杂志发表论文 100 多篇，其中被 SCI 收录的论文 70 余篇。主编专著《肝癌门静脉癌栓治疗》。授权发明专利十多项。作为主要成员获 2012 年首届国家科技进步创新团队奖；以第一完成人获上海市科技进步奖一、二等奖各 1 项；上海市医学科技奖二等奖 1 项。入选"国家杰出青年基金""军队创新人才工程拔尖人才""上海市新百人计划""上海市优秀学科带头人""上海市曙光学者"等人才项目。获吴孟超医学青年基金奖、全军育才奖银奖。

序

众所周知，消化系统疾病是人体各个系统发病率最高的疾病群。过去由于基础医学发展相对滞后，相关检查及检验手段落后，以及信息技术未能与临床诊治接轨等诸多原因，使得消化系统的许多疾病难以明确诊断而成为疑难疾病，这影响了临床医师对某些疾病的认识及诊治水平的提高。随着现代医学的不断发展，尤其是基础医学水平的快速提高，使得临床一些疑难及少见疾病的诊断成为必然。尽管如此，还是有某些疾病由于种种原因未能被临床医师充分认识，以致造成临床的误诊与误治，这不但给患者带来了诸多心身痛苦，也制约了临床医生诊治水平的提高。为此，于晓辉等5位主编及多位副主编、编委于2018年出版了《消化系统疑难及少见病例临床荟萃》，为广大临床一线医生解决了燃眉之急。时光如梭，2021年本书的主编们为使该书更加完善，特意对上书进行了修订工作，并增加了一些消化系统疑难及少见病例。据我所知，除该书之外，目前在国内外尚无相同的书籍出版，所以这些都说明撰写并出版本书既是客观需要，也是广大临床医师的迫切需求。

主编于晓辉、吴开春、聂勇战、徐美东和程树群都是长期从事消化系统疾病的知名专家，他们基础知识扎实，科研实力雄厚，临床经验丰富，人文情怀厚重。5位教授着眼于提高消化系统疑难及少见疾病的诊治水平，从这个角度出发对解除患者疾痛、提升临床医生的综合水平具有重要的现实意义。他们汇集全国28家医院消化内科、肝胆外科、胸外科、介入科、影像诊断科、血液科等诸多科室的110份疑难及少见病例，撰写编辑成《消化系统疑难及少见病例临床荟萃》呈现给广大读者，丰富了消化系统疾病诊治的内容，尤其对于提高临床一线医师的诊治水平、开阔临床诊治思维和眼界具有重要的推动作用。时隔三年，他们再次进行该书第二版的编辑和发行，继续秉承为临床一线服务的初心，丰富和更新了该书的内容，满足了广大读者日益增加的临床需求。

另外，郑州大学第一附属医院消化病院院长刘冰熔教授、空军军医大学西京消化病医院梁洁教授、中国人民解放军火箭军总医院王瑞玲教授、北京同仁医院的张川教授、广东省人民医院的沙卫红教授、新疆医科大学附属医院姚萍教授、兰州大学第二医院张德奎教授等众多专家，以及在临床一线工作的青年医生和研究生们，为该书的撰写完成提供了大量的病例，彰显出这个编辑团队的整体实力及水平。该书内容丰富且实用，我坚信该书的再版一定会被广大医者欣喜接受，并为消化系统疑难及少见疾病的鉴别及诊治提供重要的借鉴。

中国工程院院士

2021 年 3 月 27 日

前言

　　消化系统疾病是涉及人体系统和器官最多的疾病群，无论是食管胃肠疾病，还是肝胆胰脾疾病，无论是炎症性疾病，还是良恶性肿瘤，都严重影响着人类的健康。随着现代医学的迅速发展，尤其信息技术革命不断渗透到基础和临床医学，以及先进的检验和器械检查进入临床诊断，使得消化系统的大多数疾病的诊治成为必然。尽管如此，还有少数消化系统疾病由于临床症状不典型、检查手段有限、发病率低下等种种原因，其诊断与其他疾病的鉴别存在一定的难度，也困扰了临床医师的诊治思维。收集、分析和总结消化系统疑难及少见病例成为必然，本人深感有责任和义务编写一本书以适应临床需要，为此，特邀了国内众多知名医院的专家及临床医生共同参与，出版了《消化系统疑难及少见病例临床荟萃》。该书病例达 110 份，参编人员达 100 人，并承蒙吴开春、聂勇战、徐美东、程树群 4 位教授作为共同主编，张川、王瑞玲、沙卫红、刘冰熔、白飞虎等教授作为副主编，以及众多临床一线医生和研究生作为编委，为该书的撰写提供了大量的病例，并付出了一定的心血和精力。同时，中国工程院副院长樊代明院士为编辑此书给予了指导和帮助，并亲自为该书作序。该书一经推广，得到广大一线临床医生们的喜爱和好评。时隔三年，本编辑团队本着持续为临床一线服务、不断更新知识的理念，特此修订并再版该书。同时，邀请了空军军医大学西京消化病医院消化内科主任医师梁洁和中国人民解放军联勤保障部队第九四〇医院消化内科副主任医师张久聪等人作为新增副主编，他们均为该书的再版提供了珍贵的病例，并为该书第二版的编辑工作付出了心血，在此一并表示衷心的感谢。

　　《消化系统疑难及少见病例》（第二版）仍立足于为消化系统疾病诊治服务的宗旨，力求对疑难及少见病例概念明确，诊断思路清晰，使广大临床工作者阅读后对疑难及少见病例的认识、了解、领悟和实践提高到一个更高的层次，能对疑难及少见病例做到正确诊断、合理治疗，从而加快提高消化系统临床医师的诊治水平。

　　参与本书的主编、副主编及编委都是活跃在临床第一线的专家、医师和研究生，每人都提供了宝贵的病例，并做了大量的国内外文献查阅和病例修改，确保了书中每份病例的真实性和数据的准确性。书中可能还存在一些不妥和纰漏之处，敬请读者和同道批评指正。

于晓辉

2021 年 3 月 28 日

目录

第一章 食管疾病

第二章 胃十二指肠疾病

第三章 小肠疾病

第四章 大肠疾病

第六章　胆胰疾病

第七章　其他疾病

第一章 食管疾病

病例 1 系统性食管硬化症

一、病历摘要

患者女,74 岁,主因"间断性反酸伴烧心、咽痛 40 年余"就诊。患者 40 多年前无明显诱因出现反酸、烧心、咽痛,以夜间为著,在外院行胃镜检查诊断为:①反流性食管炎;②胃溃疡。给予口服"雷贝拉唑",反酸、烧心基本消失,咽痛略好转。随后上述症状反复间断发作,2013 年 1 月和 2015 年 8 月两次在外院行胃镜检查均诊断为:①反流性食管炎(LA-B,图 1-1),GERD-Q 评分为 10 分;② Barrett 食管;③食管裂孔疝。长期间断口服质子泵抑制剂和胃动力药,症状未见明显缓解。为进一步明确诊断前来笔者所在医院就诊,门诊行上消化道钡餐造影诊断为:①胃食管反流病;②轻度滑动型食管裂孔疝。随后收住笔者所在医院。患者既往 30 年前双手雷诺病反复出现,30 年前双下肢紫癜,曾予激素治疗。梅尼埃综合征 21 年。心律失常,频发室性期前收缩 20 余年。高血压病史和高脂血症 8 年,血压最高为 190/100mmHg。牙齿片状脱落及残根,近 2 ~ 6 年口干、眼干明显,进干食不能咽下。否认家族遗传性疾病史。

专科查体:T:36.3℃,P:72 次 / 分,R:18 次 / 分,BP:145/92mmHg。口唇变薄,口周皮肤皱褶呈放射状沟纹,双手手指呈腊肠样改变。腹软,无压痛及反跳痛,肝脾未触及,肠鸣音正常。

辅助检查:

1. 胃镜检查 反流性食管炎(LA-B);食管裂孔疝(图 1-1)。

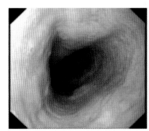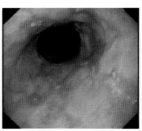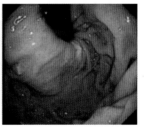

图 1-1 胃镜下反流性食管炎(LA-B)

2．上消化道钡餐造影（图 1-2）　显示食管各段钡剂通过顺畅，轮廓光滑，食管下段黏膜增粗，未见龛影及充盈缺损，未见器质性狭窄及异常扩张。腹部加压及卧位可见钡剂反流进入食管，贲门开放自然，钡剂通过顺畅；仰卧和俯卧位贲门略上抬及少部分胃疝入胸腔。

3．食管测压　食管体部近段可见蠕动波，中远段未见蠕动波，静息时 LES 压力极低，符合食管硬化症合并食管裂孔疝。

4．24 小时 pH 阻抗监测　DeMeester 评分：47.71，自诉 pH < 2.9 时有咽痛症状，> 3.5 症状好转（图 1-3）。

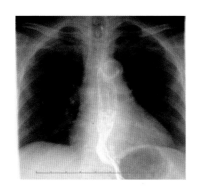

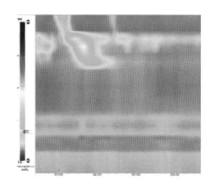

图 1-2　上消化道造影　　　　　　　图 1-3　24 小时 pH 阻抗监测

5．实验室检查　未见异常。

初步诊断：

1．胃食管反流病（LA-B）。

2．食管裂孔疝。

诊疗经过：给予抑酸、促进胃动力等治疗的同时，完善自身免疫组合检查，结果提示 ANA：1:1000，抗 Ro-52 抗体阳性，抗 CENP-B 抗体阳性，ANCA 阴性。请风湿科会诊考虑诊断：①系统性硬化症；②继发性干燥综合征？建议专科就诊。给予"艾司奥美拉唑"，20mg，2 次／日；"吉法酯"，100mg，3 次／日。考虑患者食管体部远端无蠕动，不适合行腹腔镜下胃底折叠术，患者要求自动出院。

最后诊断：

1．系统性食管硬化症。

2．食管裂孔疝。

确诊依据：①主要临床表现为"间断性反酸伴烧心、咽痛 40 年余"，病程长；②患者有特殊面容、皮肤及双手改变（图 1-4、图 1-5）；③胃镜检查提示反流性食管炎（LA-B），食管裂孔疝；④24 小时 pH 阻抗监测提示存在病理性酸反流，症状与酸反流相关;⑤食管测压发现食管远端无蠕动,考虑为食管硬化症;⑥自身免疫相关抗体阳性;⑦系统性硬化症诊断明确,继发性干燥综合征为疑似诊断。

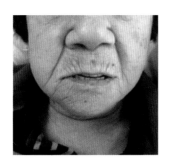

图 1-4　口唇变薄,口周皮肤皱褶呈放射状沟纹

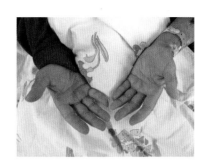

图 1-5　双手手指呈腊肠样改变

二、分析与讨论

系统性硬化症(systemic sclerosis, SSc)是一种结缔组织病,通过血管损害及胶原沉积侵犯皮肤及全身各系统内脏器官。SSc 伴有消化道症状者为 42%～80%,临床表现为进食哽噎感、胸骨后梗阻感,伴烧心、反酸、恶心、呕吐。50%～90%的患者有食管动力异常。

其发病机制尚未完全明确,普遍认为是免疫机制异常所致的胶原沉积和微血管损害。SSc 患者食管的血管内皮较正常人增厚,随着疾病进展,上述病变可进一步导致黏膜损害、平滑肌萎缩和消化道括约肌的功能异常。通过超声胃镜对 SSc 患者食管壁各层组织厚度检查,发现食管壁增厚的部位主要位于黏膜下层及肌层。但并非所有的食管运动功能障碍均由血管病变导致,免疫功能异常对外周神经系统,尤其是自主神经的损害,也是导致消化道功能异常的重要原因之一。

治疗方法主要为对原发病治疗,即糖皮质激素和免疫抑制剂,但很难延缓 SSc 的疾病进展,可能仅对皮肤病变和肺间质病变的治疗有效,而对于有消化道症状的患者,上述药物本身有致食欲缺乏、恶心、呕吐等不良反应,并存在进一步加重其黏膜损害和增加肠道感染的风险。而对于反酸、烧心等症状,治疗上与胃食管反流病相似,但作用有限,预后常常不佳。

该患者以"胃食管反流病"入院,入院时间病史及查体并未着重注意其风湿免疫疾病相关的症状及体征,而仅仅关注其胃肠道症状。在行食管测压,发现食管动力异常后,追问病史,才发现典型的临床症状及体征,结合自身抗体结果,最后明确诊断为系统性食管硬化症。

（张　川）

参考文献

[1]Kolb-Maurer A, Goebeler M, Maurer M.Cutancous adverse events Associated with Interferon-β Treatment of Multiple Sclerosis.Int J Mol Sci, 2015, 16（7）：14951-14960.

[2]王文惠，杨卫华，张冬英，等．系统性硬皮病患者Th17水平与疾病活动相关性．现代仪器与医疗，2016，22（5）：87-88，91.

[3]刘英，杨华夏，侯勇．系统性硬化症并发食管瘘一例．中华临床免疫和变态反应杂志，2016，10（1）：80-81.

[4]蒋丽阳，刘文东，袁峰泉，等．多发性硬化症的药物治疗进展．医学理论与实践，2017，30（15）：1001-7585.

[5]徐梦，陈艳林，刘春丽，等．吴元生治疗系统性硬化症经验．湖南中医药杂志，2017，06（10）：1003-7705.

病例 2　食管 Zenker 憩室

一、病历摘要

患者女，45岁，主因"进行性吞咽困难十余年，加重2年"就诊。患者于十多年前无明显诱因出现吞咽困难，近2年逐渐加重，伴夜间呛咳，为进一步诊治以"食管穿孔修补术后狭窄？"收住笔者所在医院。30年前行内镜下食管中段鱼刺取出术，术中发现食管穿孔并感染，行食管穿孔修补术＋引流术。否认家族遗传性疾病史。

专科查体：T：36.2℃，P：88次/分，R：19次/分，BP：120/82mmHg。心肺正常，全腹平软，无压痛及反跳痛，肝脾未触及肿大，肠鸣音正常。

辅助检查：

1. 上消化道钡餐造影　食管上段囊袋样突起，钡剂充填，食管轮廓光整。

2. 胃镜检查　距门齿18cm处见食管巨大憩室，基底宽，未见明显食物潴留，与食管腔有一嵴凸样间隔。

3. 实验室检查　各项化验检查未见明显异常。

初步诊断：

食管穿孔修补术后狭窄？

诊疗经过： 入院后在全麻气管插管下行内镜探查术，提示食管上段 Zenker 憩室，而非手术后导致的食管狭窄，遂决定行内镜下隧道隔膜切开术（submucosal tunneling endoscopic septum division，STESD）。距憩室隔膜 3cm 处进行黏膜切开建立黏膜下隧道，到达隔膜处，直视下纵向切开隔膜环咽肌直至憩室底部，妥善止血后以止血夹关闭隧道入口（图 1-6）。患者术后 4 天出院，随访 1 年，未再出现吞咽困难。

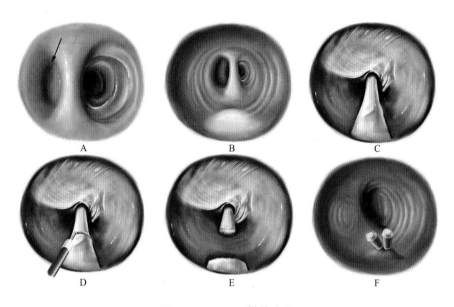

图 1-6　STESD 操作步骤

最后诊断：

1. Zenker 憩室。

2. 食管穿孔修补术后。

确诊依据： ①主要临床表现为"进行性吞咽困难十余年，加重 2 年"，病程长；②上消化道造影提示食管上段囊袋样突起；③电子胃镜检查距门齿 18cm 处见食管巨大憩室，基底宽，未见明显食物潴留，与食管腔有一嵴凸样间隔；④全麻气管插管下行内镜探查术，提示食管上段 Zenker 憩室，而非手术后导致的食管狭窄。

二、分析与讨论

食管憩室是指食管壁薄弱层向外囊性的凸出，其中，发生在咽食管交界处的憩室最多，又称 Zenker 憩室。发生机制为吞咽时上食管括约肌未能充分松弛，致使该区内压明显增加，导致局部黏膜向外凸出，形成内压性假性憩室。该病发生率低，在亚洲人群中尤为少见，但症状明显，处理十分棘手，且并发症多，严重影响患者生活质量。传统方法为保守治疗和外科手术，近年来内镜下治疗取得了较好的疗效。

Zenker 憩室是一类罕见的食管疾病，人群发生率为 0.01%～0.11%。目前认为该病是由于咽食管腔内压力升高，管壁肌肉薄弱处黏膜和黏膜下层膨出所致。疾病初期患者可无症状，随着病情加重，患者最先出现吞咽困难，呈进行性加重，后期可导致体重下降和营养不良。其他常见的症状还包括声音嘶哑、呛咳、反流等。憩室处黏膜有较小的概率可发生溃疡，甚至癌变。该病症状与其他导致吞咽困难的疾病有相似性。本例患者既往行食管穿孔修补＋清创引流术，术后导致的食管狭窄也需与本病相鉴别，进行上消化道吞钡和胃镜检查可以明确诊断。

既往外科手术是治疗 Zenker 憩室最有效的方法，一般使用 Zenker 憩室切除＋环咽肌切开术，可减少术后复发，获得较高的治愈率。然而，外科手术创伤大，并具有损伤喉返神经、穿孔、颈部感染的风险，并发症发生率可达 11%。本例患者既往行食管穿孔修补＋清创引流术，局部组织结构的粘连也会为外科手术增加难度和风险。近年来随着内镜技术的进步，出现了多种内镜治疗 Zenker 憩室的方法。传统的内镜治疗方法包括经口硬镜环咽肌切开术、CO_2 激光环咽肌切开术、纤维内镜下环咽肌切开术，但术后穿孔的发生率较高，可达 6.5%，且环形肌的完全切除率较低，疾病复发的概率较大。STESD 充分体现了隧道内镜技术的优势，完全切除环形肌的同时保证了黏膜的完整性，减少了穿孔和纵隔感染、气肿的发生，有望取代其他内镜治疗方式，成为 Zenker 憩室的首选治疗方法之一。

（徐美东　初　元）

参考文献

[1]Li Q L, Chen W F, Zhang X C, et al. Submucosal Tunneling Endoscopic Septum Division: A Novel Technique for Treating Zenker's Diverticulum Gastroenterology. Gastrointestinal magazine, 2016, 151 (6): 1071-1074.

[2]Law R, Katzka D A, Baron T H. Zenker's Diverticulum. Clin Gastroenterol Hepatol, 2014, 12 (11): 1773-1782.

[3]Law R, Baron T H. Transoral flexible endoscopic therapy of Zenker's diverticulum. Dig Surg, 2013, 30 (4-6): 393.

[4]徐肖静，吴铭，吴俊. 高频超声诊断咽食管憩室的价值. 中国医学工程，2017，25（6）：393.

[5]陈霞，苏静. 一例巨大 II 型咽食管憩室患者行全胸腔镜颈段食管侧侧吻合术

的护理 . 天津护理，2016，24（5）：445-446.

病例 3 弥漫性食管痉挛

一、病历摘要

患者女，61 岁，主因"间断吞咽困难 3 年，加重 1 年"就诊。自诉入院前 3 年无明显诱因于进餐时出现吞咽困难，有哽噎感，未进行诊治，近 1 年逐渐加重，为进一步诊治来笔者所在医院就诊，门诊以"吞咽困难"收住笔者所在科室。否认家族遗传性疾病史。

专科查体：T：36.5℃，P：74 次 / 分，R：18 次 / 分，BP：118/72mmHg。心肺正常，全腹平软，无压痛及反跳痛，肝脾未触及，肠鸣音正常。

辅助检查：

1. 胃镜检查 食管上段略扩张，下段近贲门管腔狭窄。病理活检：（食管下段、中段）少许鳞状上皮组织（图 1-7）。

2. 上消化道钡餐造影 食管下段紧张度增高，舒张轻度受限，胃食管反流（图 1-8）。

3. 实验室检查 未见异常。

初步诊断：

贲门失弛缓症。

诊疗经过：入院后给予抑酸、保护胃黏膜、促进胃肠动力等治疗的同时，行食管测压可见多发性、重复性同步收缩波，一次吞咽后所有食管多个节段同时收缩，没有蠕动阶差，DL 3.9 秒，考虑食管远端痉挛可能性大，IRP4s 11.8mmHg，不支持贲门失弛缓。24 小时 pH 阻抗监测：DeMeester 评分 0.2，仰卧位时弱酸反流略增多，直立位及仰卧位气体反流增多，症状与酸反流无关，与气体反流相关（图 1-9）。给予解痉等治疗后症状明显减轻。

最后诊断：

弥漫性食管痉挛。

确诊依据：①主要临床表现为"间断性吞咽困难 3 年"，病程较长；②胃镜检查提示食管上段略扩张，下段近贲门管腔狭窄；③上消化道钡餐造影见食管下段紧张度增高，舒张轻度受限，胃食管反流（图 1-8）；④食管测压可见多发性、重复性同步收缩波，一次吞咽后所有食管多个节段同时收缩，没有蠕动阶差，DL 3.9 秒，考虑食管远端痉挛可能性大，IRP4s 11.8mmHg，不支持贲门失弛缓。

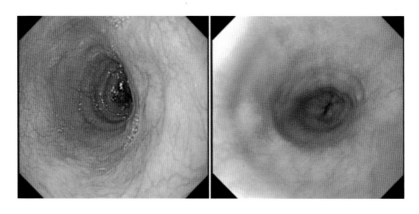

图 1-7　胃镜检查

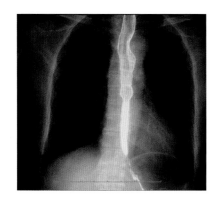

图 1-8　上消化道造影

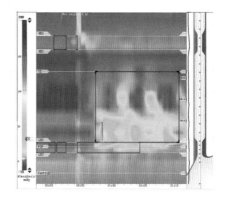

图 1-9　24 小时 pH 阻抗监测

二、分析与讨论

弥漫性食管痉挛（DES）是一种远端食管平滑肌同步收缩，同时伴有胸痛和吞咽困难的原发性食管运动障碍疾病。表现为食管中下段出现同步非推进性不协调的持续强烈重复性收缩，致使食管呈螺旋状或串珠样狭窄，而上段食管及 LES 功能大多正常，与贲门失弛缓、胡桃夹食管等病症一起被认为是食管源性胸痛的病因之一。有研究表明，DES 患者压力测定异常通常仅限于食管远端 2/3，因此，描述为远端食管痉挛更合适，糖尿病、酒精中毒、淀粉样变性、硬皮病也可引起食管体部同步收缩。

该患者主要临床表现为吞咽困难，内镜下未见明显新生肿物，活检未见明显异常，但镜下见贲门口狭窄，上消化道钡餐造影提示食管下段紧张度增高，舒张轻度受限，胃食管反流，故初步考虑贲门失弛缓。但进一步完善食管高分辨测压，IRP4s 数值不支持贲门失弛缓，根据食管蠕动情况，考虑为食管远端痉挛。

部分食管远端痉挛可发展为贲门失弛缓，故两种疾病在临床表现上有相似之处，但贲门失弛缓的食管测压需满足 IRP4s 大于 15mmHg，虽然目前芝加哥分类 3.0 中对于该数值的要求并不一定需严格满足，需要结合临床情况，但患者上消化道造影也未见明显食管扩张、鸟嘴征等表现，故最终考虑诊断为食管远端痉挛。

（张　川）

参考文献

[1] 谭晓燕，唐海英，王英德．弥漫性食管痉挛 2 例报告．现代医药卫生，2016，32（15）：2451-2452．

[2]Park S Y, Rew J S.A patient with progression of diffuse esophageal spasm to classic achalasia.J Neurogastroenterol Motil, 2012, 18（1）：100-101.

[3]De Schepper H U, Smout A J, Bredenoord A J.Distal esophageal spasm evolving to achalasia in high resolution.Clin Gastroenterol Hepatol, 2014, 12（2）：A25-A26.

[4] 陈叶青，王珍香，王赛，等．弥漫性食管痉挛 84 例临床分析．广东医学，2016，37（12）：1852-1854．

[5] 张红芳，张林静．山莨菪碱注射液联合多潘立酮片治疗弥漫性食管痉挛疗效分析．数理医药学杂志，2015，28（15）：731-732．

病例 4　先天性食管狭窄

一、病历摘要

患者男，17 岁，主因"间断性吞咽困难 15 年"就诊。自诉 15 年前无明显诱因出现间断性吞咽困难，以进干性食物为著，伴呕吐、体重减轻，无胸痛、咳嗽。2013 年 12 月 13 日于外院行胃镜检查和上消化道钡餐造影均提示贲门失弛缓症。为进一步诊治以"食管狭窄"收住笔者所在医院。否认家族遗传性疾病史。

专科查体：T：36.2℃，P：78 次／分，R：18 次／分，BP：110/70mmHg。消瘦，营养不良，身高 140cm，体重 30kg，体重指数 BMI 15.3kg/m²，心肺未见异常，全腹平软，

无压痛及反跳痛，肝脾未触及肿大，肠鸣音正常。

辅助检查：

1. 上消化道钡餐造影　食管下段可见一狭窄段，其近端食管扩张明显（图1-10）。

2. 胃镜检查　距门齿31cm可见食管狭窄环，管径约0.9cm，表面光滑，色泽与周围一致，普通内镜无法通过，儿童胃镜通过顺利，距门齿34cm可见齿状线，贲门松弛良好（图1-11）。

3. 超声胃镜检查　食管狭窄处固有肌层明显增厚，厚约5.5mm，诊断为食管下段运动功能障碍（多考虑与固有肌层增厚有关）（图1-12）。

4. 食管测压　吞咽时食管下段距鼻31.5～35cm蠕动波为双峰波，下食管括约肌松弛尚可（图1-13）。

5. 实验室检查　各项化验检查未见明显异常。

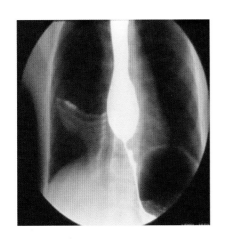

图1-10　上消化道造影

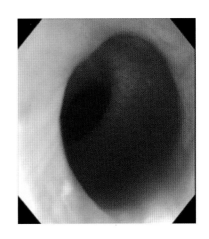

图1-11　胃镜检查

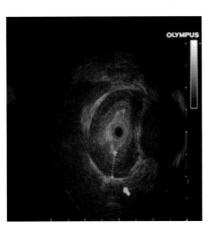

图1-12　超声胃镜

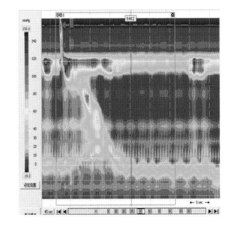

图1-13　食管测压

初步诊断：

食管狭窄。

诊疗经过：入院后考虑患者幼年起病，有吞咽困难、呕吐、体重减轻等症状，结合上消化道钡餐造影、超声胃镜、食管测压结果，综合考虑食管狭窄为先天性良性狭窄，以食管固有肌层增厚为主，遂行经口内镜下环形肌切开术（POEM）。术中距门齿31cm可见食管狭窄，镜身无法通过，球囊扩张后镜身仍无法通过，距门齿28cm食管右后壁建立隧道，隧道建立过程顺利；从距门齿30cm处切开环形肌，至距门齿35cm处张力较高，切开困难，局部粘连明显，在隧道外可见局部黏膜破损，大小约0.5cm×1.0cm，钛夹反复夹闭，无法完全夹闭，考虑出现食管穿孔，故转外科行经左胸食管部分切除术、胸内食管胃吻合术。术中见食管下段近贲门长约10cm管壁明显增厚，上端食管可见扩张，食管右后壁可见有一直径约1.0cm的穿孔。术后病理提示食管符合穿孔病理改变，伴周围黏膜化脓性炎症。另食管壁肌层内见支气管上皮及气管软骨组织，结合病史，考虑食管为先天性发育异常（先天性食管狭窄）。

最后诊断：

先天性食管狭窄。

确诊依据：①主要临床表现为"间断性吞咽困难15年"，幼年发病，病程长；②上消化道钡餐造影提示食管下段狭窄；③超声内镜提示食管下段运动功能障碍（多考虑与固有肌层增厚有关）；④食管测压提示食管下段运动障碍；⑤术后病理提示食管壁肌层内见支气管上皮及气管软骨组织。

二、分析与讨论

先天性食管狭窄是一种非常罕见的疾病，多于幼年发病，表现为呕吐、吞咽困难、营养不良及发育迟缓。分为以下3个亚型：气管软骨异位型、蹼型、肌层肥厚型。本例报道为气管软骨异位型。X线食管钡餐检查为诊断首选方法，其特征性表现为食管下1/3或远端狭窄，通常为恒定狭窄，钡剂通过狭窄段时无蠕动及扩张，食管近端常有扩张。超声胃镜提示食管狭窄处可见高回声病变。术后病理食管内见支气管上皮及气管软骨组织，即可确诊。

本病应与贲门失弛缓症鉴别，贲门失弛缓症发病晚于先天性食管狭窄，X线食管钡餐表现为食管扩张，钡剂通过贲门受阻，呈鸟嘴样改变。胃镜下表现为食管扩张，齿状线不能自然显露，贲门持续收缩，镜身通过贲门有阻力。超声胃镜一般食管壁内结构未见明显异常。食管测压表现为吞咽时下食管括约肌松弛障碍，食管体部蠕动波消失，根据食管体部表现分为无力型、体部增压型、痉挛性高压型。而本病例患者2岁发病，X线食管钡餐表现为鼠尾征：狭窄近端明显扩张如囊袋，扩张段与狭窄段截然分开，远端食管仅有一条细长钡剂影，形如"鼠尾"。胃镜下见食管局部狭窄，但齿状线清晰，贲门松弛。超声胃镜下表现为食管狭窄处固有肌层明显增厚。食管测压表现食管体部中下段蠕动波呈双峰波，下食管括约肌松弛尚可。因此，虽然先天性食管狭窄与贲门失弛缓症的症状及辅助检查有相似处，但仍可通过食管造影、胃镜、超声胃镜、食管测压的不同特征相鉴别，以提高本病的诊断率，减少误诊率。

（幺立萍　吴开春）

参考文献

[1]Kurian J J, Jehangir S, Varghese I T, et al.Clinical profile and management options of children with congenital esophageal stenosis：A single center experience.J Indian Assoc Pediatr Surg, 2016, 21（3）：106-109.

[2]Savino F, Tarasco V, Viola S, et al.Congenital esophageal stenosis diagnosed in an infant at 9 month of age.Ital J Pediatr, 2015, 41（6）：72.

[3]Zhu H, Shen C, Xiao X, et al.Reoperation for anastomotic complications of esophageal atresia and tracheoesophageal fistula.J Pediatr Surg, 2015, 50（12）：2012-2015.

[4]Thyoka M, Barnacle A, Chippington S, et al.Fluoroscopic balloon dilation of esophageal atresia anastomotic strictures in children and young adults：single-center study of 103 consecutive patients from 1999 to 2011.Radiology, 2014, 271（2）：596-601.

[5]Platnaris A, Lianou D, Kaditis AG.Recurrent tracheoesophageal fistula in children with repaired esophagealatresia and the usefulness of flexible bronchoscopy.Arch Bronconeumol, 2015, 51（1）：49-50.

病例 5 Jackhammer 食管

一、病历摘要

患者女，59岁，主因"间断背痛10余年，伴反酸、烧心5年"就诊。自诉10多年前出现间断背痛，近5年出现间断反酸、烧心，与进食有关，晚餐后为著，进流食可出现呕吐。多次在多家医院就诊，服用质子泵抑制剂症状可控制，但停药后又反复出现。症状影响夜间睡眠，需要服用"艾司唑仑"协助睡眠。因上述症状加重收住笔者所在医院。父亲患胰腺癌，母亲因胃癌已故（患者因此对自己的身体状况感到非常焦虑）。否认家族遗传性疾病史。

专科查体：T：36.6℃，P：88次/分，R：20次/分，BP：118/72mmHg。心肺正常，全腹平软，无压痛及反跳痛，肝脾未触及肿大，肠鸣音正常，双下肢无水肿。

辅助检查：

1. 胃镜检查　未见明显食管炎表现，可见食管体部收缩环，胃窦前壁见片状糜烂，取活检2块。病理活检：轻度慢性炎症伴局灶肠化（图1-14）。

2. 高分辨食管测压　大于2次湿咽DCI＞8000mmHg/（s·cm）（图1-15）。

3. 24小时pH阻抗监测　DeMeester评分273.22分，病理性酸反流（重度）。直立位及仰卧位酸反流增加，直立位弱酸反流、液体反流、混合反流增加，症状与酸反流相关（图1-16）。

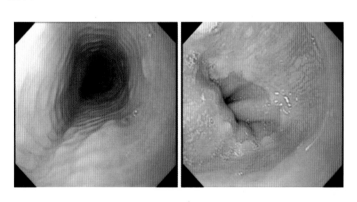

图1-14　胃镜检查

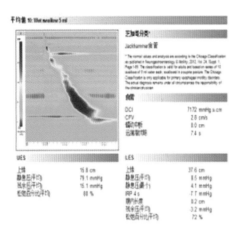

图 1-15　高分辨食管测压

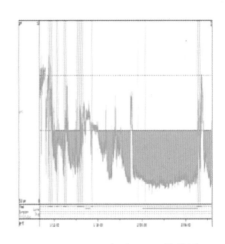

图 1-16　24 小时 pH 阻抗监测

初步诊断：

非糜烂型胃食管反流病。

诊疗经过：根据患者典型的临床症状、胃镜检查结果和 24 小时 pH 阻抗监测，考虑非糜烂型胃食管反流病，给予抑酸、保护胃黏膜、促进胃肠动力、助睡眠等对症治疗，上述症状未见明显好转。仔细分析病情及辅助检查，考虑胃食管反流病不成立，即行食管高分辨测压检查，提示大于 2 次湿咽 DCI＞8 000mmHg/（s・cm），Jackhammer 食管诊断成立。

最后诊断：

1. Jackhammer 食管。

2. 非糜烂型胃食管反流病。

确诊依据：①主要临床表现为"间断背痛 10 年余，加重伴反酸、烧心 5 年"，病程长；②内镜下未见明显食管炎表现，可见食管体部收缩环；③抑酸、保护胃黏膜、促进胃肠动力、助睡眠等对症治疗，症状未见明显好转；④食管高分辨测压，提示大于 2 次湿咽 DCI＞8 000mmHg/（s・cm）。

二、分析与讨论

1977 年 Brand 等首先报道了在非心源性胸痛患者中，41％有高振幅食管蠕动收缩。1979 年 Benjami 等首次使用"胡桃夹食管"一词来描述食管收缩压超过 400mmHg 的非心源性胸痛患者。高压蠕动或胡桃夹食管曾经定义为 DCI 在 5 000～8 000mmHg/（s・cm），因为缺乏临床意义而消除。在芝加哥分类 3.0 中被重命名为高收缩食管（Jackhammer esophagus），其高分辨测压大概有 2％的发生率。以食管远端的高幅蠕动收缩为特征，为原发性食管运动障碍性疾病之一。可发生于任何年龄，40～50 岁及以后多见，女性多于男性。

Jackhammer 食管的病因不明，多认为是原发性食管运动障碍疾病发展过程中的一部分，很可能是弥漫性食管痉挛的前兆。研究发现大部分这类患者，对滴酸试验和乙酰胆碱药物诱发试验呈阳性反应，提示对酸的高敏感性和进行性的食管去神经机制，可能在发病机制中有一定作用。但迄今尚无充分证据证明本病是神经源性食管运动障碍。

此外，酸反流可诱发食管高幅收缩，其可能是继发 GERD 的食管动力异常，其为加强酸清除能力而引起的食管体部的高幅收缩，表现为过强的保护机制。

该患者曾有胸痛、背痛症状，心电图提示未见明显异常，符合 Jackhammer 食管的临床表现。平素服用 PPI，症状可控制。但因行 24 小时 pH 阻抗监测，被要求停用 PPI 1 周，患者诉停药期间症状明显加重，夜间不能入睡。从该患者 24 小时 pH 阻抗监测可看出，患者病理性酸反流程度极重，以夜间为著，由此推断，可能系停药后酸反流加重，从而导致继发性食管高幅收缩。GERD 和 Jackhammer 食管究竟谁为因果，有待于日后进一步复查高分辨食管测压。

以反酸、烧心为主要临床表现的疾病，以胃食管反流病多见。但引起胃食管反流病的原因多种多样，包括抗反流防御机制下降（LES 功能失调、食管清除能力下降、食管黏膜屏障功能下降）、反流物的攻击作用（反流物的性质、与黏膜接触的时间、体位）、自主神经功能失调、心理因素等。该患者在行胃镜检查时，未见明显食管炎表现，仅见食管体部收缩环，药物治疗症状未见明显好转，随后的食管高分辨测压证实为 Jackhammer 食管。故对于药物治疗效果不佳的患者或病程较长的患者，以及非心源性胸痛、内镜检查未见明显异常的吞咽困难的患者，食管高分辨测压的应用尤为重要，需引起临床重视。

（张　川）

参考文献

[1] 易朝晖，涂景梅．精神心理因素影响胡桃夹食管患者吞咽功能的观察．北方药学，2013，10（9）：52-53.

[2] 王琨，段丽萍，夏志伟，等．基于高分辨食管压力测定及阻抗 -pH 监测的难治性烧心患者食管动力特点．中华医学杂志，2014，94（37）：110-113.

[3] 裴艳香，尚占民，郝建宇．胡桃夹食管 36 例特点分析．中国实用内科杂志，

2014，10（9）：855-857.

[4]Hiroki S, Nao N, Kazuya T, et al.Proposed criteria to differentiate heterogeneous eosinophilic gastrointestinal disorders of the esophagus, including eosinophilic esophageal myositis.World J Gastroenterol, 2017, 23 （13）：414-423.

[5]Nikolas E, Haruhiro I, Haruo I, et al.Submucosal tunnel endoscopy： Peroral endoscopic myotomy and peroral endoscopic tumor resection Nikolas. World J Gastroenterol, 2016, 8 （2）：86-103.

病例6 遗传性大疱性表皮松解症并发重度食管炎

一、病历摘要

患者男，14岁，主因"间歇性胸骨后疼痛伴纳差3年，呕血2次"就诊。自诉于3年前因进食刺激性食物后出现呕血，呕吐物为鲜红色，并与胃内容物混杂，在当地医院进行止血、抑酸等对症处理，病情好转后出院。此后常感胸骨后疼痛，伴恶心、纳差。此次发病前3天因进硬食再次出现恶心，呕吐鲜红色胃内容物，量约100ml，伴上腹胀、咽喉部及胸骨后疼痛、食欲缺乏，为进一步诊治以"反流性食管炎"收住笔者所在医院。患者出生时无指／趾甲，随后逐渐形成萎缩指／趾甲，幼儿期受伤处皮肤即可出现水疱，随后形成瘢痕及色素沉着。生长发育、智力均无异常。否认家族遗传性疾病史及类似皮肤病变。

专科查体：T：36.1℃，P：78次／分，R：19次／分，BP：116/72mmHg。全身皮肤多处有红斑、水疱、血痂，无明显瘙痒，部分破损皮肤瘢痕形成并有色素沉着；皮肤损害以四肢伸侧及肢端为重（图1-17），躯干及背部较轻（图1-18），四肢见多发萎缩性瘢痕，肘部、胫前有多发分布大小不等的黑色结痂；右肘部见一黄豆大小厚壁紧张性水疱，疱液清亮。大部分指／趾甲萎缩。

辅助检查：

1. 胃镜检查 食管中段及下段可见数条条状糜烂，长度大于0.5cm，食管距门齿30～35cm处见长约2cm的划痕，黏膜表面附有少量鲜血，胃底、胃体、胃角、胃窦及幽门未见异常。胃镜诊断为：食管炎D级，食管黏膜撕裂可能（图1-19）。

2. 皮肤活组织病理检查 角化过度，棘层大致正常，水疱位于致密下层，可见两处囊腔，腔内充满角质物，真皮浅层血管周围中等量淋巴细胞浸润（图1-20）。

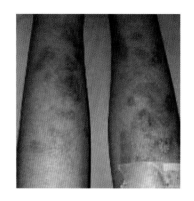

图 1-17　双下肢皮肤损害

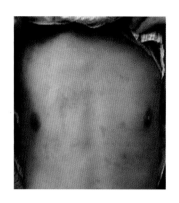

图 1-18　躯干皮肤损害

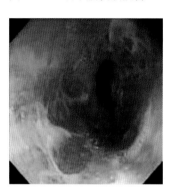

图 1-19　胃镜下食管损害

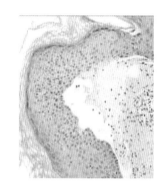

图 1-20　皮肤组织病理表现

3．实验室检查　血常规提示 WBC：$10.75×10^9$/L，NEU%：71.6%；CRP：1.370mg/dl。尿便常规、血生化、乙肝表面抗原和丙肝抗体均阴性。

初步诊断：

1．反流性食管炎（D 级）。

2．皮肤红斑待查。

诊疗经过：给予静脉滴注"埃索美拉唑""氨基酸""脂肪乳""复合维生素"等综合支持治疗。口服"维生素 E""维生素 AD""B 族维生素""氯苯吡胺""胶体果胶铋"，用"重组碱性细胞生长因子凝胶"涂抹皮损处。1 周后，患者再未出现呕血，腹胀、恶心、咽喉部及胸骨后疼痛等症状明显缓解，食欲恢复，但皮肤病变无明显改善，考虑到皮肤黏膜病变，进一步行结肠镜检查，全结肠未见异常。

最后诊断：

大疱性表皮松解症（DEB）伴重度食管炎。

确诊依据：①主要临床表现为"间歇性胸骨后疼痛伴纳差 3 年，呕血 2 次"，病程较长；②全身皮肤多处有红斑、水疱、血痂并见，无明显瘙痒，部分破损皮肤瘢痕形成并有色素沉着，皮肤损害以四肢伸侧及肢端为重；③皮肤在受到轻微摩擦或碰撞后出现水疱及血疱，累及食管黏膜；④胃镜下见重度食管炎表现，病理学检查见组织角化过度，棘层大致正常，水疱位于致密下层，可见两处囊腔，腔内充满角质物，真皮浅层血管周围中等量淋巴细胞浸润。

二、分析与讨论

遗传性大疱性表皮松解症（epidermolysis bullosa，EB）是一种罕见的常染色体隐性或显性遗传病，人群中的发病率仅为1/50 000。依据其遗传方式、临床特点、超微结构、皮肤松解发生的位置一般分为3型：单纯性先天性大疱性表皮松解症（EB simplex，EBS）、交界性大疱性表皮松解症（junctional EB，JEB）和营养不良性大疱性表皮松解症（dystrophic EB，DEB）。现有研究已经证实EBS与编码角蛋白5和14的基因突变有关，JEB与编码板层素5、xⅦ型胶原等物质的基因突变有关，而DEB与编码Ⅶ型胶原的基因突变有关，这有可能是TGF-β的表达活跃所致。由于编码表皮和基膜带结构蛋白成分的基因突变，使这些蛋白合成障碍或结构异常，导致不同解剖部位水疱的产生。该病除了皮肤黏膜的水疱、瘢痕、皮肤色素沉着等，还可出现严重且多发的龋齿、口腔黏膜糜烂，还有消化道损伤如食管炎、食管狭窄、食管运动功能障碍、食管纤维化、食管疝、幽门梗阻、便秘等。Fine JD等人通过大样本研究发现EB还可引起肌肉骨骼系统、心脏、肾脏病变，表皮鳞状细胞癌、基底细胞癌或恶性黑素瘤是其恶性并发症。DEB累及消化道黏膜的风险较其他分型的EB高，尤其是食管黏膜，常常会导致患者进食差，进而加重此病的严重程度。该病的诊断主要依据皮肤病理活检确诊，即组织病理表现为表皮下水疱，疱液内浸润细胞中中性粒细胞数目较嗜酸性粒细胞多。

该病典型的临床表现为皮肤及黏膜脆性增加，轻微创伤后发生水疱，继而出现糜烂、溃疡和瘢痕，此病可累及消化道黏膜、睑结膜、口腔黏膜，也可出现重度龋齿等，但以食管黏膜损伤居多，常常并发严重的食管炎。本例就并发严重的食管炎，使患者长期因胸骨疼痛而进食差。目前，国内外文献对此病报道较少。

由于该病属于遗传性皮肤病，故不可能根治，所以该患者经消化内科对症治疗后，皮肤病变并未能改善，而肠镜提示无异常，说明患者的肠道黏膜还没有受过机械损伤。但由于该病以皮肤损伤为主，并发严重食管炎和营养不良较多，故通过治疗可以缓解相应的并发症，如避免皮肤破损，防止皮肤感染；同时，嘱咐患者避免辛辣刺激性食物，进温热软食，防止划伤黏膜。另外，补充营养也是重要的预防和治疗手段。维生素E被认为可以降低胶原的活动，从而减少水疱的形成。如出现严重的食管炎症状，给予抑酸、黏膜保护剂是常规的治疗方法，Zlatko Djuri等人则应用球囊扩张术获得良好效果。

目前，在美国、澳大利亚都有专业的大疱性表皮松解症（EB）疾病注册中心，对于 EB 的研究十分重视。在我国尽管不缺乏大量 EB 相关的个案报道，但对此病的系统研究仍然欠缺。因为，EB 可以引起全身广泛的黏膜病变，并且可以累及多个系统，临床表现复杂，涉及多个临床专科，所以迫切需要建立遗传性 EB 的数据库，提高对本病的认识。然而，值得我们思考的是，随着内镜检查技术的发展，内镜检查对于 EB 患者的皮肤及黏膜反而是一种伤害，需要引起足够的重视。尤其是消化科医生应该提高对此种疾病的认识，对于 EB 的病情进展、治疗及预后都至关重要。

（杨　婉　乔亚琴）

参考文献

[1]Fine J D, Bruckner-Tuderman L, Eady R A, et al.Inherited epidermolysisbullosa：updated recommendations on diagnosis and classification.J Am Acad Dermatol，2014，70（6）：1103-1126.

[2]Davila S P, Hernandez M A, Morcillo M E, et al.Current dystrophic epidermolysis bullosa research does not match research needs perceived by patients andclinicians.J Am Acad Dermatol，2014，71（5）：1008-1011.

[3]Nystrom A, Velati D, Mittapalli V R, et al.Collagen Ⅶ plays a dual role in wound healing.J Clin Invest，2013，123（8）：3498-3509.

[4]Krämer S M, Serrano M C, Zillmann G, et al.Oral health care for patients with epidermolysis bullosa—best clinical practice guidelines.Int J Paediatr Dent，2012，22（Suppl 1）：1-35.

[5]Shinkuma S.Dystrophic epidermolysis bullosa：a review.Clin Cosmet Investig Dermatol，2015，26（8）：275-284.

[6]Djuriþ Z, Nagorni A, Živanoviþ D.Esophagitis and almost complete esophageal occlusion in a girl with epidermolysis bullosa.The Turkish journal of pediatrics，2012，54（3）：301-304.

[7]Gonzalez M E.Evaluation and treatment of the newborn with epidermolysis bullos.Semin Perinatol，2013，37（6）：32-39.

病例 7　嗜酸性食管炎

一、病历摘要

患者女，60 岁，主因"间断进食哽噎 7 年，加重伴胸骨后疼痛 8 天"就诊。患者于入院前 7 年无明显诱因出现间断性进食哽噎，多次在多家医院就诊，胃镜检查未发现食管黏膜病变。入院前 8 天上述症状加重，并出现胸骨后疼痛，为进一步诊治以"胃食管反流病？"收住笔者所在医院。既往体健，对青霉素过敏，否认家族遗传性疾病史。

专科查体：T：36.5℃，P：88 次 / 分，R：18 次 / 分，BP：118/70mmHg。心肺正常，全腹平软，无压痛及反跳痛，肝脾未触及肿大，肠鸣音正常，双下肢无水肿。

辅助检查：

1. 实验室检查　血常规提示 WBC：6.92×10^9/L，RBC：4.01×10^{12}/L，HGB：123g/L，PLT：207×10^9/L，NEU％：52.5％，EOS％：14.7％，EOS 绝对值：1.02×10^9/L；血生化提示 ALT：8.1U/L，ALB：41.3g/L，TBIL：6.39μmol/L，DBIL：2.98μmol/L，TC：4.26mmol/L，TG：0.56mmol/L，BUN：5.40mmol/L，CRE：44.20μmol/L。心肌酶、凝血功能、甲状腺功能、肿瘤标志物、肝炎系列均正常。

2. 心电图检查　未见异常。

初步诊断：

1. 胃食管反流病？

2. 食管占位？

3. 心绞痛？

4. 癔球症？

5. 贲门失弛缓症？

6. 弥漫性食管痉挛？

7. 嗜酸性食管炎？

8. 自身免疫性疾病？

9. 胡桃夹食管？

10. 纵隔肿物？

诊疗经过：入院行胃镜检查（图 1-21），诊断为食管环形狭窄，并取食管组织送病理检查，病理回示（图 1-22）：（食管中段、下段）食管黏膜慢性炎症改变，未见明显的嗜酸性粒细胞浸润，故暂排除嗜酸性食管炎的诊断。PHQ-9 抑郁筛查，评分为 10 分，中度抑郁状态。给予口服"奥美拉唑"抑酸治疗，口服"百忧解"精神安慰治疗。同时复查血常规提示嗜酸性粒细胞增高。因胃镜下未见到明确的胃食管反流造成的黏膜损伤，也未见到占位性病变，所以，可以排除这两项诊断。心电图检查和心肌酶检测均未见异常，考虑心绞痛的可能性小，患者存在抑郁状态诊断明确。自身免疫相关指标回报均为阴性。食管测压：①LES压力显著增高，放松百分比异常；②UES压力略高于正常；③食管体部频繁无效蠕动，40%吞咽为无效蠕动，伴全段食管增压；④胡桃夹食管累及LES区域。目前，可排除食管弥漫性痉挛、自身免疫疾病所致的吞咽困难，胡桃夹食管不除外，遂加用"硝酸甘油"，症状缓解不明显。再次仔细询问患者有无皮疹、腹泻、关节痛等症状，患者均否认。便常规未见寄生虫感染。胸部CT提示食管中上段扩张，余无明显异常。上消化道造影（图1-23）提示：①食管远端狭窄；②胃炎。患者自诉饮食以流质食物为主，进食后疼痛症状晨起为著，下午及夜间进食后症状稍好转。目前，可以排除纵隔肿物外压、贲门失弛缓造成的吞咽困难。再次复查血常规提示嗜酸性粒细胞百分比增高。考虑：①嗜酸性食管炎可能；②血液系统疾病待查，请血液科会诊。建议骨髓穿刺，患者拒绝。同时排除了结核相关疾病后，建议激素治疗，患者考虑到激素的不良反应，拒绝使用，遂口服"孟鲁斯特"，胸骨后疼痛好转，多次复查血常规提示嗜酸性粒细胞逐渐下降。患者自觉吞咽困难好转，胸骨后疼痛未再出现。

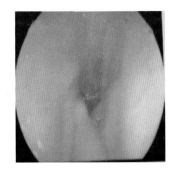

图1-21　胃镜检查见食管环形狭窄

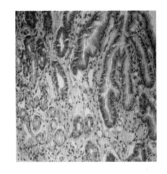

图1-22　食管黏膜慢性炎症

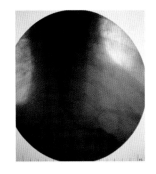

图1-23　上消化道造影

最后诊断：

1. 嗜酸性食管炎。

2. 焦虑状态。

诊断依据：①主要临床表现为"间断进食哽噎7年，加重伴胸骨后疼痛8天"，病程长；②胃镜检查见食管环形狭窄；③多次血常规提示嗜酸性粒细胞增高；④患者使用"孟鲁斯特"后嗜酸性粒细胞逐渐降至正常，临床症状消失。

二、分析与讨论

嗜酸性食管炎（eosinophilic esophagitis,EoE）是食管全层浸润嗜酸性粒细胞，患者常出现吞咽困难和食物嵌塞的表现。在我国尚无流行病学调查。目前，仅有美国胃肠病学院推荐诊断标准。随着我国饮食及生活环境的变化，此病应该引起临床医生的重视，以减少漏诊误诊的发生。

老年患者吞咽困难，胸骨后疼痛，临床医生首先应考虑到食管占位性病变和心血管疾病。但是，随着人们的饮食及生活环境的变化，一些自身免疫性疾病也应引起临床医生的重视。近年来 EoE 在我国仅见个案报道，尚未有流行病学调查。美国胃肠病学院推荐诊断标准：①食管功能紊乱相关的症状；②食管活检显示以嗜酸性粒细胞为主的炎症，其特征是嗜酸性粒细胞 ≥ 15 个 /HP；③黏膜嗜酸性粒细胞增多局限于食管，PPI 试验治疗后持续存在；④除外食管嗜酸性粒细胞增多的继发原因；⑤治疗（饮食剔除、局部皮质激素）有效支持诊断，但非必需。EoE 发病机制目前尚不明确，研究发现 EoE 与先天因素（性别和基因）和后天因素（过敏原和微生物）均有关系，哮喘和特应性皮炎的治疗可以为该病的研究提供方向和诊治依据。

本患者行食管活检病理报告并未见到嗜酸性粒细胞，这可能是病理医生未识别出嗜酸性粒细胞，也可能和内镜医生取材有关系，也可能国人不适合西方人的诊断标准。但是，患者外周血嗜酸性粒细胞持续增高，而"孟鲁斯特"作为白三烯拮抗药和肥大细胞稳定剂，使用后患者的嗜酸性粒细胞下降，吞咽困难和胸骨后疼痛明显好转，因此考虑患者存在嗜酸性食管炎的可能。并且患者使用"硝酸甘油"后症状缓解不明显，不考虑胡桃夹食管的诊断。

因此，通过该病例，值得临床医生思考的问题有几个：EoE 引起外周血嗜酸性细胞增高的概率有多少？如果遇到病理结果不支持 EoE 的诊断，且血常规正常的患者，我们是尝试抗嗜酸性粒细胞，还是建议患者进行手术？国人的 EoE 发病特点是否与西方人相同？老年患者的吞咽困难是否存在多种原因所致？EoE 在我国的流行病学是怎样的？

（王瑞玲　刘建军）

参考文献

[1]Weiss A H, Iorio N, Schey R.Esophageal motility in eosinophilic esophagitis.Rev Gastroenterol Mex，2015，80（3）：205-213.

[2]李燕妮,曹晓沧,王邦茂．嗜酸性食管炎的最新研究进展．中华消化内镜杂志，2015，32（12）：860-863.

[3]李建生．嗜酸性食管炎的诊断和治疗：2013 ACG临床指南介绍．胃肠病学和肝病学杂志，2014，23（7）：712-722.

[4]Philpott H, Nandurkar S, Thien F, et al.Eosinophilic esophagitis：a clinicopathological review.Pharmacology and therapeutics，2015，146（2）：12-22.

[5]成璇,吴战军．嗜酸性粒细胞性食管炎治疗方案研究进展．胃肠病学和肝病学杂志，2015，24（5）：600-602.

病例 8　恶性食管气管瘘

一、病历摘要

患者男，60岁，主因"吞咽困难伴消瘦2个月，进食呛咳伴发热2周"就诊。自诉2个月前无明显诱因出现进行性吞咽困难伴消瘦就诊于外院，胃镜检查提示距门齿30～38cm巨大占位性病变，病理活检提示食管鳞癌，胸、腹部CT检查提示食管癌与胸主动脉前壁及左主气管后壁分界不清，纵隔内多发淋巴结肿大，考虑食管癌纵隔淋巴结转移，胸外科考虑根治性手术切除困难，故先行放化疗。放疗6周后患者吞咽困难缓解。入院前2周出现进食后呛咳，饮水后明显，伴有发热和咳痰，为进一步诊治以"食管癌放疗后并发食管气管瘘？肺部感染"收住笔者所在医院。患者既往有高血压病史20年，口服"硝苯地平"，20mg，2次/日。8年前有脑出血病史，无后遗症。否认家族遗传性疾病史。

专科查体：T：36.5℃，P：78次/分，R：18次/分，BP：130/80mmHg。双下肺可闻及细湿啰音，以左下肺为著，并可闻及支气管呼吸音。全腹平软，无压痛及反跳痛；肝脾未触及肿大，肠鸣音正常。

辅助检查：

1. 上消化道钡餐造影　食管中下段 MT 伴食管 - 纵隔窦道形成。

2. 胃镜检查　食管肿瘤部位见一瘘口，可见大量脓性分泌物流出。

3. 胸部 CT 检查　右下肺可见点片状渗出影，左中下肺可见大片状渗出影。

4. 实验室检查　各项化验检查未见明显异常。

初步诊断：

食管癌放疗后并发食管气管瘘？肺部感染。

诊疗经过： 为进一步确诊，行食管碘水造影检查，发现造影剂可通过瘘口进入左肺内支气管分支显影。在进行积极的抗感染治疗基础上，决定行食管覆膜支架堵瘘术。首先用超细胃镜检查发现瘘口（图 1-24），然后将超细胃镜通过食管肿瘤段，在 X 线透视下以镜身作为指示物，在患者体表放置食管肿瘤段上下缘的金属标志物，以便在放置金属支架时识别肿瘤的上下缘。沿超细胃镜钳道放置金属导丝于胃腔，通过导丝置入金属支架释放器，在 X 线监视下缓慢释放支架，确保支架上下两端超过肿瘤 1 ～ 2cm，将肿瘤以及瘘口完全覆盖（图 1-25）。

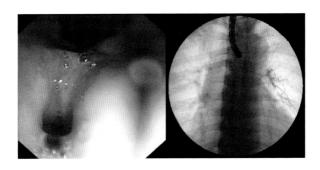

图 1-24　内镜下瘘口及 X 线透视

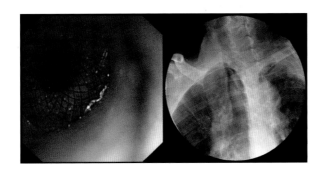

图 1-25　内镜及 X 线透视观察支架置放情况

最后诊断：

1. 恶性食管气管瘘。

2. 食管癌放疗术后。

3. 肺部感染。

确诊依据： ①主要临床表现为"吞咽困难伴消瘦 2 个月，进食呛咳伴发热 2 周"，病程较长；②胸部 CT 检查提示肺部感染，以左中下肺感染为主；③食管碘水造影检查发现造影剂可通过瘘口进入左肺内支气管分支显影；④内镜下确定食管癌，并发现病变处有一瘘口。

二、分析与讨论

恶性肿瘤累及气管或支气管壁以及食管而引起的气管、支气管等呼吸道与食管的病理性交通，称作恶性食管气管瘘，是食管癌严重的并发症之一，与肿瘤侵袭和肿瘤治疗手段如手术、放疗等有关。临床表现为吞咽时呛咳、反复的肺部感染等，一旦发生往往预后不良，治疗以姑息症状和改善生活质量为目的。

气管和食管之间的瘘管可为先天性或后天性，并可分为食管－气管瘘和食管－支气管瘘。虽然，先天性异常通常在新生儿即可发现，但是前一类型可直到青少年甚至成年才被明确诊断。大部分病例有长期喂奶呛咳史或咳嗽史，常咳出食物颗粒，偶尔合并支气管扩张。引起后天性气管和食管异常的最常见原因是食管癌，某些病例可在放疗后发生，发生率可达 5.3% 左右。一旦出现这种并发症，预后极差，大多数病例在几周或几个月内即死亡。后天性食管－气管瘘也可由气管导管气囊压迫气管、外科手术创伤、钝性损伤和异物引起。该患者食管癌诊断明确，放疗后出现进食后呛咳，食管癌伴有双侧喉返神经侵犯时也可以导致进食后呛咳和肺部感染，但感染是双侧一致性的，碘水造影可以发现主气管以及双侧支气管均显影，本例碘水造影后可以排除。另外，食管癌导致食管严重梗阻时患者有时也会出现进食后反流呛咳，但一般同时伴随吞咽困难，与该患者症状不符，因而首先考虑食管气管瘘。可依靠 CT 检查、碘水造影以及胃镜明确诊断，特殊情况时纤维支气管镜也可以进一步明确诊断。

既往治疗食管－气管瘘主要依靠外科手术，无条件耐受外科手术者仅能靠小肠营养管或胃造瘘维持营养，生活质量很差。近年来，对于食管－气管瘘，特别是食管癌继发引起的食管－气管瘘患者，可以采用覆膜金属支架进行治疗。金属支架采用记忆合金丝网状编织，支撑力柔和，弹性可调，生物相溶性好，其弹性记忆功能可使它在人体内保持良好的支撑弹力。覆膜支架撑开后可有效覆盖堵住食管癌导致的食管－气管瘘口，防止食管内容物通过瘘管进入气管，可迅速改善进食呛咳以及肺部感染的症状。对于已有肺部感染的患者要在积极控制感染的基础上放置全覆膜支架。

（徐美东　陈巍峰）

参考文献

[1] 张鸣，沈洪章．食管支架置入术治疗食管恶性狭窄及食管气管瘘 46 例疗效分析．现代肿瘤医学，2015，3（15）：2151-2152．

[2] 王志勇．X 线食管造影在食管癌放疗中的应用．中国实用医药，2017，9（25）：46-47．

[3] 郝曙光，孙益峰，杨煜，等．继发于食管憩室的食管-气管／支气管瘘的外科治疗．中华胸部外科电子杂志，2017，4（1）：63-66．

[4] 庞靖．食管癌食管气管瘘的治疗工作研究．肿瘤学研究，2017，2（3）：115-117．

[5] 李远鹏，柯明耀，吴雪梅，等．气管食管双支架治疗合并气管狭窄的恶性食管气管瘘 55 例．实用医学杂志，2016，32（11）：1847-1849．

病例 9　继发性食管结核

一、病历摘要

患者男，63 岁，主因"间断性上腹部隐痛不适 6 个月余"就诊。自诉入院前 6 个月余无明显诱因出现上腹部疼痛不适，进食后加重，无反酸、烧心、嗳气、哽噎感等，就诊于当地医院行胃镜检查提示：①慢性胃炎；②反流性食管炎。口服"奥美拉唑""莫沙必利""复方铝酸铋颗粒"等药物，腹痛症状好转。但上述症状反复发作，胸部 CT 检查提示"食管占位"，为进一步诊治以"食管占位"收住笔者所在医院。既往体健，无传染病、心脑血管疾病史，无外伤、药物、食物过敏史，否认家族遗传性疾病史。

专科查体：T：36.1℃，P：79 次／分，R：19 次／分，BP：120/70mmHg。腹部平软，无腹壁静脉曲张，未见肠型及蠕动波，全腹无压痛、反跳痛及肌紧张，全腹未触及包块；肝脾肋下未及，肝区叩击痛阴性，无移动性浊音；肠鸣音正常，4 次／分。双下肢无水肿。

辅助检查：

1. **胃镜检查**　距门齿 30cm 处可见食管（左前）侧壁新生物生长，大小约 0.7cm×1.2cm，边界不清，活检易出血，食管腔狭窄，内镜尚能通过（图 1-26），考虑食管癌。

2. **超声胃镜检查**　食管病变呈中低回声，侵及黏膜下层，大小约 0.7cm×1.2cm，边界不清（图 1-27）。

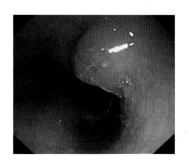 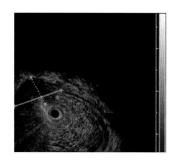

图 1-26　胃镜下食管隆起性病变　　　　　图 1-27　超声胃镜检查

3．食管病变病理活检　肉芽肿性炎症，符合结核，未见到恶性病变。

4．胸部 CT 检查　①双肺多发并局部聚集腺泡结节影，考虑为炎性病变，结核支气管播散可能性大；②右肺中叶肺大泡；③纵隔内多发淋巴结肿大，多考虑淋巴结结核（图 1-28）。

5．实验室检查　各项化验检查均未见明显异常。

初步诊断：

1．食管结核。

2．肺结核？

3．纵隔淋巴结结核。

诊疗经过： 给予口服"利福平胶囊"，0.45g，1 次／日；"异烟肼"，0.3g，1 次／日；"乙胺丁醇"，0.75g，1 次／日；"吡嗪酰胺"，1.5g，1 次／日；"甘草酸二铵"，150mg，3 次／日。服药期间患者自感无明显不适。经口服抗结核药物 9 个月后复查胃镜检查提示：食管距门齿 30cm 处隆起性病变消失，可见一大小约 1.0cm×0.8cm 憩室，表面发蓝，光滑（图 1-29）。复查胸部 CT 见食管全程管壁未见明显增厚，纵隔内淋巴结较前明显缩小。

最后诊断：

1．继发性食管结核。

2．纵隔淋巴结结核。

确诊依据： ①主要临床表现为"间断性上腹部隐痛 6 个月"，病程较短；②胃镜下距门齿 30cm 处可见食管左前侧壁一表面欠光滑的隆起，致食管腔狭窄，内镜尚能通过，活检易出血；③超声胃镜检查提示食管病变呈中低回声，侵及黏膜下层，大小约 0.7cm×1.2cm，边界不清；④食管病变病理活检提示肉芽肿性炎症；⑤胸部 CT 检查提示双肺多发并局部聚集腺泡结节影，考虑为炎性病变，结核支气管播散可能性大，纵隔内多发淋巴结肿大，多考虑淋巴结结核；⑥抗结核治疗后复查胃镜见食管隆起性病变消失；⑦复查胸部 CT 提示食管全程管壁未见明显增厚，纵隔内淋巴结较前明显缩小。

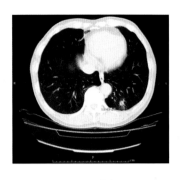
图 1-28　胸部 CT

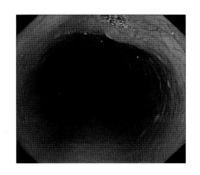
图 1-29　复查胃镜检查

二、分析与讨论

食管结核是结核分枝杆菌感染引起的慢性感染性疾病，在临床上很少见。据报道在结核感染引起死亡的病例中，食管结核仅占 0.15%，结核杆菌可侵犯食管全程，但常见于食管中 1/3 段，这可能与本段邻近肺门区，且肺门区有丰富的淋巴组织有关。食管结核分为原发性和继发性两种类型。原发性食管结核指结核杆菌直接侵入食管黏膜，病灶以食管结核为主，身体其他部位无明显结核病灶，由于食管黏膜对于结核杆菌的抵抗力非常强，临床上原发性食管结核极为少见。继发性食管结核是指其他器官组织结核通过直接侵蚀蔓延、淋巴系统累及等途径引起的食管黏膜感染，多继发于肺及淋巴结结核，本例就考虑为继发性食管结核。食管结核常见症状有吞咽困难、胸痛等，与食管癌表现十分相似，极易造成误诊。诊断存在多重困难，通常要依靠放射线测试、内镜检查、超声内镜检查、钡餐检查、活检病理检查、微生物涂片与培养等技术，通过以上检查诊断仍有困难时，还要根据患者对抗结核药物治疗的反应来确诊。本例食管结核虽然没有吞咽困难、胸痛等症状，但胃镜下却发现食管占位性病变，病理活检排除了食管癌的可能，见到肉芽肿炎症，且胸部 CT 检查提示纵隔内多发淋巴结肿大，故初步考虑该例食管结核是继发于纵隔的淋巴结结核，给予正规抗结核治疗后临床症状消失，复查胃镜食管隆起病变也消失，复查胸部 CT 提示食管全程管壁未见明显增厚，纵隔内淋巴结较前明显缩小。故从胃镜和 CT 检查、病理活检和治疗疗效均证实了该例继发性食管结核的诊断。

综上所述，食管结核的诊断不仅仅要依靠胃镜、超声胃镜、病理检查等，邻近器官及其淋巴结的检查也很重要，最为关键的是试验性抗结核治疗是验证诊断和判断预后可靠的临床证据，通过早期发现、早期诊断和早期治疗，大多数食管结核预后均良好。

（王俊科　仵朝晖）

参考文献

[1]Park J H, Kim S U, Sohn J W, et al.Endoscopic findings and clinical features of esophageal tuberculosis.Scandinavian journal of gastroenterology, 2010, 45（11）：1269-1272.

[2]Lee K H, Kim H J, Kim KH, et al.Esophageal tuberculosis manifesting as submucosal abscess.American Journal of Roentgenology, 2003, 180（5）：1482-1483.

[3]Vahid B, Huda N, Esmaili A.An unusual case of dysphagia and chest pain in a non-HIV patient：esophageal tuberculosis.Am J Med, 2007, 120（4）：e1-2.

[4]王涛，于劲.食管继发结核致食管 - 支气管瘘 1 例.人民军医，2017，60（5）：500-502.

[5]张继乔，郑晓辉，王晶晶，等.超声内镜在食管结核诊断中的 9 例应用并文献复习.中国内镜杂志，2017，23（2）：91-95.

病例 10　食管癌胃癌术后食管坏死阙如伴胸腔瘘

一、病历摘要

患者男，57 岁，主因"食管癌、胃癌术后，吻合口瘘 8 个月"就诊。自诉 8 个月前因进食哽噎感，在外院行胸部 CT、胃镜检查发现食管癌伴胃癌，遂行三切口食管癌根治术、结肠代食管术、近端胃大部切除术、空肠造瘘术，术后 1 周胸腔引流管可见少许脓性液体流出，为进一步诊治以"食管癌、胃癌手术后"收住笔者所在医院。否认家族遗传性疾病史。

专科查体：T：36.8℃，P：82 次 / 分，R：18 次 / 分，BP：119/72mmHg。消瘦，全身皮肤巩膜未见黄染，心肺未及明显异常；全腹平软，无压痛及反跳痛；肝脾未触及肿大，肠鸣音正常；双下肢无水肿。

辅助检查：

1. 胃镜检查　距门齿 25cm 见食管结肠吻合口，其下方代食管的大部分结肠缺血坏死，结构紊乱，可见胸腔引流管，距门齿 40cm 见代食管的结肠与残胃吻合口狭窄，胃镜通过阻力大。

2．实验室检查　各项化验检查未见明显异常。

初步诊断：

1．食管癌、胃癌术后。

2．结肠坏死伴吻合口瘘？

诊疗经过：入院后在充分的胸腔闭式引流的前提下，积极加强静脉营养，改善患者一般状况。经鼻胃镜下放置胃管至距门齿 55cm 处（图 1-30）。4 周后按患者食管缺损的程度和长度，设计了一根长 15cm、直径为 18mm 的个体化的单球头全覆膜金属支架。首先在全麻下行胃镜检查，了解食管阙如以及胸腔感染引流的情况，然后拔除胃管，以超细胃镜勉强通过坏死狭窄区域，至代食管的结肠与残胃吻合口下方，置导丝，沿导丝放置预定的全覆膜个体化金属支架一根，术后见支架位置佳（图 1-31）。支架置入后患者可进食半流食。术后定期随访并及时更换支架。首次支架置入后 1 年 10 个月更换支架时发现胸腔感染明显好转及残余瘘口基本闭合，原支架位置周围均被新生的肉芽组织包裹（图 1-32）。

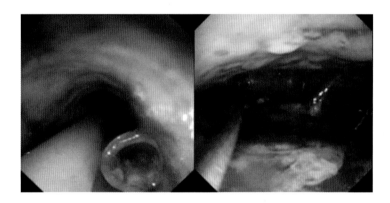

图 1-30　胃镜下放置胃管

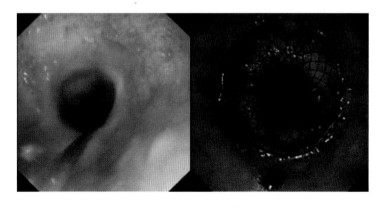

图 1-31　内镜下放置支架图

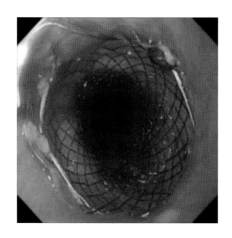

图 1-32　复查支架情况

最后诊断：

1. 食管癌、胃癌术后（结肠代食管术）。

2. 食管坏死阙如。

3. 食管胸腔瘘伴狭窄。

确诊依据：①主要病史为"食管癌、胃癌术后，吻合口瘘 8 个月"，病程 8 个月；②胃镜检查提示距门齿 25cm 见食管结肠吻合口，其下方代食管的大部分结肠缺血坏死，结构紊乱，可见胸腔引流管有少许脓性液体流出；③距门齿 40cm 见代食管的结肠与残胃吻合口狭窄，胃镜通过阻力大。

二、分析与讨论

食管癌术后管腔的重建吻合是保证消化道连续的必要手段，重建后的管腔可能出现缺血、吻合口瘘、狭窄、动力不佳等相关并发症，因上述并发症导致的死亡率可高达 12%。食管胸腔瘘是食管重建后的常见并发症，发生率可达 8%～13%，严重者会致使吻合口分离，导致重建的消化道连续性中断，预后极差。目前，手术引流是治疗食管胸腔瘘或消化道中断的主要办法，但由于部分患者已无足够的胃或食管进行重建，仅能靠小肠造瘘维持生命，故手术引流受到限制。随着覆膜支架工艺的改进和质量的提高，近年来越来越多地应用于消化道狭窄和消化道瘘的临床治疗中，也为食管阙如患者的食管重建提供了一种新的方法。

食管癌术后重建消化道的方式包括胃食管吻合、结肠代食管吻合、空肠代食管吻合，大部分病例采用胃代食管术。结肠代食管主要适用于胃或空肠代食管失败的病例，或者胃已被或同时被切除，类似本例食管癌合并胃癌，必须同时行胃的大部切除。其优势在于结肠段血供丰富，有足够的长度可供重建。然而其操作复杂，对手术技术要求更高，术后并发症发生率可达 15.7%，其中结肠缺血坏死、吻合口瘘是常见的术后并发症。

食管术后吻合口瘘的发生原因包括全身因素（低蛋白血症、营养不良）、术野污染、肠段血供障碍、吻合技术不良等。根据瘘的部位可有不同的临床表现：颈部吻合口瘘以局部症状为主；胸内吻合口瘘（及胸腔瘘）多有明显的中毒表现。食管造影一般可明确诊断，少数未能确诊者可通过胃镜检查确诊。吻合口瘘一经发现应早期治疗。大部分的瘘口较小，首选保守治疗，包括禁食、引流、胃肠减压、营养支持、抗感染等；少部分患者保守治疗效果不佳或瘘口较大者，可借助覆膜支架置入封堵瘘口；极少数患者在上述方法治疗无效或病情加重时需再次手术治疗，然而创伤较大，且难以适用于结肠代食管吻合术的患者。

此例患者因同时发现食管癌、胃癌病变，消化道重建只能采用结肠代食管术。术后代食管的结肠发生缺血坏死、胸腔瘘，保守治疗后效果不佳，坏死范围广造成消化道连续性中断。因该患者行结肠代食管术，剩余消化道难以与原吻合口处进行再次吻合。经积极治疗后胸腔感染虽然基本控制，但由于消化道的中断无法正常进食，小肠造瘘管堵塞脱落，患者就失去了胃肠内营养的途径。我们根据患者情况设计的全覆膜个体化支架恢复了消化道的通畅性，使患者可以正常经口进食，大大提高了患者的生存质量，减少了医疗费用。一般来讲，长时间放置支架会导致肉芽组织嵌入支架，同时支架还有发生移位的可能。本例设计的全覆膜支架的覆膜加厚加高，延缓了支架堵塞的时间，同时初期辅以吊线，避免了支架移位。该例患者支架置入后基本能进食半流质甚至少渣饮食。更换支架时发现胸腔残腔及残余瘘口基本闭合，原支架位置周围均被新生的肉芽组织包裹。

近年来也有学者通过生物工程的方式成功再造了缺损食管，但尚需临床验证其效果。本病例应用的方法若进一步成熟和完善，将为食管术后食管缺损或先天性食管闭锁等疾病提供新的治疗思路和方法，具有广阔的应用前景。

（徐美东　李全林）

参考文献

[1]Dua K S, Hogan W J, Aadam AA, et al.In-vivo oesophageal regeneration in a human being by use of a non-biological scaffold and extracellular matrix.Lancet, 2016, 388（10039）:55-61.

[2] 王旭广,杨鲲鹏,张进,等.食管、贲门癌术后消化道胸腔瘘的诊断与治疗.中国胸心血管外科临床杂志,2013,16(6):499-501.

[3] 姚圣,刘灿辉,王康,等.董国华四管法在食管癌术后吻合口胸腔瘘治疗中的疗效观察.医学研究生学报,2016,29(8):845-848.

[4] 郑成权,李二生.食管癌术后吻合口瘘的介入治疗应用.河北医药,2017,39(16):2511-2513.

[5] 朱龙金.食管癌术后并发胸腔瘘12例治疗体会.河南医药信息,2012,19(9):24.

病例 11　食管入口部巨大纤维血管瘤

一、病历摘要

患者男,51岁,主因"干咳、吞咽困难伴吞咽时疼痛、黑便10个月"就诊。自诉入院10个月前无明显诱因出现干咳、吞咽困难、吞咽时疼痛,呈进行性加重,偶伴黑便,为进一步诊治以"咽喉部肿物"收住笔者所在医院。既往有30年吸烟史,无过量饮酒史,否认家族遗传性疾病史。

专科查体:T:36.6℃,P:80次/分,R:18次/分,BP:122/70mmHg。腹部平软,未见肠型及蠕动波,全腹无压痛、反跳痛及肌紧张,全腹未触及包块;肝脾肋下未及,无移动性浊音,肠鸣音正常;双下肢无水肿。

辅助检查:

1. 颈胸部 CT 检查　食管上段见一巨大肿物。

2. 胃镜检查　距门齿 15～23cm 可见一巨大黏膜下肿物,蒂粗,无搏动,表面部分糜烂坏死,蒂部起源于下咽部右侧壁,肿物体部突向食管腔内。

3. 实验室检查　大便隐血(+),HGB 107g/L,其余均未见异常。

初步诊断:

咽喉部肿物。

诊疗经过:入院后在全麻下行内镜探查术,术中反复确认,发现肿物根部源于咽部下食管入口处,遂决定行肿块内镜黏膜下剥离术,仔细暴露肿瘤根部,在蒂部周围进行黏膜下注射。于蒂部口侧进行黏膜切开,自口侧向下侧进行黏膜下层剥离,完整切除肿瘤后予圈套器取出(图1-33)。术后病理提示肿块大小为4cm×8cm,重16g,肿瘤性质为纤维血管瘤,无恶变证据。患者术后无并发症,不适症状完全缓解。

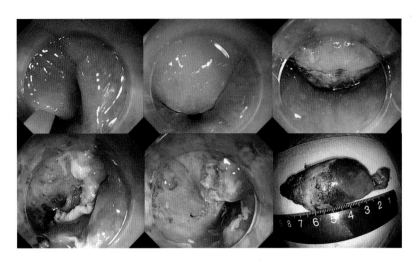

图 1-33　内镜黏膜下剥离术切除食管入口肿物

最后诊断：

食管入口部纤维血管瘤。

确诊依据： ①主要临床表现为"干咳、吞咽困难伴吞咽时疼痛、黑便10个月"，病程较长；②颈胸部CT提示食管上段见一巨大肿物；③胃镜检查可见距门齿15～23cm一巨大黏膜下肿物，蒂粗，无搏动，表面部分糜烂坏死；④内镜探查术见肿物蒂部起源于下咽部右侧壁，肿物体部突向食管腔内；⑤术后病理提示纤维血管瘤，无恶变证据。

二、分析与讨论

纤维血管瘤是一种良性肿瘤，发生率极低，绝大部分源于鼻咽部，其发病原因不明。该病多发生于男性，临床上以鼻腔阻塞和鼻出血为主要表现。鼻咽部外的纤维血管瘤非常罕见，其中咽下部食管入口处的纤维血管瘤可导致患者出现吞咽困难、黑便、发声改变等临床表现，诊断时很难考虑到该疾病。颈胸部CT、上消化道内镜检查可协助诊断。

由于其侵袭性的特性，一旦发现需立即切除。既往多采用外科手术方式进行切除，对患者造成较大创伤。该例纤维血管瘤有较明显的蒂部，因而采用内镜黏膜下剥离术的方式进行切除，实现了显微镜下无残留切除，避免了开胸手术，提高了患者的生活质量。随着内镜技术的进步，内镜下切除可望成为外科手术外咽以下部食管入口处纤维血管瘤及其他良性肿瘤的重要治疗方法。

（徐美东　初　元）

参考文献

[1]Li Q L, He M J, Xu M D. An Unusual Cause of Dysphagia and Melena. Gastroenterology, 2016, 151 (4): e7-e8.

[2]Szymanska A, Szymanski M, Morshed K, et al. Extranasopharyngeal angiofibroma: clinical and radiological presentation. Eur Arch Otorhinolaryngol, 2013, 270 (2): 655-660.

[3]王亚平, 李玲香. 食管入口纤维血管瘤 1 例. 临床耳鼻咽喉头颈外科杂志, 2017, 31 (10): 806-807.

[4]丁艳乐, 丰义宽, 周新玲, 等. 超声内镜对食管黏膜下肿物的诊断价值. 潍坊医学院学报, 2017, 39 (3): 173-175.

[5]Tsai S J Lin C C, Chang C W, et al. Benign esophageal lesions: endoscopic and pathologic features. World J Gastroen-terol, 2015, 21 (4): 1091-1098.

病例 12　食管源性胸痛误诊为急性心肌梗死

一、病历摘要

患者男, 69 岁, 主因"胸骨后及上腹胀痛伴乏力、纳差 3 个月余"就诊。患者于入院前 3 个多月与家人生气后出现胸骨后及上腹部胀痛, 疼痛呈持续性, 伴食欲缺乏, 无恶心、呕吐、发热。自诉服用"速效救心丸""硝酸异山梨酯"可缓解。在当地人民医院行胃镜检查诊断为浅表性胃炎。B 超检查提示肝内胆管结石, 给予对症治疗, 效果不佳, 遂来笔者所在医院就诊, 以"腹痛待查"收住笔者所在医院。

专科查体: T: 36.5℃, P: 82 次 / 分, R: 20 次 / 分, BP: 125/78mmHg。慢性病容, 精神差。心肺正常; 腹平软, 腹肌不紧张, 右上腹轻压痛, Murphy 征阴性。既往身健, 否认心脑血管疾病, 否认家族遗传性疾病史。

辅助检查:

1. X 线胸片检查　双肺弥散性肺气肿。

2. B 超检查　前列腺增生并钙化。

3. 心电图检查　未见异常。但入院次日患者感胸骨后疼痛加重, 呈压榨性疼痛,急诊心电图提示窦性心律，80 次 / 分，心电轴不偏（+74°），完全性右束支传导阻滞，$V_1 \sim V_4$ 导联 ST-T 斜型抬高 $0.1 \sim 0.4mV$，提示急性前间壁心肌损伤。

4. 实验室检查　肝功能提示转氨酶正常，TBIL：$31.92\mu mol/L$；DBIL：$9.98\mu mol/L$；IBIL：$21.94\mu mol/L$。血常规提示 WBC：$6.22\times10^9/L$；NEU％：75％；LYM％：14％；HGB：$132g/L$；PLT：$43\times10^9/L$。便常规提示脓细胞 $5\sim8$ 个 / 高倍视野。肾功能、电解质、血糖、血脂、血淀粉酶、尿淀粉酶均正常。

初步诊断：

1. 急性心肌梗死。

2. 慢性胃炎。

3. 肺气肿。

诊疗经过：因患者入院次日出现胸骨后疼痛加重，呈压榨性疼痛，急诊心电图提示急性前间壁心肌损伤，请心内科会诊考虑急性心肌梗死，但急查心肌酶谱和心肌梗死特异性标志物均正常，按急性心肌梗死给予扩冠溶栓处理。第3、第4日早晚连续复查心电图均与前一致，无明显改变，胸骨后及上腹部疼痛仍未缓解。随后行胃镜检查诊断：①萎缩性胃炎伴颗粒样增生（窦部，中－重度）；②食管中段憩室（距门齿25cm处前侧壁），胃黏膜活检病理检查提示萎缩性胃炎中度，轻度肠化生，轻度不典型增生，Hp 阳性。给予"莫沙必利""果胶铋""奥美拉唑""阿莫西林""甲硝唑"对症治疗，症状明显好转，胸腹痛消失，饮食正常，复查肝功能、便常规、心肌酶谱均正常。再次复查心电图提示窦性心律，65 次 / 分，心电轴不偏（+60°），不完全性左束支传导阻滞，ST 段、T 波基本恢复正常，故于入院后第 8 天出院。

最后诊断：

1. 食管源性胸痛。

2. 食管憩室。

3. 萎缩性胃炎。

4. 肺气肿。

确诊依据：①主要临床表现为"胸骨后及上腹胀痛伴乏力、纳差 3 个月余"，病程较短；②胃镜检查距门齿25cm处前侧壁见一憩室，胃黏膜活检病理提示萎缩性胃炎，中度，轻度肠化生，轻度不典型增生；③按急性心肌梗死予以扩冠溶栓处理，症状未见缓解；④X 线胸片检查提示双肺弥散性肺气肿；⑤抑酸、促进胃动力等治疗后胸骨后及上腹疼痛消失。

二、分析与讨论

胸痛是临床常见症状，尤以心源性疾病及食管源性疾病引起的多见，如胃食管反流病、食管憩室、冠心病等。不同原因引起的胸痛在疼痛部位、性质、缓解方式等方面各有特点，但由于食管与心脏的感觉神经在体表部分有重叠，临床症状极其相似，食管源性胸痛易误诊为心源性胸痛，难以鉴别。

引起食管源性胸痛的疼痛机制较为复杂，可能和多种因素参与有关。食管壁有化学、机械感受器，当受到反流的胃酸等化学刺激或受到牵拉等机械刺激时可引起疼痛，食管壁缺血或食管敏感性增高也是重要的因素之一。食管运动障碍也可引起疼痛，主要由于食管与心脏的感觉神经纤维在体壁和皮肤上的投射定位相互重叠，食管为颈$_7$～胸$_{10}$段，心脏为胸$_1$～胸$_4$段，故食管疾病引起的疼痛酷似缺血性心脏病的发作症状。食管源性胸痛是由于食管的异常收缩和扩张通过刺激机械疼痛感受器或引起食管缺血而引发疼痛。两者的鉴别在于动态观察心电图变化、急测心肌酶谱和胃镜检查。

本例患者为老年男性，胸骨后及上腹部胀闷不适 3 个月，结合入院后症状，心电图结果：V_1～V_4 导联 ST-T 斜型抬高 0.1～0.4mV，高度怀疑急性心肌梗死。心肌酶谱及心肌特异性标志物检查均为阴性，动态观察心电图 3 日，无明显变化，且扩冠处理后胸骨后及上腹部胀痛无明显缓解，基本可排除急性心肌梗死，怀疑有食管源性胸痛的可能。随后胃镜检查见食管中段一憩室，萎缩性胃炎，Hp 阳性，给予抗幽门螺杆菌、抑酸、促进胃动力及胃肠黏膜保护剂治疗后，症状缓解，心电图示 ST-T 恢复正常。因此，食管源性胸痛诊断明确，原因可能与胃黏膜萎缩和 Hp 感染所致的胃动力减弱、胃酸分泌异常有关，使用促进胃动力、抑酸、抗 Hp 药物后，胸痛症状消失。当然胸痛也可能与食管憩室造成的食管局部黏膜牵拉刺激有关。

综上所述，患者出现胸痛一定要详问病史，仔细查体，认真分析化验检查结果，拓宽思维，鉴别食管源性胸痛和心源性胸痛的不同之处，提高诊治率。

（张德奎　负建蔚）

参考文献

[1] 王汉蛟，何举名. 胸痛的急诊思维. 中外医疗，2012，31（24）：13-14.

[2]Coss-Adame E,Erdogan A,Rao S S. Treatment of esophageal(non-cardiac) chest pain：Review. Clinical gastroenterology and hepatology：the official clinical practice journal of the American Gastroenterological Association, 2014，12（8）：1224-1245.

[3] 林飞克，姜翔，张建华. 急性食管源性胸痛 42 例误诊为冠心病分析. 心脑血

管病防治，2015，15（5）：391-392.

[4] 韩英. 非心源性胸痛治疗的现状及进展. 临床荟萃，2017，32（1）：50-53.

[5] 高明军，朱家沂，沈洪章，等. 以胸痛为主要表现的食管全段壁内血肿一例分析及文献复习. 中华临床医师杂志（电子版），2012，6（20）：205-206.

[6] 潘明达，莫必华，余文宇，等. 482例非外伤性急性胸痛患者临床特征分析. 中西医结合心脑血管病杂志，2017，15（10）：1163-1165.

[7] 孔祥玉，赵文风. 心绞痛样食管源性胸痛30例分析. 现代医药卫生，2011，27（21）：3297-3298.

[8] 黄晔，邓兰芳. 消化源性胸痛临床荟萃分析. 内科，2016，11（1）：110-111.

[9]Coss-Adame E, Rao S S C.A Review of esophageal chest pain. Gastroenterology and Hepatology，2015，11（11）：759-766.

病例 13 结肠代食管治疗自发性食管破裂

一、病历摘要

患者男，64岁，主因"饮酒后呕血伴突发胸背部疼痛、气短30小时"急诊就诊。患者于入院前30小时因大量饮酒后出现恶心、呕吐，呕吐物为鲜红色血液，继而出现胸背部撕裂样剧痛，进行性加重，就诊当地医院行胸部CT检查见左侧液气胸，遂以"胸痛待查""左侧液气胸"收住笔者所在医院。患者既往因胃溃疡行胃大部切除术，术后恢复良好。既往无传染性疾病史，无心脑血管性疾病史，否认家族性遗传病史。

专科查体：T：38.9℃，P：105次/分，R：29次/分，BP：137/86mmHg。精神差，神志清楚，急性痛苦面容，气促明显，右肺叩诊呈清音，呼吸音粗，左肺叩诊呈浊音，呼吸音消失；腹部查体可见5cm的瘢痕。

辅助检查：

1. 胸部CT检查 纵隔气肿，左侧液气胸。

2. 实验室检查 入院后查血常规提示WBC：7.22×10^9/L，NEU%：86.13%，LYM%：8.69%，RBC：4.35×10^{12}/L，HGB：137g/L，PLT：203×10^9/L。生化提示ALT：46U/L，GGT：43U/L，GLDH：8.6U/L，TG：2.60mmol/L，HDL-C：1.06mmol/L，LDL-C：1.37mmol/L，GLU：34.18mmol/L，K^+：7.20mmol/L，Na^+：132mmol/L。尿液检验提示葡萄糖：4+，尿比重：1.032，尿潜血：2+，酸碱度：7.00，白细胞：4.0，上皮细胞：2.0，管型：0.00。

初步诊断：

1. 主动脉夹层动脉瘤？
2. 纵隔气肿伴感染。
3. 液气胸。
4. 胃大部切除术术后。

诊疗经过： 因患者入院时考虑"主动脉夹层动脉瘤"收住心外科，行胸腔闭式引流术，引出大量黑褐色液体及气体，并可见少量食物残渣，进而考虑为自发性食管破裂。每日胸腔引流量约为1500ml，患者一般状况较差，胸痛、气短进行性加重，血氧饱和度持续下降，考虑患者存在呼吸衰竭可能，遂转入重症监护室行呼吸机辅助呼吸，并经积极抗感染、抗休克及营养支持等治疗10天后，一般状况好转。为进一步明确诊断，行食管造影，造影明确位于食管下段一长6～7cm破口，遂行食管带膜支架植入术，术后胸腔引流减少至300ml/d，4天后胸腔引流量再度增多至2000ml/d，考虑为食管支架脱落。经院内多学科会诊后转入笔者所在科室（胸外科）行剖胸探查术，术中见胸腔内广泛粘连及大量脓苔、脓液，于食管下段可见一长约7cm纵向裂口，考虑患者发病时间较长已不能行Ⅰ期修补缝合，且既往行胃大部切除，无法行Ⅰ期消化道重建，遂决定行食管胃部分切除术＋胃造瘘术，旷置颈段食管，分期行消化道重建术。术后行抗感染及营养支持治疗，患者恢复良好，嘱其带营养管出院，院外继续行肠内营养支持，3个月后返院行结肠代食管消化道重建，术后进食正常，治愈出院。

最后诊断：

1. 自发性食管破裂。
2. 结肠代食管消化道重建术。
3. 胃大部切除术后。

确诊依据： ①主要临床症状为"饮酒后呕血伴突发胸背部痛、气短30小时"，病程短；②行胸部CT检查提示纵隔气肿，左侧液气胸；③行胸腔闭式引流术引流出大量黑褐色液体及气体，并可见少量食物残渣；④行食管造影及剖胸探查均明确食管下段存在长约7cm纵行裂口；⑤食管胃部分切除术＋胃造瘘术，旷置颈段食管，3个月后行结肠代食管消化道重建，术后进食正常。

二、分析与讨论

自发性食管破裂（spontaneous esophageal rupture）又称Boerhaave's综合征，临床上较少见，发病率仅为1/6 000，是胸外科诊断与处理的难题。食管位于后纵隔，位置隐匿，因此食管穿孔不易被发现。食管周围多为疏松结缔组织，穿孔引起的纵隔感染易随心血管搏动和呼吸运动蔓延，导致严重的胸腔甚至腹腔感染，病死率高达 40%～60%。对食管穿孔做出及时诊断至关重要，却又存在一定困难，我们的经验是要特别注意从病史和症状的描述中提炼诊断依据。食管穿孔的典型病史和症状是：在酒后或饱餐后发生剧烈呕吐，出现胸痛或上腹部疼痛，均伴有不同程度的发热、乏力和呼吸困难。食管碘水造影检查及胃镜检查是诊断食管穿孔的重要手段，但敏感度均不高。因此，诊断自发性食管破裂还要结合有无胸腔积液、纵隔气肿、纵隔液平及胸腔引流液的性状和患者全身中毒症状综合判断。

本例患者以饮酒呕吐后突发胸痛入院，仅结合症状体征及辅助检查不能排除主动脉夹层瘤的诊断，行胸腔闭式引流见大量黑褐色液体及气体，并可见食物残渣，从而考虑其为自发性食管破裂引起的一系列症状体征，后期食管造影及剖胸探查手术进一步证实了该诊断。既往临床经验认为胸段食管穿孔发病时间超过 24 小时不宜行 I 期修补术，该例患者发病已超过 24 小时，胸腔感染及食管壁炎症水肿、坏死均很严重，不宜行 I 期修补，且本例患者既往行胃大部切除术致使其缺少 I 期消化道重建必要的材料，故术中行食管胃部分切除术＋胃造瘘术，旷置颈段食管，分期行结肠代食管消化道重建术。

综合本例及相关文献报道，对于自发性食管破裂患者，早期诊断是减少并发症、降低死亡率的关键，临床上确诊主要依靠影像学检查及胸腔穿刺和引流等。及时有效的治疗是降低死亡率的另一关键因素。现在多主张积极手术治疗，手术治疗有多种方案，临床上早期多选用裂口 I 期修补，组织物覆盖加强，可获得较好的效果。而对于裂口长，估计修补难以成功者，可应用食管部分切除、食管胃吻合术等治疗。本例患者病情特殊，结合具体病情行 II 期结肠代食管治疗后痊愈。同时，自发性食管破裂患者胸腔及纵隔感染严重，且消耗严重，积极的抗感染及营养支持治疗也同样关键。

（庞　瑶　于晓辉）

参考文献

[1]Shahi A S, Behdad B, Esmaeili A, et al.Esophageal stenting in caustic injuries：a modified technique to avoid laparotomy.Gen Thorac Cardiovasc Surg, 2015, 63（7）：406-412.

[2]Zhou J H, Gong T Q, Jiang Y G, et al.Management of delayed intrathoracicesophageal perforation with modifi ed intraluminal esophageal stent.Dis Esophagus, 2009, 22（5）：434-438.

[3]Griffiths E A, Yap N, Poulter J, et al.Thirty-four cases of esopha-geal perforation：the experience of a district general hospital in the UK.Dis Esophagus, 2009, 22（7）：616-625.

[4]Persson S, Elbe P, Rouvelas I, et al.Predictors for failure of stent treatment for benign esophageal perforations-a single center 10-year experience.World J Gastroenterol, 2014, 20（30）：10613-10619.

[5]Tellechea J I, Gonzalez J M, Miranda-García P, et al.Role of Endos-copy in the Management of Boerhaave's Syndrome.Clin Endosc, 2018, 51（2）：186-191.

[6]Shen G, Chai Y, Zhang G F.Successful surgical strategy in a late case of Boerhaave's syndrome.World J Gastroenterol, 2014，20（35）：12696-12700.

病例 14　食管异物误诊为冠心病

一、病历摘要

患者女，67 岁，主因"心前区不适 2 天"就诊。患者入院前 2 天无明显诱因出现心前区不适，伴胸骨后隐痛，无放射痛，无大汗、胸闷、气短，无恶心、呕吐、反酸、烧心，无吞咽困难，以"心前区不适，原因待查"收住笔者所在医院心内科。既往无高血压、冠状动脉粥样硬化性心脏病、糖尿病、慢性阻塞性肺疾病等慢性病史。

专科查体：T：36.2℃，P：73 次 / 分，R：18 次 / 分，BP：138/90mmHg。心前区无隆起，心浊音界正常，无震颤，各瓣膜区未闻及异常杂音，无心包摩擦音，节律整齐。腹部平坦，无压痛及反跳痛，肝脾肋下未触及，麦氏点无压痛，移动性浊音阴性，肠鸣音正常。

辅助检查：

1. 心电图检查　窦性心律，$V_1 \sim V_3$ 导联 T 波倒置。心脏彩超：室壁节段性运动异常。

2. 冠状动脉 CT 检查　①右冠状动脉近段点状钙化，管腔未见狭窄；②左主干管壁不规则增厚并偏心性钙化斑块形成，管腔轻微狭窄；③前降支近段管壁不规则增厚并偏心性钙化斑块形成，管腔轻微狭窄；④回旋支近段非钙化斑块，管腔轻微狭窄。

初步诊断：

冠状动脉粥样硬化性心脏病。

诊疗经过：入院后予以"阿司匹林肠溶片"抗血小板聚集、"阿托伐他汀钙"调脂稳定斑块、"单硝酸异山梨酯片"扩张冠状动脉的冠心病二级预防治疗后，患者心前区不适症状未见缓解。追问病史，患者10天前进食鱼肉，当时无呛咳病史，进一步完善胸部CT检查（图1-34）提示：①双肺间质性改变；②左肺多发条索影；③肺动脉增粗；④主动脉硬化；⑤心影增大；⑥双侧胸膜增厚；⑦后纵隔胸$_5$水平食管异物。立即完善食管镜检查，结果提示（图1-35）：慢性萎缩性胃炎、胃窦多发溃疡、食管异物。诊断为食管异物。评估患者病情后随即安排内镜下行食管异物取出术，进镜至距门齿25cm处，可见一白色条形异物，嵌入食管黏膜内。使用异物钳将其拔出，未见活动性出血及食管穿孔，钛夹夹闭创面。术后无呕血、便血，抗感染、抑酸、胃肠减压治疗5天后，患者心前区不适症状明显缓解，无胸痛、胸闷、气短，予以出院，术后随访，患者无特殊不适。

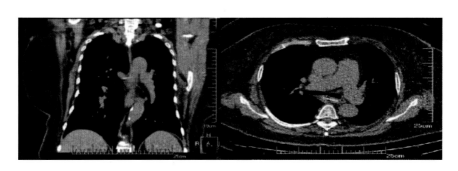

图1-34　左：肺CT纵隔窗：后纵隔胸$_5$水平（气管分叉水平）可见一高密度食管异物；右：水平位CT重建：纵隔内可见一高密度食管异物

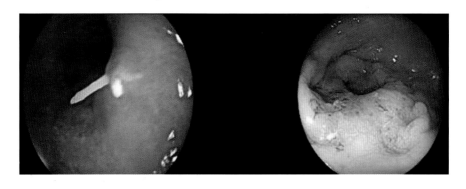

图1-35　左：胃镜下可见食管中段距离门齿25cm处，一白色条形异物，嵌入食管内；右：用异物钳将食管内异物拔出后，未见活动性出血及食管穿孔

最后诊断：

食管异物。

确诊依据：①患者主因"心前区不适2天入院"，入院前10天进食鱼肉；②胃镜

检查提示食管异物；③胸部 CT 检查提示后纵隔胸$_5$水平食管异物；④胃镜下取出异物后，症状明显缓解，出院后随访正常。

二、分析与讨论

食管异物指任何原因导致食物性或非食物性异物滞留于食管内，常发生于幼童或老年人。多数患者发生在食管入口处或食管狭窄处，临床特征与异物所在的部位、大小、性质有关。大多数患者发生食管异物后即有症状，当尖锐异物嵌顿于食管中段损伤肌层时，可有类似心绞痛、心肌梗死等症状，但有 10% 可无任何症状。

对于预防食管异物，需做到以下几点：①进食切忌匆忙，要细嚼慢咽；②老年人的义齿要严防脱落，进食前要留心，睡眠前、全麻前应取下，义齿松动者及时修复；③教育儿童不要将各类物体放入口中；④异物误入食管后要立即就医，切忌用饭团、韭菜、馒头等强行下咽，以免增加并发症和手术困难。

本例误诊原因如下：①患者缺乏典型食管异物临床症状及体征，由于异物呈条状，纵行卡入食管内，不影响进食，未损伤深层组织，无疼痛症状；②患者入院未诉特殊食材进食史，无进食呛咳、无义齿等病史；③患者心前区不适且心电图异常，冠状动脉 CTA 结果显示异常，常规予以心脏疾病对症治疗；④临床医师缺乏鉴别诊断思维，接诊医师对食管异物认识不足；⑤入院后若及时完善胸部 CT 检查，即可做出诊断。

对食管异物的诊断，病史很重要。但在此例中，由于患者缺乏食管异物的特征性表现，无进食困难，反而以心前区不适、胸痛就诊，结合患者心电图、心脏超声及冠状动脉 CT 结果，故按照冠心病二级预防进行治疗。因此，当使用治疗冠心病的药物及其他方法后，患者症状缓解不明显或日渐加重，无法用原诊断继续解释其症状时，要仔细询问病史，完善胸部 CT、食管内镜检查，必要时请消化内科、心胸外科会诊明确诊断及治疗方法，尽可能将误诊后并发症减到最少。

总之，对于食管异物应做到仔细询问病史，尽早发现、尽早诊断，减少误诊，尤其对于老年人和婴幼儿缺乏典型症状时也应想到食管异物的可能。

（白飞虎 莫丽蓉）

参考文献

[1]Metin B, Yıldırım Ş.Adult foreign body aspirations treated for many years with the diagnosis of asthma：report of two cases.Acta clinica

Belgica，2016，71（3）：178-181.

[2]Erdal U，Mehmet D，Turkay K，et al.Esophagus perforation and myocardial penetration caused by swallowing of a foreign body leading to a misdiagnosis of acute coronary syndrome：a case report.Journal of medical case reports，2015，9（12）：57.

[3]林金欢，王东，李兆申.中国上消化道异物内镜处理专家共识意见.中国消化内镜杂志，2016，33（1）：19-28.

[4]Telford J J.Management of ingested foreign bodies.Can J Gastroenterol，2012，19（10）：599-601.

[5]韩文，郑军，郝婷婷，等.透明帽辅助在食管入口枣核异物取出术中的临床应用价值.广西医学，2016，39（8）：1251-1253.

第二章　胃十二指肠疾病

病例 1　选择性动脉栓塞治疗杜氏溃疡并出血

一、病历摘要

患者男，62 岁，因"呕血伴便血 3 天"就诊。自诉 3 天前进食后出现呕血，呈鲜红色，与胃内容物混杂，总量约 3000ml，伴发冷、心慌、头晕、乏力，无腹痛、腹胀，无发热。血常规提示 HGB：32g/L，RBC：1.32×10^{12}/L，WBC：17.22×10^9/L。肝功能提示 ALB：25.2g/L。D-Dimer（D- 二聚体）：1210μg/L。给予禁食水、输血、抑酸等对症治疗，患者仍间断排出暗红色血便，总量约 500ml，无呕血。既往因"脑梗死"长期服用"阿司匹林肠溶片（100mg，1 次 / 日）"8 年余，否认肝硬化、消化性溃疡、高血压、糖尿病等病史，否认家族遗传性疾病史。

专科查体： T：36.2℃，P：72 次 / 分，R：18 次 / 分，BP：130/90mmHg。神志清楚，皮肤、睑结膜、口唇及四肢甲床苍白，呈重度贫血貌。全腹平软，无压痛、反跳痛及肌紧张；肠鸣音活跃，6 ～ 8 次 / 分；双下肢无水肿。

辅助检查：

1. **胃镜检查**　十二指肠球部与降段交界处可见一约 0.5cm×0.8cm 深凹陷，底覆薄白苔，中央可见裸露血管残端，可见少许新鲜血迹，未见活动性出血，周围黏膜充血水肿明显，降段未见异常。诊断：杜氏溃疡伴出血（图 2-1）。

2. **实验室检查**　血常规提示 HGB：70g/L，RBC：2.41×10^{12}/L，WBC：13.73×10^9/L。肝功能提示 ALB：25.7g/L。内毒素定量：137.8pg/ml。超敏 C 反应蛋白：83.1mg/L。大便潜血阳性，肝炎系列及肿瘤标志物均阴性。

初步诊断：

1. 杜氏溃疡并出血。

2. 失血性贫血（重度）。

诊疗经过： 入院后立即给予禁食水、抑酸、止血、输血、营养支持等治疗，3 小时后患者再次解黑色柏油样大便，总量约 500ml，伴心慌、气短、发热，遂行急诊胃镜下止血治疗。内镜下见病变处有新鲜血涌出，因溃疡面较大，金属钛夹未能实施，即多次用热活检钳处理，效果不佳。患者及家属拒绝外科手术治疗，愿意尝试介入治疗，遂行腹腔动脉造影，未见明确造影剂外溢，根据患者临床表现及内镜检查，给予经验性胃十二指肠动脉栓塞术治疗（图2-2）。术后患者未再呕血、便血，达临床治愈标准出院，随访至今无复发。

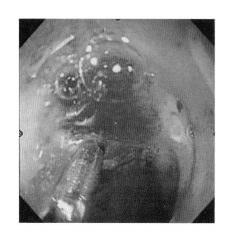

图2-1　胃镜检查

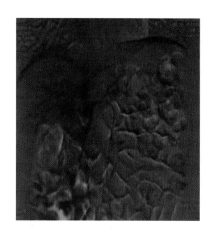

图2-2　胃十二指肠动脉栓塞术

最后诊断：

1. 杜氏溃疡并出血。

2. 失血性贫血（重度）。

3. 胃十二指肠动脉栓塞术。

确诊依据：①主要临床表现为"呕血伴便血3天"，病程短，有发冷、心慌、头晕、乏力等周围循环衰竭表现；②患者有长期服用"阿司匹林"史；③皮肤、睑结膜、口唇及四肢甲床苍白，呈重度贫血貌，肠鸣音活跃；④胃镜检查见十二指肠球部与降段交界处杜氏溃疡伴出血；⑤行胃十二指肠动脉栓塞术治疗后疗效明显，治愈出院。

二、分析与讨论

杜氏溃疡由法国医生Dieulafoy在1987年发现并详细描述而得名，又称Dieulafoy病。他指出其微小溃疡的特征，是由一突起的动脉和活动性出血或血凝块组成，周围无溃疡环绕，通常位于贲门和胃体部，是一种较少见的先天性血管畸形导致上消化道出血的疾病，又称恒径动脉出血。随着对本病的认识，临床上发现本病也可发生在十二指肠、小肠、结肠，甚至直肠。

本例杜氏溃疡位于十二指肠球部与降段交界处，是杜氏溃疡发生的很少见部位。该患者发病时间仅为3天，出血量大，在内科保守治疗无效的情况下，内镜下拟用金属钛夹夹闭。但由于溃疡较大，周围水肿、充血，金属钛夹无法实施，遂用热活检钳反复处理溃疡中央的血管残端，仍无效，随后给予经验性胃十二指肠动脉栓塞术治疗。术后患者未再呕血、便血，达临床治愈标准出院，随访至今无复发。

杜氏溃疡并出血是由于恒径动脉破裂所致，故出血量大、反复出血是其临床特征，内科保守治疗常常疗效不佳。内镜下金属钛夹夹闭、热活检钳止血等是目前常用的内镜下有效的微创技术。随着血管介入技术在临床上的广泛使用，已有用选择性动脉栓塞治疗十二指肠溃疡出血的报道，如 Larssen 等报道，经验性动脉栓塞治疗十二指肠溃疡出血，有效率可达 51%～72%，成为该病的主要止血方法之一。当出血速度达 0.5ml/min 以上时，选择性动脉造影的阳性率为 50%～70%，但由于血管痉挛、肠道蠕动、肠道气体、内科治疗、出血间歇期及插管水平等因素，部分患者未能发现明确的造影剂外溢，此时可依据临床表现及内镜检查结果，对该部分患者进行相应动脉的经验性栓塞治疗，可达到止血目的。在各种措施均不能有效止血，持续性大出血危及患者生命的情况下，必须行外科手术治疗。

总之，长期服用小剂量阿司匹林导致的消化道出血不容忽视。结合本病例，笔者认为其杜氏溃疡是出血的内因，"阿司匹林"是导致本次出血的外因，应尽量避免或慎用阿司匹林，密切观察是否出现消化道出血。在内镜下金属钛夹、热活检钳止血等无效的情况下，选择性动脉栓塞也是一种有效的治疗方法，尤其对于选择性血管造影阴性的杜氏溃疡并出血患者，也应考虑进行经验性动脉栓塞治疗。

（聂勇战　吴开春）

参考文献

[1] 马福英，陈嘉屿，李睿. 十二指肠球部 Dieulafoy 溃疡出血行胃大部切除术后再出血复发 1 例报道. 胃肠病学和肝病学杂志，2016，25（12）：1429-1431.

[2] Bhatia V, Lodha R.Upper gastrointestinal bleeding.Indian J Pediatr, 2011, 78（2）：227-233.

[3] 梁政，刘海燕，陈均忠. 内镜治疗杜氏溃疡并活动性动脉出血的临床观察. 医学理论与实践，2014，27（6）：755-756.

[4] 王阳，徐涛，孙远杰. 杜氏病致上消化道大出血 14 例临床分析. 中国临床研究，2013，26（3）：229-230.

[5] 王远新.Dieulafoy 病致消化道出血的诊治. 中国临床医生，2012，40（6）：15-18.

病例2　浆膜型嗜酸性粒细胞性胃肠炎

一、病历摘要

患者男，72 岁，主因"间断腹胀 2 个月"就诊。患者于入院前 2 个月出现进食后全腹闷胀，伴嗳气、反酸、厌食，无明显腹痛、呕吐和腹泻，为进一步诊治以"腹胀待查"收住笔者所在医院。起病前曾到台湾旅游，无特殊食物、药物过敏史，无动物接触史。既往有高血压病史，否认家族遗传性疾病史。

专科查体：T：36.3℃，P：78 次 / 分，R：18 次 / 分，BP：136/90mmHg。浅表淋巴结未触及肿大，心肺正常。腹部膨隆，右下腹深压痛，腹水征阳性。

辅助检查：

1. 腹部 B 超检查　大量腹腔积液，胆囊壁稍增厚，盆腹腔大量积液。

2. 实验室检查　血常规提示 WBC：$7.61×10^9$/L，EOS（嗜酸性粒细胞）：$1.58×10^9$/L，EOS％：21％，多次复查 EOS 水平仍高。尿、便常规正常。生化提示 ALB：23.7g/L，余未见明显异常。CA-125：168U/ml，其余肿瘤指标均正常。

初步诊断：

腹腔积液，原因待查。

诊疗经过：进一步完善相关检查，自身抗体免疫指标正常，寄生虫抗体及集卵试验阴性。多次腹腔积液检查提示渗出液，间皮细胞多见。骨髓涂片嗜酸性粒细胞为15.0％，骨髓活组织检查提示嗜酸性粒细胞轻度增生。腹部 CT 提示腹腔内恶性肿瘤，腹腔、盆腔大量积液，腹膜、大网膜、系膜增厚，结节性强化。PET-CT 提示腹膜、大网膜、肠系膜不均匀增厚，右下腹及直肠膀胱陷窝局部腹膜明显增厚，肝门区、腹膜后、肠系膜多发增大淋巴结，考虑多发转移性病变，胃癌不除外（图 2-3）。结合上述结果，考虑腹腔恶性肿瘤可能性较大，但仍不排除嗜酸性粒细胞增多相关疾病。进一步完善胃肠镜检查，胃镜检查提示胃体黏膜粗糙，颗粒样增生；胃窦黏膜粗糙，充血、水肿，点状红斑。胃黏膜活检病理未见嗜酸性粒细胞。肠镜检查见回盲部息肉，病理检查提示增生性息肉。经过上述检查仍不能明确诊断，经患者及其家属同意，行腹腔镜活检术，术中见盆腔、结肠浆膜面、腹壁、腹膜等多处大小不等的结节，肠系膜下血管、髂血管、腹主动脉周围多处淋巴结肿大。切取膀胱直肠间隙、盆腔较大的结节肿块送病理检查，结果提示纤维脂肪组织中见弥散性浆细胞、嗜酸性粒细胞、组织细胞、少许淋巴细胞浸润。结合腹腔镜活检结果，考虑浆膜型嗜酸性粒细胞性胃肠炎。给予口服"泼尼松"（10mg，3 次／日）诊断性治疗，1 周后腹胀等症状缓解，血嗜酸性粒细胞计数正常，CA-125 水平较前下降，复查 CT 提示盆腹腔积液消失，随后出院。继续口服"泼尼松"，1 个多月后复查腹部 CT 提示腹腔病灶消失（图 2-4），3 个月后停用"泼尼松"，半年后复查腹部超声未见复发征象，期间复查血 EOS 均正常。

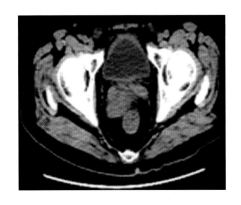 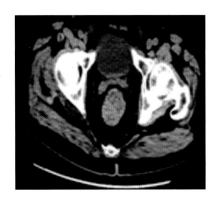

图 2-3　治疗前腹部 CT 检查　　　　　　图 2-4　治疗后腹部 CT 检查

最后诊断：

浆膜型嗜酸性粒细胞性胃肠炎。

确诊依据：①主要临床表现为"间断腹胀 2 个月"，病程较短；②腹部膨隆，右下腹深压痛，腹水征阳性；③多次 EOS 检查结果均高于正常，血 CA-125（168U/ml）高于正常；④骨髓活组织检查 EOS 轻度增生；⑤膀胱直肠间隙、盆腔较大的结节肿块送病理检查提示纤维脂肪组织中见弥散性浆细胞、嗜酸性粒细胞、组织细胞、少许淋巴细胞浸润；⑥口服"泼尼松"诊断性治疗后腹胀等症状缓解，复查血 EOS 正常，CA-125 水平较前下降，盆腹腔积液消失。

二、分析与讨论

嗜酸性粒细胞性胃肠炎（eosinophils gastroenteritis，EG）临床上少见，多以嗜酸性粒细胞浸润胃肠道及外周血中嗜酸性粒细胞增多为特点，80％的患者外周血嗜酸性粒细胞增高，常以腹痛发病，临床症状因细胞浸润消化道部位的不同而不同。EG 分为 3 型，即黏膜型、浆膜型和混合型。可单独出现或混合出现，其中浆膜型少见，外周血嗜酸性粒细胞更高，表现为渗出性腹腔积液，腹腔积液中嗜酸性粒细胞增高对 EG 的诊断有重要意义，单纯累及浆膜的病例极为少见。本例经临床病理诊断为浆膜型，有以下特点：①老年患者，以大量腹腔积液为主要临床表现；②外周血嗜酸性粒细胞显著升高；③腹腔积液检查未见大量嗜酸性粒细胞，见散在间皮细胞，仅腹腔积液人工细胞分类见嗜酸性粒细胞；④胃肠镜检查均未见相关特异性改变，胃窦、胃体可见黏膜粗糙、充血，但活组织检查未见嗜酸性粒细胞；⑤多种影像学检查提示腹腔多发结节、肿块；⑥腹腔镜直肠隐窝病灶活组织检查可见嗜酸性粒细胞浸润。

本病需与腹膜间皮瘤、胃肠道恶性肿瘤腹腔转移、高嗜酸性粒细胞增多综合征和淋巴瘤等鉴别。临床诊断困难时，腹腔镜检查及组织活检是唯一的方法。病理诊断的关键在于能否取到有价值的标本，对黏膜型嗜酸性细胞性胃肠炎，内镜下的多点活检（＞6点）可提高诊断率；而对于浆膜型嗜酸性细胞性胃肠炎，腹腔镜活组织检查则为重要手段。对于高度怀疑嗜酸性细胞性胃肠炎，胃肠镜检查结果阴性者，应及时行腹腔镜检查取活体进行病理学检查，以免造成漏诊，延误治疗。

（沙卫红　张晓南）

参考文献

[1]Ingle S B, Hinge I C R.Eosinophilic gastroenteritis：an unusual type of gastroenteritis.World J Gastroenterol，2013，19（31）：5061-5066.

[2]Alfadda A A, Storr M A, Shaffer E A.Eosinophilic colitis：epidemiology，clinical features，and current management.Therap Adv Gastroenterol，2011，4（2）：301-309.

[3]赵亮，赵子夜，柏愚.嗜酸性粒细胞性胃肠炎1例.世界华人消化杂志，2012，20（14）：1263-1265.

[4]Liu L, Liang X Y, He H, et al.Clinical features of eosinophilic gastroenteritis with ascites.Z Gastroenterol，2013，51（7）：638-642.

[5]刘艳，张葵，张艳琼，等.嗜酸粒细胞胃肠炎2例临床报道.现代医药卫生，2017，33（19）：3052-3054.

病例 3　Menetrier 病

一、病历摘要

患者男，42岁，主因"间断上腹胀伴疲乏、恶心5年余"就诊。患者于入院前5年无明显诱因出现间断上腹部胀，伴疲乏、恶心，无反酸、嗳气、呕吐、腹泻、黑便等，未行正规诊治。入院 6 个月前因上述症状加重就诊于外院,行胃镜检查提示胃黏膜贫血,查 HGB：36g/L,给予输血、支持等治疗,好转出院。入院 2 个月前上述症状再次出现,于当地医院门诊检查 HGB 为 51g/L,为进一步诊治以"贫血原因待查"收住笔者所在医院。既往无心脑血管疾病,否认家族遗传性疾病史。

专科查体：T：36.5℃,P：76 次 / 分,R：18 次 / 分,BP：118/78mmHg。睑结膜、口唇及四肢甲床苍白,呈重度贫血貌。腹部平软,未见肠型及蠕动波,全腹无压痛、反跳痛及肌紧张,全腹未触及包块。肝脾肋下未及,无移动性浊音,肠鸣音正常,4次 / 分。双下肢无水肿。

辅助检查：

1. 腹部 B 超检查　胆囊多发性息肉,慢性胆囊炎,脾大(轻度),胃壁明显增厚。

2. 腹部平扫＋增强 CT 检查　胃底及胃体部胃壁黏膜明显不规则增厚,较厚处3cm(图 2-5)。

3. 实验室检查　血常规提示 WBC：$1.65×10^9$/L,RBC：$1.7×10^{12}$/L,HGB：38g/L,HCT：14.7%,MCV：82.1fl,MCH：21.2pg,MCHC：259g/L。尿、便常规及潜血未见异常。贫血相关检查：血清铁：1.6μmol/L;总铁结合力：27.8;未饱和铁结合力：26.2;铁蛋白：4.94ng/ml;叶酸：6.43μg/L;维生素 B_{12}：239.7pg/ml。肝功能：TP：47.7g/L;ALB：28.8g/L;GLB：18.9g/L;TBIL：76μmol/L;Ca^{2+}：1.94mmol/L;UA：198μmol/L;余未见异常。肝炎系列和自身抗体系列检查均阴性,免疫球蛋白(IgG、IgA、IgM)、补体 C3、补体 C4 未见异常。

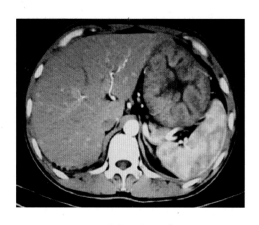

图 2-5　腹部平扫＋增强 CT

初步诊断：

贫血原因待查。

诊疗经过：因患者重度贫血,给予输注红细胞,补充铁剂治疗,疲乏、腹胀减轻，复查血常规提示 WBC：$4.28×10^9/L$，RBC：$3.0×10^{12}/L$，HGB：71g/L，HCT：25%，MCV：83fl，MCH：23.7pg，MCHC：284g/L。因外院胃镜检查提示胃黏膜贫血，故再次行胃镜检查见胃体上、中部黏膜有不规则的大小不等的葡萄样隆起，表面光滑，边界清晰，可见出血，分别于胃底、胃体取活检（图 2-6）。病理检查结果：符合 Menetrier 病（图 2-7），Hp（-）。诊断明确，建议患者行外科手术治疗，但患者经济能力差，自动出院。

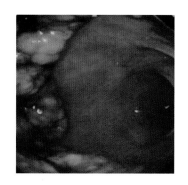 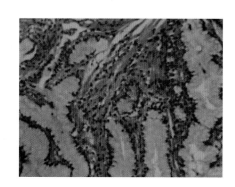

图 2-6　胃镜检查　　　　　　　　　图 2-7　病理活检

最后诊断：

Menetrier 病。

确诊依据： ①患者主要临床表现为"间断上腹胀伴疲乏、恶心 5 年余"，病程长；②睑结膜、口唇及四肢甲床苍白，呈重度贫血貌；③多次血常规提示 HGB 低下，肝功能提示 ALB 也低于正常值；④腹部 CT 检查提示胃底及胃体部胃壁黏膜明显不规则增厚，较厚处 3cm；⑤胃镜检查见胃体上、中部黏膜有不规则的大小不等的葡萄样隆起，表面光滑，边界清晰，可见出血。胃黏膜病理活检诊断为 Menetrier 病。

二、分析与讨论

Menetrier 病（menetrier disease，MD）是良性增生性胃病的一种，又称巨大肥厚性胃炎、胃黏膜巨大肥厚症、胃巨大皱襞肥厚、胃黏膜息肉样肿、胃腺乳头状瘤病、肥厚性增生性胃炎等，主要以胃内黏膜增生肥厚为主要表现，最初由 Menetrier 于 1888 年发现并描述为片状多发腺瘤，故而得名。

该患者慢性起病，病程发展相对较长，主要为非特异性的临床表现，如上腹胀、疲乏、恶心，无反酸、嗳气、呕吐，患者疲乏考虑与重度贫血相关，其他症状需考虑食管疾病，如食管炎、贲门失弛缓、食管癌、食管裂孔疝。胃十二指肠疾病，如胃癌、慢性萎缩性胃炎、消化性溃疡等。肝胆胰疾病，如慢性胆囊炎、慢性病毒性肝炎、胰腺炎、胰腺癌等。患者外院诊断为重度贫血，自诉无黑便史，入院后查便潜血（-），但胃镜检查见胃内有陈旧性出血。患者临床表现不特异，恶心及上腹部不适均为非特异性表现，与饮食无关，无明显的诱发因素，重度贫血需明确患者贫血的原因。患者主要临床表现为上腹胀及不适，病变首先应定位于胃十二指肠，入院后行胃镜检查见病变主要位于胃体，累及胃底，胃窦及十二指肠均未见异常；镜下胃黏膜呈大小不等的葡萄样隆起，需与胃MALT、胃恶性肿瘤相鉴别；患者血浆白蛋白降低，尿蛋白（-），排除了肾脏疾病导致蛋白丢失；腹部CT检查提示胃体、胃底黏膜肥厚，但结构清晰，考虑良性病变可能。结合胃镜及病理改变，确诊为Menetrier病。

Menetrier病一般病程较长，患者多数呈中、重度贫血貌，伴有低蛋白血症，如行胃镜检查见胃黏膜呈大小不等的葡萄样隆起，表面光滑，边界清晰，有或无出血，一定要考虑Menetrier。多部位取多块活检进行病理学检查是确诊本病的重要依据，但也有少数病例有恶变的可能，手术是其治疗的最佳方法。

（张双霞　孙瑾瑜）

参考文献

[1]Azer M, Sultan A, Zalata K, et al. A case of Menetrier's disease without Helicobacter pylori or hypoalbuminemia. International journal of surgery case reports, 2015, 17（10）：58-60.

[2]Sweeney A R, Lynch M K. A case of Ménétrier's disease localizedto the gastric antrum without helicobacter infection or hypoalbu-minemia. Int J Surg Case Rep, 2013, 4（10）：839-841.

[3]Di N G, Oliva S, Aloi M, et al. A pediatric non-protein losing Menetrier's disease successfully treated with octreotide long actingrelease. World J Gastroenterol, 2012, 18（21）：2727-2729.

[4]陈洁. 儿童腹痛的临床评估. 中国实用儿科杂志, 2014, 29（5）：321-325

[5]黄瑛. 儿童幽门螺杆菌相关性慢性胃炎与消化性溃疡的诊治. 中国实用儿科杂志, 2014, 29（5）：326-330.

[6]The national health and family planning commission of the People's Republic of China. The standardized guidelines of Gastric cancer（trial）. Chronic Pathematology Journal, 2013, 14（8）：561-568.

[7]Hu W, Ren P P, Pan W S.Comparative study of gastric lymphomaand gastric adenocarcinoma.Journal of Practical Oncology, 2014, 29 (4): 339-344.

[8] 胡秀，朱晶晶，徐秀英.Menetrier 病与胃癌临床特征的回顾性分析.胃肠病学与肝病学杂志，2012, 21 (1): 38-41.

[9]Nardo G D, Oliva S, Aloi M, et al.A pediatric non-protein losing Menetrier's disease successfully treated with octreotide long acting release.World J Gastroenterol, 2012, 18 (21): 2727-2729.

[10] 贾旭春，王璐，储玮，等.低蛋白性肥厚性胃病临床病理分析.临床与实验病理学杂志，2016, 32 (8): 874-877.

病例 4　胃体杜氏溃疡

一、病历摘要

患者男，24 岁，主因"间断呕血、黑便伴头晕 2 周"就诊。自诉 2 周前突然出现呕血，量约 100ml，伴头晕、心慌，在当地医院住院治疗。之后解柏油样便数次，大约 1200ml，晕厥 1 次，后出现腹胀、腹痛、头晕、疲乏，急诊行胃镜检查诊断为"胃溃疡并出血"，给予输血、止血、补液等对症治疗。病情稳定后来笔者所在医院进一步就诊，随即收住笔者所在科室。既往无心脑血管疾病史，无病毒性肝炎及肝硬化病史，不饮酒吸烟，否认家族遗传性疾病史。

专科查体：T：36.1℃，P：74 次 / 分，R：19 次 / 分，BP：120/74mmHg。睑结膜、口唇及四肢甲床苍白；心肺正常；腹部平软，未见肠型及蠕动波，无压痛、反跳痛及肌紧张，全腹未触及包块；肝脾肋下未及，无移动性浊音，肠鸣音正常，3 ～ 4 次 / 分；双下肢无水肿。

辅助检查：

1. 胃镜检查　入院后先后 3 次行胃镜检查均因胃内大量血液及血凝块，无法明确出血灶。

2. 心电图、胸片检查　未见异常。

3. 实验室检查　血常规提示 WBC：$7.8×10^9$/L，HBG：46g/L。

初步诊断：

胃溃疡并出血。

诊疗经过：因首次出现呕血在当地医院急诊胃镜检查诊断为胃溃疡并出血，入院后立即给予禁食水、抑酸、输血、止血、支持等对症治疗。同时，先后 3 次行胃镜检查，均因胃内大量陈旧性血液和凝血块潴留，无法明确出血部位，随后在常规治疗的基础上加用促进胃动力药，促进胃排空。第 4 次胃镜检查见胃体大弯一大小约 0.5cm×0.4cm 的凹陷，中央见裸露血管残端，用金属钛夹夹闭溃疡面及血管残端，继续对症支持治疗，病情达临床治愈标准后出院。

最后诊断：

胃体杜氏溃疡并出血。

确诊依据：①主要临床表现为"间断呕血、黑便伴头晕 2 周"，病程短；②既往无肝硬化病史；③睑结膜、口唇及四肢甲床苍白；④血常规提示 HGB 明显降低（46g/L）；⑤胃镜检查未见食管－胃底静脉曲张，胃体大弯侧见一大小约 0.5cm×0.4cm 的深凹陷，中央可见一血管残端。

二、分析与讨论

杜氏溃疡，又称 Dieulafoy 病，是一种比较少见的上消化道出血性疾病，以贲门及胃体上部多见。原因是胃黏膜下恒径动脉畸形破裂引起出血。畸形的动脉直径通常为 1～3mm，80% 以上的杜氏溃疡发生于食管胃连接处 6cm 之内的部位，通常是在小弯侧，可能是由于这个区域的血液供应主要是由胃短动脉供应，到达胃体后其分支会变得细小，在胃黏膜下会形成一些毛细血管网。这些血管对局部胃黏膜会产生压迫效应，从而导致血液循环失常或紊乱，并且由于局部黏膜长期受到吸烟、饮酒、食物消化等刺激，或服用易损伤胃黏膜的药物，或出现胆汁反流等情况，均可使该处胃黏膜缺损、糜烂，严重者造成黏膜下畸形动脉破裂出血。病理特征有 5 点：①病变底部胃黏膜缺损，伴类纤维素坏死；②在缺损处有粗大的厚壁动脉襻；③胃黏膜肌层下有迂曲而结构异常的动脉；④邻近动脉有粗大的厚壁静脉；⑤固有层有淋巴组织汇聚。但由于本病内镜下形态不同于一般消化性溃疡，如见病灶处柱状出血、涌泉样出血，或溃疡中央可见血管残端，胃镜下就可依此特点明确诊断。一般不做病理检查，除非内科保守或微创治疗效果不佳，行外科手术切除后才将切除标本进行病理学检查。

本病例无论从临床症状，还是内镜下检查所见及治疗效果，均符合胃体杜氏溃疡的诊断。故对于急性上消化道出血患者一定要及时行胃镜检查，特殊部位一定要仔细查看，以防漏诊。内镜下金属钛夹夹闭畸形血管是其主要方法，如效果不佳，必须行急诊外科手术，术中仔细探查，判明出血部位，往往可以见到 1mm 左右的浅表溃疡或黏膜缺失。手术方式宜选胃楔形切除或半胃切除，也有主张出血部位缝扎。

（李初谊　姜尧月）

参考文献

[1] 王强，龙顺华，胡薇潇 . 111 例胃 Dieulafoy 病出血临床特征及再出血危险因素分析 . 中国内镜杂志，2017，23（4）：43-48.

[2] 薛冰艳，汤琪云 . 胃黏膜下 Dieulafoy 病 1 例并文献复习 . 江苏医药，2017，43（3）：217-220.

[3] 陈娇，王晋秋，贺国庆 . 青少年十二指肠球部 Dieulafoy 病 1 例 . 中国医学影像技术，2016，32（3）：478.

[4] 吴云峰，付远敏，罗娟 . 食管贲门交界处 Dieulafoy 病临床分析 . 中国社区医师，2015，13（3）：55.

[5] 马福英，陈嘉屿，李睿，等 . 十二指肠球部 Dieulafoy 溃疡出血行胃大部切除术后再出血复发 1 例报道 . 胃肠病学和肝病学杂志，2016，25（12）：33.

病例 5   继发性胃结核

一、病历摘要

患者女，79 岁，主因"上腹胀伴纳差、消瘦 6 个月"就诊。患者于入院前 6 个月无明显诱因出现上腹胀，伴纳差、餐后恶心、呕吐、消瘦，体重下降约 5kg，无发热、盗汗、咳嗽、咳痰等。就诊于当地医院门诊，行上消化道钡餐透视提示：①慢性胃炎；②皮革胃不除外。为进一步诊治以"胃癌"收住笔者所在医院。既往有肺结核病史，否认家族遗传性疾病史。

专科查体：T：36.3℃，P：78 次 / 分，R：19 次 / 分，BP：130/93mmHg。消瘦，全腹平软，无压痛、反跳痛及肌紧张，未见肠型及蠕动波；肝脾肋下未触及，移动性浊音（-），肠鸣音正常，3 次 / 分；双下肢无水肿。

辅助检查：

1. 胃镜检查　胃体、胃角、胃窦黏膜表面高低不平，呈大小不等的结节状，胃壁增厚，僵硬，与邻近正常境界不清，呈灰白色，局部蠕动消失，诊断胃癌 Borrmann Ⅳ型（图 2-8）。病理诊断：胃黏膜重度慢性炎症，伴急性活动（图 2-9）。

2. 胸片检查　慢性支气管炎；肺间质纤维化并双肺陈旧性病变。

3. 胸部 CT 检查　双肺多发结节，左肺下叶结节中心干酪样坏死（大部分纤维化、钙化）；双肺间质纤维化；双侧胸膜粘连。

4. 实验室检查　ESR：25mm/h，CRP：10.0mg/L，结核抗体弱阳性，肿瘤标志物阴性。

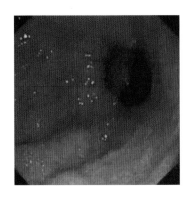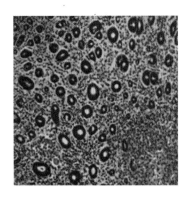

图 2-8　胃镜下胃窦表现　　　　　　　图 2-9　胃黏膜病理检查
见炎性肉芽肿

初步诊断：

1. 胃癌。

2. 陈旧性肺结核。

诊疗经过： 胃病变病理提示胃体和胃窦黏膜重度慢性炎症，伴急性活动，暂排除胃癌的诊断。因患者既往有肺结核病史，考虑胃部病变是否为胃结核，故行超声胃镜检查，见病灶处胃壁黏膜、黏膜下层明显增厚，部分胃壁5层结构不清，低回声病变已侵及至固有肌层（图 2-10），随后行胃黏膜大块活检，病理提示肉芽肿性炎，符合结核病理表现，抗酸染色找到可疑阳性菌，故给予抗结核治疗2个月（异烟肼＋利福平＋吡嗪酰胺），患者食欲明显好转，体重增加。治疗后复查胃镜见胃体、胃角、胃窦黏膜表面大小不等的结节均消失（图 2-11）。

最后诊断：

1. 继发性胃结核。

2. 陈旧性肺结核。

确诊依据： ①主要临床表现为"上腹胀伴纳差、消瘦6个月"，病程短；②既往有肺结核病史；③胃镜下大块活检病理检查见炎性肉芽肿，抗酸染色找到可疑阳性菌；④ ESR：25mm/h，CRP：10.0mg/L，结核抗体弱阳性；⑤给予抗结核治疗，疗效明显；⑥治疗2个月后复查胃镜胃体、胃角、胃窦黏膜表面大小不等的结节均消失。

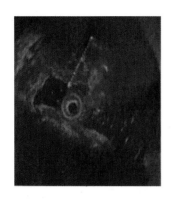 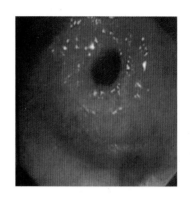

图2-10　超声胃镜表现　　　　　图2-11　治疗后胃镜下表现

二、分析与讨论

胃结核是人体各脏器结核感染中最罕见的一种，多数继发于肺结核，还可继发于肠结核、骨结核及盆腔结核等。流行病学调查显示胃结核的发病率有持续增长的趋势，这可能与人员流动增大有关。胃结核与其他部位结核一样，多发生于经济欠发达、生活条件差的地区，以青壮年女性多见。胃结核于胃窦及幽门部多发，其感染机制尚不明确，可能与以下几个因素有关：①胃黏膜损伤，黏膜屏障破坏；②胃酸减少，胃液的杀菌力降低；③胃动力不足，结核菌在胃内停留时间较长；④胃壁缺乏淋巴滤泡等。

胃结核临床表现无明显特异性，主要表现为胃肠道症状，类似于不典型的胃十二指肠溃疡或胃癌征象。胃结核还可与胃溃疡、胃癌等同时存在，使本病的诊断更加复杂，极易被误诊或漏诊。X线、上消化道钡餐透视、超声检查和胃镜检查均无特异征象。但由于胃镜检查的普遍应用，胃结核的发现率明显增高。胃结核的诊断主要依赖于胃镜下的多部位病理组织活检，找到抗酸杆菌或干酪样坏死性肉芽肿是确诊本病的主要方法，采用聚合酶链反应技术检到结核杆菌被认为是本病诊断的金标准。抗结核治疗仍然是主要治疗手段，对于无法确诊患者试验性抗结核治疗也很有必要。

本病例患者为一老年女性，由于机体免疫功能较差，临床仅表现为上腹胀、食欲缺乏及体重减轻，相关化验检查无明显异常，结合患者胸部CT和X线片检查提示的陈旧性肺结核征象，经两次胃镜和病理组织学检查后最终确诊为继发性胃结核，并给予抗结核治疗，2个月后胃部病变消失。患者治疗过程中出现的结核抗体由阴性转为弱阳性，CRP升高，ESR加快，可能是经抗结核及其他辅助治疗后，患者机体免疫功能提高所致。对于类似高龄患者，应特别注意与胃癌鉴别，以防误诊误治。

（翟卫春　于晓辉）

参考文献

[1]Ghadimi M A，Alborzi A，Pouladfar G，et al.Primary gastric tuberculosis mimicking gastric cancer：a case report.J Infect Dev Ctries，2013，7（4）：355-357.

[2]李坤，马有伟，韩晓鹏，等.胃结核并胃溃疡形成致上消化道出血1例.临床与实验病理学杂志，2016，31（10）：212-214.

[3]陈登荣，冯园终.胃结核并胃间质瘤病理临床分析.大家健康（学术版），2016，11（2）：54-55.

[4]孔婧，王晓素.可疑胃结核1例报告及文献复习.中国中西医结合消化杂志，2016，24（5）：403-404.

[5]崔国军.结核病患者的临床表现及治疗措施探讨.世界最新医学信息文摘，2017，17（69）：80.

[6]李红，郝晓晖.肺结核合并肺外结核242例临床分析.同济大学学报(医学版)，2016，12（6）：55.

病例6　套扎及组织胶注射治疗胃间质瘤并出血

一、病历摘要

患者男，56岁，主因"解柏油样便3天，呕血2次"就诊。患者于入院前3天至就诊当日解柏油样便4次，呈糊状，共约600ml；就诊当日晨起感上腹部饱胀、恶心、呕血2次，色鲜红，量约100ml，随即昏迷，家属将其送往当地医院门诊，给予纠正休克、止血、输血等对症治疗，病情略好转。为进一步诊治以"消化道大出血""失血性休克"收住笔者所在医院。

专科查体：T：36.1℃，P：74次／分，R：18次／分，BP：117/70mmHg。睑结膜、口唇及四肢甲床苍白，呈重度贫血貌，神志清楚。心率101次／分，血压115/75mmHg，双肺呼吸音清；腹部平软，未见肠型及蠕动波，全腹无压痛、反跳痛及肌紧张，全腹未触及包块；肝脾肋下未及，无移动性浊音，肠鸣音活跃，8次／分。

辅助检查：

1. 胃镜检查　胃体大弯大量暗红色血液，胃体大弯与前壁交界处可见一

3.0cm×3.0cm 大小的光滑隆起，其表面可见一 0.7cm×0.7cm 的凹陷，凹陷处有新鲜血液涌出，考虑巨大胃间质瘤并出血（图 2-12）。

2．超声胃镜检查　病灶呈中低回声，内见高回声，向腔内突出，边界清晰，内部回声均匀，起源于固有肌层，诊断为胃间质瘤（图 2-13）。

3．实验室检查　血常规提示 HGB 73g/L，便潜血（+++），其余化验检查均未见明显异常。

初步诊断：

胃间质瘤并出血。

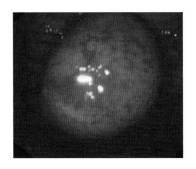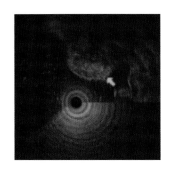

图 2-12　胃镜检查　　　　　　　　　　　图 2-13　超声胃镜

诊疗经过：给予胃肠减压、输血、止血、抑酸等对症治疗，病情平稳，24 小时后胃肠减压仍引流出新鲜血液，考虑内科治疗欠佳。胃镜和超声胃镜检查提示巨大胃间质瘤并出血，立即用尼龙圈沿间质瘤根部套扎，再在隆起表面出血处注射聚桂醇 1 支，组织胶 1 支，出血立即停止；为巩固止血又在其出血边缘上金属钛夹 2 枚，观察无出血后退镜。术后第 4 天在胃镜下见被尼龙圈套扎的间质瘤表面覆盖大量的坏死组织及黏液，与前次比较体积明显缩小，可见两个尼龙套圈残留，钛夹脱落（图 2-14）。术后第 11 天复查胃镜检查见胃体大弯侧间质瘤已脱落，并有一浅表溃疡形成（图 2-15）。3 个月后随访患者，胃镜检查见病变黏膜瘢痕愈合良好、光滑，未见肿瘤复发。

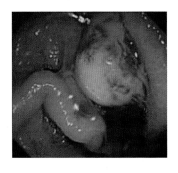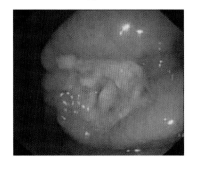

图 2-14　术后 4 天复查胃镜　　　　　　图 2-15　术后 11 天复查胃镜

最后诊断：

1. 胃间质瘤并出血。

2. 胃间质瘤套扎及组织胶注射术后。

确诊依据：①主要临床表现为"解柏油样便3天，呕血2次"，病程短；②睑结膜、口唇及四肢甲床苍白，呈重度贫血貌，肠鸣音活跃；③血常规提示HGB 73g/L，便潜血（+++）；④胃镜检查提示胃体大弯与前壁交界处可见一3.0cm×3.0cm大小的光滑隆起，其表面可见一0.7cm×0.7cm的凹陷，凹陷处有新鲜血液涌出；⑤超声胃镜检查见病灶呈中低回声，内见高回声，向腔内突出，边界清晰，内部回声均匀，起源于固有肌层，考虑胃间质瘤；⑥内镜下行尼龙圈套扎术、组织胶注射和钛夹止血术，术后11天瘤体脱落。3个月复查胃镜提示病变处黏膜瘢痕愈合良好、光滑，未见肿瘤复发。

二、分析与讨论

胃间质瘤是胃肠道常见的间叶性肿瘤，易并发出血，严重者出现休克，甚至死亡。瘤体表面因有丰富的血管，易形成表面凸起的脆弱区，其血管破裂是导致出血的重要原因之一。胃间质瘤常需切除，既能预防瘤体增大并出血的可能，还可预防其恶变。Huang等报道在内镜下套扎的8例直径＜2cm的胃间质瘤，病理结果均有低度潜在恶性。对于胃间质瘤并出血者，治疗方法较多，Brkic等认为胃镜下尼龙圈套扎瘤体是有效的治疗方法之一。而Takeuchi等报道的3例直径在5～6cm的胃间质瘤并出血者，均行手术切除。Singhal报道1例直径约6cm的胃间质瘤并出血，内镜下氩离子束凝固止血不佳后，立即行外科手术切除。Cruz等报道的1例直径＞30cm的巨大胃间质瘤并出血者，行全胃切除。本文报道的胃间质瘤虽不是很大，但出血量大，镜下立即用尼龙圈套扎瘤体根部后，同时在出血部位注射组织胶，并上金属钛夹，术后11天瘤体脱落，3个月后病变处形成瘢痕，效果佳。目前，国内外尚未见有类似报道，值得推广和借鉴。

（秦士钊　于晓辉）

参考文献

[1]Catalano F, Rodella L, Lombardo F, et al.Endoscopic submucosal dissection in the treatment of gastric submucosal tumors：results from a retrospective cohort study.Gastric Cancer, 2013, 16（4）：563-570.

[2]Takeuchi N, Nishida Y, Nomura Y, et al.A case of bleeding giant-gastrointestinal stromal tumor of the stomach who achieved partialresponse by chemotherapy.Gan To Kagaku Ryoho, 2012, 39（2）：281-284.

[3] 中国 CSCO 胃肠间质瘤专家委员会．中国胃肠间质瘤诊断治疗共识（2013 年版）．中华胃肠外科杂志，2014，17（4）：393-398.

[4] 吴正奇，卢林芝，张志镒，等．内镜黏膜下剜除术治疗胃间质瘤．中国微创外科杂志，2016，16（5）：421-423.

[5] 谢巧玉，张德强，王胜炳，等．超声内镜辅助套扎切除胃固有肌层来源小间质瘤的临床研究．中华消化内镜杂志，2016，33（10）：121-122.

[6] 卢笛，李毅妮，吴明浩，等．上消化道出血少见病因的临床特点及治疗．中国医师杂志，2016，18（7）：112-114.

病例 7　幽门管恶性溃疡

一、病历摘要

患者女，65 岁，主因"间断上腹痛 10 余年，加重伴恶心、呕吐 15 天"就诊。患者于入院前 10 年无明显诱因出现间歇性上腹部疼痛，常在劳累及进食油腻食物后加重，并向右肩部放射。入院前 15 天上述症状加重，伴恶心、呕吐及体重下降，为进一步诊治以"腹痛待查"收住笔者所在医院。无心脑血管性疾病，否认家族遗传性疾病史。

专科查体：T：36.3℃，P：76 次 / 分，R：18 次 / 分，BP：117/72mmHg。全腹平软，上腹部有压痛，Murphy 征阳性，肝脾未触及肿大，肠鸣音正常。

辅助检查：

1. 腹部 B 超检查　慢性胆囊炎，多发性胆囊结石，胃内有大量潴留液。

2. 胃镜检查　幽门前区充血、水肿，幽门完全变形、狭窄，镜身不能通过，诊断为幽门梗阻，考虑球部溃疡所致，幽门前区取活检，病理活检提示炎性改变。

3. 实验室检查　血常规提示 WBC：13.9×10^9/L，NEU%：87%。其余化验检查未见明显异常。

初步诊断：

1. 慢性胆囊炎急性发作。

2. 幽门管溃疡。

3. 胃潴留。

诊疗经过：经持续胃肠减压、抑酸、保护胃黏膜、抗感染、支持等治疗 1 周，上腹疼痛好转，复查血常规提示 WBC：$6.8×10^9$/L，NEU%：67%。但患者仍不能进流质食物，胃液呈黄绿色，胃液量在 $1200 \sim 1600$ml/d，考虑幽门管溃疡所致的幽门梗阻仍存在，继续对症治疗。2 周后患者能正常饮食，体重逐渐增加，查体无明显阳性体征。为进一步了解幽门管溃疡情况，再次行胃镜检查见幽门前区近幽门口有 2.0cm×2.0cm 大小溃疡，中央覆黄苔，边缘不整齐，周围黏膜隆起，诊断为幽门管溃疡，但不排除恶性变。取活检病理检查诊断为胃高分化腺癌，随后行外科手术，术中见病变大小约 5.0cm×5.0cm，浸透胃壁全层，并与胆囊、肝门部及肝、十二指肠韧带粘连成团状，局部解剖不清，不能分离，幽门不全梗阻，病变不能切除，行胃空肠吻合术。术后半年患者死亡。

最后诊断：

1. 幽门管癌。
2. 慢性胆囊炎急性发作。

确诊依据：①主要临床表现为"间断上腹痛 10 余年，加重伴恶心、呕吐 15 天"，病程长，急性加重；②上腹部有压痛，Murphy 征阳性；③血常规提示 WBC：$13.9×10^9$/L，NEU%：87%；④胃镜提示幽门前区近幽门口有 2.0cm×2.0cm 大小溃疡，中央覆黄苔，边缘不整齐，周围黏膜隆起，诊断为幽门管溃疡，活检病理检查提示胃高分化腺癌；⑤外科手术见病变大小约 5.0cm×5.0cm，浸透胃壁全层，并与胆囊、肝门部及肝、十二指肠韧带粘连成团状，局部解剖不清，不能分离。

二、分析与讨论

幽门管溃疡多见于男性，但恶变不多见，常缺乏典型溃疡的周期性和节律性疼痛，主要的并发症是瘢痕性幽门狭窄，可出现反复恶心、呕吐、体重减轻及水电解质紊乱，在合并有胆囊炎、胆总管结石时，容易被忽略和误诊。另外，由于幽门前区充血、水肿致幽门狭窄，胃镜下幽门管溃疡不易看到，活检更不易取到。所以，临床医生在行胃镜检查的过程中，对于幽门梗阻原因不明时应做详细的分析，因不明原因的幽门梗阻大多是幽门管溃疡和十二指肠球部溃疡所致。如果一次病理活检未见到癌细胞，一定不要轻易忽略，给予抑酸、保护胃黏膜、支持等对症治疗，待病情缓解后应再次行胃镜仔细查看病变形态，如未见溃疡愈合，或有向愈合发展的趋势，一定再取活检行病理学检查，以防癌变的漏诊。

（于晓辉 贾 栋）

参考文献

[1] 潘秋红，许妍，应赛亚．老年幽门管溃疡 1 例报告并文献复习．中国临床学，2012，9（2）：4762-4763.

[2] 张泽兴．老年性幽门管溃疡 30 例临床分析．齐齐哈尔医学院学报，2015，36（31）：4762-4763.

[3] 周育成，潘宇，黄超杰，等．胃（幽门管）癌形成"假幽门"误诊为十二指肠溃疡一例．中华医学杂志，2015，95（26）：121-123.

[4] 刘玉金，薛重重．无症状消化性溃疡胃镜分析．中国实用医药，2017，12（6）：74-76.

[5] 王敏．消化性溃疡病 26 例临床治疗观察．深圳中西医结合杂志，2015，25（9）：87-88.

病例 8　双幽门畸形

一、病历摘要

患者男，77 岁，因"间断上腹部不适 2 个月余，加重 1 天"就诊。患者入院前 2 个月自觉上腹部不适，伴乏力、头晕，无反酸、恶心、呕吐等，为进一步诊治以"慢性胃炎"收住笔者所在医院。有"十二指肠球部溃疡"病史 20 年，反复发作，未正规治疗。吸烟 30 余年，每天 15 支，已戒烟 10 余年。无传染病、糖尿病、高血压、冠心病等病史，否认家族遗传性疾病史。

专科查体：T：36.2℃，P：72 次/分，R：18 次/分，BP：136/84mmHg。心肺正常，腹部平坦，剑突下偏右侧压痛，无反跳痛和肌紧张。肝脾肋下未触及，双下肢无水肿。

辅助检查：

1. 胃镜检查　幽门呈双通道，中间可见到带状隔膜，将幽门分成两个口，近小弯侧幽门口呈半椭圆形，近大弯侧幽门口呈不规则形，分别通过两个幽门口，在十二指肠球部汇合（图 2-16）。十二指肠球部前壁可见一巨大憩室，后壁见点片状糜烂（图 2-17）。

2. 实验室检查　血常规提示 RBC：3.44×10^{12}/L，HGB：102g/L。

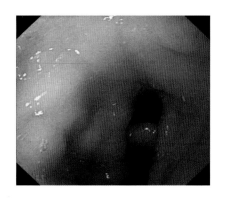

图 2-16　幽门呈双通道

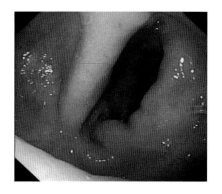

图 2-17　十二指肠球部前壁巨大憩室，后壁糜烂

初步诊断：

1. 双幽门畸形。

2. 十二指肠球部炎症。

3. 十二指肠球部憩室。

诊疗经过： 入院后完善相关检查，给予抑酸、保护胃黏膜、补液等对症治疗。对于双幽门畸形，暂不处理。

最后诊断：

1. 双幽门畸形。

2. 十二指肠球部炎症。

3. 十二指肠球部憩室。

二、分析与讨论

自 1969 年 Smith 等首先报道双幽门畸形以来，已有零散的报道，但发病率不是很高。有关双幽门形成的原因，存在着先天性学说和后天性因素两种理论。一种学说认为是先天性畸形所致，约占 15%，儿童时期发病多为此种，可能是在胚胎早期，原始消化管管腔中幽门管腔的再通失败所致。在胚胎早期的发育过程中，胚胎内胚层的原肠最终发育形成胃。但在胃发育完成前，它的位置要旋转发生一定的变化，通常贲门端移向中线左侧，而幽门端则移向右侧，就在胃的这个重建变化过程中，部分腔隙发生变异，未与主腔连通，形成管状或球状结构，附于胃或十二指肠而形成两个幽门。第二种是后天因素导致，约占 85%，又称胃十二指肠瘘，是胃或十二指肠溃疡在幽门旁边反复发作、诱发形成瘘管所致、该患者既往有十二指肠球部溃疡病史，本次胃镜检查可见十二指肠球部巨大憩室，故考虑双幽门畸形的形成与十二指肠球部溃疡反复发作、形成巨大憩室、穿入胃窦部有关。

双幽门畸形的临床表现多样化，小儿双幽门畸形若在出生后早期发现，部分患儿可出现非胆汁样呕吐、脱水等上消化道不完全梗阻症状，常需手术治疗。成人如无症状者，则无须治疗。如患者出现上腹部不适、腹痛、出血等，胃镜检查发现消化性溃疡，可按溃疡给予正规治疗，如 Hp 阳性则要根除。另要控制饮食、戒酒、戒烟、勿用 NSAID 和激素类药物等，并对患者定期随访。约 20% 的患者会出现难治性症状及溃疡并发症，如幽门梗阻、反复消化道出血、肿瘤等，此时应行外科手术治疗。

（段惠春　于晓辉）

参考文献

[1]Umar S, Bilal M.Double pylorus：two sides to one story.Clin Case Rep, 2016, 4（12）：1211-1212.

[2]St John D J.Double pylorus from a chronic gastric ulcer：an interesting and rare case.ANZ J Surg, 2016, 86（5）：422.

[3]Durgakeri P, Sarkar A.Double pylorus from a chronic gastric ulcer：an interesting and rare case.ANZ J Surg, 2015, 85（11）：884-886.

[4]Costa S, Dias V C, Peixoto P, et al.Double pylorus.Rev Esp Enferm Dig, 2015, 107（6）：377.

[5]Kane L A, Stanich P P, Oza V M.Double pylorus sign.Indian J Gastroenterol, 2015, 34（1）：92.

病例 9　十二指肠水平部间质瘤并出血

一、病历摘要

患者男，42 岁，主因"间断黑便 4 年余，再发 4 天"就诊。患者入院前 4 年无明显诱因出现黑便，伴头晕，在当地医院就诊，行胃肠镜检查未见异常，给予止血、抑酸、支持等对症治疗，好转后出院。此后，上述症状反复出现，多次胃肠镜检查均未发现出血病灶。入院前 4 天再次出现黑便，量较大，伴心慌、头晕、乏力等，为进一步诊治以"便血待查"收住笔者所在医院。

专科查体：T：36.6℃，P：77 次 / 分，R：19 次 / 分，BP：117/68mmHg。睑结膜、口唇及四肢甲床苍白，呈中度贫血貌。腹部平软，未见肠型及蠕动波，全腹无压痛、反跳痛及肌紧张，全腹未触及包块。肝脾肋下未及，无移动性浊音，肠鸣音活跃，6 ～ 8 次 / 分。双下肢无水肿。

辅助检查：

1. 胃镜检查　非萎缩性胃炎。

2. 结肠镜检查　未见异常。

3. 经口小肠镜检查　十二指肠乳头根部肿大，大小约 4.0cm×3.0cm，表面充血，有浅小溃疡形成，有少量新鲜血迹，活检质硬，触之易出血，考虑十二指肠乳头癌（图 2-18）。病理活检提示黏膜组织慢性炎症，表面上皮乳头状增生，灶性脱落，间质见较多炎细胞浸润。

4. MRCP 检查　十二指肠水平部可见一团块状长 T_1、长 T_2 信号影，边界清楚，大小约 3.0cm×4.4cm，DWI 呈高信号，考虑十二指肠水平部肿瘤性病变，间质瘤可能（图 2-19）。

5. CT 平扫＋增强检查　十二指肠水平部及升部可见大小约 4.1cm×3.3cm 肿块影，密度不均，与邻近肠壁界限不清，局部肠管受压狭窄，肿瘤内见较多迂曲血管影，诊断同 MRCP（图 2-20）。

6. 实验室检查　骨髓细胞学检查：缺铁性贫血。血常规提示 WBC：$2.67×10^9$/L，HGB：57g/L，HCT：19.2%，PLT：$120×10^9$/L；CEA、AFP、CA-199 均正常。

初步诊断：

十二指肠水平部占位：①间质瘤可能性大；②恶性肿瘤待排。

诊疗经过：入院后经给予抑酸、止血、补液等对症处理后出血停止，随后行外科手术，术中见十二指肠水平部一大小约 3.0cm×5.0cm 不规则肿块（图 2-21），病理活检诊断为十二指肠间质瘤，中危险度，免疫组化结果：CD117（+），CD34（+），Dog-1（+），SMA（−）。

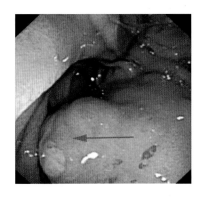

图 2-18　小肠镜检查

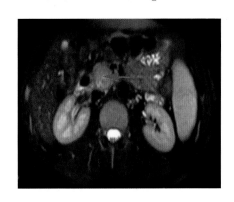

图 2-19　上腹部 MRCP

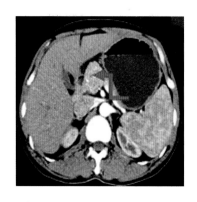

图 2-20　上腹部 CT 增强

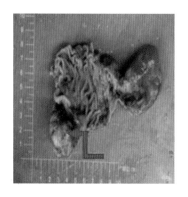

图 2-21　切除的病理标本

最后诊断：

十二指肠水平部间质瘤并出血。

确诊依据：①主要临床表现为"间断黑便 4 年余，再发 4 天"，病程较长，短期加重；②睑结膜、口唇及四肢甲床苍白，呈中度贫血貌；③经口小肠镜检查：十二指肠乳头根部肿大，表面充血，有浅小溃疡形成，有少量新鲜血迹；④ MRCP、CT（平扫＋增强）检查提示：十二指肠水平段占位性病变；⑤血常规提示 HGB 低下，骨髓穿刺活检提示缺铁性贫血；⑥术后病变组织病理活检诊断为十二指肠间质瘤，中危险度。

二、分析与讨论

胃肠道间质瘤是起源于胃肠道间叶组织的非定向分化肿瘤，常发生于胃和小肠，十二指肠者很少见，并发出血者更为少见。由于其无典型临床症状，故容易漏诊，往往因出血行内镜和影像学检查被发现，病理活检是确诊的方法。

十二指肠间质瘤在胃肠间质瘤中发生率很低，无典型的临床症状，少部分会出现不明原因的腹部不适、隐痛、腹部肿块或肠梗阻等。另有极少患者仅仅出现间断黑便，本例患者就是因反复出现黑便来就诊。由于其毗邻肝脏、胰腺、上腔静脉、肠系膜上静脉、肝总动脉等重要器官和血管，临床诊断较为困难。有时即使内镜下取活检也不能明确诊断，主要是因为内镜下活检仅为黏膜组织，表现为慢性炎症，故需影像学检查确定病变部位，手术切除后病理活检是其重要的确诊方法。本例虽然是经外科手术切除后病理活检确诊的，但术前磁共振和 CT 检查所提示的病变部位，尤其增强 CT 检查见瘤体内有迂曲血管，对确定诊断和选择治疗方式起到至关重要的作用。

总之，对于不明原因的间断黑便患者，胃肠镜排除胃、结肠和小肠的出血性病变后，一定要注意十二指肠水平部的占位性病变。由于内镜下活检的局限性而影响病理结果，故一定要及时进行磁共振或 CT 检查确定病变位置，及早行外科手术切除病变，全瘤病理活检和免疫组化是确诊该病的重要病理学依据。

（任瑞强　孙一彬）

参考文献

[1]Alexander W B, Schaefer I M, Schüler P, et al.Gastrointestinal stromal tumors. Int J Colorectal Dis, 2012, 27（6）：689-700.

[2]Bhalgami R, Manish K, Patil P, et al.Clinicopathological study of 113 gastrointestinal stromal tumors.Indian J Gastroenterol, 2013, 32（1）：22-27.

[3]Blay J Y, Levard A.A djuvant imatinib treatment in gastrointestinal stromal tumor：which risk stratification criteria and for how long？ A case report, 2016, 27（1）：71-75.

[4]何杨梅，刘揆亮，吴静，等．内镜下呈憩室样表现的十二指肠间质瘤一例．中华消化内镜杂志，2016，33（6）：22-23.

[5]卢笛，李毅妮，吴明浩，等．上消化道出血少见病因的临床特点及治疗．中国医师杂志，2016，18（7）：55-56.

病例 10　十二指肠脉管瘤并出血

一、病历摘要

患者男，29 岁，主因"腹部胀痛伴黑便 2 个月"就诊。患者于入院前 1 个月无明显诱因出现腹痛、腹胀及柏油样便，量约 1000ml，伴活动后心悸、头晕、全身乏力，遂就诊于当地医院，行胃镜检查，诊断为十二指肠球部溃疡 A₁ 期，给予止血、抑酸、输血等对症支持治疗，病情好转后出院。1 个月后再次出现柏油样便，在当地医院复查胃镜提示十二指肠球部溃疡瘢痕期，未见活动性出血，并出现纳差，体重下降 7kg。为进一步诊治以"上消化道出血"收住笔者所在医院。既往无心脑血管性疾病，否认家族遗传性疾病史。

专科查体：T：36.5℃，P：72 次／分，R：18 次／分，BP：116/66mmHg。睑结膜、

口唇及四肢甲床苍白,呈中度贫血貌。心肺无异常,腹软,无明显压痛、反跳痛及肌紧张,未触及腹部包块。肝脾肋下未触及,肠鸣音正常。

辅助检查:

1. 上消化道钡餐造影　十二指肠远端、空肠起始段不规则充盈缺损,考虑小肠肿瘤。

2. 腹盆腔 CT 平扫＋增强检查　十二指肠远端、空肠起始段病变,考虑小肠肿瘤性病变,其他性质待排;肠周多发软组织结节。

3. 小肠镜检查　十二指肠水平段至空肠上段约 20cm 肠段见结节样隆起,表面呈白色斑点改变,部分区域黏膜下可见血肿,并见活动性渗血。活检时见白色乳糜样液体流出 (图 2-22),空肠病理活检提示黏膜淋巴管瘤。

4. 实验室检查　血常规提示 WBC:8.13×10^9/L, HGB:74g/L, MCH:23.3pg, MCHC:282g/L。便隐血 (＋)。肿瘤标志物、凝血功能、电解质、肝肾功能、肝炎系列未见明显异常。

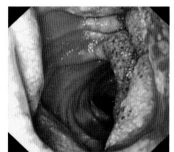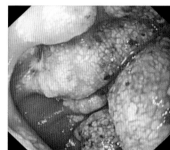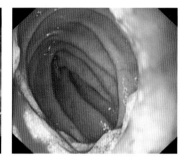

图 2-22　小肠镜检查:十二指肠水平段＋空肠上段

初步诊断:

消化道出血。

诊疗经过: 入院后给予积极抑酸、止血、输血、支持等对症治疗,仍持续反复便血,遂转入外科行手术治疗。术中见十二指肠及空肠上段局部黏膜肿胀突起,面积约 8.0cm×5.0cm,呈灰红色,切面呈暗红色出血状,浆膜外系膜明显增厚呈肿块样外观,切面呈蜂窝状,切开时流出乳糜样物。切除十二指肠及空肠起始部,切除病变组织病理检查提示肠段肠壁及肠系膜脉管瘤(海绵状血管瘤及淋巴管瘤),检出肠周淋巴结 6 枚呈反应性增生改变,引流物行乳糜定性检查提示乳糜试验阳性。术后患者生命体征平稳,继续给予抗感染、抑酸、止血等对症治疗后消化道出血停止,HGB 上升到 99g/L。术后 1 周出院,定期随访,无明显肿瘤复发征象,无便血、肠梗阻等表现。

最后诊断：

十二指肠脉管瘤并出血。

确诊依据：①主要临床表现为"腹部胀痛伴黑便2个月"，病程短；②睑结膜、口唇及四肢甲床苍白，呈中度贫血貌；③外院反复胃镜检查未见出血病灶；④小肠镜提示十二指肠水平段至空肠上段约20cm肠段见结节样隆起，表面呈白色斑点改变，部分区域黏膜下可见血肿，见活动性渗血，活检时见白色乳糜样液体流出，病理活检提示黏膜淋巴管瘤；⑤切除的十二指肠及空肠起始部病变组织病理检查提示肠段肠壁及肠系膜脉管瘤（海绵状血管瘤及淋巴管瘤），检出肠周淋巴结6枚呈反应性增生改变，引流物行乳糜定性检查提示乳糜试验阳性。

二、分析与讨论

脉管瘤是血管瘤和淋巴管瘤的合称。原发性脉管瘤是脉管系统先天发育异常、胚胎发育不良的血管与循环系统之间的静脉淋巴管通路闭塞导致的疾病。继发性脉管瘤可由外伤、手术等损伤淋巴管，导致淋巴液引流不畅发展而成，也可由于血管异常长入淋巴管瘤形成。

脉管瘤重要的形态学特点是沿着疏松结缔组织间隙生长蔓延。从大体病理上看，由多发大小不等的薄壁囊腔构成，可有分隔，囊液由血液成分或清亮的淋巴液构成。光镜下肿瘤由淋巴管及血管组成，呈囊性，部分囊腔相通。

消化道脉管瘤很少见，临床表现缺乏特异性，可表现为：①消化道出血、腹痛；②肠梗阻，发生率较高，多因急腹症就诊。该病CT、MRI等检查有一定特点，但缺乏准确性，胶囊内镜与小肠镜弥补了这一不足，但确诊仍需结合病理。通常认为本病为良性肿瘤，一般无浸润性，手术治疗效果良好。但最近已有侵袭性血管淋巴管瘤的报道，所以术后仍需定期随访复查。

本例患者因腹胀、腹痛、便血急诊入院，入院前因消化道出血行胃镜检查发现十二指肠球部溃疡，即从常见病因考虑"十二指肠球部溃疡出血"。但是，1个月后再便血时胃镜十二指肠球部溃疡已经瘢痕化，不能解释其近期活动性出血，通过CT检查定位病灶，最终通过小肠镜下活检确诊。因反复出血而行手术治疗，病理活检证实。

综上所述，小肠脉管瘤极为罕见，临床表现缺乏特异性，小肠镜有助于诊断，确诊后应积极手术治疗，预后良好。从本病例可以吸取的经验就是对于有黑便的患者，胃肠镜检查发现的病灶不一定就是引起消化道出血的真正原因，除了考虑常见导致出血的疾病外，还要注意少见疾病及小肠疾病引起的出血。

（姚　萍　崔　旻）

参考文献

[1] 王冬冬，鲁正，张登勇，等．脾脏弥漫性脉管瘤一例与文献复习．中华肝胆外科杂志，2016，22（1）：12-12，23．

[2] 马志龙，张路遥，陈雨佳，等．回盲部脉管瘤导致肠套叠1例分析．医学与哲学，2015，36（3）：69-70．

[3] Zhang Y，Chen X M，Sun D L，et al．Treatment of hemolymphangioma of the spleen by laparoscopic partial splenectomy：a case report．World J Surg Report Oncol，2014，12（60）：1-3．

[4] Fang Y F，Qiu L F，Du Y，et al．Small intestinal hemolymphangioma with bleeding：a case report．World J Gastroenterol，2012，18（17）：2145-2146．

[5] Shin Y S，Doo A R，Kim M K，et al．Cavernous hemangiolymphangioma of the testis without cutaneous hemangiomatousis in an elderly patient．Korean J Urol，2012，53（11）：810-812．

[6] 姚淑芝，杨毅，赵文露．右侧肾上腺脉管瘤伴出血及机化一例．中华医学杂志，2015，95（13）：1036．

[7] 李志明．右心房、肝、脾、椎体多发脉管瘤并发脑积水一例．中华医学杂志，2013，93（9）：719-720．

病例 11　金属支架置入治疗原发性十二指肠癌伴梗阻

一、病历摘要

患者男，61岁，主因"上腹胀痛2个月，加重伴恶心、呕吐2周"就诊。患者于入院前2个月无明显诱因出现腹痛、腹胀，口服"兰索拉唑""吗丁啉（多潘立酮片）"等药症状未见明显缓解。近2周上述症状加重，伴进食后呕吐，呕吐物为宿食，伴有胆汁，为进一步诊治以"呕吐待查"收住笔者所在医院。发病以来体重下降约5kg。既往有高血压病史10年，糖尿病史2年，曾行阑尾切除术，否认家族遗传性疾病史。

专科查体：T：36.1℃，P：76次／分，R：18次／分，BP：125/70mmHg。精神萎靡，腹软，无明显压痛、反跳痛、肌紧张，未触及腹部包块；肝脾肋下未触及，肠鸣音正常。

辅助检查：

1. 胃镜检查　十二指肠降部乳头远端巨大环形占位性病变，肠腔狭窄，胃镜无法通过（图 2-23）；病理活检：低分化腺癌。

2. 实验室检查　各项化验检查未见明显异常。

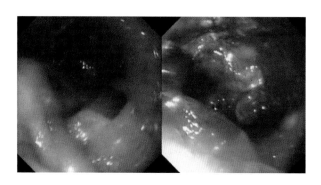

图 2-23　胃镜检查

初步诊断：

1. 上消化道梗阻。

2. 胰头癌浸润十二指肠？

诊疗经过：入院后进一步行腹部增强 CT 检查提示胰腺未见明显占位，十二指肠管壁增厚，考虑恶性肿瘤；肝脏多发结节，考虑转移，后腹膜淋巴结肿大。考虑患者已无外科根治性手术指征，决定内镜下放置支架，解除十二指肠梗阻，提高患者生活质量，改善营养状况。使用治疗胃镜至十二指肠降部，发现病变狭窄处，聪明刀进行插管，使用导丝通过狭窄段，造影管顺导丝通过狭窄段后造影，提示狭窄段长约 3cm，远端肠管通畅。于狭窄近端留置 2 枚金属夹作为 X 线下标志物。顺导丝置入金属支架推送管，在内镜直视和 X 线监视下释放支架，调整支架位置，可见支架将肿瘤组织完全撑开，X 线图像可见支架上口位于狭窄段上方，扩张良好（图 2-24、图 2-25）。

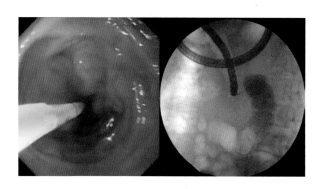

图 2-24　支架置入及 X 线观察（1）

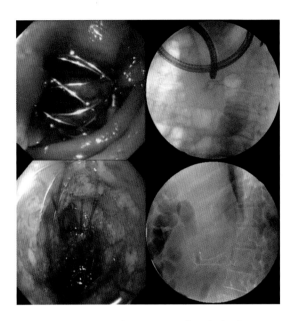

图 2-25　支架置入及 X 线观察（2）

最后诊断：

1. 十二指肠癌伴梗阻，肝转移（低分化腺癌）。

2. 金属支架置入术。

确诊依据： ①主要临床表现为"上腹胀痛 2 个月，加重伴恶心、呕吐 2 周"，病程较短。②胃镜检查：十二指肠降部占位，肠腔狭窄，活检病理为低分化腺癌。③腹部增强 CT 检查：胰腺未见明显占位，十二指肠管壁增厚，考虑恶性肿瘤；肝脏多发结节，考虑转移，后腹膜淋巴结肿大。④内镜下在病变狭窄处放置金属支架，将肿瘤组织完全撑开，扩张良好。

二、分析与讨论

原发性十二指肠癌是一种发病率低、病因不明且诊断困难的疾病。常误诊为消化性溃疡、胆道疾病等。等明确诊断时，往往已进展至中晚期，治疗效果较差。

原发性十二指肠癌早期无特异性症状，主要表现为上腹痛，与十二指肠溃疡相似，进食及抑酸药物不能缓解疼痛。如肿瘤侵犯胰腺或后腹膜时，疼痛常放射至腰背部。黄疸的出现取决于病变的部位，十二指肠乳头周围癌常可引起梗阻性黄疸。进展期癌可引起十二指肠阻塞或狭窄，表现为进食后腹胀伴呕吐。许多消化系统疾病可导致呕吐的发生，有时难以鉴别，根据呕吐物性质可大致判断病变部位：病变部位在食管者呕吐物一般不含宿食，餐后很快发生，不含胆汁；病变部位在十二指肠乳头近端（包括胃）一般呕吐宿食，但不含胆汁；十二指肠乳头远端者则呕吐物含大量胆汁；低位肠梗阻者呕吐物可有粪便味。此例患者呕吐物为含大量胆汁宿食，则梗阻部位应在十二指肠乳头远端。临床上，对有相关症状的患者，应想到十二指肠癌的可能，及早进行上消化道钡餐造影或低张十二指肠造影有助于诊断；增强 CT 有助于鉴别原发性或继发性癌，并明确病灶的部位；常规胃镜检查对于十二指肠降部及水平部的肿瘤易漏诊，对于可疑病例，胃镜检查应尽量进入十二指肠水平部。胃镜直视下活检可进行病理诊断。

　　治疗方面，根治性手术切除是目前治疗原发性十二指肠癌最基本、最有效的方法。对于乳头近端、乳头周围及乳头远端但已侵犯胰头者应施行胰十二指肠切除术。对于乳头远端的癌肿，若病变较小且局限于肠壁本身，可行局部肠段切除。对于那些已有远隔脏器转移或局部广泛浸润无法切除者，可行胃肠及胆肠内引流术，以缓解消化道及胆道梗阻症状，改善患者的生活质量，延长生存期。近年来随着内镜技术和相关器械的发展，对于晚期出现消化道及胆道梗阻的患者，可采用内镜下置放金属支架的方法解除梗阻，使患者免受外科手术的打击，进一步提高生活质量。

（徐美东　李全林）

参考文献

[1] 徐美东，姚礼庆，高卫东，等．胃出口、十二指肠和近端小肠恶性梗阻的内镜治疗．中华消化杂志，2006，26（6）：373-376.

[2] 王利东，田忠，刘金钢，等．原发性十二指肠癌的临床特征及预后分析．中华消化外科杂志，2015，14（12）：15-16.

[3] 孙勇，赵尚莲．原发性十二指肠腺癌二例．中华全科医师杂志，2014，13（2）：152-153.

[4] 陈光彬，刘丹峰，章新桥，等．原发性十二指肠癌合并胃癌一例．中华普通外科杂志，2016，31（6）：516.

[5] 张睿．原发性十二指肠肿瘤 50 例临床分析．吉林大学，2017，21（10）：32-33.

[6] 鲍仲明，张斌，温泉．原发性十二指肠肿瘤 118 例临床分析．中国普外基础与临床杂志，2016，23（4）：482-483.

[7] 刘超，蒋琴．原发性十二指肠鳞癌 1 例报告．世界最新医学信息文摘，2016，16（25）：182.

病例 12　寄生虫感染并发嗜酸性粒细胞性胃肠炎

一、病历摘要

患者男，20 岁，主因"反复腹痛伴腹泻、全身红斑及丘疹 1 年"就诊。患者于入院前 1 年无明显诱因出现上腹部胀痛，呈间歇性发作，伴腹泻，为黄褐色稀便，5 ～ 8 次 / 日；全身出现红斑及丘疹，瘙痒不适；无黑便、恶心、呕吐、发热等。多次在多家医院就诊，均诊断不详，为进一步确诊以"湿疹？"收住笔者所在医院。发病前曾至广东省珠海市并进食海鲜。经全面检查诊断为"嗜酸性粒细胞性胃肠炎"，对症治疗后好转出院，1 年后上述症状再次复发，再次以"嗜酸性粒细胞性胃肠炎"收住笔者所在医院。否认药物、食物过敏史，否认寄生虫感染史，否认家族遗传性疾病史。

专科查体：T：36.5℃，P：78 次 / 分，R：18 次 / 分，BP：118/69mmHg。全身皮肤散在红斑及丘疹，部分破溃结痂，以下腹部及双小腿皮肤为著。心肺正常。腹部平软，剑突下轻压痛，无反跳痛。肝脾未触及肿大，肠鸣音活跃，6 ～ 8 次 / 分。

辅助检查：

1. 胃镜检查　糜烂性胃炎 Ⅰ 级。病理活检：（胃窦）黏膜组织见大量嗜酸性粒细胞浸润。

2. 结肠镜检查　未见异常。

3. 骨髓细胞学检查　骨髓有核细胞增生明显活跃，嗜酸性粒细胞比例增高，占 26.8%，形态正常。

4. 实验室检查　血常规提示 WBC：10.45×10^9/L，EOS：4.82×10^9/L，EOS%：46.1%。查 Hp（+）。免疫全项、T 细胞亚群、肝肾功能、电解质、心肌酶谱、尿便常规、大便潜血、凝血机制、肝炎系列均正常。先后 4 次查大便虫卵均未检到，巨细胞病毒 IgM、单纯疱疹病毒 IgM、风疹病毒 IgM、弓形虫 IgM 均为阴性。

初步诊断：

1. 嗜酸性粒细胞性胃肠炎。

2. 湿疹。

诊疗经过：给予口服"甲强龙片"，40mg，1 次 / 日，同时给予抑酸、保护胃黏膜、抗 Hp、调节肠道菌群等对症治疗，腹痛、腹泻症状逐渐好转，皮疹逐渐消退。治疗 2 周后复查血常规提示 WBC：7.62×10^9/L，EOS：0.24×10^9/L，EOS%：3.1%。随后逐渐减量"甲强龙片"，减量至 16mg，1 次 / 日，上述症状再次出现，并随药物减量逐渐加重，病情如此反复 3 次，均给予上述方案治疗后好转。1 年后上述症状再次复发，查血常规提示 WBC：$9.97×10^9/L$，EOS：$4.04×10^9/L$，EOS％：40.5％。本次未给予激素治疗，考虑患者病因仍不明确，虽多次大便查虫卵阴性，但仍不排除寄生虫感染可能，因此，给予口服"甲硝唑""阿苯达唑"诊断性抗寄生虫治疗，同时给予抑酸、调节肠道菌群等对症治疗，7 天后患者腹痛、腹泻症状逐渐缓解，湿疹逐渐消退。复查血常规提示 WBC：$6.86×10^9/L$，EOS：$0.22×10^9/L$，EOS％：3.2％，直至达临床治愈标准出院，随访至今无复发。

最后诊断：

1．寄生虫病。

2．嗜酸性粒细胞性胃肠炎。

确诊依据：①主要临床表现为"反复腹痛伴腹泻、全身红斑及丘疹 1 年"，病程较长；②全身皮肤散在红斑及丘疹，部分破溃结痂，以下腹部及双小腿皮肤为著。剑突下轻压痛，肠鸣音活跃；③胃镜检查提示糜烂性胃炎 I 级，病理活检提示胃黏膜内见大量嗜酸性粒细胞浸润；④骨髓细胞学检查提示骨髓有核细胞增生明显活跃，嗜酸性粒细胞比例增高，占 26.8％；⑤多次血常规提示 EOS 增高；⑥患者发病前曾至珠海市并进食海鲜；⑦诊断性给予"甲硝唑"和"阿苯达唑"治疗后，临床症状消失，随访至今无复发。

二、分析与讨论

嗜酸性粒细胞性胃肠炎（eosinophilic gastroenteritis，EG）是一种少见疾病，以腹痛、腹泻、恶心、腹部不适、肠梗阻、腹腔积液等为常见临床表现。该病的发病机制至今尚未明确，有人认为与外源性或内源性物质引起的机体过敏反应有关。许多寄生虫感染（蛔虫、蛲虫、钩虫、猪囊虫、阿米巴、贾弟虫、麦地那龙线虫等）可伴有骨髓、外周血及局部组织内嗜酸性粒细胞增多。肖国荣等研究表明，引起嗜酸性粒细胞增高的寄生虫均是蠕虫。Talley 提出的诊断标准有 3 点：①进食特殊食物后出现胃肠道症状和体征；②外周血中嗜酸性粒细胞增多；③组织学证实胃肠道有嗜酸性粒细胞增多或浸润。

本例患者因腹痛、腹泻，伴全身红斑及丘疹就诊，发病前有进食海鲜史，血常规检查、骨髓穿刺及胃黏膜病理检查均提示 EOS 明显升高，服用糖皮质激素后临床症状消失，复查血常规 EOS 恢复正常，停药后又复发。多次大便化验未见寄生虫虫卵，而诊断性给予抗寄生虫药物"甲硝唑""阿苯达唑"后，临床症状消失，随访至今无复发。根据 EG 诊断标准，该患者 EG 诊断明确，病因可能为寄生虫感染，可能与发病前进食海鲜感染寄生虫有关。本例早期未予以诊断性抗寄生虫治疗的主要原因是先后 4 次大便未检出虫卵。另外，血常规检查、骨髓穿刺及胃黏膜病理检查均提示 EOS 明显升高，虽然确诊为 EG，但忽略了病因诊断。

通过该病例的诊治经过，笔者体会如下：①拟诊为 EG 的患者，如未检测到可疑寄生虫感染，在糖皮质激素治疗后病情反复者可诊断性抗寄生虫治疗；②在诊断 EG 时应详细追问发病前后的病史，尽可能明确病因，如食物、药物过敏，寄生虫感染等因素。

（杨永林　任瑞强）

参考文献

[1]Lucendo A J, Arias A.Eosinophilic gastroenteritis：an update.Expert Rev Gastroenterol Hepatol，2012，6（5）：591-601.

[2] 余海婷，卢敏，毛华.嗜酸性粒细胞性胃肠炎 14 例临床分析.实用医学杂志，2017，33（4）：673-675.

[3] 赵翊迪，冯晓莹，宋青雅.嗜酸性粒细胞性胃肠炎的研究进展.临床荟萃，2017，32（8）：733-736.

[4]Jensen E T, Martin C, Kappelman F, et al.Prevalence of eosinohhilic gastritis, gastroenteritis, and colitis：estimates from a national administrative database.J Pediatr Gastroenterol Nutr，2016，62（1）：36-42.

[5] 刘艳，张葵，张艳琼，等.嗜酸粒细胞胃肠炎 2 例临床报道.现代医药卫生，2017，33（19）：3052-3054.

病例 13　胃肠 P-J 综合征

一、病历摘要

患者男，33 岁，主因"间断腹痛、腹泻、便血 19 年，加重 1 周"就诊。自诉 19 年前因反复腹痛、腹泻及便中带血，就诊于当地医院，行胃肠镜检查见胃、结肠多发息肉，诊断为 P-J 综合征。后因患者出现肠梗阻及穿孔急诊行剖腹探查，术中发现空肠多发息肉，行 50cm 空肠肠段切除术，术后胃部造瘘后还纳，症状缓解，未予特殊药物治疗。2004年以后的12年间多次出现腹痛、腹泻，偶有便血，多次在多家医院行结肠镜和小肠镜检查，均发现空回肠及全结肠布满大小不等的息肉，行小肠部分切除、结肠息肉圈套及EMR切除术。此后病情尚平稳，入院前1周，患者出现中上腹不适，伴呕吐、下腹部胀满，大便1～3次/日，为进一步诊治以"P-J综合征"收住笔者所在医院。既往无高血压、糖尿病、心脏病、肝炎及结核病史，否认家族遗传性疾病史。

专科查体：T：36.2℃，P：77次/分，R：18次/分，BP：122/68mmHg。双唇可见直径大小约0.5cm黑色斑点数枚（图2-26）。指（趾）可见黑色线性斑，全身皮肤黏膜无黄染。下腹部见手术瘢痕，腹软，无压痛及反跳痛。肝脾未触及肿大，肠鸣音活跃，6～7次/分。

辅助检查：

1. 胃镜检查 胃底、十二指肠多发息肉（图2-27）。

2. 结肠镜检查 结肠多发息肉（图2-28）。

3. 各项化验检查 未见明显异常。

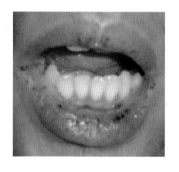 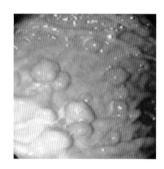 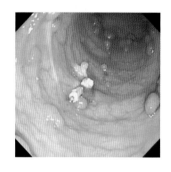

图2-26 唇黏膜色素沉着　　　图2-27 胃多发息肉　　　图2-28 结肠多发息肉

初步诊断：

1. 胃肠P-J综合征。

2. 小肠部分切除术后。

诊疗经过：入院后完善相关检查，排除禁忌证后，在内镜下行胃和肠道多发息肉EMR术，病理活检提示胃息肉为增生性腺瘤，结肠部分为管状腺瘤，部分为增生性腺瘤。因十二指肠息肉在乳头周围，未行切除，术后给予止血、抑酸、支持等综合治疗，无明显不适。

最后诊断：

1. 胃肠P-J综合征。

2. 胃肠多发息肉EMR术后。

3. 小肠部分切除术后。

确诊依据：①主要临床表现为"间断腹痛、腹泻、便血19年，加重1周"，病程长；②查体见双唇黑色斑点数枚、指（趾）可见黑色线性斑；③胃镜、小肠镜和结肠镜检查均提示胃肠多发息肉；④切除息肉病理活检提示胃息肉为增生性腺瘤，结肠息肉部分为管状腺瘤，部分为增生性腺瘤。

二、分析与讨论

P-J综合征又称黑斑息肉病（Peutz-Jeghers syndrome，PJS），主要表现为皮肤黏膜黑斑合并消化道息肉。这是一种少见的常染色体显性遗传病，有很高的外显率，男女均可发病，有30%～50%的患者有明显的家族史。息肉分布的广泛性与遗传并不一定有直接的关系，但黑斑的发生部位常较一致。

P-J综合征临床表现不一，个体差异很大。病情轻者可无自觉症状，严重者可出现腹痛、腹泻、黏液便、便血、便秘、呕血等消化道症状。除以上症状外，本综合征尚有色素沉着、胃肠道息肉两大特征。色素沉着：①部位：色素斑主要发生于面部、口唇周围、颊黏膜、指和趾，以及手掌、足底部等皮肤处。②色泽：多数患者发生在上下唇和颊黏膜的色素斑为黑色，其余部位多为棕色或黑褐色。③出现时间：可出现于任何年龄，斑点多在婴幼儿时发生，至青春期明显，部分患者在30岁后可逐渐减退或消失。④与息肉关系：绝大多数为两者同时存在，约5%的患者仅有胃肠道多发性息肉或色素沉着。两者在出现顺序上，临床多为先有色素斑点，然后才发生息肉，但色素斑的数目和深浅与息肉的数目无相关性。⑤色素斑的特征：其外形为圆形、椭圆形、梭形等多种形态，一般界限清楚；以口唇及颊部黏膜最明显，下唇尤为突出；色素斑常紧密相连，不高出于皮肤及黏膜表面。胃肠道息肉常呈多发性，息肉可发生在整个胃肠道，以小肠多见，在胃、大肠、阑尾腔也有生长。这些息肉大小不等，小者仅为针头般大小的隆起，大者直径可达10.0cm，多为0.2～0.5cm，表面光滑、质硬、蒂的长短、粗细不一，也可无蒂，较大息肉可呈菜花样。

大多数患者都有家族史，但必须强调，并不是所有患者都有家族史，故有人将具有色素斑、胃肠道多发性息肉及家族遗传这三大特征者称为完全性PJS；仅有黑斑及家族史或仅有黑斑及息肉而无家族史者称为不完全性PJS。本综合征需和其他胃肠道息肉病相鉴别。该患者色素沉着部位主要在口唇周围、指和趾，幼年发病，息肉发生在整个胃肠道，无家族史，故诊断为不完全性PJS。

PJS的治疗主要是对胃肠道息肉及其并发症的治疗。①对息肉较小无症状者，以内科保守治疗为主，并定期随访，每隔1～2年做纤维结肠镜检查1次，但应告知患者，胃肠息肉随时有并发出血、肠套叠及肠梗阻的可能，一旦发作，应及时诊治；②有蒂息肉在 1.0cm 左右者，可经内镜行切除，1 次可摘除多个息肉；③息肉较大（2.0cm 以上）且有症状者应尽早手术，对于肠道息肉可行肠切开单纯息肉摘除术，以免发生肠套叠、肠梗阻；④并发肠套叠、肠梗阻者，应行急诊手术，具体术式应根据当时情况而定；⑤结肠、直肠内息肉较大且密集丛生无法逐个摘除者，可行全结肠切除术，保留部分直肠，行回肠直肠吻合，保存良好的肛门功能。直肠残留息肉，可经内镜做电凝或冷冻切除。

该患者先后行 2 次部分小肠切除术，每年定期在内镜下行胃及肠道多发息肉 EMR 术，疗效肯定，生活质量尚可。故定期进行胃肠镜检查，密切观察胃肠道息肉增生情况，择期进行息肉切除或手术切除肠段是治疗 PJS 重要而有效的手段。

（段惠春 陈 顺）

参考文献

[1] 肖丹，贾业贵 . 4 例 Peutz-Jeghers 综合征诊治分析 . 内科急危重症杂志，2015，21（5）：373-374.

[2] 廉宏伟，李英男，刘晓敏 . 黑斑息肉综合征 63 例诊治分析 . 中国煤炭工业医学杂志，2014，17（4）：528-531.

[3] Julie Y T，Wu S，Shinagare S A，et al. Peutz-Jeghers syndrome：a critical look at colonic Peutz-Jeghers polyps. Modern Pathology，2013，26（9）：1235-1240.

[4] 梁丽丽，李浩杰，胡瑶，等 . Peutz-Jeghers 综合征一例 . 放射学实践，2016，31（10）：1018-1019.

[5] 黄蕾，朱明，马国建 . Peutz-Jeghers 综合征家系的临床特征并 *LKB1/STK11* 基因突变分析 . 中华生物医学工程杂志，2016，22（4）：12-14.

病例 14 胃肠克罗恩病

一、病历摘要

患者男，41 岁，主因"间断上腹痛伴腹泻 2 年，加重 1 个月"就诊。入院前 2 年无明显诱因出现上腹痛，呈持续性钝痛，与进食无关，偶解稀水样大便，自服"氟哌酸（诺氟沙星）"后即缓解。外院胃镜诊断为"胃多发性溃疡（胃角，A_2 期）"，Hp 阳性，给予口服"奥美拉唑""甲硝唑""克拉霉素"等药物治疗 1 个月，上腹痛稍有缓解。此后上述症状间断发作，于入院前 1 个月因脸部痤疮服中药制剂后，上述症状加重，伴头晕、乏力。就诊于当地医院，查粪隐血阳性，给予"果胶铋"等药物治疗（具体用药及剂量不详），自觉腹痛、腹泻较前稍有缓解。入院前 1 周上述症状再次加重，伴鲜红色血便 2 次，每次约 30ml。为进一步诊治就诊于笔者所在医院，门诊以"腹痛、腹泻待查"收住笔者所在科室。自发病以来食欲欠佳，小便正常，体重减轻。

专科查体：T：36.2℃，P：78 次 / 分，R：18 次 / 分，BP：118/70mmHg。精神差，慢性病容，睑结膜、口唇及四肢甲床苍白，呈中度贫血貌。心肺正常。全腹平坦，上腹部压痛明显，无反跳痛；肝脾未触及肿大，肠鸣音正常。

辅助检查：

1. **胃镜检查** 胃角可见 3 个大小分别为 0.4cm×0.5cm、0.3cm×0.4cm、0.2cm×0.3cm 的溃疡，底覆白苔，周边微隆起，无充血、水肿，有黏膜集中相（图 2-29）。病理诊断：①胃角慢性萎缩性胃炎，伴肠上皮化生（中度）及异型增生（轻度）；②符合慢性溃疡改变，考虑克罗恩病。

2. **结肠镜检查** 于回肠末端、横结肠、降结肠、乙状结肠均可见不规则深大溃疡，周围黏膜隆起，病变之间黏膜正常（图 2-30）。病理诊断：回肠末段及结肠克罗恩病。

3. **胸片、肝胆胰脾双肾 B 超检查** 未见异常。

4. **实验室检查** 血常规提示 WBC：$8.6×10^9$/L，NEU%：79.3%，RBC：$3.09×10^{12}$/L，HGB：77g/L。便隐血（+）。肝肾功能、C 反应蛋白、ESR、结核菌素试验、肿瘤指标均正常。3 次粪培养均未检出细菌和真菌。

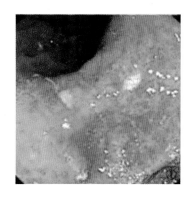

图 2-29 胃角多发溃疡

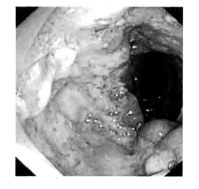

图 2-30 横结肠不规则大溃疡

初步诊断：

1. 胃克罗恩病？

2. 肠克罗恩病（回结肠型，重度，活动期）。

诊疗经过：予以口服"埃索美拉唑"40mg，1次/日；"泼尼松"40mg，1次/日，同时加强营养支持对症治疗。20天后腹痛、腹泻基本缓解，每天解大便1～2次，为成形黄色软便，饮食恢复，体重增加2kg。复查血常规提示HGB：77g/L；复查肠镜可见病变较前次有好转；复查胃镜于胃角仅见一0.5cm×0.4cm溃疡，底覆白苔，周边充血，水肿，随即出院。继续口服上述药物，2个月后"泼尼松"减量为10mg/d；加服"巴柳氮钠"1.5g，2次/日，"奥美拉唑"10mg/d，临床症状均消失。复查气钡灌肠造影未见明显异常。

最后诊断：

1. 胃克罗恩病（中度，活动期）。

2. 肠克罗恩病（回结肠型，重度，活动期）。

确诊依据：①主要临床表现为"间断上腹痛伴腹泻2年，加重1个月"，病程较长，短期加重；②精神差，慢性病容，睑结膜、口唇及四肢甲床苍白，呈中度贫血貌，上腹部压痛明显；③胃镜检查提示胃多发浅表溃疡，活检病理提示克罗恩病；④结肠镜检查提示回肠末端、横结肠、降结肠、乙状结肠可见多个不规则深大溃疡，活检病理克罗恩病；⑤口服"泼尼松""巴柳氮钠"及"奥美拉唑"后临床症状消失，胃肠镜复查病变明显减少减轻。3个月后气钡灌肠造影未见明显异常。

二、分析与讨论

克罗恩病（Crohn's disease，CD）可在全消化道中出现，但以末端回肠和邻近结肠多见，发生于胃部者罕见，同时出现在胃和肠的CD更是罕见。肠CD的主要临床症状为腹痛、腹泻，结合小肠镜和结肠镜以及活检病理即可明确诊断。但胃的CD临床症状与消化性溃疡、慢性胃炎甚至胃癌相似，多表现为上腹痛，餐后明显，进食及服抗酸药物后可暂时缓解，还可伴随恶心、呕吐、发热、隐性出血、消瘦等。胃窦受累可出现幽门梗阻症状，全胃受累可出现食欲缺乏、早饱，还可出现上消化道出血及贫血表现。胃镜检查因病程不同，表现多样。病理检查受累胃壁各层增厚，黏膜有大量淋巴细胞、巨噬细胞、嗜酸性粒细胞和浆细胞浸润，黏膜下纤维组织增生，溃疡边缘有多核巨细胞反应。发现小而孤立性的非干酪样坏死性肉芽肿有诊断价值，但多位于固有膜深层，且在胃镜活检标本中不易检出，连续切片可提高检出率。活检黏膜中发现肉芽肿者占9%。在非炎性胃黏膜背景下出现局限性急性隆起性炎症也应考虑胃克罗恩病。手术活检标本可见全层性炎症、裂隙状溃疡和非干酪样坏死性肉芽肿的特征性表现。X线气钡造影早期表现为锯齿状多发性浅表性凹陷，后期可出现弥散性充盈缺损、鹅卵石样改变、深大龛影，胃壁僵硬、蠕动差，胃腔狭窄呈皮革胃。胃克罗恩病临床诊断困难，主要以胃活检或手术标本发现非干酪样肉芽肿为主。

本例患者以上腹痛、腹泻为主要症状，入院前胃镜检查诊断为胃溃疡，Hp 阳性，给予抗感染、抑酸治疗后腹痛症状有缓解，但腹泻症状并未见缓解，且腹痛、腹泻反复发作。在笔者所在医院就诊后行胃镜检查胃溃疡仍存在，但活检病理提示胃 CD，随后的结肠镜检查，尤其活检病理诊断回肠末段、结肠克罗恩病，特别是按 CD 口服"巴柳氮钠"和"泼尼松"治疗后，腹痛、腹泻消失，胃、肠镜复查病变均明显减少减轻。2 个月后钡剂灌肠造影肠道未见异常，表明药物治疗疗效良好，也是对胃、肠 CD 明确诊断的依据支持。

综上所述，临床中如出现全腹痛、腹泻症状，小肠镜和结肠镜检查确诊小肠和（或）大肠 CD，最好也进行胃镜检查，如发现胃多发溃疡，经治后不愈者，应警惕胃 CD 的可能性。当然，胃 CD 还应与其他少见疾病相鉴别，如促胃液素瘤、胃 MALT 淋巴瘤、胃白塞病等。

（张德奎　魏丽娜）

参考文献

[1] 李菁，钟丽坤，梁列新．克罗恩病诊断及疾病评估方法的研究进展．广西医学，2017，39（5）：693-695.

[2] 张春霞．克罗恩病与肠结核鉴别诊断的研究进展．中国医师杂志，2016，18（9）：1302-1304.

[3] 郭振，曹磊，龚剑峰．临床路径在克罗恩病合并肠梗阻诊疗中的应用．中华胃肠外科杂志，2017，20（1）：54-57.

[4] 张渝，吴小平．克罗恩病术后胃肠道相关并发症研究及诊疗现状．中国医师杂志，2016，18（9）：1296-1301.

[5] 李红霞，刘晓兵，王俊平，等．克罗恩病合并胃肠间质瘤一例．中国临床实用医学，2015，6（4）：77.

病例 15 原发性十二指肠淋巴瘤

一、病历摘要

患者女，49 岁，主因"间断呕吐 6 个月，加重 2 个月"就诊。患者于入院前 6 个月无明显诱因出现上腹部不适，间断恶心、呕吐，呕吐物为胃内容物，无反酸、呕血、黑便，无发热、胸闷、气短、咳嗽、咳痰、头晕、头痛等不适，患者当时未予重视。入院前 2 个月上述症状加重，呕吐物为隔夜宿食，就诊于当地医院行胃镜检查提示：十二指肠球部狭窄，慢性萎缩性胃炎；腹部增强 CT 检查提示：幽门部、十二指肠球部及十二指肠降部中上段肠壁肿胀伴管腔狭窄，考虑弥散性炎性病变伴肠壁水肿可能性大，肿瘤性病变待排；电解质检查提示：钾 2.1mmol/L，予以补钾对症治疗，但症状未见明显缓解。为求进一步诊治以"十二指肠狭窄原因待查"收住笔者所在医院。

专科查体：T：36.5℃，P：76 次 / 分，R：18 次 / 分，BP：118/68mmHg。生命体征平稳，腹部平坦柔软，无腹壁静脉曲张，未见肠型及蠕动波；上腹部有压痛，无反跳痛。肝脾肋下未触及，Murphy 征阴性，移动性浊音阴性，肠鸣音 3 次 / 分。

辅助检查：

1. 实验室检查 肝功能提示 TP：49.4g/L，ALB：30.2g/L，GLB：19.2g/L。血常规、血凝、肾功能、电解质、CEA 均未见明显异常。

2. 浅表淋巴结彩超、胸片检查 未见明显肿大淋巴结。

3. 腹部 MRI 检查 幽门部及十二指肠降部管壁不规则增厚并信号异常，多考虑十二指肠癌并腹膜后淋巴结转移或淋巴瘤。

4. 上消化道造影 十二指肠球部与降部交界处狭窄，多考虑良性狭窄（最窄处宽约 5mm）。

5. 胃镜检查 食管下段 3 条纵行糜烂，十二指肠肠腔环形狭窄，黏膜粗糙（图 2-31），考虑食管炎，LA-B 级；十二指肠狭窄，性质待定，取活检病理组织学提示十二指肠黏膜慢性炎症，淋巴组织增生显著，免疫组化提示 CD3（+），CD20（+），Ki-67（index ≈ 5%），CD21FDC 网（+），Cyclin D1 散在（+），Lambda（-），Kappa（-），CD79a（+），CD5（+）。结合免疫组化染色结果，不除外黏膜相关淋巴组织边缘区淋巴瘤（图 2-32，HE，100 倍）。

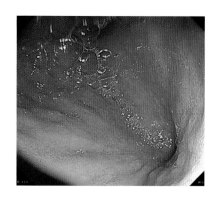

图 2-31　胃镜（十二指肠）

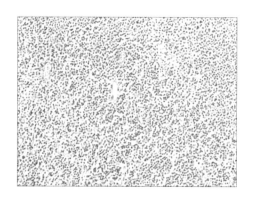

图 2-32　病理（HE，100 倍）

初步诊断：

1. 十二指肠狭窄。

2. 食管炎 LA-B 级。

诊疗经过： 入院后完善相关检验和检查，予以抑酸、促进胃肠动力及保护胃黏膜治疗，症状未见好转。后转至普外科行胰十二指肠切除术。术后病理免疫组化提示 CD20（+）、PAX-5（+）、Bcl-2（+）、CD21（+）、CD3（-）、CD5（-）、CD10（-）、CD23（-）、CD138（-）、Cyclin D1（-）、Ki-67（index ≈ 10%），诊断为（十二指肠）黏膜相关淋巴组织结外边缘区 B 细胞淋巴瘤，瘤组织侵犯肠壁全层并浸润胰腺实质中，肠系膜上、胰头后方和主动脉旁淋巴结均见瘤组织累及，十二指肠韧带、胆囊三角区淋巴结未见瘤组织累及。术后 3 周，患者进食后无腹痛、腹胀等不适，大便通畅，出院，随访良好。

最后诊断：

1. 原发性十二指肠淋巴瘤。

2. 食管炎 LA-B 级。

确诊依据： ①主要临床表现为"间断呕吐 6 个月，加重 2 个月"，病史较短；②查体：腹平软，上腹部有压痛，无反跳痛，肠鸣音 3 次 / 分；③腹部 MRI 检查提示幽门部及十二指肠降部管壁不规则增厚并信号异常，多考虑十二指肠癌并腹膜后淋巴结转移或淋巴瘤；④上消化道造影检查提示十二指肠球部与降部交界处狭窄，多考虑良性狭窄（最窄处宽约 5mm）；⑤胃镜检查见十二指肠肠腔环形狭窄，黏膜粗糙，考虑十二指肠狭窄；⑥外科手术切除十二指肠狭窄病变，病理免疫组化检查提示 CD20（+）、PAX-5（+）、Bcl-2（+）、CD21（+）、CD3（-）、CD5（-）、CD10（-）、CD23（-）、CD138（-）、Cyclin D1（-）、Ki-67（index ≈ 10%）。诊断为十二指肠黏膜相关淋巴组织结外边缘区 B 细胞淋巴瘤，瘤组织侵犯肠壁全层并浸润胰腺实质中。

二、分析与讨论

全球每年新发的小肠非霍奇金淋巴瘤患者为 0.8 个 /10 万～ 1.2 个 /10 万。尽管胃肠道是淋巴结外淋巴瘤最常发生的部位，但其好发于淋巴组织丰富的回肠末端，发生于十二指肠者少见。十二指肠淋巴瘤分为原发性或继发性：原发性十二指肠淋巴瘤起源于病变十二指肠本身的淋巴组织；继发性十二指肠淋巴瘤是全身淋巴瘤的一部分，多为非霍奇金淋巴瘤。原发性十二指肠淋巴瘤主要起源于肠壁黏膜的固有层或黏膜下层的淋巴组织，可向黏膜表面和肌层侵犯。组织学类型一般以弥漫大 B 细胞淋巴瘤最常见。临床主要表现为腹痛、便血、腹泻、大便习惯改变、发热、肠梗阻等非特异性的消化道症状，晚期可有腹部肿块、贫血、消瘦、恶病质等。内镜检查及组织病理学活检有助于诊断，胃镜检查如发现十二指肠不规则溃疡、表面欠光滑的息肉或环形狭窄，一定要警惕十二指肠淋巴瘤的可能性。活检病理学检查必不可少，尤其免疫组化检查检测到 CD20 和 Bcl-2 阳性，是 B 细胞来源的淋巴瘤的可靠证据。该病例外科手术切除标本免疫组化检查即是如此，确诊为十二指肠黏膜相关淋巴组织结外边缘区 B 细胞淋巴瘤。内镜下活检有时因取材量少或深度有限往往难以明确性质，必要时需剖腹探查才能明确诊断。

判断肿瘤是否为原发病灶，Bawson 提出了 5 条标准：①无浅表淋巴结肿大；②胸片 X 线无纵隔淋巴结肿大；③末梢血常规及骨髓无幼稚及异常细胞；④肿瘤定位于胃肠道或该引流区淋巴结受累；⑤影像学检查肝脾未见侵犯。本例患者浅表淋巴结、胸片未见肿大淋巴结，影像学检查也未见肝脾侵犯，考虑为原发性十二指肠淋巴瘤。

十二指肠淋巴瘤的治疗主要包括手术和保守放、化疗。原发性胃肠道淋巴瘤是预后较好的恶性肿瘤，中位生存期约 74 个月，5 年生存率为 61.8%。该患者为中年女性，临床主要表现为呕吐，入院后完善消化道钡餐、腹部 MRI、内镜及组织病理学活检，在怀疑十二指肠淋巴瘤后，随即转入外科行手术治疗，术后病理进一步证实了十二指肠淋巴瘤。患者术后 3 周出院，恢复良好，随访至今未见复发。

因原发性十二指肠淋巴瘤临床少见，临床表现无特异性，早期及术前诊断较困难，往往延误诊治。因此，对有不明原因消化道症状，如呕吐、纳差、消瘦等，行内镜检查如见十二指肠表面不光滑息肉、不规则溃疡或肠腔环形狭窄一定要警惕该病的可能，病理学检查，尤其是免疫组化检查至关重要。

（卢利霞　李初谊）

参考文献

[1] 王刚，王成，周杭城 . 原发性十二指肠淋巴瘤 4 例临床病理分析 . 临床与实验病理学杂志，2017，33（3）：333-335.

[2]Hatzaras I，Palesty J A，Abir F.Small bowel tumors：epidemiologic and clinical characteristics of 1260 cases from the Connecticut Tumor Registry.Arch Surg，2007，142（3）：229-235.

[3] 李坚，黄楠，肖泽彬，等 . 小肠淋巴瘤的 CT 和 MRI 表现 . 临床放射学杂志，2015，34（11）：1784-1789.

[4]Woo K H，Kim J H，Yoon S B，et al.Duodenal mucosaassociated lymphoid tissue lymphoma：a case report.Korean J Intern Med，2007，22（4）：296-299.

[5] 王广勇，施云星，吕礁 . 以梗阻性黄疸为临床表现的原发性十二指肠恶性淋巴瘤 1 例 . 实用肿瘤杂志，2014，29（4）：380-381.

[6]Zheng J，Gao H，Hong C Y，et al.Analysis of clinical prognosis of 50 cases of primary gastrointestinal non-Hodgkin's lymphoma.Zhongguo Shi Yan Xue Ye Xue Za Zhi，2016，24（4）：1051-1055.

病例 16　蓝色大疱病并发消化道出血的内镜治疗

一、病历摘要

患者女，35 岁，主因"反复呕血 9 天"就诊。患者入住笔者所在医院前 9 天于餐后 4 小时出现恶心、呕吐，呕吐物初为胃内容物，后为咖啡样液体，量 150～200ml，反复多次；黑便 1 次，量约 100ml。无腹痛、腹胀及里急后重感。第 4 天无明显诱因解黑便，总量 150～200ml，随后出现脐周胀痛，逐渐转为全腹痛，再次呕吐鲜血 1 次。急诊入住当地医院，在止血、抑酸、支持等对症治疗的同时，急诊行胃镜检查提示食管静脉曲张，对症治疗效果不佳，再次出现呕血及黑便，为进一步诊治转入笔者所在医院。否认病毒性肝炎病史，无饮酒史，无家族遗传病史。

专科查体：T：36.5℃，P：100 次／分，R：18 次／分，BP：103/68mmHg。发育正常，营养一般，神志清楚，精神尚可，步入病房。四肢甲床及睑结膜苍白，呈重度贫血貌，呼吸平稳，查体合作，回答切题。全身皮肤黏膜无黄染，无蜘蛛痣、出血点、皮下瘀斑，腹平坦,腹壁静脉无曲张;肝脾肋下未及,上腹部略有压痛、无反跳痛,移动性浊音阴性。双下肢无水肿,扑翼样震颤阴性。

辅助检查:

1.上腹部CT平扫+增强+CTA+门脉系CTV 食管下段管壁增厚伴结节状钙化影,CTA及门脉系CTV未见明显异常(图2-33)。

2.实验室检查 血常规提示WBC:$7.42×10^9$/L,PLT:$151×10^9$/L,RBC:$3.59×10^{12}$/L,HGB:94.0g/L。免疫组合阴性及肝炎系列阴性,其余检查未见异常。

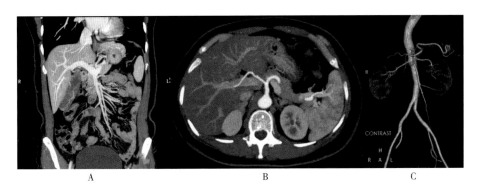

A—上腹部 CT 平扫;B—增强;C—CTA +门脉系 CTV
图 2-33 上腹部 CT 平扫+增强+ CTA +门脉系 CTV

初步诊断:

肝硬化并发食管静脉曲张破裂出血。

诊疗经过:入院后完善相关检查,予以心电监护、止血、抑酸、保护胃黏膜、补液等对症治疗,待病情平稳后行胃镜检查:距门齿23cm处可见多个曲张静脉球,左侧为主,向下延伸逐渐变为环周,距门齿34cm可见明显管壁增厚,表面畸形。胃底未见明显曲张静脉,全胃可见多发疣状改变,表面呈紫蓝色,血管网呈菊花样,十二指肠球降部黏膜也可见类似改变,病变直径0.4～1.8cm不等,其中几处表面覆盖血痂(图2-34)。于每个病变基底部给予金属钛夹夹闭,病变表面注射0.25～0.5ml组织黏合剂(图2-35),注射后局部无渗血退镜。仔细追问病史,患者自述近半年内出现口腔黏膜多发血疱,再次查体,于口腔颊侧黏膜见多发疱痣样改变(图2-36),诊断考虑蓝色大疱病,食管所见曲张静脉球也是该病的表现之一。由于金属钛夹会造成患者咽喉部异物及强烈不适感,组织胶注射可能出现异位栓塞,如肺栓塞,故未予特殊治疗。术后常规予以抑酸护胃、补液、预防感染等对症治疗,患者病情好转出院。术后1个月复查胃镜仍可见食管多发静脉曲张球,胃底和胃体散在的多发蓝紫色疣状改变(图2-37),遂于内镜下补充注射硬化剂治疗。随后又进行了结肠镜检查见全结肠多发蓝紫色疣状改变(图2-38),用同样的方法进行治疗(图2-39)。由于患者拒绝未行小肠镜检查。术后2年复查胃镜，除食管外胃及十二指肠紫蓝色疣状隆起基本消失，之前注射硬化剂和组织胶的部位被粉红色隆起取代，表面扩张迂曲的血管消失，残余数枚金属夹（图2-40）。结肠镜检查见治疗部位为气囊肿样表现，局部见微小蓝色疱痣（图2-41）。至今随访已3年，患者无再出血发生，仍在随访中。

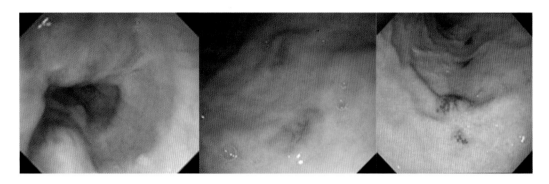

图 2-34　首次胃镜检查

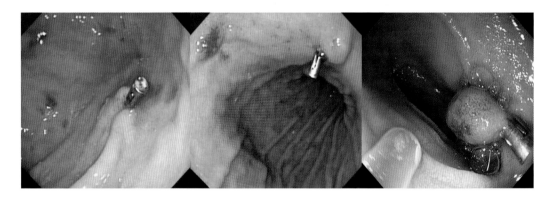

图 2-35　胃镜下金属钛夹夹闭

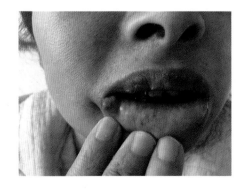

图 2-36　口腔黏膜疱痣样改变

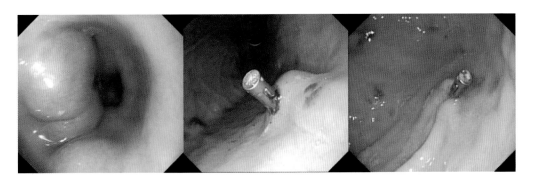

图 2-37　胃镜检查蓝紫色疣状改变

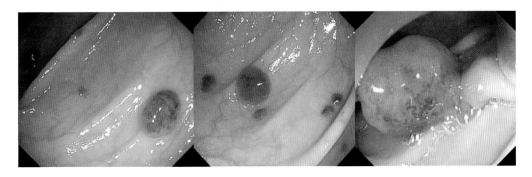

图 2-38　结肠镜检查蓝紫色疣状改变

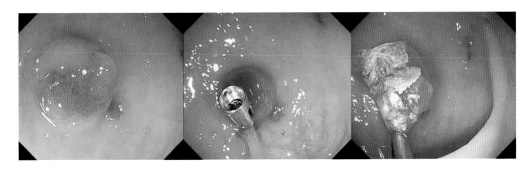

图 2-39　再次胃镜下金属钛夹夹闭

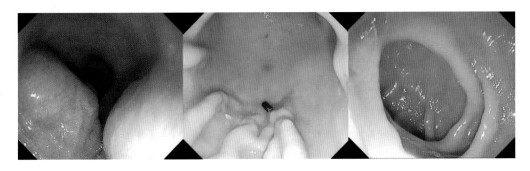

图 2-40　复查胃镜

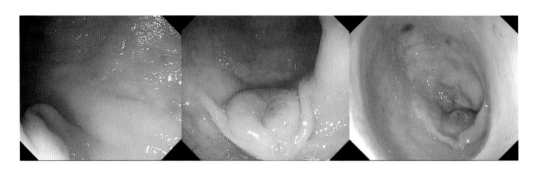

图 2-41　结肠镜检查微小蓝色疱痣

最后诊断：

蓝色大疱病（食管、胃、十二指肠及结直肠）。

确诊依据：①主要临床表现"近半年内出现口腔黏膜多发血疱"，病程较长；②查体见口腔颊侧黏膜多发疱痣样改变；③胃镜检查见食管上端多个曲张静脉球，胃、十二指肠球部及降段可多发疣状隆起样改变，表面紫蓝色，血管网呈菊花样；④结肠镜检查见全结肠多发蓝紫色疣状改变。

二、分析与讨论

蓝色大疱病，又称为蓝色橡皮疱痣综合征（blue rubber bleb nevus syndrome，BRBNS），指存在于皮肤和胃肠道的海绵状或毛细血管状血管瘤，是一种罕见的先天性静脉血管畸形疾病，男女均可发病，以男性多见。1958 年由 Bean 首先描述，故称 Bean 综合征，其发生率为 1∶14 000，系胚胎期分化发育障碍所致，为常染色体显性遗传性疾病。其发生机制可能与 9 号染色体上短臂基因的突变、c-kit 的表达上调和 *TIE2* 基因的突变有关。目前国内外文献报道 250 余例，我国 20 余例。其特点是皮肤及消化道同时发生海绵状或毛细血管性血管瘤，瘤表现为蓝色斑痣样，如发生破裂，则可导致出血。其病理改变为：①大的海绵状血管瘤取代了正常组织，影响重要生命器官并阻塞管状结构，如肠道、气管等；②血囊为一覆盖于薄层皮肤的蓝色橡皮样乳头；③不规则蓝色斑，有时呈点状，侵犯周围正常皮肤，因而由蓝黑色、蓝色、淡蓝色而向正常皮肤颜色侵犯的各种色素变化。

该病发生于皮肤的约为 94.8%，消化道的 77.2%，其中 69.2% 会发生消化道出血，11.4% 会发生肠梗阻或肠套叠。该病也可以累及其他脏器，如肝脏、肾脏、脾脏、甲状腺、中枢神经系统等。如发生于皮肤，静脉扩张似疣样突出，为紫红色或蓝色肿物，质软；小的病变压迫后可褪色，大的病变局部有疼痛或触痛，肿块上方有多汗现象。累及其他脏器的 CT 可表现为肝脏、脾脏、肾上腺、胃壁及肠道多发血管畸形及点状钙化。

发生于食管及胃肠道的蓝色大疱病如我们胃肠镜检查所描述。截至目前,累及食管、胃、十二指肠及结直肠的暂无报道。

本病例在无明显诱因的情况下出现反复呕血和便血,首次胃镜检查见食管多发曲张静脉球,以肝硬化并发食管静脉曲张破裂出血收住院,但疗效差。入住笔者所在医院后发现除了食管多发曲张静脉球外,于胃底、胃体、胃窦及十二指肠可见多发的蓝紫色疣状隆起,于每个病变基底部给予金属钛夹夹闭,病变表面注射 0.25～0.5ml 组织黏合剂,无渗血;食管病变因位置较高,钛夹夹闭会引起咽部不适感,组织胶注射可能出现异位栓塞,故未予以干预。查体发现患者口腔颊侧黏膜多发蓝紫色疱痣样改变,确诊为蓝色大疱病。随后复查 2 次,同时也进行了结肠镜检查,发现结肠也存在多发蓝紫色疣状隆起,予以同样的治疗。随访 3 年未见复发。关于该病的治疗方式多样,有药物治疗、内镜治疗、手术治疗等。本病例采用内镜下组织胶联合金属钛夹止血,首次止血成功率达到 100%,术后无发热、腹痛,无近期再出血等并发症,是治疗该病有效的方法之一,但远期效果仍需要进一步随访观察。

鉴于该病的整个诊治过程,我们认为蓝色大疱病是导致消化道出血的罕见疾病,食管、胃、十二指肠和结直肠是其发病的常见部位。胃肠镜检查是诊断消化道蓝色大疱病的主要手段,同时,要重视口腔黏膜和皮肤的检查。金属钛夹夹闭病变部位联合注射组织黏合剂是治疗该病的最简易、有效、安全、不良反应少的方法,值得在临床进行推广。

（肖　梅　梁　斌）

参考文献

[1] 陈春晓,胡洁琼,张冰凌,等.胶囊肠镜诊断蓝色橡皮大疱痣综合征 2 例报道并文献复习.首届浙江省消化病学术大会,2008.

[2] 沈玲燕,王珍珍,颜小丹,等.蓝色橡皮大疱痣综合征 65 例临床分析.中国乡村医药,2017,24（7）:29-30.

[3] 潘燕,李良平,李汉华.250 例蓝色橡皮疱痣综合征临床特征分析.四川医学,2019,40（11）:1134-1137.

[4] 王康韬,王丹,裴谦,等.蓝色橡皮大疱痣综合征一例.中华普通外科杂志,2018,33（10）:886.

[5] 叶桦.蓝色橡皮大疱样痣综合征 23 例临床分析.浙江大学,2007.

第三章　小肠疾病

病例 1　小肠淋巴管瘤并出血

一、病历摘要

患者女，77 岁，主因"反复黑便伴乏力 2 个月余"就诊。患者于入院前 2 个月无明显诱因反复出现黑便，伴乏力，无头晕、心悸，无发热、畏寒，无鼻腔及牙龈出血，未见皮肤瘀点、瘀斑及黄疸，无腹痛、腹泻，无恶心、呕吐，无反酸、呕血，以"便血待查"收住于当地医院。入院时 HGB 34g/L，经反复多次抑酸、止血、输血、支持等治疗，血红蛋白逐渐回升到 76g/L。葡萄糖 -6- 磷酸脱氢酶（G-6-PD）正常，血红蛋白电泳及地中海贫血基因检测结果正常，抗核抗体升高，抗双链 DNA 等免疫指标未见异常，直接抗人球蛋白、简易酸溶血试验均阴性，骨髓穿刺提示缺铁性贫血。入院后多次大便潜血试验 2+ ～ 4+，未见寄生虫卵，考虑"消化道出血"，行胃镜检查提示"慢性胃炎"，电子结肠镜检查提示"结肠多发息肉"。为进一步明确消化道出血原因，以"不明原因消化道出血"收住笔者所在医院。发病以来，患者精神稍差，饮食尚可，睡眠良好，大便如前，小便正常，体重无明显变化。既往否认高血压、心房颤动、消化性溃疡、慢性肝炎等病史，未曾服用 NSAIDs 等药物，否认家族遗传性疾病。

专科查体：T：36.5℃，HR：100 次 / 分，R：20 次 / 分，BP：127/67mmHg。神志清楚。全身皮肤及巩膜未见黄染，面色、睑结膜、口唇及四肢甲床苍白，呈中度贫血貌。双肺呼吸音清，心律齐；全腹平软，无压痛，未扪及腹部包块，肝脾肋下未触及，移动性浊音阴性；双下肢无水肿。

辅助检查：

1. 腹部超声检查　脂肪肝，轻度；胆囊多发结石。

2. 腹部 CT 检查　胆囊混杂结节影，考虑胆囊结石，双肾盂及输尿管上段轻度扩张，考虑生理性排泄期所致，双侧附件及胸腔少量积液。

3. 全消化道钡餐造影　拟慢性胃炎并胃下垂，各组小肠未见明确器质性病变。

4. 实验室检查　血常规提示 HGB：61g/L，G-6-PD：2.42kU/L，乙肝两对半阴性，血红蛋白电泳未发现异常血红蛋白带，大便 OB（++++）。

5. 骨髓穿刺检查　符合缺铁性贫血骨髓象。

初步诊断：

1. 不明原因消化道出血。

2. 失血性贫血。

3. 结肠多发息肉。

4. 慢性胃炎。

5. 胆囊多发结石。

诊疗经过：入院后建立静脉通道，给予抑酸、止血、输血等治疗，为明确消化道出血原因，再次行胃镜检查，提示慢性非萎缩性胃炎（胃窦为主）。结肠镜检查在回肠末端、各段结肠及直肠见咖啡样物及少量鲜红色血液，结肠多发息肉，行内镜下结肠息肉切除术，病理活检提示：①（升结肠）管状腺瘤；②（距肛门20cm）绒毛管状腺瘤，局灶癌变(黏膜内癌)，蒂部切缘阴性。胶囊内镜检查提示空肠隆起性病变并出血，不除外海绵状淋巴管瘤（图3-1）。全腹CT＋增强检查提示空肠上段未见异常肿块影。经与患者及其家属充分沟通后行腹部探查手术，术中发现距屈氏韧带80cm小肠处见一肿块，边界清楚，大小约3.0cm×2.5cm，肿瘤远端小肠内见血肿影（图3-2）。所切除病变病理证实（空肠）淋巴管瘤（图3-3）。术程顺利，切口恢复良好，患者术后1周出院，随访2年无复发。

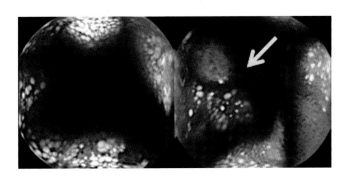

图3-1　胶囊内镜检查

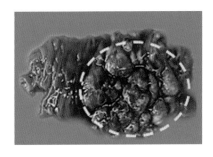

图3-2　外科手术标本

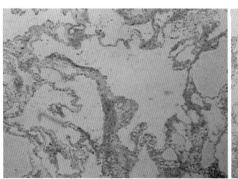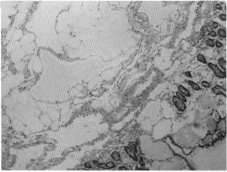

图 3-3　病理所示为（空肠）淋巴管瘤

最后诊断：

1. 小肠淋巴管瘤并出血。

2. 失血性贫血。

3. 大肠多发息肉切除术并局部癌变。

4. 慢性非萎缩性胃炎（胃窦为主）。

5. 胆囊多发结石。

确诊依据： ①主要临床表现为"反复黑便伴乏力 2 个月余"；②面色、睑结膜、口唇及四肢甲床苍白，呈中度贫血貌；③既往无高血压、心律失常、消化性溃疡等病史，无 NSAIDs、抗血小板药物、抗凝药服用史；④HGB：61g/L，大便潜血阳性；⑤胶囊内镜提示空肠隆起性病变并出血，不除外海绵状淋巴管瘤；⑥手术切除病变病理证实（空肠）淋巴管瘤。

二、分析与讨论

不明原因消化道出血（obscure gastrointestinal bleeding，OGIB）是指经常规消化内镜检查（包括食管至十二指肠降段的上消化道内镜和肛门直肠至回盲瓣的结肠镜）和 X 线小肠钡剂检查（口服钡剂或钡剂灌肠造影），或小肠 CT 不能明确病因的持续或反复发作的出血，占消化道出血的 3%～5%。血管扩张性病变、非甾体消炎药（NSAIDs）相关性肠病、小肠间质瘤、小肠憩室、小肠血管瘤、乳糜泻、小肠淋巴管瘤等病是年龄大于 40 岁的 OGIB 患者的常见病因。胶囊内镜是 OGIB 的一线检查手段，对 OGIB 总体诊断率约 62%，显性出血和隐性出血的检出率分别为 92% 和 44%。

小肠淋巴管瘤是引起 OGIB 的极少见疾病之一，是淋巴系统先天性畸形所致，包括单纯性淋巴管瘤、海绵状淋巴管瘤和囊状淋巴管瘤，占成人小肠肿瘤的 1.4%～2.4%。淋巴管瘤可累及肝、脾、胰腺、肾及结肠等多个腹腔脏器，大多数病变累及肠系膜，累及小肠壁者极为罕见，在所有淋巴管瘤中小肠淋巴管瘤所占比例不及1%。该病生长缓慢，可长期无症状，也可表现为腹痛、腹部包块、肠梗阻、肠穿孔及消化道出血等，如反复出血会造成慢性失血性贫血，影响患者身体健康。手术切除是小肠淋巴管瘤唯一有效的治疗手段，预后良好，极少复发。

该患者病程2个月余，反复排黑便，体格检查提示中-重度贫血貌，在外院和笔者所在医院先后行常规胃肠镜、全消化道钡餐透视、小肠CT均未发现可引起出血的病灶，经胶囊内镜检查，初步确定出血病灶，后经外科手术证实，预后良好，随访2年无复发。笔者认为临床工作中详细可靠的病史和体格检查有助于减少漏诊率，初次的常规内镜检查阴性者必要时可重复进行，有助于提高诊断率。

综上所述，消化道出血是消化道常见的疾病之一，但多数OGIB由小肠疾病引起。胶囊内镜安全无创，是检查小肠病变尤其是OGIB的重要手段。小肠淋巴管瘤发病率低，手术切除是唯一有效的根治方法。该病例遵循OGIB诊治流程，检查治疗规范，手术及时，术后恢复好，为临床医师提供了一定的经验。

（马　娟　沙卫红）

参考文献

[1] 中华消化杂志编辑委员会.共识与指南：不明原因消化道出血诊治推荐流程.胃肠病学，2012，17（7）：426-429.

[2] 中华医学会消化内镜分会.指南与共识：中国胶囊内镜临床应用指南.中国实用内科杂志，2014，34（10）：984-991.

[3] Worapop, Suthiwartnarueput, Siriphut, et al.Lymphangioma of the small bowel mesentery：A case report and review of the literature.World Journal of Gastroenterology，2012，18（43）：6328-6332.

[4] Bucciero F, Marsico M, Galli A, et al.Small bowel lymphangioma：A rare case of intestinal bleeding.Dig Liver Dis，2015，47（9）：815.

[5] Tseng C M, Su Y C, Tai C M.An unusual cause of obscure gastrointestinal bleeding.Gastroenteology，2016，150（2）：e9-e10.

[6] Blanco V G, Tun A A, Hernandez M O, et al.Hemolymphangioma as a cause of overt obscure gastrointestinal bleeding：a case report.Rev Esp Enferm Dig，2017，109（3）：213-214.

病例 2　回肠憩室并溃疡出血

一、病历摘要

患者女，29 岁，因"间断黑便 29 年，加重 1 年"就诊。患者出生 11 个月时就出现间歇性柏油样便，1 次/2～3 年，量少。入院前 1 年开始黑便次数逐渐增多，就诊于当地医院，血常规提示 HGB 40g/L，行胃镜检查未见明显异常。之后因反复解黑便就诊于多家医院，仍未明确诊断，为进一步诊治以"便血待查"收住笔者所在医院。无药物、食物过敏史，无心脑血管疾病病史，否认家族遗传性疾病史。

专科查体：T：36.5℃，P：88 次/分，R：20 次/分，BP：120/67mmHg。睑结膜、口唇及四肢甲床苍白，呈中度贫血貌。心肺正常，全腹平软，未见肠型及蠕动波，无压痛及反跳痛，肝脾未触及肿大。

辅助检查：

1. 胶囊内镜检查　回肠散在点状充血，不排除血管畸形出血可能（图 3-4）。

2. 经肛小肠镜检查　①回肠憩室并溃疡形成；②回肠毛细血管畸形？（图 3-5）。

3. 腹腔干动脉及肠系膜上、下动脉造影　腹腔干及肠系膜动脉未见明显异常，回肠区部分血管不除外毛细血管扩张症？

4. 实验室检查　血常规提示 HGB 89g/L，其他化验检查及肿瘤指标均正常。

初步诊断：

便血待查，①回肠憩室？②回肠血管畸形？

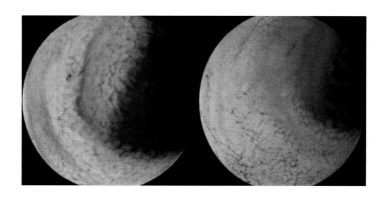

图 3-4　胶囊内镜检查见回肠散在点状充血

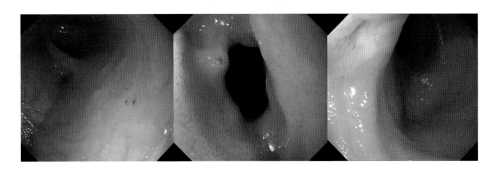

图 3-5　经肛小肠镜检查

注：回肠中下段散在或呈簇分布的毛细血管扩张改变；距回盲瓣约 70cm 处，

见 0.4cm×0.5cm 大小黏膜凹陷，覆少许白苔，周围黏膜呈细颗粒样增生

诊疗经过：根据胶囊内镜、小肠镜及肠系膜上动脉造影等检查结果，考虑小肠出血，给予"沙利度胺"抑制促毛细血管生长因子，同时给予止血、抑酸、补液等支持对症治疗，疗效欠佳。请肛肠外科会诊，在全麻下行剖腹探查术，见回肠一憩室并溃疡出血，随即行病变部位小肠切除术，术后随访 1 年再未见黑便出现。

最后诊断：

回肠憩室并溃疡出血。

确诊依据：①主要临床表现为"间断黑便 29 年，加重 1 年"，病程长；②睑结膜、口唇及四肢甲床苍白，呈中度贫血貌；③经肛小肠镜检查提示回肠憩室并溃疡形成；④外科手术剖腹探查中证实为回肠憩室并溃疡出血；⑤行病变部位小肠切除术，术后随访 1 年再未见黑便出现。

二、分析与讨论

小肠憩室主要是指由于肠腔内压力的影响，肠壁薄弱处向外膨出而形成的盲囊，以及因胚胎期卵黄管回肠端未闭合而形成的梅克尔憩室。小肠憩室先天性居多，最常见为十二指肠憩室，少见于空肠，极少见于回肠。发生于回肠的憩室罕见于成人，主要原因在于部分患者终身未出现并发症及现有医疗措施下的低检出率，因为没有具体的临床症状，诊断往往困难和延迟。小肠憩室大多含有异位黏膜组织。有文献报道，在切除有症状的回肠憩室中，含有异位组织的比例高达 61%，其中含胃黏膜组织的占 88%，含胰腺组织的占 7%。小肠憩室大多无临床症状及并发症发生。一般认为，症状的产生与憩室开口的大小、有无感染、溃疡、梗阻等因素相关。小肠憩室引起的并发症中，一般常见出血、穿孔、梗阻等，罕见结石及肿瘤，其中出血最为常见。小肠镜检查是其主要的诊断手段，急诊手术治疗是小肠憩室并发大出血行之有效的治疗方法。

本例就是因间断黑便 29 年，加重 1 年就诊。胶囊内镜检查提示回肠散在点状充血，经肛小肠镜检查提示回肠憩室并溃疡形成，明确诊断后及时行回肠病变手术切除，达到了根治的目的。故对于反复黑便者，在排除了胃和结肠的出血性疾病后，应考虑小肠出血性疾病，如小肠间质瘤、小肠血管畸形、小肠恶性肿瘤及小肠憩室等。小肠镜对小肠出血性疾病的诊断是非常必要，也是非常关键的。

（于晓辉　曹莉婷）

参考文献

[1]Morris G, Kennedy A Jr, Cochran W. Small bowel congenital anomalies: a review and update. Curr Gastroenterol Rep, 2016, 18（4）：16.

[2]Kilius A, Samalavicius N E, Danys D, et al. Asymptomatic heterotopic pancreas in Meckel's diverticulum：a case report and review of the literature. J Med Case Rep, 2015, 9（108）：1-4.

[3]尹华军, 王默进, 零春润. 小肠巨大 Meckel 憩室致胶囊内镜滞留 7 年一例. 中华消化内镜杂志, 2016, 33（3）：11-12.

[4]吉祥, 梁顺宇. 小肠出血的病因及诊断分析. 广州医药, 2017, 48（4）：86-89.

[5]白成, 王晶, 刘淑杰. 回肠憩室溃疡出血并发失血性休克 1 例报道. 现代医药卫生, 2016, 32（11）：1774-1775.

病例 3　小肠孤立性浆细胞瘤

一、病历摘要

患者女，70 岁，主因"间断性腹部胀痛伴呕吐 2 个月"就诊。患者于入院前 2 个月间断出现腹胀、腹痛，伴呕吐，呕吐物为宿食和胆汁液，伴有腐臭味，呕吐后腹胀减轻。近 1 周未解大便，肛门排气减少，伴食欲缺乏、乏力。就诊于当地医院，行胃镜检查诊断为：①食管炎；②胆汁反流性胃炎；③胃窦溃疡 H_2 期。上消化道钡餐检查提示：①胃下垂；②胃、十二指肠球炎；③十二指肠轻度淤滞。为进一步诊治以"腹痛待查"收住笔者所在医院。20 年前因甲状腺功能亢进行手术治疗，有高血压病 10 年，长期服用"尼群地平片"5mg/d。否认家族遗传性疾病史。

专科查体：营养欠佳，心肺正常。腹部可见胃型，中上腹有压痛，无反跳痛，振水音呈阳性，肝脾未触及肿大。

辅助检查：

1. 胃镜检查 萎缩性胃炎Ⅰ级伴糜烂Ⅰ级，十二指肠球炎。

2. 全腹MRI检查 空肠近端壁不规则增厚，考虑肿瘤性病变可能。

3. 经口行小肠镜检查 镜身达空肠远端50cm处，见一大小约2.0cm×3.0cm的菜花样隆起，表面糜烂、充血，活检质韧，远端狭窄，镜身无法通过（图3-6）。病理活检提示炎性改变。

4. 血、尿、便常规，肝功能、血糖、肿瘤指标等检查 均阴性。

初步诊断：

腹痛待查。

诊疗经过：给予胃肠减压、抑酸、止吐等对症治疗，患者腹胀及呕吐症状缓解不明显。根据病变引起的近端小肠梗阻，有外科手术指征，遂行小肠部分切除吻合术。术中见距屈氏韧带约7cm处一直径约4.0cm的包块，浸透浆膜层，其所属肠系膜淋巴结肿大，近端小肠扩张，肝脏、脾脏、肠系膜、腹膜、盆底未见转移性结节。切除小肠病理活检见小肠黏膜和黏膜下弥散浸润性生长浆样细胞及不成熟的浆细胞，胞内核大而圆，异型性明显，核分裂象多见，细胞内和间质可见卢梭小体，瘤细胞侵及肠壁全层，上下切缘未见瘤组织，淋巴结瘤细胞转移（1/5）（图3-7）。免疫组化：CD3（-），CD20（-），CD79a（+），CD38（++），CD138（+++），CD30（++），CD10（-），Villin（-），CKp（-），Ki-67＞45%（图3-8至图3-10）。为判断其是否为骨髓来源，行血清蛋白电泳、免疫全项、免疫固定电泳以及骨髓穿刺检查，结果均为阴性。术后给予对症治疗，逐渐过渡到正常饮食后出院。随访无明显不适。

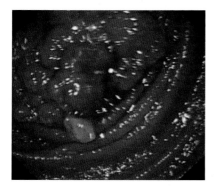

图3-6 小肠镜检查空肠病变

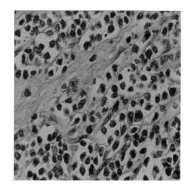

图3-7 空肠病变病理改变，
HE染色（20×）

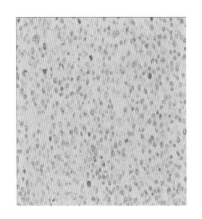

图 3-8　浆细胞瘤中 CD79a-20 呈
阳性，SP 法（20×）

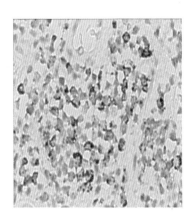

图 3-9　浆细胞瘤中 CD138 呈
阳性，SP 法（20×）

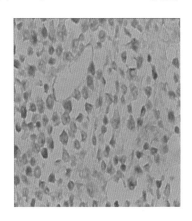

图 3-10　浆细胞瘤中 Villin 呈阴性，
SP 法（20×）

最后诊断：

小肠孤立性浆细胞瘤。

确诊依据：①主要临床表现为"间断性腹部胀痛伴呕吐 2 个月"，病程较短；②小肠镜检查于空肠远端 50cm 处见大小约 2.0cm×3.0cm 菜花样隆起，表面糜烂、充血，活检质韧，远端狭窄；③外科行小肠部分切除吻合术，术中见距屈氏韧带约 7cm 处有一直径约 4.0cm 包块，浸透浆膜层，其所属肠系膜淋巴结肿大，近端小肠扩张；④切除小肠病理活检提示小肠黏膜和黏膜下弥散浸润性生长浆样细胞及不成熟的浆细胞，细胞内和间质可见卢梭小体；免疫组化：CD3（-），CD20（-），CD79a（+），CD38（++），CD138（+++），CD30（++），CD10（-），Villin（-），CKp（-），Ki-67 > 45%。术后随访至今无明显不适。

二、分析与讨论

小肠孤立性浆细胞瘤少见，其诊断依据为：①病理证实仅浆细胞克隆生长的髓外小肠肿块；②骨髓组织学检查正常；③血清单克隆免疫球蛋白水平正常。该病属于髓外浆细胞瘤的一种，是血液系统恶性肿瘤之一，病理组织学以不同成熟期的浆细胞浸润以及产生单克隆免疫球蛋白为特征，多发生于上呼吸道或口腔黏膜下层。髓外浆细胞瘤占浆细胞瘤的 3%～4%，在消化道发病的浆细胞瘤仅为 10%，以胃、肝和结肠最多见，小肠发病者甚少。一项回顾性研究纳入的 61 例小肠浆细胞瘤患者中，空肠浆细胞瘤占 39%，回肠浆细胞瘤占 33%，空、回肠比例相当。

小肠浆细胞瘤的临床表现各异，与肿瘤位置、大小、压迫程度、侵犯周围组织器官有关。主要包括恶心、呕吐、腹痛、排便困难、消瘦等，以腹痛为最常见症状，但也有小肠浆细胞瘤并发穿孔和出血的报道。该患者除常见的腹痛外，由于病变位于空肠起始部，接近十二指肠升部及病灶巨大导致肠腔阻塞，因此，还表现为腹胀、呕吐宿食和胆汁反流等。

该患者临床诊断曲折，主要原因是病变部位普通胃肠镜难以到达以及临床症状不典型等，通过腹部 CT 或 MRI 确定小肠病灶的大小、位置、范围以及对周围脏器的损害情况，借助小肠镜观察到病灶的特征。但由于小肠镜检查中需注气，使肠管延伸、扩张，影响对病灶的定位，故该患者小肠镜判断与术中探查的病灶位置不符合。髓外浆细胞瘤多发生于黏膜下层，内镜下活检时需在病灶处深挖才能提高阳性率，本病例小肠镜活检病理检查为慢性炎症，而手术切除后病理检查证实为浆细胞瘤。

本例小肠孤立性浆细胞瘤，有与肿瘤大小、位置相关的症状和体征，腹部 MRI 和小肠镜下发现空肠肿块，手术切除病灶病理检查证实仅浆细胞克隆生长，通过骨髓穿刺检查及血清单克隆免疫球蛋白检查结果，排除了骨髓源性肿瘤。

综上所述，对间断腹部胀痛、呕吐宿食的患者，常规胃镜无异常时，应及早安排小肠镜检查，如镜下发现菜花样隆起，表面糜烂、充血，活检质韧等，应怀疑小肠孤立性浆细胞瘤可能，还需判断是否为骨髓来源，而治疗方式首选手术完整切除病灶。

（洪金鹏　卢利霞）

参考文献

[1] 杜军,李恒,王志华. 鞍区浆细胞瘤 1 例. 临床与实验病理学杂志,2014,30(2):232-233.

[2] 郭守娟，胡应亮，师炎敏 . 50 例孤立性浆细胞瘤临床分析 . 肿瘤基础与临床，2016，29（3）：236-239.

[3]Guo S Q, Zhang L, Wang Y F, et al.Prognostic factors associated with solitary plasmacytoma.Onco Targets Ther, 2013, 6（2）：1659-1666.

[4]Lopes da S R.Extramedullary plasmacytoma of the small intestine：clinical features, dignosis and treatment.J Dig Dis, 2012, 13（1）：10-18.

[5]Rajkumar S V.Multiple myeloma：2013 update on diagnosis, riskstratification, and management.Am J Hematol, 2013, 88（3）：226-235.

[6]Litiere S, de Vries EG, Seymour L, et al.The components of progression as explanatory variables for overall survival in the response evaluation criteriain solid tumours 1.1 database.Eur J Cancer,2014,50(10)：1847-1853.

病例4　小肠血管瘤并出血

一、病历摘要

患者女，26 岁，主因"头晕伴便血 6 天"就诊。患者于入院前 6 天无明显诱因感头晕，并出现意识丧失，持续 40～50 秒后清醒，感乏力、恶心，后解暗红色血便 2 次，总量约 200ml，便后再次出现意识丧失，持续 5～6 秒后清醒，伴出汗、胸闷、心慌、气短，无胸痛、腹痛、腹胀、发热等不适。入住当地医院后解暗红色血便 10 余次，总量约 2700ml，伴呕吐、间断性意识丧失、发热，最高体温达 38.5℃，给予降温、输血等治疗后未见好转。为求进一步诊治，以"便血待查"收住笔者所在医院。无心脑血管疾病史，否认家族遗传性疾病史。

专科查体：T：36.3℃，P：82 次 / 分，R：18 次 / 分，BP：118/66mmHg。神志清楚，皮肤、睑结膜、口唇及四肢甲床苍白，呈重度贫血貌。双下肺叩诊浊音，双下肺可闻及湿啰音。心脏检查正常。全腹平坦，腹软，全腹无压痛、反跳痛及肌紧张，肠鸣音 3 次 / 分。

辅助检查：

1. 胸部 CT 检查　双侧胸腔积液，左侧部分包裹，双肺下叶膨胀不全。

2. 胶囊内镜检查　空肠出血，空肠间质瘤伴溃疡（疑似）（图 3-11）。

3. 心电图、腹部 B 超、小肠 CT、结肠镜检查　均无特殊。

4．实验室检查　血常规提示 WBC：13×10^9/L，HGB：36g/L，RBC：1.16×10^{12}/L，NEU%：85.1%，PLT：47×10^9/L，ALB：12.9g/L，ESR：43mm/h。尿便常规、肾功能、自身抗体均阴性。

初步诊断：

1．消化道出血，空肠间质瘤不除外。

2．失血性贫血（重度）。

3．肺部感染。

诊疗经过：入院后给予积极抑酸、止血、输血、抗感染、补充蛋白质、营养支持等治疗，2 天后大便转黄。复查血常规提示 HGB：86g/L，WBC：3.8×10^9/L，NEU%：71.8%，ALB：37.7g/L。3 天后患者再次无明显诱因解暗红色血便，量约 500ml，无呕血、胸闷、气短、头晕、发热。考虑出血量较大，随时有失血性休克的可能性，在给予补充血容量、抗休克治疗的同时，请普外科会诊，即行急诊剖腹探查术，术中见距屈氏韧带约 80cm 处大小约 1.0cm×1.0cm 占位性病变，肠腔内充满血性液体，遂行小肠占位切除术。术后病理提示小肠黏膜下血管瘤样增生伴畸形，局部血栓形成伴机化（图 3-12）。术后黑便再未出现，出院随访 2 年无异常。

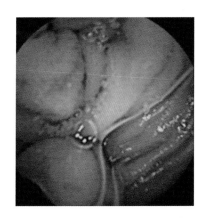

图 3-11　胶囊内镜下间质瘤伴溃疡

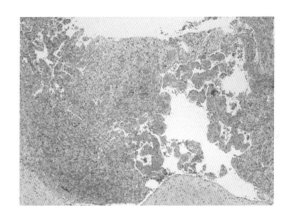

图 3-12　小肠病理活检

最后诊断：

1．小肠血管瘤并出血。

2．失血性贫血（重度）。

3．肺部感染。

确诊依据：①主要临床表现为"头晕伴便血 6 天"，病程短，有周围循环衰竭表现；②皮肤、睑结膜、口唇及四肢甲床苍白，呈重度贫血貌；③血常规提示 WBC：13×10^9/L，HGB：36g/L，RBC：1.16×10^{12}/L，NEU%：85.1%；④胶囊内镜检查提示空肠出血，

105

空肠间质瘤伴溃疡（疑似）；⑤术中见距屈氏韧带约 1.0cm 处大小约 1.0cm×1.0cm 占位性病变，肠腔内充满血性液体，术后病理提示小肠黏膜下血管瘤样增生伴畸形，局部血栓形成伴机化。术后黑便再未出现，出院随访 2 年无异常。

二、分析与讨论

小肠血管瘤好发于空肠，可发生于任何年龄，青壮年多见，男女比例相当，以多发病变多见，单发病变较少见。最常见的临床表现是消化道出血，通常以慢性失血为主，少数患者可出现急性消化道大出血，威胁患者生命。其他较少见的临床表现有腹痛、肠梗阻、肠套叠、肠穿孔等。

本例系小肠血管瘤导致的中消化道出血。小肠出血约占消化道出血的 5%，病因包括血管畸形、血管发育不良、溃疡、肿瘤及 Meckel 憩室。小肠血管瘤是一种先天性小肠血管畸形，源于残余的中胚层，可单独存在，也可与其他部位的血管瘤同时存在。小肠血管瘤的病理分型包括毛细血管型血管瘤、海绵状血管瘤和混合性血管瘤，其中海绵状血管瘤最常见。

由于小肠血管瘤缺乏特异性症状和体征，实验室检查难以定性，且病变多位于中段空肠，目前，尚没有简便有效的诊断方法，诊断较困难，临床易漏诊、误诊。目前，常见的检查方法中胃肠镜只能观察到十二指肠及回肠末端的小肠黏膜，小肠钡剂对比造影、小肠 CT 造影、小肠 MRI 造影对血管病变的检出率不高。胶囊内镜能观察到全部小肠，在出血活动期或静止期均可进行，对不明原因消化道出血的诊断率约为62%；优点为非侵入性，但其不能取活检，不适用于出血量较大或伴肠梗阻者，其诊断正确率仅为 20%～35%。而小肠镜具有直观性、可操控性、能活检、镜下治疗等优势，阳性率、准确率较高，对不明原因消化道出血的诊断率为 43%～75%，但其操作难度相对较大，广泛开展较困难。选择性血管造影有助于明确出血部位并可行血管栓塞治疗，尤其对于较严重的出血更有效。放射性核素扫描可检出 ≥ 0.1～0.5ml/min 的出血灶，如果出血速度过慢或间歇性出血，则作用受限。如果各种检查均不能明确出血灶，持续大出血危及患者生命时必须手术探查，必要时可联合术中内镜检查。小肠血管瘤一旦确诊，均宜采取手术治疗，主要依据病变类型、部位、范围及临床症状的严重程度选择不同的手术方式。

总之，对于不明原因的消化道出血者应高度警惕小肠血管瘤的可能性，应尽早做出诊断和治疗，以免延误患者病情。

（聂勇战　吴开春）

参考文献

[1]Zhang G Y, Luo C J, Zhao B.Small intestinal cavernous hemangioma causing chronichemorrhage：a case report.J South Med Univ，2017，37（7）：866-868.

[2]李馨，龚晓兵，黄纪亮.小肠海绵状血管瘤致反复消化道出血1例.疑难病杂志，2017，16（8）：843-847.

[3]中华消化杂志编辑委员会.不明原因消化道出血诊治推荐流程.中华消化杂志，2012，32（6）：361-364.

[4]郭艳，曹海龙，董文逍，等.空肠海绵状血管瘤致反复小肠出血1例.天津医科大学学报，2017，23（3）：245-246.

[5]廖陈，唐辉蓉，唐浩然.儿童小肠血管瘤致消化道大出血一例.中华普通外科杂志，2017，32（8）：22.

病例 5　急性腹痛为主伴有 Hp 感染的小肠克罗恩病

一、病历摘要

患者男，15岁，主因"上腹部及脐周阵发性绞痛9天"就诊。患者入院前9天无明显诱因突发上腹部及脐周阵发性绞痛，伴大汗淋漓，进食后加重，无他处放散，无恶心、呕吐、反酸、烧心、腹泻、便秘，近期体重下降约5kg。既往无消化性溃疡及胃炎病史，否认口腔溃疡、生殖器溃疡病史，否认家族遗传性疾病史。

专科查体：T：36.2℃，P：88次/分，R：20次/分，BP：118/66mmHg。精神差，急性痛苦貌。全腹压痛，以脐周为主，肝脾未触及肿大，肠鸣音正常。

辅助检查：

1. 全腹MRI检查　小肠肠壁节段性增厚，以十二指肠水平部、部分空肠及回肠末段明显，肠系膜根部多发肿大淋巴结，少许腹腔积液，考虑炎性改变。

2. 胃镜检查　十二指肠降段肠壁呈弥散性增厚，前壁可见多个散在0.6～1.5cm大小的不规则溃疡，表面充血、糜烂，边缘整齐，覆白苔。病理活检提示慢性炎症。

3. 尿素酶试验（+）。

4. 超声胃镜检查　十二指肠降段局限性黏膜缺损，黏膜至黏膜下层弥散浸润性改变,肠壁可见环形增厚,厚约0.7cm。周围有两个淋巴结肿大,大小各约0.9cm×1.0cm、1.8cm×1.1cm（图3-13）。

5. 结肠镜检查　回肠末端黏膜充血、水肿,散在黄绿豆大小不等隆起,似铺路石样改变,病理活检提示黏膜慢性炎症。

6. 超声肠镜　回肠末端局部黏膜呈中低回声增厚,厚度约0.5cm（图3-14）。

7. 实验室检查　血常规提示WBC:$29.20×10^9$/L,NEU%:93.3%;CRP、ESR均升高,大便OB（+）,骨髓穿刺检查正常。

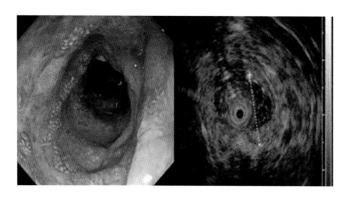

图3-13　十二指肠内镜及超声内镜

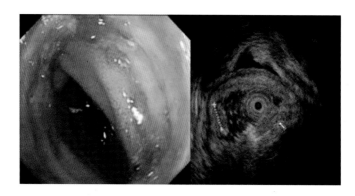

图3-14　回肠末端内镜及超声内镜

初步诊断：

腹痛待查：①克罗恩病？②腹膜炎？

诊疗经过：入院后给予抑酸、保护胃黏膜、调节肠道微生态、抗感染、解痉及营养支持等治疗,并完善腹部MRI、胃肠镜检查、组织病理学活检。综合考虑克罗恩病可能,故给予试验性治疗,口服"美沙拉嗪肠溶片",1g,4次／日;"泼尼松片",30mg,2次／日。针对Hp感染给予"丽珠维三联片",4片,2次／日;"埃索美拉唑",20mg,2次／日。用药1周后腹痛明显缓解,进食增加,从流食逐渐过渡到少渣普食,体重增加，2 周后仍有轻微腹痛，已达到临床治愈标准出院，嘱其继续口服"美沙拉嗪""泼尼松"，逐渐减量直至停药。出院 2 个月后临床症状完全消失，复查胃肠镜见十二指肠降部、回肠末端黏膜散在充血，未见糜烂、水肿及溃疡（图 3-15）；尿素酶和 ^{13}C 试验检测 Hp 均阴性。

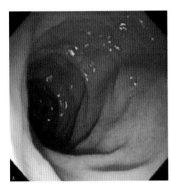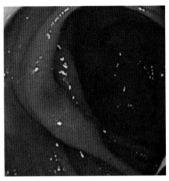

A 十二指肠降部　　　　　　　　　　　B 回肠末端

图 3-15　复查胃肠镜

最后诊断：

克罗恩病（十二指肠及空回肠末端，炎症型，中度活动期）伴 Hp 感染。

确诊依据：①主要临床表现为"上腹部及脐周阵发性绞痛 9 天"，病程短；②精神差，急性痛苦貌，全腹压痛，以脐周为主；③胃镜检查见十二指肠降部肠壁呈弥散性增厚，前壁可见多个散在不规则溃疡，表面充血、糜烂，病理活检提示慢性炎症；④超声胃镜检查提示十二指肠降段局限性黏膜缺损，黏膜至黏膜下层弥散浸润性改变，肠壁可见环形增厚；⑤结肠镜检查见回肠末端黏膜充血、水肿，散在黄绿豆大小不等隆起，似铺路石样改变，病理活检提示黏膜慢性炎症；⑥尿素酶试验（+）；⑦试验性给予"美沙拉嗪""泼尼松"，同时抗 Hp 治疗，2 个月后临床症状均消失。复查胃肠镜十二指肠降段和回肠末端，病变散在小溃疡和糜烂均消失。

二、分析与讨论

克罗恩病（Crohn's disease，CD）是一种慢性增生性病变，与环境、遗传、免疫、感染等多种因素有关。Hp 感染与 CD 的关系，现有研究报道不相一致，Hp 感染后可能会干扰宿主免疫应答，对炎症性肠病（inflammatory bowel disease，IBD）的进展起到抑制或辅助作用。如 Papamichael K 等的研究认为 Hp 抗体的产生可提供免疫保护作用，使机体不感染其他杆菌或微生物，从而避免诱发 IBD，而 Pellicano 等则有不同的结论；国内有专家认为肝肠螺杆菌与 IBD 的发生发展有一定的关系。结合国内外研究和本例患者特点，以及通过抗 Hp 治疗后的效果，我们认为 Hp 感染与 CD 的发生与发展可能有一定的关联。

CD 的特点是阵发性痉挛性腹痛，伴有发热、腹泻或便秘。但本例患者仅有急性腹痛症状，通过全面查体没有发现有如急性胆囊炎、急性阑尾炎、急性胰腺炎等常见急腹症的临床证据，随后通过胃肠镜发现了位于十二指肠、空肠、回肠末端的病变，病理活检提示为黏膜慢性炎症。虽然 CD 的发病部位多位于回肠末端及附近结肠，少见于十二指肠、空肠，而且典型的病理改变为非干酪样肉芽肿形成，但由于内镜下取材范围及标本量的限制，大多数情况病理结果为黏膜慢性炎症。这也是我们诊断本例 CD，并进行试验性治疗的依据之一。

综上所述，对于原因不明的急性腹痛，一定要进行全消化道的内镜检查，如发现病变，除进行活检病理学检查外，还需进行 Hp 检测。尤其对于 CD 这种发病率较低的炎症性肠病，在没有明确病理学证据支持的情况下，在排除溃疡性结肠炎、淋巴瘤、肠结核、白塞病等的基础上，需全面分析发病特点、病变部位及辅助检查结果，必要时则需进行试验性治疗和其他综合治疗，并进行随访，以防误诊误治。

（卢利霞　王俊科）

参考文献

[1]Ohen A B, Dale L, Millie D L, et al.Dietary patterns and self-reported associations of diet with symptoms of inflammatory bowel diseases.Dig Dis Sci, 2013, 58 (5): 1322-1328.

[2] 崔海梦，罗庆锋，许乐. 幽门螺旋杆菌与胃外疾病相关性研究进展. 世界华人消化杂志，2015, 23 (14): 2221-2227.

[3]Papamichael K, Konstantopoulos P, Mantzaris G J.Helicobacter pylori infection and inflammatory bowel disease: is there a link? World J Gastroenterol, 2014, 20 (21): 6374-6385.

[4] 赵红珍，王盖昊，王兆林，等. 幽门螺杆菌感染与胃肠道疾病的研究进展. 解放军医药杂志，2016, 28 (1): 110-114.

[5] 黄晓婧，赵红卫，秦玉花. 克隆恩病患者的临床诊疗及管理. 中国当代医学，2015, 22 (27): 17-21.

病例 6 乳糜泻

一、病历摘要

患者男，20岁，因"反复腹泻1年余，上腹痛1个月"就诊。患者入院前1年无明显诱因出现腹泻，每日排便3～5次，多为黄绿色糊状便，偶为水样便，不伴黏液及脓血，无里急后重感，不伴发热、咳嗽。在当地多家医院辗转诊治，诊断不明，经对症治疗后症状均无明显改善。入院前1个月突发上腹部绞痛伴恶心、呕吐胃内容物数次，以"肠梗阻"入住当地医院，给予胃肠减压、补液等治疗后腹痛、呕吐症状缓解，但仍有腹泻症状。为进一步诊治以"腹泻原因待查"收住笔者所在医院。患者起病以来，体重下降约8kg。否认肺结核、肝炎等病史；未发现食物、药物过敏史。否认疫水接触史及不洁饮食史，否认家族遗传性疾病。父母体健。

专科查体：T：36.6℃，P：92次/分，R：16次/分，BP：110/66mmHg。体型偏瘦，全身皮肤及巩膜未见黄染，未见肝掌及蜘蛛痣，全身浅表淋巴结未触及肿大。心肺查体无异常；全腹平软，无压痛、反跳痛及肌紧张，肝脾肋下未触及，移动性浊音阴性，肠鸣音正常；双下肢无水肿。

辅助检查：

1. 胸腹部平片检查　未见明确异常征象，腹部肠腔积气。

2. 腹部B超检查　肝实质增粗；胆囊稍大；腹腔少量积液；脾、双肾未见明显异常。

3. 胃镜检查　慢性非萎缩性胃炎（图3-16），Hp阴性；胃窦活检：中度慢性胃炎，间质淋巴细胞聚集，活动性（-）。

4. 结肠镜检查　回肠末端炎症伴淋巴组织增生（图3-17）。回肠末端活检：小肠黏膜慢性炎症伴淋巴组织增生。

5. 全腹增强CT检查　胰腺形态正常、密度均匀；CTE未见狭窄、占位性病变（图3-18）。

6. 实验室检查　血常规提示 WBC：$9.37×10^9$/L，NEU：$4.83×10^9$/L，RBC：$5.02×10^{12}$/L，HGB：145g/L，PLT：$290×10^9$/L，EOS：$0.17×10^9$/L。粪便常规、粪便找寄生虫检查、粪便细菌真菌培养、粪便艰难梭菌培养及毒素鉴定均未见异常。生化常规：葡萄糖5.67mmol/L；胆固醇2.06mmol/L，TP：77.3g/L，ALB：32.2g/L。CRP、ESR、甲状腺功能、肿瘤指标均正常，结核抗体、PPD、T-Spot均为阴性，血清ANCA、ANA/dsDNA、ENAs均未见异常。

7. 食物不耐受检测 14 项（IgG） 鸡蛋、大米、牛肉、大麦、鳕鱼、大豆、西红柿均属高度敏感。

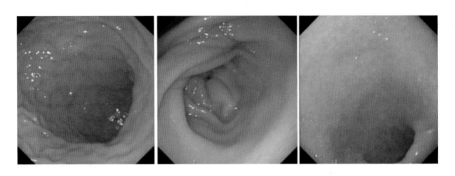

图 3-16 胃镜检查

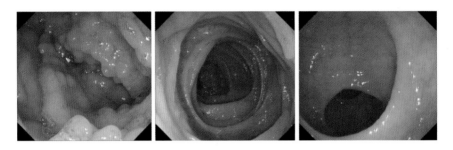

图 3-17 结肠镜检查

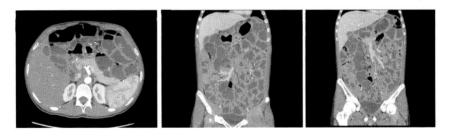

图 3-18 腹部增强 CT 及 CTE 检查

初步诊断：

慢性腹泻：非感染性腹泻？感染性腹泻？

诊疗经过： 入院给予补液、保护胃黏膜、止泻等支持治疗的同时，完善一系列相关检查，排除了感染性腹泻、胰源性、肝胆道、大肠及内分泌代谢性疾病。为进一步确诊行胶囊内镜检查，见小肠黏膜粗糙，呈镶嵌状及锯齿状黏膜改变，绒毛呈弥散性萎缩，局部见糜烂灶（图 3-19）。随后经口行双气囊小肠镜检查，见空肠及十二指肠环形皱襞减少、变浅，黏膜粗糙，呈镶嵌状改变（图 3-20）。活检病理检查提示（空肠及十二指肠）小肠黏膜组织，小肠绒毛明显变短变宽，腺体隐窝增生，其中见大量小淋巴样细胞浸润，轻度异型，伴散在少量浆细胞浸润，上皮内淋巴细胞浸润。免疫组化：CD20（少量+），CD3（+++），CD4（+++），CD5（++），CD8（少量+），CyclinD1（-），CD56（-）。原位杂交结果：EBERs（-）。病理诊断：（空肠、十二指肠）慢性肠病形态学改变，结合临床，考虑乳糜泻。治疗上予严格无麸质饮食，避免食用含小麦、大麦、裸麦等食物；同时予补充叶酸、维生素 D、维生素 B_{12} 及微量元素及肠道益生菌。出院3 个月后随访，患者腹泻症状明显改善。

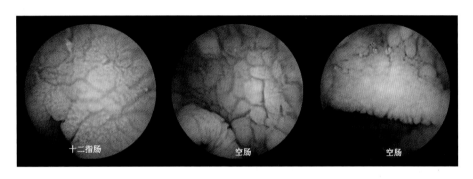

图 3-19　小肠胶囊内镜

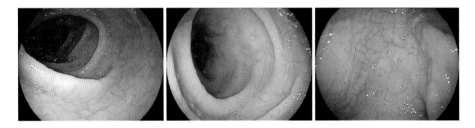

图 3-20　双气囊小肠镜

最后诊断：

乳糜泻（麦胶性肠病）。

确诊依据：①主要临床表现为"反复腹泻 1 年余，上腹痛 1 个月"，病程较短；②青年男性，以慢性腹泻为主，伴有体重下降；③无热带地区旅居及流行病学史；④生化检查胆固醇、白蛋白下降，提示存在消化吸收不良表现；⑤入院相关检查排除肠结核等感染性腹泻以及炎症性肠病、嗜酸细胞性胃肠炎、肝胆胰疾患、内分泌代谢性疾病等其他非感染性疾病；⑥小肠胶囊内镜及双气囊小肠镜检查符合乳糜泻内镜下特征性表现；⑦小肠黏膜活检符合乳糜泻病理特征；⑧严格无麸质饮食治疗有效。

二、分析与讨论

乳糜泻（celiac disease，CD）是一种免疫介导的、由麸质相关蛋白引发遗传易感个体以吸收不良为临床表现，以特异性抗体为特征的慢性小肠疾病。临床上主要表现为慢性腹泻，典型病例可出现脂肪泻，同时可出现体重下降及各种维生素、矿物质缺乏的症状。目前认为乳糜泻的全球发病率为0.3%～1%，其流行病学分布具有"冰山"特性，即未诊断病例远远多于已诊断病例。由于该病起病隐匿，病情轻重不一，轻者腹泻可不明显而仅表现为乏力、贫血及体重下降，因此，容易漏诊。本例患者腹泻症状较轻，伴体重下降，病程中并未出现脂肪泻，曾辗转当地多家医院，均未明确诊断，虽经多方治疗但病情并未改善，收住笔者所在医院后经一系列相关检查最终得以确诊。

乳糜泻的诊断依赖于患者的症状、血清标志物（IgA tTG抗体、IgA EMA抗体）及小肠黏膜活检组织的特征性表现，经去麸质饮食治疗后临床症状可获改善。近年来，国外关于乳糜泻的诊治指南更多地强调小肠黏膜活检的重要性。在2013年美国胃肠病学院的诊治指南中指出，上消化道内镜检查联合小肠活检仍是疑似乳糜泻的确诊手段。其镜下特征常表现为绒毛部分或完全萎缩、隐窝增生、上皮内淋巴细胞或浆细胞浸润。对于血清学试验结果阳性的患者仍需进一步取得小肠组织病理学结果方可确诊，如果小肠组织病理学结果阴性，需重新评价或重新活检。对于血清学试验阴性的患者也不能完全排除乳糜泻，如小肠组织病理学结果阳性者，可综合临床表现、体格检查，并排除热带口炎性腹泻、Whipple病、弥散性小肠淋巴瘤及嗜酸细胞性肠炎等其他慢性肠病，也需按乳糜泻治疗。本例患者因笔者所在地区的其他多家三甲医院均无开展乳糜泻相关自身抗体检测而无法取得血清学检查结果。尽管如此，我们在完善一系列相关检查并排除其他引起感染性腹泻及非感染性腹泻的疾病后，进一步行小肠镜检查及黏膜活检，仍考虑乳糜泻，在其随后的治疗随访也证实了上述诊断。

乳糜泻是终身性疾病，无麸质饮食是目前治疗乳糜泻唯一有效的方法，部分患者尽管进行无麸质饮食，但仍可能存在症状。其原因可能包括：无法完全避免麸质，如在外就餐时，未察觉地摄入了麸质。如在药品或牙膏中，对其他无麸质食物存在敏感。近年来的研究提示可能与小肠细菌过度生长也有相关性。本例患者在近3年的随访中，虽经严格的无麸质饮食治疗，但仍有偶尔腹泻症状，可能与上述原因有关。对乳糜泻的治疗除无麸质饮食外，尚需注意补充铁剂、叶酸、维生素D、维生素B_{12}及钙等微量元素，预防贫血、骨质丢失、口角炎、周围神经炎及夜盲症等相关并发症出现。大多数患者在严格无麸质饮食后预后良好，但若饮食控制不严或饮食治疗疗效不佳，病情可持续进展，并可发生骨质疏松、肠道非霍奇金淋巴瘤，极少数患者可死于该病。

综上所述，乳糜泻易被漏诊，临床上需提高对乳糜泻的认识，对慢性腹泻、不明原因体重减轻、缺铁性贫血及低蛋白血症的年轻患者需警惕该病可能，对疑诊患者应做相关的血清学检查和小肠黏膜活检，并行有效的饮食治疗。

（郑 跃 沙卫红）

参考文献

[1]Ludvigsson J F, Leffler D A, Bai J C, et al.The Oslo definitions for celiac disease and related terms.Gut，2013，62（1）：43-52.

[2]Rubio-Tapia A, Hill ID, Kelly C P, et al.ACG Clinical Guidelines：Diagnosis and Management of Celiac Disease.Am J Gastroenterol,2013,108(5):656-676.

[3]Pennazio M, Spada C, Eliakim R, et al.Small-bowel capsule endoscopy and device-assisted enteroscopy for diagnosis and treatment of small-bowel disorders：European Society of Gastrointestinal Endoscopy（ESGE）Clinical Guideline.Endoscopy，2015，47（4）：352-376.

[4]Crowe S E.Management of celiac disease：beyond the gluten-free diet.Gastroenterology，2014，146（7）：1594-1596.

[5]Walker M M, Ludvigsson J F, Sanders D S.Coeliac disease：review of diagnosis and management.Med J Aust，2017，207（4）：173-178.

[6]Leonard M M, Sapone A, Catassi C, et al.Celiac Disease and Nonceliac Gluten Sensitivity：A Review.JAMA，2017，318（7）：647-656.

病例 7 原发性小肠淋巴管扩张

一、病历摘要

患者女，11 岁，主因"间断腹泻、水肿 11 年，加重 2 周"就诊。患者自出生后即开始间断出现右足背肿胀，持续数小时至数天，程度轻，可自行缓解，无其他部位水肿，家属未在意，未诊治。随年龄增大逐渐出现右下肢非凹陷性水肿（图 3-21），左下肢无明显异常。无右下肢疼痛、青紫、皮温降低、间歇跛行等症，持续时间同前，可自行缓解。曾于当地医院多次查白蛋白均偏低，乙肝表面抗原（+），尿常规、血常规、转氨酶、胆红素、肌酐、尿素均正常，考虑"低蛋白血症""慢性乙型病毒肝炎"，给予利尿、补充蛋白等治疗后有所改善，但多次就诊未明确蛋白低下原因。随后患者间断出现腹泻，多为糊状便，无腹痛、里急后重，无黏液脓血便，无发热、皮疹等，自行口服止泻药（药名不详）症状可改善，未进一步诊治。入院前2周患者无明显诱因出现腹泻，较前加重，每日便次增加，性状同前，口服止泻药效果不佳，且水肿症状较前加重，并出现颜面、腰背部水肿，持续不缓解，为明确病因收入笔者所在医院感染科。既往有乙肝病史，无结核病史，无过敏史、手术史、外伤史，父母非近亲结婚，无家族遗传病史。

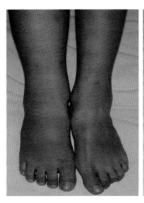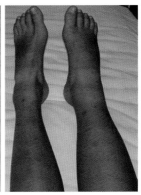

图 3-21　患者下肢不对称水肿

专科查体：T：36.0℃，P：82次／分，R：18次／分，BP：108/62mmHg。眼睑、颜面、腰腹背部水肿，双下肺呼吸音减弱，双侧第7肋间以下叩诊浊音。腹部膨隆，移动性浊音阳性，肝脾肋下未触及，肠鸣音活跃。双下肢不对称水肿，右下肢较左下肢粗。

辅助检查：

1. 实验室检查　血常规：WBC：$8.8×10^9$/L，NEU%：81.71%，NEU：$7.19×10^9$/L，LYM%：7.1%，LYM：$0.62×10^9$/L，RBC：$4.65×10^{12}$/L，HGB：141g/L，PLT：$285×10^9$/L。CD_4^+ T细胞检测：18.6%。24小时蛋白定量：0.05g/24h。HBsAg（+）、HBV DNA：$4.44×10^9$copies/ml。生化：TP：26g/L，ALB：11g/L，GLB：15g/L。尿素氮：1.2mmol/L，肌酐：31μmol/L，总胆固醇：1.98mmol/L，高密度脂蛋白：0.68mmol/L，低密度脂蛋白：1.60mmol/L。免疫球蛋白：IgG：1.4g/L，IgA：0.5g/L，IgM：0.25g/L，铜蓝蛋白102g/L。促甲状腺激素：11.0μU/ml，甲状旁腺激素：171.8pg/ml。

2. 腹水检验　腹腔积液呈乳糜色。

3. 心脏超声检查　微量心包积液。

4. 肝脏 CT ＋ CTA 检查　大量腹腔积液，双侧胸腔积液，腹腔内肠管广泛壁厚，扩张淤积征象（图 3-22）。

5. 全身淋巴核素显像检查　左锁骨部位放射性异常浓聚，不除外有乳糜瘘；右上肢腋窝淋巴结未显影，提示淋巴结回流受阻。右腹股沟淋巴结显影不良，且有皮肤回流，未见侧支循环。

6. 结肠镜检查　回盲瓣呈不规则裂口状，回盲部及回肠末端黏膜水肿、肥厚，绒毛呈苍白棒状及大小不等的黄白色小结节（图 3-23）。活检病理提示：黏膜层乳头状增生，间质内脉管增生扩张，其中可见一定量淋巴细胞及散在浆细胞、嗜酸性粒细胞浸润，结合临床不排除淋巴液引流不畅改变（图 3-24）。

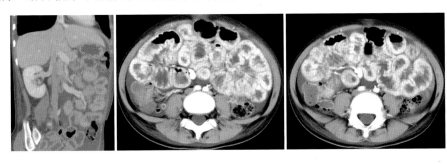

图 3-22　肝脏 CT ＋ CTA

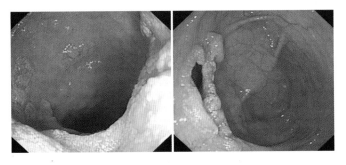

图 3-23　肠镜见回盲瓣呈不规则裂口状，回盲部及回肠
末端黏膜散在斑片状白色颗粒样改变

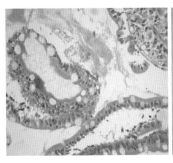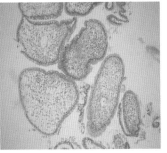

图 3-24　黏膜层乳头状增生，间质内脉管增生扩张

初步诊断：

1. 腹泻待查。

2. 低蛋白血症。

3. 慢性乙型病毒性肝炎。

诊疗经过：患者入院后给予利尿、补充蛋白等治疗，疗效不佳。因患者长期水肿，近期加重，有胸腹腔积液，外院多次检查未见心、肾疾病证据，且患者伴有间断腹泻，而本地区结核感染率较高，需考虑结核感染造成慢性消耗所致低蛋白血症，腹泻不排除肠结核；完善胸腹腔积液常规及培养、T-Spot、胸片、腹部 CT 等检查，未见明确结核感染证据。但腹腔穿刺时发现腹腔积液为乳糜状，常见原因有腹腔肿瘤、感染、创伤、先天畸形、肝硬化、肾病综合征等可能，结核感染仍不能除外。另外，患者有慢性乙型病毒性肝炎病史多年，乙肝病毒载量高，需考虑慢性肝病、肝细胞合成功能低下致低蛋白血症。腹泻可能为患者免疫力降低时伴发的机会性感染所致，但进一步行腹部 B 超、CT 等检查未提示慢性乙肝肝硬化、肝脏肿瘤等慢性肝病，转氨酶及胆红素无明显异常，慢性肝病证据不足。而患者腹部 CT 检查中发现腹腔内肠管广泛壁厚、扩张淤积征象，考虑肠道病变可能。行肠镜检查发现回盲部及回肠末端黏膜广泛散在白色结节样改变，活检提示脉管扩张，考虑肠道淋巴管病变可能；而肠道淋巴管病变多继发于自身免疫性疾病、肿瘤、结核感染、丝虫病、肝硬化门静脉高压、缩窄性心包炎、Whipple 病、腹部外伤或手术损伤等，进一步行心脏 B 超、自身免疫疾病相关抗体等未见以上疾病证据。进一步行 CD_4^+ T 细胞检测及免疫球蛋白测定提示 CD_4^+ T 减少、IgG 明显降低，全身淋巴核素显像提示淋巴回流受阻，结合病史考虑原发性小肠淋巴管扩张症，给予低脂、高蛋白、富含中链三酰甘油饮食后病情逐渐缓解。出院后随访病情一直平稳。

最后诊断：

1. 原发性小肠淋巴管扩张症。

2. 先天性多发淋巴管发育不良。

3. 蛋白丢失性肠病。

4. 继发性甲状腺功能减退。

5. 乙肝病毒携带状态。

确诊依据：①主诉为"间断腹泻、水肿 11 年，加重 2 周"；②血清白蛋白降低，淋巴细胞计数低，CD_4^+ T 减少，IgG 降低；③腹腔积液呈乳糜状；④肠镜检查发现回盲部及回肠末端黏膜水肿、肥厚，绒毛苍白呈棒状及大小不等的黄白色小结节；⑤活检提示小肠间质内脉管增生扩张。

二、分析与讨论

小肠淋巴管扩张症是一种临床少见的蛋白丢失性肠病，由 Waldmann 等于 1961 年首次提出。因小肠淋巴管扩张造成淋巴回流受阻，淋巴管压力升高，小肠绒毛内乳糜管和小肠壁内淋巴管扩张，淋巴乳糜渗漏至肠腔导致蛋白长期丢失而出现乳糜性腹腔积液、低蛋白血症、低脂血症和淋巴细胞绝对数减少。

该病分为原发性与继发性。原发性病因不明，常由巨淋巴管症和先天淋巴管发育不良所致，被认为是一种先天性疾病和常染色体隐性遗传病，常见于儿童和青少年，90％于 30 岁以前发病，平均年龄 11 岁。继发性与自身免疫性疾病、肿瘤、感染（结核、丝虫病等）、肝硬化门静脉高压、缩窄性心包炎、Whipple 病、腹部外伤或手术损伤等所致淋巴管及周围组织的炎症和狭窄，使淋巴循环受压或回流不畅有关。

该病 CT 的典型表现为弥散性结节状小肠壁增厚和水肿及小肠壁晕轮征，淋巴管造影及放射核素淋巴管显像可见肠系膜和肢体淋巴管狭窄或闭塞、曲张及功能不全。内镜及病理检查对该病确诊有重要作用，其内镜下表现为肠黏膜水肿、肥厚，绒毛苍白呈棒状及大小不等的黄白色结节，病理表现为黏膜下淋巴管扩张。其诊断标准包括：①有典型的临床表现；②外周血淋巴细胞绝对计数减少；③血浆白蛋白与 IgG 同时降低；④内镜活检或手术标本病理证实有小肠淋巴管扩张症；⑤实验证明肠道蛋白质丢失增多。具备前三条者应疑诊，具备后两条即可确诊。

本病例以腹泻、水肿、多浆膜腔积液为主要症状，存在低蛋白血症、甲状腺及甲状旁腺激素异常、乙肝表面抗原阳性、乙肝病毒载量高等特点。但患者淋巴细胞绝对数、CD_4^+ T 减少，同时有血清白蛋白及球蛋白显著下降，免疫球蛋白、铜蓝蛋白、脂蛋白等多种蛋白不同程度下降，低血钙、乳糜色腹腔积液等不能用肝病及内分泌异常来解释，而可以大量蛋白丢失来解释继发性甲状腺、甲状旁腺激素升高现象。肝脏 CT＋CTA 检查提示：腹腔内肠管广泛壁厚、扩张淤积征象。结肠镜检查提示：回盲瓣呈不规则裂口状，回盲部及回肠末端黏膜广泛水肿、肥厚，绒毛苍白呈棒状及大小不等的黄白色小结节。小肠活检提示：黏膜层乳头状增生，间质内脉管增生扩张，说明淋巴乳糜液渗漏至肠腔，导致各种不同分子量的蛋白进入肠道，造成低蛋白血症及乳糜性胸腔积液、腹腔积液。患儿 11 岁发病，出生后即出现不对称性水肿，病变部位涉及肠及多部位淋巴结，无明确结核史，也无新发结核感染证据，相关检查排除了引起继发性小肠淋巴管扩张疾病，故最终考虑为先天性淋巴管发育不良致蛋白丢失性胃肠病、原发性小肠淋巴管扩张症。

原发性小肠淋巴管扩张症临床罕见，病程隐匿，表现多样，诊治过程中易被忽视，尤其患者合并有肝病、内分泌指标异常，会给临床诊断带来一定干扰和困难。如条件具备应尽快完善内镜、小肠形态学检查、核素淋巴管显像和淋巴管造影等辅助检查，结肠镜检查尽可能观察回肠末端表现，发现异常及时进行病理学检查。

（姚　萍　王海昆）

参考文献

［1］张建梅，陈孝柏，赵桐，等．小肠淋巴管扩张症在直接淋巴管造影及造影后CT平扫中的影像表现．临床放射学杂志，2012，31（1）：65-69.

［2］刘芳勋，孙宇光，夏松，等．小肠淋巴管扩张症合并门静脉高压症七例分析．中华消化杂志，2013，33（4）：244-247.

［3］董健，沈文彬，信建峰，等．联合应用CT淋巴管成像与直接淋巴管造影诊断原发性小肠淋巴管扩张症的价值．中华放射学杂志，2017，51（5）：362-365.

［4］文哲，童冠圣，刘勇，等．淋巴显像诊断小肠淋巴管扩张症的腹部影像分型及价值．中华核医学与分子影像杂志，2014，34（2）：116-119.

［5］聂燕，梁浩，杨云生，等．原发性小肠淋巴管扩张症一例．中华消化杂志，2013，33（12）：844.

病例 8　极低危险度小肠间质瘤并下消化道大出血

一、病历摘要

患者男，60岁，主因"左下腹不适伴便血6小时"就诊。患者于入院前6小时无明显诱因出现左下腹不适，随即解黑色稀糊样大便1次，量较多，感头晕、心慌、乏力、黑矇，随即摔倒，后再次解暗红色血便约400g，为进一步诊治以"消化道出血"收住笔者所在医院。患者入院前1周因上腹部隐痛在外院行胃镜检查提示"十二指肠球部后壁霜斑样溃疡""慢性非萎缩性胃炎"，对症治疗好转。结肠镜检查提示结直肠及末段回肠未见异常。无心脑血管疾病，无传染性疾病史，否认家族遗传性疾病史。

专科查体：T：36.2℃，HR：96次/分，BP：90/40mmHg，P：88次/分。全身皮肤、睑结膜及四肢甲床苍白，呈中度贫血貌。心肺未见明显异常，全腹平软，无压痛、反跳痛及肌紧张。肝脾未触及，未触及包块，肠鸣音活跃，5～7次/分。

辅助检查：

1. 实验室检查　血常规提示 WBC：3.57×10^9/L，HGB：73g/L，PLT：141×10^9/L。便常规可见肉眼血便，红细胞满视野，便潜血阳性。肝肾功能、凝血功能均正常，血 CEA、AFP、CA-199 均正常。

2. 胸片、心电图和腹部 B 超检查　未见异常。

初步诊断：

1. 消化道大出血。

2. 失血性休克。

诊疗经过： 入院后给予扩容、输血、抑酸、止血等综合治疗，仍间断解暗红色血便，并出现短暂抽搐、意识丧失及血压下降（74～54/35～30mmHg），心率 55 次／分。急诊行腹腔动脉造影，回肠末端部分区域可见富血管染色区，并可见造影剂迅速渗出，引入微导管超选择造影考虑占位可能，即以微球联合吸收性明胶海绵颗粒栓塞，观察 5 分钟无造影剂溢出（图 3-25）。栓塞治疗后仍出现间断右下腹痛，约 4 小时后再次解暗红色血便，约 1000g，血压波动范围为 95～100/50～60mmHg，急查血常规提示 HGB 53g/L。遂急诊进行手术探查，术中见腹腔少量血性渗出，全结肠及距回盲部约 1.2m 小肠呈蓝色血管栓塞术后改变，距回盲部 1.0m 左右见一约 2.0cm×2.0cm×1.0cm 大小肠壁肿物向腔外生长，表面轻度水肿（图 3-26），距肿瘤上下各 5.0cm 切除肿瘤，距回盲部 40cm 回肠壁打孔向回盲部清洗肠腔内积血，查无回盲部出血征象。切除肿物常规病理见梭形肿瘤细胞，核分裂象罕见，切缘无肿瘤细胞（图 3-27）。免疫组化：Myogenin（-），Myoglobin（-），S-100（+），β-cate（-），Syn（-），Vim（+），CD34（-），CD117（+），SMA（+），MyoD1（-），NSE（-），Ki-67（3%），Dog-1（+）。诊断：小肠间质瘤，极低危险度。术后再无便血，病情平稳出院。随访 4 年未见复发及转移。

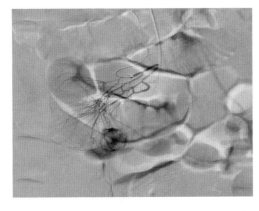

图 3-25　腹腔血管造影：回肠末端动脉向肠腔内出血并栓塞治疗

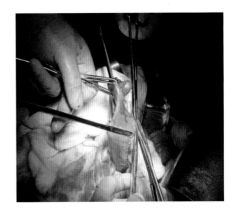

图 3-26　手术所见

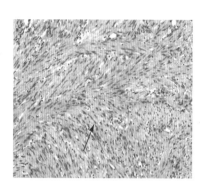

图 3-27　小肠间质瘤病理：肿瘤细胞呈梭形，
胞质红染，细胞核呈杆状、长梭形

最后诊断：

1．小肠间质瘤，极低危险度。

2．失血性休克。

确诊依据：①主要临床表现为"左下腹不适伴便血 6 小时"，病程短，并出现心慌、黑矇、晕倒。②1 周前胃镜检查提示十二指肠球部霜斑样溃疡，对症治疗好转，结肠镜检查未见异常，排除了上消化道及大肠的急性出血性疾病。③血压低下，为 90/40mmHg；全身皮肤、睑结膜及四肢甲床苍白，呈中度贫血貌；肠鸣音活跃，5 ～ 7 次 / 分。④ HGB：73g/L，便常规可见肉眼血便，红细胞满视野，便潜血阳性。⑤腹腔动脉造影见回肠末端部分区域可见富血管染色区，并可见造影剂迅速渗出。⑥急诊手术探查，距回盲部 1m 左右见一约 2.0cm×2.0cm×1.0cm 大小肠壁肿物向腔外生长，切除后依据常规病理及免疫组化诊断为小肠间质瘤，极低危险度。出院后随访 4 年病情平稳，未见复发及转移。

二、分析与讨论

胃肠间质瘤（gastrointestinal stromal tumor，GIST）是一种免疫表型以 KIT 蛋白（即 CD117）表达、遗传上以 *c-kit* 基因突变、组织学上以其富于梭形细胞和上皮样细胞为特征的胃肠道间叶源性肿瘤。发病率在 0.74/10 万 ～ 7.6/10 万。GIST 最多发生于胃（60%～ 70%），其次为小肠（20%～ 30%）、结直肠（4%～ 6%）、食管（1%～ 2%），少数（＜5%）可发生于胃肠道外包括网膜、肠系膜及腹膜后等。瘤体大小大多为 5 ～ 8cm，肿瘤生长方式有向腔内生长（56.3%），同时向腔内外生长（31.3%），向腔外生长（12.5%）。

在组织学上，依据细胞形态可将 GIST 分为 3 大类：梭形细胞型（70%）、上皮样细胞型（20%）、混合型（10%）。除此之外，更重要的是免疫组化相关蛋白检测是其确诊的重要依据，其中 Dog-1 阳性率约 98％、CD117 阳性率约 95％、CD34 阳性率约 70％、SMA 阳性率约 40％、S-100 阳性率约 5％、Desmin 阳性率约 2％。因 GIST 具有潜在恶性倾向，故根据肿瘤大小、细胞核分裂数、肿瘤原发部位将 GIST 分为不同的危险度，即极低危险度、低危险度、中等危险度和高危险度间质瘤，以便于合理选择治疗方案及预后评估。GIST 根据肿瘤的部位、大小、恶性程度等可表现为腹痛、腹部包块、消化道出血及肠梗阻，也可伴有消瘦、乏力、贫血等，缺乏特异性。急性消化道出血是其常见及严重的并发症，如不及时确诊和治疗，往往危及患者生命，体积较小者也可并发严重出血。

小肠间质瘤因部位比较隐匿，往往因肿瘤破裂出血才引起关注。小肠镜和胶囊内镜可以发现腔内生长的肿瘤，但对于向腔外生长的很难发现。急性出血时腹腔动脉造影往往可以发现病变区域，但停止出血或出血量少，造影很难发现病灶，此时，手术探查是其治疗的选择方法之一。更重要的是手术探查不但能发现病变，而且通过切除病变的病理学检查能确诊和判断危险度，这对于患者是否选择下一步的治疗方案及判断预后极为关键。

本例患者因便血 6 小时入院，出血量较大，就诊前就已出现休克症状，入院前在外院行胃镜检查诊断为十二指肠球部霜斑样溃疡，对症治疗后好转，况且十二指肠球部霜斑样溃疡不至于引起急性消化道大出血，结肠镜检查也未见明显的能引起出血的病灶。入院后内科保守治疗无效，腹腔动脉造影发现回肠末端区域出血，栓塞治疗后出血暂时停止，但随后继续便血，失血性休克进行性加重，立即行外科手术探查，发现回肠间质瘤，切除病变后出血停止，普通病理见梭形肿瘤细胞，核分裂象罕见，免疫组化检测到 S-100（+）、Vim（+）、CD117（+）、SMA（+）、Dog-1（+），符合小肠间质瘤的诊断，更符合极低危险度的评价标准。

综上所述，对于急性消化道出血，首先要排除上消化道出血，其次要排除大肠出血性疾病。除此之外就要考虑小肠出血性疾病。小肠间质瘤就是一个易引起出血的疾病，该病如小量或慢性出血，小肠镜和胶囊内镜是重要的检查手段。如急性大出血首选腹腔动脉造影，确定出血范围，最好行外科手术切除病变，及时行病理学检查，明确病变性质，判断危险度至关重要。小肠间质瘤并出血还应与其他引起小肠出血性疾病相鉴别，如小肠血管发育不良和畸形、小肠溃疡、小肠肿瘤、小肠黏膜糜、小肠克罗恩病、小肠息肉、小肠憩室等。

（刘建军　王瑞玲）

参考文献

[1] 胃肠道间质瘤专家组 . 中国胃肠道间质瘤诊断治疗共识（2013 年版）. 临床肿瘤学杂志，2013，11（18）：1030-1037.

[2]Toshirou N，Jean-Yves Blay，Seiichi H，et al.The standard diagnosis，treatment，and follow-up of gastrointestinal stromal tumors based on guidelines.Gastric Cancer，2016，19（1）：3-14.

[3]Beham A W，Schaefer I M，Schuler P，et al.Gastrointestinal stromal tumors.Int J Colorectal Dis，2012，27（6）：689-700.

[4] 韩鸿彬，王公平，陈晔，等 . 小肠间质瘤 45 例临床诊治分析 . 中国现代医学杂志，2016，26（17）：121-124.

[5]Taylor M C，Katherine E F，Psul T F，et al.Population-Based Epidemiology and Mortality of Small Malignant Gastrointestinal Stromal Tumors in the USA.J Gastrointest Surg，2016，20（6）：1132-1140.

[6] 刘军，罗和生，赵亮，等 . 小肠间质瘤小肠镜诊断及治疗 32 例分析 . 临床外科杂志，2012，20（12）：865-867.

[7] 薄陆敏，廖专，徐灿，等 .1000 例 OMOM 胶囊内镜检查患者的回顾性分析研究 . 中华消化内镜杂志，2014，31（2）：102-105.

病例 9　小肠毛细血管扩张症并出血

一、病历摘要

患者男，18 岁，主因"间断便血 4 天"就诊。患者于入院前 4 天无明显诱因解暗红色稀糊状便 4 次，每次量 100 ～ 200ml，伴头晕、乏力、心慌，无反酸、恶心、呕吐、呕血、发热等，就诊于外院。查血常规提示 HGB 106g/L，入院后 2 天均解暗红色血便，600ml 左右，头晕、乏力加重，测血压偏低（具体不详），给予补液、输血等治疗，血常规提示 HGB 56g/L。电子胃镜检查提示萎缩性胃炎，电子肠镜可见肠腔充满暗红色血凝块，引出约 1000ml。因患者无法耐受，进镜至结肠肝曲后退镜，所见结直肠未见明显出血病灶，多考虑小肠出血。为进一步明确出血原因，以"便血待查"收住笔者所在医院。既往无全消化道出血病史，无病毒性传染病、心脑血管性疾病、家族遗传性疾病等病史。

专科查体：T：36.0℃，P：88次／分，R：19次／分，BP：110/62mmHg。意识清楚，全身皮肤、睑结膜及巩膜苍白，呈重度贫血貌。心肺正常，腹部饱满，腹肌柔软，全腹无压痛和反跳痛，肝脾未触及肿大，肠鸣音活跃，6～8次／分。

辅助检查：

1. 腹部B超检查　肝、胆、脾、胰、双肾及腹腔均未见明显异常。

2. 电子胃镜检查　非萎缩性胃炎伴糜烂Ⅰ级。

3. 电子结肠镜检查　可见肠腔大量暗红色积液，伴有血块，反复冲洗未见明确出血灶。

4. 实验室检查　血常规提示HGB 59g/L，HCT%（血细胞比容）17.6%，其余化验检查均未见明显异常。

初步诊断：

1. 便血待查。

2. 失血性贫血，重度。

诊疗经过：入院后立即给予输血、抑酸、止血、补液等治疗，因怀疑小肠出血，反复清洁灌肠后行经肛小肠镜检查，于回肠中下段散在毛细血管扩张，其中两处有明显渗血（图3-28），小肠镜下此处行APC电凝止血后，又行钛夹缝合术，随后行腹腔干动脉及肠系膜上、下动脉造影，提示腹腔干及肠系膜动脉未见明显异常，空肠区部分血管不除外毛细血管扩张症（图3-29）。术后出血停止，为预防再次出血，给予口服"沙利度胺"，出院后再未出现便血。随访1年无复发。

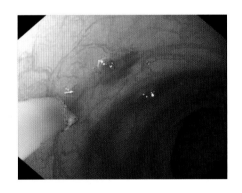

图3-28　小肠镜检查

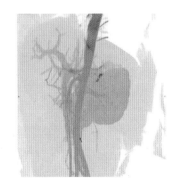

图3-29　腹腔血管动脉造影

最后诊断：

1. 小肠毛细血管扩张症并出血。

2. 失血性贫血，重度。

　　确诊依据：①主要临床表现为"间断便血 4 天"，病程短，伴头晕、乏力、心慌，血压偏低；②全身皮肤、睑结膜及巩膜苍白，呈重度贫血貌，肠鸣音活跃，6～8 次／分；③血常规提示 HGB：59g/L，HCT％（血细胞比容）：17.6％；④小肠镜检查见回肠中下段散在毛细血管扩张，其中两处有明显渗血；⑤腹腔干动脉及肠系膜上、下动脉造影提示腹腔干及肠系膜动脉未见明显异常，空肠区部分血管不除外毛细血管扩张症；⑥APC 电凝止血＋钛夹缝合术后再未便血。随访 1 年无复发。

二、分析与讨论

　　小肠毛细血管扩张症的病理基础是肠道血管发育畸形，病因不明确。Moore 将肠道血管畸形分为 3 型：Ⅰ型为孤立型，即毛细血管扩张症，内镜下表现为局限型血管扩张，与周围正常黏膜分界清楚，包括区域内的血管扩张和蜘蛛痣样血管扩张；Ⅱ型为弥漫型，系血管发育不良，内镜下血管扩张呈弥漫性，范围广，色鲜红，与正常黏膜分界较模糊；Ⅲ型为遗传性出血性毛细血管扩张症。本病的病理特征为受累小肠壁黏膜下层和黏膜层微血管迂曲、扩张，严重者可形成微小动静脉瘘，随着病程进展，扩张的血管侵及黏膜层，造成压迫糜烂和出血。发病年龄从 2 个月至 80 岁，临床报道多见于老年人，可能原因为老年人血管壁弹性减弱、退行性病变及黏膜缺血，最终导致黏膜下静脉长期处于慢性梗阻状态及毛细血管扩张，病变常为多发。该患者小肠镜下可见回肠中下段散在点状毛细血管迂曲扩张，范围 1～2mm，无活动性出血，内镜下血管扩张呈弥漫性，与正常黏膜分界较模糊，属Ⅱ型，弥漫型。

　　本病主要临床表现为腹痛和下消化道出血，出血的形式可为长期隐匿性出血，如反复黑便或大便潜血，伴慢性失血性贫血，也可表现为突发性大量出血，甚至发生低血容量性休克，威胁生命。实验室检查多为缺铁性贫血。

　　目前，消化道出血病因诊断常选择电子胃镜、结肠镜、消化道钡餐造影、放射性核素成像等，但这些传统的诊断方法对于小肠毛细血管扩张症诊断较为困难，因常规内镜检查难以到达此部位，CT 及 MRI 也难以清晰显像，容易漏诊和误诊。选择性肠系膜动脉造影也是诊断本病常用方法之一，阳性率可达 70％～90％。在活动出血期，造影剂可在黏膜出血部位外溢。对无造影剂外溢的患者，在造影时注入罂粟碱使血管平滑肌松弛、小血管扩张，有利于显示非活动期病灶，但对无活动性出血者，其阳性率仅为 25％～50％。本病在非活动出血期，选择性肠系膜动脉造影可见供血动脉早期充盈，有血管湖，动脉末端分支有结构紊乱的血管丛、黏膜下静脉和毛细血管迂曲扩张，有助于定位病变，为手术切除病变提供指导。放射性核素扫描对出血灶敏感性高，但有一定假阳性，因核素浓聚区也可能仅是肠腔内积血所在，在出血间歇期检查常为阴性，该方法对出血诊断定性作用较强，但定位价值不大。目前，国内多家医院已开展小肠镜检查，其阳性率为 26%～75%。传统推进式小肠镜插入深度仅在幽门下 50～150cm，患者依从性较差。近年来发展的双气囊电子小肠镜具有插入深度好、诊断率高的特点，且可进行黏膜活组织检查。双气囊小肠镜检查对于不明原因的小肠出血有较高的诊断和治疗价值，但操作技术要求高，操作时间长，患者有一定程度的不适感。

小肠毛细血管扩张症的病变范围广泛，手术常常难以或不可能全部切除病变肠段，术后再出血率较高，文献报道达 90% 左右。另外，这类肠道出血常常会自行停止或在非手术治疗下停止。虽然反复小量出血可以迁延，造成患者痛苦，但一般都属非致死性的。此病常伴有肠系膜边缘血管的阻塞、纤维化或不连接（阙如）现象，如手术时不注意这个问题，可能造成吻合口瘘及部分肠襻坏死。该例患者现阶段虽未出现此类情况，但应做到早预防，避免这种危险并发症的发生。

介入治疗技术的发展增加了小肠毛细血管扩张症的治疗选择。针对活动出血灶，利用栓塞剂（吸收性明胶海绵、鱼肝油酸钠、氰基丙烯酸酯等）进行介入栓塞或灌注垂体后叶素等，其有微创、安全、效果迅速的优点，并可以反复治疗。

本例患者为青年男性，主要以反复便血就诊，便血次数较多，且出血量大，在外院行电子胃镜、电子结肠镜检查，未见明显出血病灶，给予止血、输血等对症治疗后出血未停止，之后出现失血性休克表现。因主要以便血为主，考虑下消化道出血可能性大，急诊行电子结肠镜检查，结肠可见大量血液残留，但未见明显出血病灶，考虑小肠活动性出血可能。当时患者出现失血性休克，无法耐受小肠镜检查，先行腹腔血管 CTA 检查，发现空肠区部分血管异常，不除外毛细血管扩张症；待生命体征平稳后，行小肠镜检查发现，进入回肠约 150cm，于回肠中下段多发毛细血管迂曲扩张，范围 1～3mm，其中两处可见活动性出血，对较大者与较明显的 25 处均给予 APC 喷灼治疗，之后出血停止。出院后口服"沙利度胺"预防再次出血。

（秦士钊　郑　英）

参考文献

[1] 郭城，陈琍，骆金芝，等 . 小肠毛细血管扩张症一例 . 中华儿科杂志，2013，51（9）：694-695.

[2] 周威，张洪伟，蔡磊，等 . 消化道毛细血管扩张症一例报告并文献复习 . 临床误诊误治，2016，29（9）：22.

[3] 王延明，岳海岭，茆成祥 . 小肠出血 47 例诊治分析 . 临床军医杂志，2015，

43（9）：896-898.

[4]李左军.胶囊内镜检查对小肠疾病诊断的研究.疾病监测与控制,2016,10（1）：66-67.

[5]郭志国，彭焰源，辛毅.双气囊小肠镜在小肠出血患者治疗中的应用价值及安全性研究.中国内镜杂志,2017,8（1）：23.

病例 10　高危险度小肠间质瘤并出血

一、病历摘要

患者女，46 岁，因"间断性黑便 1 个月"就诊。患者于入院前 1 个月无明显诱因出现间断性黑便，伴头晕、乏力，无反酸、恶心、呕吐、嗳气、腹泻、腹胀等，无发热、寒战等，遂来笔者所在医院就诊，门诊以"消化道出血"收住笔者所在科室。

专科查体：T：36.3℃，P：78 次 / 分，R：18 次 / 分，BP：110/62mmHg。意识清楚，皮肤、睑结膜、口唇和四肢甲床苍白，呈重度贫血貌。心肺正常，全腹平软，无压痛及反跳痛，肝脾未触及肿大，肠鸣音活跃，6～8 次 / 分。

辅助检查：

1．胃、肠镜检查　未见明显异常。

2．盆腔 CT 检查　左中下腹见一类圆形稍低密度包块影，约 2.6cm×3.6cm，与局部小肠界限不清，肠腔变窄，增强病灶边缘强化明显，内见不规则结节状强化，强化密度不均匀，周围环绕无强化稍低密度影，多考虑小肠肿瘤可能。

3．腹腔干动脉及肠系膜上、下动脉造影　肠系膜上动脉近段分支血管（相当于空肠上段）改变，多考虑占位性病变并出血。

4．实验室检查　血常规提示 HGB 49g/L，其余化验检查结果未见明显异常。

初步诊断：

1．小肠肿瘤并出血。

2．失血性贫血，重度。

诊疗经过：入院后给予止血、输血、抑酸、支持等综合治疗，病情稳定后转入普外科行手术治疗。术中探查见距屈氏韧带 30cm 空肠处一大小约 3.0cm×3.0cm 的肿物突出肠腔,肿物表面出血,相连肠管肠腔可见血液淤积。肿物切除后病理诊断为（空肠）间质瘤，高危险度，肿瘤位于黏膜下层深达肌层，切缘未见瘤组织。术后给予胃肠减压、抗感染及营养支持治疗，治愈出院。

最后诊断：

1. 空肠间质瘤并出血，高危险度。

2. 失血性贫血，重度。

确诊依据： ①主要临床表现为"间断性黑便1个月"入院，病程短；②皮肤、睑结膜、口唇和四肢甲床苍白，呈重度贫血貌，肠鸣音活跃；③盆腔CT提示小肠肿瘤可能；④腹腔干动脉及肠系膜上、下动脉造影提示小肠占位性病变并出血；⑤术中探查见距屈氏韧带30cm处大小约3.0cm×3.0cm肿物突出肠腔，肿物表面出血；⑥病变病理诊断为（空肠）间质瘤，高危险度，肿瘤位于黏膜下层深达肌层，切缘未见瘤组织。随访半年无复发。

二、分析与讨论

消化道间叶细胞存在于消化道管壁的各层组织内，其形态幼稚，缺乏分化特征，具有多向分化潜能，由间叶细胞发生的肿瘤称为间叶性肿瘤，包括间质瘤、平滑肌源性肿瘤和神经源性肿瘤。胃肠道间质瘤（gastronintestinal stromal tumor, GIST）是缺乏特异性分化证据的消化道间叶性肿瘤。GIST分为良性、潜在恶性、恶性间质瘤3类。GIST好发于中老年人，男女无差异，可发生在消化道的任何部位。GIST大多发生在胃部，占60%～70%，小肠间质瘤仅占20%～30%。小肠间质瘤的临床表现缺乏特异性，常见症状为腹痛、消化道出血、腹部肿块以及肠梗阻等。内镜、胃肠道血管造影和CT检查可有效检测出病变部位，但对于肿块的定性诊断尚需要外科手术切除后行病理活检确诊。

小肠间质瘤早期诊断困难，在多种辅助检查中，腹部B超、CT、消化道钡餐透视等对于瘤体较大有粘连性固定的间质瘤较易发现，而对于瘤体小且活动度大的间质瘤，由于肠腔内气体干扰，较难发现。不明原因的消化道出血病灶如位于小肠，则胃肠镜等检查的作用就受限，急性出血时小肠镜和胶囊内镜检查也不适合。X线血管造影能够清晰显示肿瘤的位置、大小和出血部位，阳性诊断率较高，可达到75%～91%，而且定位准确，故对于较难诊断的小肠消化道出血，应抓住时机行腹腔动脉及肠系膜上动脉造影检查以明确诊断。间质瘤引起出血可能是因为间质瘤的黏膜表面富含丰富的血管，当间质瘤表面黏膜有糜烂或溃疡时，可导致急性出血或慢性渗血。最有效治疗方法目前仍为外科手术切除。

本文报道的这例小肠间质瘤主要以反复消化道出血为主要临床表现，胃肠镜检查均未见明确出血病灶，到笔者所在医院就诊时血红蛋白已下降至49g/L。经完善CT及肠系膜造影等检查后，明确消化道出血的原因为小肠肿瘤，之后行外科肿瘤切除术。病理证实为小肠间质瘤，高危险度，肿瘤位于黏膜下层、深达肌层，切缘未见瘤组织，切除后大大降低了间质瘤癌变的风险。通过对这例小肠间质瘤并出血患者的管理和相关文献的复习，笔者认为对于消化道出血，在排除胃、结肠出血性病变后，应考虑小肠间质瘤并出血的可能。尤其要及时手术，预防大出血，并及时行病理学检查，以判断小肠间质瘤是否癌变，并且能够与溃疡出血、小肠血管畸形出血等相关疾病明确鉴别，提高患者生活质量和预后生存时间。

（赵夏平　魏　敏）

参考文献

[1]Barykov V N.Gastrointestinal stromal tumor of the duodenum, complicated by bleeding, obstruction and vena cava inferior invasion. Khirurgiia, 2012,（11）：78-80.

[2]Vukobrat-Bijedic Z, Husic-Selimovic A, Bijedic N, et al. Gastrointestinal stromal tumors and its frequency in our clinical samples. Med Arh, 2012, 66（6）：369-371.

[3]Takeshita N, Otsuka Y, Nara S, et al.Utility of preoperative small-bowel endoscopy for hemorrhagic lesions in the small intestine.Surg Today, 2012, 42（6）：536-541.

[4]Urgesi R, Riccioni ME, Bizzotto A, et al.Increased diagnostic yield of small bowel tumors with PillCam：the role of capsule endoscopy in the diagnosis and treatment of gastrointestinal stromal tumors（GISTs）. Italian single-center experience.Tumori, 2012, 98（3）：357-363.

[5]Acín-Gándara D, Pereira-Pérez F, et al.Gastrointestinal stromal tumors：diagnosisand treatment.Cir Cir, 2012, 80（1）：44-51.

[6]Ioannidis O, Iordanidis F, Fidanis T, et al.Duodenal gastrointestinal stromal tumor presenting with acute upper gastrointestinal bleeding treated with segmental resection.Klin Onkol, 2012, 25（2）：130-134.

病例 11 拜阿司匹林致小肠狭窄

一、病历摘要

患者女，67 岁，主因"间歇性腹痛 5 个月余"就诊。患者于入院前 5 个月无明显诱因出现腹部疼痛不适，以上腹部为著，无恶心、呕吐、呕血、黑便。就诊于当地医院，查血常规、生化全项、血沉、C 反应蛋白等均无明显异常。多次行腹部立位平片提示部分肠管积气扩张，未见气液平及膈下游离气体。全腹 CT 平扫及增强检查提示主动脉钙化，余无明显异常。胃镜检查：①食管炎；②萎缩性胃炎伴糜烂。结肠镜检查提示结肠多发息肉。给予抑酸、调节肠道菌群、调节胃肠动力、润肠通便等治疗后患者腹痛有所好转出院。但出院后患者仍间断性腹痛，进食后加重，食欲缺乏，进行性消瘦，口服"乳果糖口服液"腹痛可稍缓解。为求进一步诊治，以"腹痛待查"收住笔者所在科室。病程中，患者饮食睡眠差，大便少（1 次 /3 ～ 5 日），体重减轻约 15kg。患者既往有"高血压"病史约 20 年，血压最高 180/100mmHg，口服"硝苯地平控释片30mg，1 次 / 日"治疗，血压控制尚可。有"冠状动脉粥样硬化"病史 6 年，口服"拜阿司匹林 100mg，1 次 / 日；阿托伐他汀钙片 20mg，1 次 / 晚"治疗。

专科查体：T：36.2℃，P：82 次 / 分，R：21 次 / 分，BP：108/62mmHg。精神差，慢性病容。心肺正常，全腹平坦，上腹部压痛明显，无反跳痛，肝脾未触及肿大，肠鸣音正常。

辅助检查：

1．腹部立位平片检查　未见异常。

2．小肠 CTE 检查　回肠远端肠壁环形增厚并相应肠腔狭窄，致近端小肠不全梗阻（图 3-30）。

3．经口小肠镜检查　进镜至回肠下段见肠管呈喇叭口样狭窄，狭窄近端覆白苔，狭窄口直径约 0.5cm，镜身无法通过（图 3-31）。病理活检：（回肠下段）为多量坏死及炎性渗出。

4．经肛小肠镜检查　进镜至距回盲瓣约 30cm，见肠腔环周形狭窄，溃疡形成，覆白苔，小肠镜无法通过（图 3-32）。病理活检：（回肠下段）溃疡。

初步诊断：

小肠狭窄，原因待查。

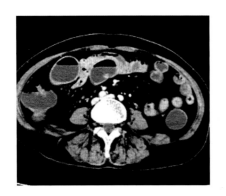

图 3-30　小肠不全梗阻

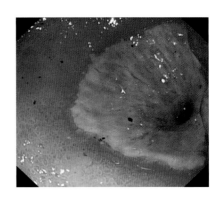

图 3-31　回肠下段见肠管呈喇叭口样狭窄

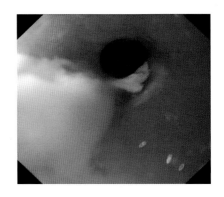

图 3-32　经肛回肠狭窄

　　诊疗经过：腹腔镜探查见距回盲部 25cm 小肠处有一长约 2cm 管壁增厚，管腔狭窄，表面炎性渗出，质地较硬，切除病变小肠约 6cm（图 3-33）。术后病理：（回肠下段）肠壁慢性炎症伴糜烂，黏膜下层瘢痕增生，肠腔狭窄（图 3-34）。术后给予调节肠道菌群、保护肠黏膜、润肠通便等治疗，达临床治愈标准后出院。分析狭窄原因，复习大量文献，考虑为阿司匹林所致。

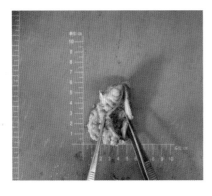

图 3-33　切除肠管

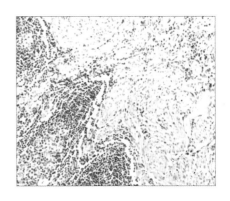

图 3-34　切除肠管病理改变

最后诊断：

小肠狭窄（拜阿司匹林所致）。

确诊依据：①既往有冠状动脉粥样硬化病史，长期口服"拜阿司匹林"；②小肠镜、腹腔镜均见小肠管腔狭窄；③术后病理：（回肠下段）肠壁慢性炎症伴糜烂，黏膜下层瘢痕增生，肠腔狭窄。

二、分析与讨论

小肠长 4～6m，肠管排列盘曲折叠，小肠疾病的诊断是临床上的难点。小肠狭窄是小肠常见的病症，需快速正确诊断和治疗。引起小肠狭窄的原因，包括原发癌、转移癌、恶性淋巴瘤、药物性狭窄、克罗恩病、肠结核及伴有长期乳糜泻、子宫内膜异位、脉管炎性局部缺血和非脉管炎性局部缺血等。药物性引起的小肠狭窄中，非甾体抗炎药就是其中之一，长期接受非甾体抗炎药治疗的患者，可发生黏膜增生、肠腔狭窄。

"拜阿司匹林"是目前广泛用于心脑血管疾病的一级和二级预防的非甾体抗炎药，其引发的上消化道损伤也越来越受到重视和关注，但其导致的下消化道损伤，特别是小肠损伤往往因为临床症状不典型和检出困难易出现误诊和漏诊。有研究表明，在"拜阿司匹林"使用基础上的双重抗血小板治疗时，导致下消化道出血的发生率是上消化道出血的 3 倍。"拜阿司匹林"相关性肠病的发生机制主要与其抑制 COX-1 活性有关，一方面"拜阿司匹林"抑制肠道 COX-1 活性导致前列腺素的合成减少，影响肠道黏膜的修复功能；另一方面"拜阿司匹林"可直接抑制血小板的 COX-1，阻断花生四烯酸转化为血栓烷 A_2，从而抑制血小板聚集，导致出血。"拜阿司匹林"还可以直接损伤肠黏膜屏障，致肠黏膜通透性增加。"拜阿司匹林"作用于肠上皮细胞线粒体使其氧化磷酸化解耦联，ATP 合成减少，钙离子外流，大量氧自由基产生，细胞紧密连接破坏，细胞通透性增加，导致肠黏膜的机械屏障受损；同时，ATP 合成减少还可改变细胞膜磷脂两性阴离子功能和脂质层动力学，使其疏水性变为亲水性，导致肠黏膜的疏水保护屏障受损。此外，环氧化酶被拜阿司匹林抑制后，脂氧化酶的代谢产物白三烯合成增加，而白三烯对中性粒细胞和巨噬细胞具有强大的趋化作用，炎性细胞的趋化聚集进一步损伤肠黏膜。

综上所述，"拜阿司匹林"相关性肠病易被漏诊和误诊，原因与其临床症状轻微和隐匿、检查手段还未广泛普及等有关。消化科医师遇有"拜阿司匹林"服药史伴腹痛的患者应高度怀疑此病，应提高警惕完善胶囊内镜或小肠镜等检查，确诊后停用"拜阿司匹林"等相应治疗，可获良好预后。

（杨永林　田文艳）

参考文献

[1]《抗血小板药物消化道损伤的预防和治疗中国专家共识》组.《抗血小板药物消化道损伤的预防和治疗中国专家共识》.中华内科杂志，2013，52（3）：264-270.

[2]Casado A R, Polo-Tomas M, Roncales M P.Lower GI bleeding is more common than upper among patients on dual antiplatelet therapy：longterm follow-up of a cohort of patients commonly using PPI co-therapy.Heart，2012，2（98）：718-723.

[3] Endo H, Sakai E, Higurashi T, et al.Differences in the severity of small bowel mucosal injury based on the type of aspirin as evaluated by capsule endoscopy.Dig Live Dis，2012，1（44）：833-838.

[4]Fitzgerald D J, Gitzgerald G A.Historical lessons in translational medicine：cyclooxygenase inhibitionand P_2Y_{12} antagonism.Circ Res，2014，1（112）：174-194.

[5] 吴东,陈丹,刘炜.隐源性多灶性溃疡性狭窄性小肠炎10例临床特点分析.中华消化杂志，2017，37（2）：77.

病例 12　以消化道出血为首发症状的腹主动脉夹层动脉瘤并十二指肠瘘

一、病历摘要

患者女，57岁，主因"呕血、便血12小时"就诊。患者于入院前12小时服用止痛药物（药名不详）后出现间断呕血4次，呕吐物呈暗红色，伴有血块，解红色血便4次，具体量不详，伴有头晕、心慌、出冷汗及腹部不适，随后出现短暂意识障碍。在当地医院行相关检查，血常规提示 WBC：$26.83×10^9$/L，HGB：75g/L，RBC：$2.37×10^{12}$/L，PLT：$145×10^9$/L；肝功能提示 AST：253U/L，ALT：189U/L，ALB：31.2g/L；电解质提示 Ca^{2+}：1.89mmol/L，K^+：5.9mmol/L，P^{3+}：1.9mmol/L；随机血糖14.9mmol/L；UREA：26.8mmol/L，CRE：118μmol/L，eGFR：44.39ml/（min·L）；凝血功能 PT：18.3秒，PTA：40.2%。腹部B超未见明显异常。为进一步诊治以"消化道出血"收住笔者所在医院。患者既往有高血压病史，无家族及遗传病病史。

专科查体：T：36.5℃，P：97次/分，R：20次/分，BP：94/73mmHg。意识清楚，贫血貌。全身皮肤及巩膜无黄染，无肝掌和蜘蛛痣，全身浅表淋巴结未触及肿大。胸部查体未见明显异常，心率97次/分，未闻及病理性杂音。腹部膨隆，腹软，上腹部及右侧腹部有压痛，无反跳痛。脐周可触及一大小约5.0cm×6.0cm包块，质中，无明显压痛，与周围组织无明显粘连，可触及动脉搏动。肝脾肋缘下未触及，胆囊未触及，Murphy征阴性，移动性浊音阴性，肠鸣音稍活跃，约6次/分。双下肢无水肿。

辅助检查：

1. 心脏彩超检查　主动脉硬化，左室收缩功能正常。

2. 胸部X线片检查　未见双肺及膈明显病变，心脏及大血管改变，考虑高原性心脏病。

3. 胃镜检查　十二指肠降段见少量陈旧性血迹，内侧壁可见一大小约2.0cm×2.0cm黏膜下隆起，向腔内突起，表面可见一大小约0.6cm×0.8cm较深溃疡，见血管残端，表面覆有黑色血痂，周围黏膜充血、水肿，观察病变处可见动脉搏动，考虑：①十二指肠降段黏膜下隆起性病变；②十二指肠降段溃疡并出血？③萎缩性胃炎Ⅰ级（图3-35，图3-36）。

4. 实验室检查　血常规提示WBC：10.23×10^9/L，RBC：1.75×10^{12}/L，HGB：54g/L，HCT：16.7%，PLT：105×10^9/L；IL-6：41.3pg/ml，PCT：7.220ng/ml；心肌酶提示CK：3308U/L，LDH：835U/L，CK-MB：198U/L，D-Dimer：4.74mg/L；CEA、AFP、CA-125、CA-199、BNP、肝功能、肝炎系列未见明显异常。

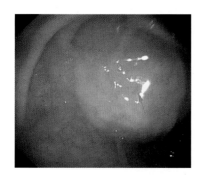

图3-35　十二指肠降段黏膜下隆起性病变

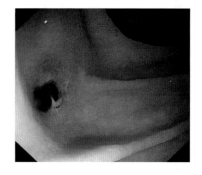

图3-36　十二指肠降段溃疡并出血

初步诊断：

1. 十二指肠降段溃疡并出血。

2. 十二指肠降段黏膜下隆起性病变。

3. 电解质紊乱。

4. 高血压病3级，很高危。

诊疗经过：入院后给予禁食水、胃肠减压、抗感染、抑酸、止血、输血、补液及纠正电解质紊乱等支持对症处理，第2天未见活动性出血，血红蛋白上升至69g/L，患者一般情况好转。考虑患者有高血压病史，本次发病出血量较大，短期内出现重度贫血，腹部查体可触及一大小约5.0cm×6.0cm包块，不除外腹腔恶性肿瘤或其他原因引起的贫血，故行全腹CT平扫检查：见腰2～骶1椎体层面腹主动脉瘤，瘤体远端局部动脉夹层形成，并累及两侧髂总动脉近端，管壁钙化；动脉瘤破裂并周围假性血肿形成可能，其局部与十二指肠水平部关系密切，肠壁局部增厚，黏膜面不光整。综合分析腹主动脉夹层动脉瘤，并十二指肠瘘形成不除外（图3-37）。为进一步明确诊断又行主动脉CTA检查，提示腰2～骶1椎体层面腹主动脉瘤（舟状）并后壁以远夹层形成，向下累及两侧髂总动脉近端；瘤周低密度影，多考虑动脉瘤破裂并周围血肿形成可能，血肿与十二指肠水平部关系密切，十二指肠水平段肠壁局部增厚，黏膜面欠光整，考虑腹主动脉夹层动脉瘤，并十二指肠瘘形成（图3-38，图3-39）。请心血管外科会诊，建议行主动脉支架置入术或开腹行人工血管置换术，但患者及其家属拒绝上述治疗，自动出院，1个月后再次因上消化道大出血死亡。

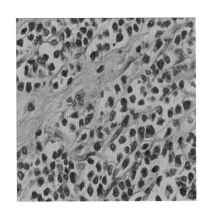

图3-37 腹部CT平扫

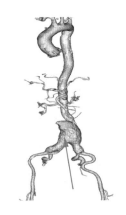

图3-38 主动脉血管成像

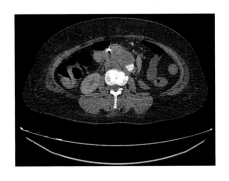

图3-39 主动脉CTA检查

最后诊断：

1. 腹主动脉夹层动脉瘤，并十二指肠瘘，上消化道大出血。

2. 高血压病 3 级，很高危。

3. 萎缩性胃炎 I 级。

确诊依据：①主诉为"呕血、便血 12 小时"，伴头晕、心慌、出冷汗，腹部不适，意识障碍。②既往有高血压病史。③查体：意识清楚，贫血貌；腹部膨隆，上腹部及右侧腹部有压痛，无反跳痛；脐周可触及一大小约 5.0cm×6.0cm 包块，质中，无明显压痛，与周围组织无明显粘连，可触及动脉搏动；肠鸣音稍活跃，约 6 次 / 分；④实验室检查提示重度贫血，ALT、AST 升高，血钾升高，血钙降低，血磷升高，尿素氮及肌酐升高。⑤胃镜提示：十二指肠降部黏膜下隆起性病变，十二指肠降部溃疡并出血？⑥全腹 CT 平扫提示：假性动脉瘤，并十二指肠瘘形成不除外；⑦主动脉 CTA 提示：腰 $_2$～骶 $_1$ 椎体层面腹主动脉瘤（舟状）并后壁以远夹层形成，向下累及两侧髂总动脉近端；瘤周低密度影，考虑腹主动脉瘤破裂并周围血肿形成可能，腹主动脉假性动脉瘤并十二指肠瘘形成。

二、分析与讨论

主动脉夹层动脉瘤是胸主动脉腔内高速、高压血流从动脉内膜撕裂而进入主动脉壁内，使之主动脉中膜与外膜分离，外膜继而扩张膨出而形成夹层动脉瘤。临床表现为突发性胸部、背部或腹部撕裂样或刀割样锐痛。多数腹主动脉夹层动脉瘤是由胸主动脉病变向下延伸所致，约 70% 患者有高血压病史，是一种少见的致死性疾病，而形成腹主动脉夹层动脉瘤，并十二指肠瘘者又出现消化道出血者相对罕见。该病死亡率高，一旦发现，大部分患者经抢救无效死亡。主动脉 CTA 检查确诊率为 100%。

主动脉夹层动脉瘤根据 De Bakey 法分为 3 型：I 型内膜破口所处的位置是升主动脉的近端，很可能会给升降主动脉、主动脉弓、腹主动脉和分支等造成影响，也会影响到冠状动脉和主动脉；II 型内膜破口所处的位置是升主动脉的近端，也只是在升主动脉的位置存在夹层；III 型内膜破口所处的位置是左锁骨下动脉的近端，夹层向下到降主动脉或者腹主动脉。当动脉瘤 > 5cm 时破裂的风险很大，破入腹膜后者出血相对缓慢，破入腹腔或腹膜后间隙会引起大量出血；出血停止后，腹膜后可出现较大血肿，血肿会产生单侧或者不对称性的低回声肿块，并随着时间的推移而进入肾脏或者其他脏器中；还可能破入下腔静脉中，并导致主动脉静脉瘘的形成，会存在连续性的血管杂音、心排血量比较高或心力衰竭，动脉瘤偶尔会进入十二指肠中导致胃肠道出血、腹痛及失血休克，可持续数小时或数天。

本例患者此次以呕血、黑便为主要首发症状就诊，考虑常见消化道出血原因为胃肠道出血、胆道出血等较多见，行胃镜检查考虑十二指肠降段溃疡并出血，可见溃疡基底部下有一隆起性病变并伴血管搏动，表面见有血管残端，考虑两者相关联，不排除有腹腔脏器肿瘤破溃至十二指肠降段所致出血可能。结合该患者入院查体脐周可触及一包块，全腹 CT 检查提示腹主动脉瘤并夹层形成，动脉瘤破裂并周围血肿形成，并与十二指肠水平部关系密切，考虑腹主动脉夹层动脉瘤并十二指肠瘘形成。结合该患者既往有高血压病史，全腹 CT 及内镜检查，进一步行主动脉 CTA 检查进而明确诊断。综合上述，分析该患者消化道出血的原因和机制如下：①夹层血肿压迫邻近相关器官的供应血管，引起机械性闭塞致缺血性改变；②血压骤然升高，脏器滋养血管压力也随之升高，从而导致破裂出血；③当动脉瘤破裂入十二指肠或空肠时，出现上消化道出血。结合主动脉 CTA 及内镜检查结果，该患者上消化道出血主要与第三种原因有关。该患者是以消化道出血为首发症状，而我们首先考虑的是常见消化道出血性疾病，对于罕见疾病所致的出血认识较浅，是未能及时发现该病的主要原因。因此，当内镜检查未能明确出血病灶性质及来源，结合患者有高血压病史，且腹部可触及包块时应考虑到腹主动脉夹层动脉瘤并发十二指肠瘘所致消化道出血的可能，若该患者首先选择行主动脉 CTA 检查，对及早诊断会起到至关重要的作用。

综上所述，对以消化道出血为首发症状的患者，在排除胃、结肠和小肠的出血性病变后，一定要注意罕见的腹主动脉夹层破裂进而形成夹层动脉瘤，又并发十二指肠瘘的可能。虽此种综合征罕见，但死亡率高，患者多有主动脉夹层动脉瘤基础，主动脉 CTA 检查结合内镜检查是确诊该病的重要依据。

（于晓辉 董　敏）

参考文献

[1]Yamaguchi T, Amiya E, Watanabe M, et al. Improvement of Severe Heart Failure after Endovascular Stent Grafting for Thoracic Aortic Aneurysm. International heart journal, 2015, 56（6）：682-685.

[2]Erben Y, Reed N R, Pruthi R K. False Lumen Embolization to Treat Disseminated Intravascular Coagulation After Thoracic Endovascular Aortic Repair of Type B Aortic Dissection. Journal of endovascular therapy：an official journal of the International Society of Endovascular Specialists, 2015, 22（6）：938-941.

[3]Yoshizaki T, Tasaki D.Retrograde ascending aortic dissection after thoracic endovascular aortic repair.Asian cardiovascular and thoracic annals, 2015, 23（7）：864-865.

[4]Wolfschmidt F, Hassold N, Goltz J P, et al.Aortic Dissection：Accurate Subintimal Flap Fenestration by Using a Reentry Catheter with Fluoroscopic Guidance-Initial Single-Institution Experience.Radiology, 2015, 276（3）：862-872.

[5] 李云川,孙书怡.彩色多普勒超声在主动脉夹层动脉瘤诊断中的临床价值.中国卫生标准管理, 2015, 6（19）：166-167.

病例 13 腹茧症

一、病历摘要

患者男，51 岁，因"间歇性腹胀、腹痛 5 年，再发 4 天"就诊。该患者于 5 年前无明显诱因出现腹胀、腹痛，进食后加重，腹痛为阵发性绞痛，并伴有排气、排便减少。无反酸、嗳气、恶心、呕吐、发热等。为进一步诊治以"不完全性肠梗阻"收住笔者所在医院。全消化道造影、结肠镜检查均未见明显异常，给予对症治疗，症状缓解后出院。此后上述症状多次出现，在外院均以"肠梗阻"给予对症处理，好转出院。入院前 4 天上述症状再次发作，为进一步诊治以"肠梗阻"收住笔者所在医院。既往无心脑血管疾病，无外伤手术史，否认家族性遗传病史。

专科查体：T：36.5℃，P：78 次 / 分，R：19 次 / 分，BP：150/80mmHg。心肺正常，全腹轻压痛，以剑突下、左下腹部明显，无反跳痛及肌紧张；肠鸣音弱，0 ～ 1 次 / 分。

辅助检查：

1．腹部超声检查 右下腹肠管扩张，较宽处约 4.0cm，肠间隙探及宽约 1.7cm 的液性暗区，超声诊断为右下腹肠管扩张；腹腔积液。

2．立位腹平片检查 双侧膈下未见游离气体，腹腔肠管积气，可见气液平面，腹腔未见阳性高密度影（图 3-40）。

3．实验室检查 血常规提示 WBC：$14.2×10^9$/L，NEU%：80.1%，E%：0.5%，B%：1.7%，RBC：$3.55×10^{12}$/L，HGB：119g/L，HCT：35.2%。肝功能、肾功能、电解质均未见明显异常。

初步诊断：

不完全性肠梗阻。

诊疗经过：入院当天患者腹痛突然加重，立即行全腹CT平扫，可见腹腔肠管积气合并气液平面，腹腔肠管似聚集，腹腔内可见游离气体影，考虑肠道穿孔可能性大（图3-41）。第2天行剖腹探查，术中见小肠穿孔，缝合穿孔处肠管，钝锐结合分离小肠表面见较硬纤维素多处（图3-42），切除含病灶小肠肠管约8cm送病理（图3-43）。病理结果回报：（小肠）肠壁内有多量急慢性炎细胞浸润，有较多嗜酸性粒细胞浸润，肌层有变性，局部肌层变薄，有穿孔，局部黏膜固有层淋巴组织增生，浆膜面纤维增生，有炎性渗出及坏死，免疫组化结果：CK（AE1/AE3）（-）、CD20（+）、CD79a（+）、CD3（+）、CD5（+）、CD21（+）、CD23（FDC+）、CD30（灶+）、CD43（部分+）、CyclinD1（-）、Ki-67（阳性率20%）。术后诊断为：肠梗阻，弥散性腹膜炎，腹腔积液，消化道穿孔，腹茧症。患者术后恢复良好出院，随访至今良好。

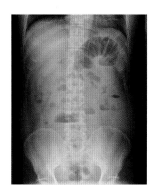

图3-40　立位腹平片

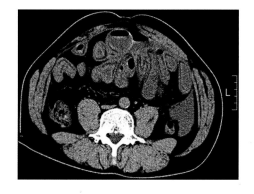

图3-41　全腹CT平扫

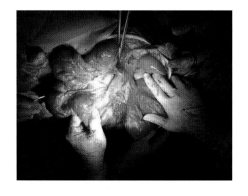

图3-42　剖腹探查术中

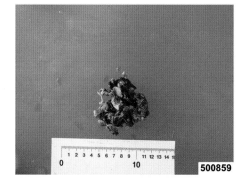

图3-43　术后肠管大体标本

最后诊断：

腹茧症并发肠梗阻、小肠穿孔、急性腹膜炎。

诊断依据：①主要临床表现为"间歇性腹胀、腹痛 5 年，再发 4 天"，病史较长，反复发作，短期加重；②全腹轻压痛，以剑突下、左下腹部为著，肠鸣音弱；③腹部超声、立位腹平片和全腹 CT 平扫均提示腹腔肠管积气，可见气液平面；④手术中见小肠穿孔，小肠表面见较硬纤维素多处，切除含病灶小肠肠管行常规病理学和免疫组化检查诊断为腹茧症。治愈出院，随访良好。

二、分析与讨论

腹茧症又称为先天性小肠禁锢症、原发性硬化性腹膜炎等，Foo 等于 1978 年首次报道并将其命名，是一种罕见的原因不明确的腹部疾病。腹茧症临床表现缺乏特异性，诊断困难，术前容易误诊，甚至可危及患者生命，有文献报道误诊率高达 95.4%。

腹茧症可为原发性或继发于长期腹膜透析、β-受体阻滞药摄取、肝移植、开腹手术、结节病、系统性红斑狼疮、胃肠道恶性肿瘤和腹部结核病等。其特征为部分或全部小肠以及腹腔脏器会被一层纤维膜状物包裹，如同蚕茧。纤维膜包裹压迫肠管，使之扭曲，引起腹痛、腹胀、呕吐等一系列的消化道症状，临床上非常容易误诊为急、慢性阑尾炎以及肠梗阻等病。能够术前确诊的患者极少，多在术中证实。影像学检查是腹茧症术前诊断的有效方法，对诊断、鉴别诊断及治疗具有重要价值。影像学检查包括：①腹部立位平片：主要表现为肠梗阻征象（部分肠腔积气、扩张及气-液平面形成），也可无异常表现。腹茧症的 X 线平片缺乏特异性。②消化道造影：典型表现为肠襻聚集成团，排列呈"菜花状""手风琴状"或"拧麻花状"，X 线下观察造影剂头端前进方向呈"M"形，而不是正常情况下的"Z"字形；包块位置较为固定，推压后肠管不易分离，推动包块，小肠整体随之推移。③腹部 CT：典型表现为小肠聚集成团或形成软组织影，管腔扩张、积液。病变周围可见茧样、环形低密度纤维包膜，增强后包膜见轻度强化，Hur 等称该征象为"包膜征"。包膜征为腹茧症直接征象，也是腹茧症最具特征性的表现，对诊断腹茧症具有重要意义。

腹茧症治疗方法应根据患者病情决定，对于无症状或症状较轻微者，因其他疾病在检查时诊断的腹茧症，由于其包裹均匀、对称、致密，包裹的脏器无移位，患者可不予处理或保守治疗。对于存在梗阻症状或出现腹部包块的患者，有肠间包膜局部增厚形成的纤维缩窄环压迫肠管，应以手术为主，尽可能在系膜、肠管间分离直至表面的纤维膜并切除，充分松解粘连及缩窄环，解决肠梗阻，这样由易到难的操作可最大限度地避免损伤肠管。但术中不能为追求彻底切除包膜和松解广泛粘连而损伤肠襻，切忌将包裹的小肠当作肿瘤全部切除，否则容易导致肠瘘、肠坏死、短肠综合征、反复肠粘连梗阻等并发症发生。如部分小肠分离确有困难，可行小肠折叠排列术或短路手术，对血液循环较差以及坏死的肠襻应切除。因术中肠管浆膜层有不同程度损伤，手术时间长、积血等诱因，术后再粘连、梗阻概率加大，多数学者认为在切除纤维膜、松解粘连及缩窄环后应常规行肠排列术。松解粘连后如不增加手术难度，可附加阑尾切除术，避免术后出现阑尾炎的风险，防止发作时寻找阑尾困难，同时也可避免再次手术而引起腹腔粘连。可在关腹前腹腔注入中分子右旋糖酐、透明质酸钠、无菌石蜡、脂肪乳等药物。对结核性腹茧症可用抗结核药物灌注腹腔。术后给予抑制纤维素生长的药物或者通里攻下中药汤剂，并鼓励患者早日下床活动，以预防包膜再形成。

总之，腹茧症为一种极为罕见的腹部疾病，影像学检查具有十分重要的意义，包膜征或小肠隔离征具有一定特征性，结合临床不明原因肠梗阻病史，能明显提高腹茧症术前诊断准确率。

（杨岚岚　田文艳）

参考文献

[1] 李依芬，李田，李小毛．腹茧症2例并文献复习．中华妇幼临床医学杂志（电子版），2013，9（5）：704-705.

[2] 聂素林，董志梅，张蕾，等．腹茧症1例．医学影像学杂志，2013，23（10）：1567-1571.

[3] Akbulut S, Yagmur Y, Babur M. Coexistence of abdominal cocoon, intestinal perforation and incarcerated Meckel's diverticulum in an inguinal hernia：A troublesome condition. World J Gastrointest Surg, 2014, 6（3）：51.

[4] 陈中权，冯祖进，张孟，等．腹茧症7例诊治分析．中国民族民间医药，2013（18）：91-92.

[5] Tannoury J N, Abboud B N. Idiopathic sclerosing encapsulating peritonitis：Abdominal cocoon. World J Gastroenterol：WJG, 2012, 18（17）：1999.

[6] 徐新，戴渝博．腹茧症6例X线及CT影像分析．现代实用医学，2014，26（5）：526-528.

[7] 霍红军，张杰，刘继东，等．腹茧症的临床诊断及治疗．中国现代医学杂志，2012，22（13）：105-107.

[8] 徐斌，周振理．腹茧症研究进展．医学综述，2012，18（10）：1527-1529.

病例 14 肠白塞病误诊为阑尾炎

一、病历摘要

患者男，47岁，主因"阑尾切除术后，间断便血4天"就诊。患者因下腹部疼痛在当地医院诊断为阑尾炎并周围脓肿形成，行阑尾切除术后症状并未减轻。随后出现便血，呈暗红色，每次量约100ml，每日2～3次，结肠镜检查可见大量残余血，结直肠未见出血病灶，考虑小肠出血，患者遂来笔者医院，以"便血待查"收住院。否认家族遗传性疾病。

专科查体：T：36.6℃，R：20次/分，P：100次/分，BP：102/66mmHg。心肺正常，腹平坦，全腹部轻压痛，无反跳痛及肌紧张。下腹部可见一长约5cm手术切口，愈合尚可，未拆线，其旁可见一窦道。移动性浊音阴性，肠鸣音正常。双下肢无水肿。

辅助检查：

1. **全腹部CT检查** ①阑尾切除术后：回盲部金属缝线影留置，周围少许渗出，考虑术后改变；②盆腔部分小肠扩张并多发气液平；③右下腹前壁皮下术后瘢痕。

2. **实验室检查** 血常规检查提示WBC：9.67×10^9/L，NEU：7.91×10^9/L，NEU%：81.7%，HB：95g/L。便常规＋潜血：(+)。肝功能＋肾功能＋电解质：ALT49U/L，白蛋白31.8g/L，γ-GGT：90U/L，IBIL：2μmol/L，钙1.96mmol/L，钾3.33mmol/L。血凝六项检查：FDP：9.5mg/ml；D-二聚体：3.67mg/L；CRP：8.62mg/dl；ESR：57.0mm/h；EB病毒抗体：EB-IgG弱阳性，EB-IgA弱阳性。余化验未见明显异常。

初步诊断：

1. 便血待查。

2. 阑尾切除术后。

诊疗经过：入院后给予抑酸、止血、补钙、补钾、营养支持等对症治疗，待出血停止后行小肠镜检查，于回肠下段可见多发大小0.4～0.5cm的深浅不一的类圆形或与纵轴垂直的溃疡（图3-44），覆脓苔并取活检组织。为明确诊断将活检组织和阑尾标本送外院进行病理检查，结果提示（回盲部切除标本）：肠壁全层见中性粒细胞、淋巴细胞、浆细胞浸润，纤维组织增生，可见裂隙状溃疡，固有肌水肿坏死，可见淋巴细胞静脉炎，伴血管内膜纤维化增厚，部分血管壁闭塞，肠壁缺血，可见脓肿形成。如临床有白塞病的病史，病理形态可以符合白塞病累及肠道，伴溃疡及缺血改变。肠镜活检标本（回肠下段）提示慢性炎细胞轻度增多，轻度活动性（图3-45至

图 3-48），符合小肠白塞病。经再次详细询问病史，得知患者曾间断出现双下肢结节性红斑、反复外阴溃疡、多发口腔溃疡多年，且于发热时出现，请内分泌科会诊后确诊为小肠白塞病并出血。给予糖皮质激素抗炎、抑制免疫反应及促进黏膜愈合等对症治疗，口腔溃疡较前明显好转，大便转黄，腹痛缓解出院。目前正在随访中，病情稳定，拟于 3 个月后给予小肠镜检查。

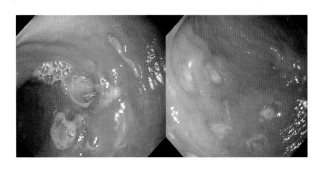

图 3-44　回肠溃疡

注：回肠下段可见大小 0.4 ～ 0.5cm 的深浅不一的类圆形或与纵轴垂直的溃疡，覆脓苔

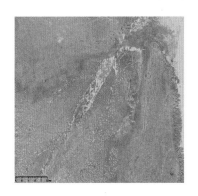

图 3-45　溃疡，可见大量中性粒细胞浸润

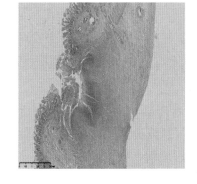

图 3-46　溃疡，纤维化

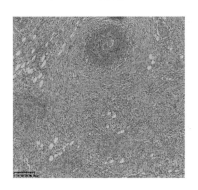

图 3-47　血管炎

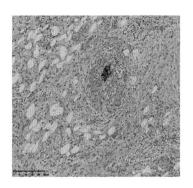

图 3-48　血管炎，可见管腔闭塞

最后诊断：

小肠白塞病并出血。

确诊依据： ①主要临床表现为"间断便血 4 天"；②患者既往有口腔溃疡、阴囊溃疡及双下肢结节性红斑病史 10 年，发热时出现；③电子小肠镜检查提示回肠多发溃疡；④小肠病理活检提示符合小肠白塞病。

二、分析与讨论

白塞病（Behcet's disease，BD）是一种原因不明的以复发性口腔溃疡、生殖器溃疡、眼炎和皮肤损害为主要临床表现，可累及神经系统、消化道、心血管、附睾等器官的慢性全身性血管炎性疾病，消化道出血和腹痛为主要表现，属于临床少见病。其病因和发病机制尚不明确，目前认为主要与环境、遗传、感染、免疫因素、血管内皮细胞功能异常和雌激素等多种因素有关。BD 分为 3 型，即血管型、神经型、胃肠型。本例患者为胃肠型。该病无特异性实验室检查，诊断主要依据病史及临床表现。据文献报道，肠白塞病患者急性下胃肠道出血的发病率为 11.2%～25%，在一项回顾性分析中，出血是 36% 患者第一次的临床表现。再出血率较高（35%），年龄大于 52 岁和溃疡边缘结节状与出血风险有关。该病内镜下的特征性表现为胃肠道溃疡，以回盲部及近端回肠多见，故腹痛以右下腹为主，易并发穿孔，瘘管形成，在未行肠镜检查之前容易被误诊为阑尾炎。王崇高等人曾报道 1 例既往有阑尾炎切除病史的反复肠瘘 3 次的患者，在第 3 次手术过程中才得以确诊。

结肠镜是目前诊断肠 BD 最有意义的检查，还可结合病理进行诊断，镜下表现为血管炎性反应。但因病变时期、严重程度、活检部位、活检深度、标本制备过程等多种因素的影响，许多病变不能见到典型的病理表现，因而与炎症性肠病，如克罗恩病、溃疡性结肠炎及肠结核等难以鉴别。因此需要依靠肠外表现辅助诊断，如反复口腔、外阴溃疡病或眼部损害。

本例患者主要以便血、腹痛就诊，外院考虑阑尾炎，行手术治疗，术后症状未减轻；我院结合小肠镜、病理、临床表现及既往反复发作的口腔及生殖器溃疡病史，最后确诊为肠白塞病。给予醋酸泼尼松、盐酸羟氯喹及沙利度胺治疗后腹痛缓解，随后复查小肠镜提示回肠黏膜光滑，溃疡已愈合。

综上所述，肠 BD 是一种少见的消化系统疾病，多以腹痛、便血为主要症状，且该病临床表现复杂，无特异性诊断方法，临床复发率高，容易漏诊误诊。因此，除了依靠临床表现外，采集病史时应注意询问患者既往有无反复口腔、外阴溃疡，下肢结节性红斑，眼炎等肠外表现，同时要与其他急腹症进行鉴别，以提高临床诊治率，避免误诊。

（李初谊　谢小青）

参考文献

[1]Barranco C.Vasculitis syndroms：16S RNA sequencing sheds light on Behcet disease.Nat Rev Rheumatol, 2016, 12（8）：436.

[2]Yazici Y, Yazici H.Criteria for Behcet's disease with reflections on all disease criteria.Autoimmun, 2014, 48-49（2）：104-107.

[3]Cheon H, Kim J H.An update on the diagnosis, treatment, and prognosis of intestinal Behcet's disease.Curr Opin Rheumatol, 2015, 27（1）：2431.

[4]王崇高，江秋生，鲁凯，等．肠白塞病伴反复肠瘘一例并文献复习．腹部外科，2018，31（3）：222-224.

[5]Park J, Cheon J H, Park Y E, et al.Risk factors and outcomes of acute lower gastrointestinal bleeding in intestinal Behcet's disease.Int J Colorectal Dis, 2017, 32（5）：745-751.

[6]陈文台，彭孝纬．肠白塞病的临床特点．国际消化病杂志，2011，31（2）：75.

[7]田珂，王晶桐，朱元民，等．具有消化系统表现的白塞病的临床特点．胃肠病学和肝病学杂志，2014，23（2）：208.

[8]王维斌，赵玉沛，丛林，等.19例胃肠型白塞病误诊误治分析．腹部外科，2010，23（6）：338.

[9]Chinese Rheumatology Association.Guideline for diagnosis and treatment of Behcet's disease.Chin J Rheumatol, 2011, 15（5）：345.

[10]尹小五，黄晓宇，鲁斌．炎症性肠病的肠外表现和并发症．临床消化病杂志，2015，25（2）：126.

病例 15　肠道多发髓外浆细胞瘤并肝门部转移

一、病历摘要

患者男，44 岁，主因"间断性腹痛 6 个月，加重伴黄疸 1 周"就诊。患者于入院前 6 个月因突发左下腹部阵发性绞痛，在笔者所在医院普外科就诊，MIR 检查提示中下腹腔局部小肠肠壁不均匀弥漫性增厚，肠腔扩张，多考虑淋巴瘤；腹部B超检查提示腹腔囊实性占位，考虑肿瘤可能；随后行腹腔镜肠探查术，术中见局部小肠粘连，病变小肠术中病理提示（小肠）浆细胞瘤，即行松解术及病变小肠切除，遂转血液科，予以VAD方案（长春瑞滨、吡柔比星、地塞米松）联合化疗，病情平稳出院。建议患者出院后定期化疗，但患者自行延长化疗间歇期。入住笔者所在医院1周前无明显诱因再次出现右上腹痛，进食后加重，并出现全身皮肤黏膜黄染，无发热、寒战、腹泻、便秘、便血、里急后重感等，遂以"肠道浆细胞"收住笔者所在医院。否认病毒性肝病病史，否认家族遗传性疾病史。

专科查体：T：36.5℃，P：106次/分，R：20次/分，BP：107/84mmHg。痛苦面容，心肺正常，腹软，右上腹压痛，无反跳痛，左下腹可见一约8cm手术瘢痕，肝脾未触及肿大，肠鸣音正常。

辅助检查：

1. 上腹MRI检查　肝门处软组织肿块，多考虑肿瘤复发并侵犯胆总管十二指肠上段，致管腔闭塞，肝内外胆管梗阻性扩张。

2. 胃镜检查　于十二指肠球部可见姜块样隆起，表面多发溃疡形成并出血（图3-49），活检质中，管腔狭窄，镜身无法通过。

3. 病理活检　（十二指肠球部）形态学改变及结合免疫组化染色,符合浆细胞瘤（图3-50）免疫组化检查提示CD138（+）、CD20（+）、CD3（散在+）、CD38（+）、CD79a（部分+）、EMA上皮（+）、Kappa（++）、Ki67index≈20%、Lambda（+）、MUM（1+）、PAX-5（+）、OCt-2（-）。

4. 骨髓穿刺　三系增生骨髓象，成熟浆细胞1.2%。

5. 实验室检查　血常规检查RBC：$3.94×10^{12}$/L，HGB：109g/L；肝功能检查AST：290U/L，ALT：273U/L，TBIL：88.0μmol/L，DBIL：80.5μmol/L，ALP：486U/L，γ-GGT：669U/L，免疫球蛋白无明显异常，免疫固定电泳阴性，余化验未见明显异常。

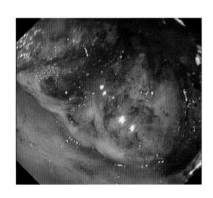

图3-49　胃镜下十二指肠球部占位

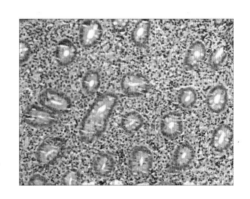

图3-50　十二指肠球部组织病理活检

初步诊断：

1. 肠道浆细胞瘤。

2. 黄疸待查。

诊疗经过： 入院后给予 BTD 方案（硼替佐米、吡柔比星、地塞米松）联合化疗，同时给予抗感染、抑酸、保肝、退黄等治疗，期间出现恶心、呕血及黑便，以及心率快、血压低、意识模糊等失血性休克症状，积极给予止血、输血及抗休克治疗，病情逐渐稳定，但胆道梗阻无明显改善，行 PTCD 置管后患者无法耐受，拔出引流管。随后患者腹痛、黄疸进行性加重，病情进一步恶化，家属放弃治疗并自动出院，随访 3 天后死亡。

最后诊断：

肠道多发髓外浆细胞瘤并肝门部转移，并发梗阻性黄疸、上消化道出血。

确诊依据： ①主要临床表现为"间断性腹痛 6 个月，加重伴黄疸 1 周"，病程短，病情进行性加重；②MRI 检查提示中下腹腔局部小肠肠壁不均匀弥漫性增厚，肠腔扩张，多考虑淋巴瘤，病变小肠病理提示（小肠）浆细胞瘤；③胃镜检查提示十二指肠球部占位并出血，活检病理提示浆细胞瘤；④骨髓穿刺提示三系增生骨髓象，成熟浆细胞 1.2%；⑤上腹 MRI 提示肝门处软组织肿块，多考虑肿瘤复发并侵犯胆总管十二指肠上段，致管腔闭塞，肝内外胆管梗阻性扩张；⑥ AST、ALT、TBILL、DBIL、ALP 及 GGT 均升高。

二、分析与讨论

髓外浆细胞瘤（extramedullary plasmacytoma，EMP）是一种较为罕见的浆细胞肿瘤，占全部浆细胞瘤的 1.9%～2.8%，可发生于骨髓造血组织外的任何组织器官，其中约 80% 发生于头颈部，而原发于消化道的仅占 4%。EMP 患者的好发中位年龄为 55 岁，男性所占比例约为 75%，孤立性发病相对常见，而多发性极为少见。

EMP 的诊断依据包括：①活检证实为克隆性浆细胞所导致的软组织损伤；②骨髓正常，无克隆性浆细胞证据；③骨扫描和脊柱及骨盆 MRI 正常；④无淋巴及浆细胞增生性疾病相关的终末器官损害，如高钙、肾功能不全、贫血或骨损害。EMP 首选治疗方案是放疗，控制率一般较高。对于可整体切除的肿瘤或者对放疗不敏感的病灶，可采用手术切除治疗。对局部侵犯范围较广、组织学分化较差、复发的病例，积极采用化疗可延缓 EMP 的进展，现推行的化疗方案可参照浆细胞骨髓瘤的化疗方案。尽管有多种治疗方法，但仍然是一种预后较差、易局部复发和远处转移的侵袭性肿瘤。

本例患者 EMP 首先发现于小肠，进行局部切除联合辅助化疗，但短期内又发现十二指肠球部浆细胞瘤，并发生肝门部转移，以致并发梗阻性黄疸及上消化道出血，最后治疗无效死亡。该患者发现小肠 EMP 术后仅 4 个月又发现十二指肠球部 EMP 及其并发症，给临床治疗带来很大的难度，也是患者最终治疗无效死亡的根本原因。

据此提示我们，EMP 常见为单发，多发于肠道的虽较为罕见，但在初诊单发 EMP 时应注意全消化的检查，以防多发病变的漏诊。另外，多发 EMP 较单发治疗效果及预后差。因此，早诊、早治是改善此类患者生存的关键。

（张　茜　马瑞琪）

参考文献

[1]Primoz S, Erika S, Janez L, et al. Extramedullary plasmacytoma: Clinical and histopathologic study. International Journal of Radiation Oncology Biology Physics, 2002, 53 (3): 692-701.

[2]Glasbey J C, Arshad F, Almond L M, et al. Gastrointestinal manifestations of extramedullary plasmacytoma: a narrative review and illustrative case reports. Ann R Coll Surg Engl, 2018, 100 (5): 371-376.

[3]Yong X, Jun Q, Min L Z, et al. Prognostic factors of laryngeal solitary extramedullary plasmaeytoma: a case report and review of literature. Int J Clin Exp Pathol, 2015, 8 (3): 2415-2435.

[4]Wirk B, Wingard J R, Moreb J S. Extramedullary disease in plasma cell myeloma: the iceberg phenomenon. Bone Marrow Transplant, 2013, 48 (1): 10-18.

第四章　大肠疾病

病例1　直肠侧向发育性肿瘤

一、病历摘要

患者男，64岁，主因"大便变细3年余，腹痛1个月"就诊。患者于入院前3年无明显诱因出现大便变细，无便血、腹泻及里急后重感。入院前1个月出现右侧腹痛，在外院行结肠镜检查发现距肛缘5cm处大片结节状高低不平的黏膜隆起性病变，表面糜烂，占据肠腔半周，为进一步诊治以"直肠占位性病变"收住笔者所在医院。父亲有结肠癌病史，否认家族遗传疾病史。

专科查体：T：36.3℃，P：76次／分，R：18次／分，BP：130/80mmHg。心肺正常。全腹平软，右下腹有压痛，肝脾未触及肿大。肛门指诊：距肛缘5cm触及一肿块，质地硬，乳头状，占直肠腔半周，手指可通过肿块，未触及肿块上缘，指套无染血。

辅助检查：

1. 结肠镜检查　距肛缘5cm可见一巨大广基扁平息肉，考虑为直肠巨大息肉样肿块，恶变（图4-1）？病理活检：绒毛状管状腺瘤伴部分区域上皮内瘤变。

2. 腹部CT检查　直肠中下段肠壁增厚，直肠癌？

3. 实验室检查　血常规、肝肾功能检查均正常，血CEA：2.86μg/L。

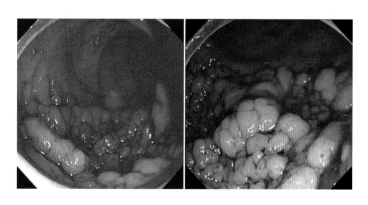

图4-1　内镜下见距肛缘5cm巨大息肉样肿块

初步诊断：

直肠占位，腺瘤恶变？

诊疗经过：入院后在全麻下行内镜黏膜下剥离术，术中完整切除病变，占直肠管腔约 1/2，创面妥善处理。术后标本见表面高低不平，约 8cm×9cm 大小（图 4-2）。术后病理提示绒毛状管状腺瘤伴腺上皮轻到中度异型增生，灶性区中度异型增生。

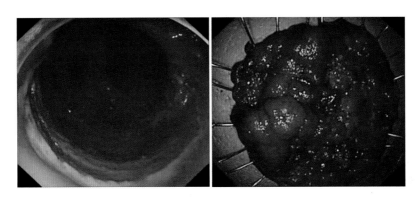

图 4-2　内镜术后创面及标本

最后诊断：

直肠腺瘤（侧向发育性肿瘤）。

确诊依据：①主要临床表现"大便变细 3 年余，腹痛 1 个月"，病程短；②肛门指诊：距肛缘 5cm 触及肿块，质地硬，乳头状，占直肠半周，手指可通过肿块；③结肠镜检查提示：距肛缘 5cm 可见一巨大广基扁平息肉；④病变组织病理活检提示绒毛状管状腺瘤伴腺上皮轻到中度异型增生，灶性区中度异型增生。

二、分析与讨论

结直肠息肉是指从结肠和直肠黏膜表面突出到肠腔的息肉状病变，在未确定病理性质前均称为息肉。传统意义上的息肉包括腺瘤、异型增生、锯齿状病变和错构瘤等。随着人们对结直肠肿瘤认识的加深和内镜技术的进步，衍生出不同的分类标准。其中，侧向发育性肿瘤（laterally spreadinj tumor，LST）的概念近年来被重视。该概念由日本学者工藤进英于 1993 年提出，这类病变主要沿黏膜面侧向表浅生长，而不是向肠壁深层垂直生长。但其表面的颗粒样特征并非该病变的唯一表面特征，近年尚发现有非颗粒型 LST 病变存在，包括扁平隆起型与假凹陷型，这两类病变表面平坦，无颗粒分布，但具备 LST 的其他特点。Kudo 于 1998 年重新总结 LST 病变，定义为直径 10mm 以上的，呈侧向扩展而非垂直生长的一类表浅型病变，包括颗粒集簇样病变及非颗粒型病变。

　　LST 在内镜下诊断比较困难，多需应用黏膜染色剂和放大内镜技术，对结肠黏膜发红或粗糙、血管网不清或消失者，必须进行黏膜染色以发现病变。通过放大内镜对大肠腺管开口形态观察，可大致预测病理组织学诊断及早期大肠癌的浸润深度，LST腺管开口类型几乎为ⅢL型和Ⅳ型，ⅢS型少见，如表现为Ⅴ型则应高度警惕黏膜下癌的发生，利用超声内镜检查可以判断肿瘤的浸润深度。

　　对于平坦型肿瘤或LST，尤其是后者，尽管其直径较大，但恶性程度低。以往对于直径≤2cm的病灶，多选用黏膜切除术（EMR）；对于＞2cm的病变，采用内镜黏膜下剥离术（ESD），可完整剥离病变及周围正常黏膜，进行大块完整切除，不易残留，并可实现对标本的彻底病理学检查，以决定下一步治疗方案。

（徐美东　陈巍峰）

参考文献

　　[1] 徐威，姚平，徐美东.内镜下治疗消化道早癌及癌前病变20例临床分析.临床和实验医学杂志，2011，10（2）：129-130.

　　[2] 高志强，张学松，宋毓飞，等.结直肠侧向发育型肿瘤的诊治分析（附17例报告）.中国内镜杂志，2017，23（9）：103-107.

　　[3] 刘晓岗，阳运超，周丽华，等.大肠侧向发育型肿瘤的放大内镜及病理特征分析.西部医学，2012，20（4）：734-735.

　　[4]TIAN Y P, LIN A F, Gan M F, et al.Global changes of 5-hydroxy-methylcytosine and 5-methylcytosine from normal to tumor tissues are associated with carcinogenesis and prognosis in colorectal cancer.Journal of Zhejiang University-SCIENCE, 2017, 18（9）：747-756.

　　[5] 姚国华，王孟春.超声内镜及内镜黏膜下剥离术对直肠类癌的诊疗价值.中国内镜杂志，2017，23（8）：99-104.

病例 2　肠结核合并结核性腹膜炎

一、病历摘要

患者女，43 岁，主因"下腹痛伴食欲缺乏、乏力、消瘦 3 个月"就诊，患者于入院前 3 个月无明显诱因出现下腹痛，伴纳差、消瘦、精神差、睡眠不佳，无低热、盗汗，无恶心、呕血、腹胀、黑便，无寒战、黄疸，为进一步诊治以"腹痛待查"收住笔者所在医院。既往无心脑血管疾病，无急慢性感染性疾病，否认家族遗传性疾病史。

专科查体： T：36.0℃，P：72 次 / 分，R：18 次 / 分，BP：110/70mmHg。贫血貌，消瘦，营养差，皮肤及巩膜无黄染，全身浅表淋巴结未触及肿大。心肺正常，全腹平坦，腹肌略紧张，有柔韧感，无压痛和反跳痛，未触及包块。肝脾肋下未触及，Murphy 征阴性，移动性浊音阳性，肠鸣音减弱，1 ～ 2 次 / 分。

辅助检查：

1. 胃镜检查　萎缩性胃炎 Ⅰ 级。

2. 腹部平片检查　部分肠管积气。

3. 骨髓穿刺活检　骨髓增生性疾病，*JAK- Ⅱ* 基因分析结果阴性。

4. 全腹 MRI 检查　小肠肠壁弥散性增厚，腹膜、肠系膜结节样增厚，盆腹腔积液，结核性腹膜炎可能性大。

5. 结肠镜检查　升结肠肝曲以远、近盲肠端黏膜环周结节样隆起，表面充血、糜烂，易出血，考虑结肠淋巴瘤或结肠癌可能（图 4-3）。

6. 超声肠镜检查　病灶处肠壁明显增厚，最厚处达 1.0cm，低回声，病变侵犯固有肌层，为肠浸润性病变，怀疑 MALT 淋巴瘤或结肠癌可能（图 4-4），活检病理结果提示肉芽肿性炎，多考虑肠结核（图 4-5）。

7. 实验室检查　血常规提示 WBC：$4.56×10^9$/L，NEU%：76.3%，HGB：108g/L，PLT：$509×10^9$/L，CRP：5.260mg/dl，CA-125：90.6U/ml，ESR：31.0mm/h，ADA：16.9U/L。PPD 试验阴性。

初步诊断：

1. 肠结核合并结核性腹膜炎。

2. 萎缩性胃炎 Ⅰ 级。

诊疗经过： 行抗结核治疗（异烟肼、利福平、左氧氟沙星、对氨基水杨酸钠），同时给予输血、补充白蛋白、营养支持、补液和调节免疫等对症治疗，2 周后患者病情明显好转，食欲缺乏、恶心、呕吐等不适症状消失，体重明显增加。查体：腹软，柔韧感明显减轻。复查血常规提示 PLT：280×10^9/L，血沉 3.0mm/h；复查结肠镜见升结肠结节样增生较前明显减轻，局部平坦（图 4-6）。病理结果提示黏膜组织炎症（图 4-7）。患者出院回家后继续口服抗结核药物治疗，门诊随访 3 个月，病情恢复尚可。

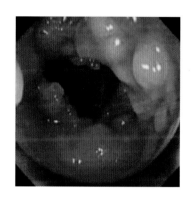

图 4-3　结肠镜下结节样病变

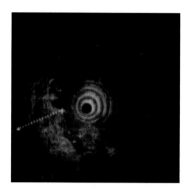

图 4-4　病变结肠超声检查

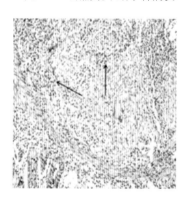

图 4-5　结肠病变病理活检结果

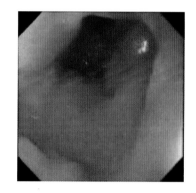

图 4-6　治疗后病变结肠所见

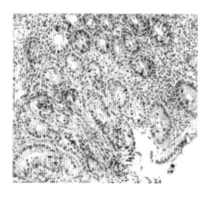

图 4-7　治疗后病变结肠病理结果

最后诊断：

1. 肠结核合并结核性腹膜炎。

2. 萎缩性胃炎Ⅰ级。

确诊依据：①主要临床表现为"下腹痛伴食欲缺乏、乏力、消瘦3个月"，病程较短；②贫血貌、消瘦、营养差，腹平坦，腹肌紧张，有柔韧感，移动性浊音阳性，肠鸣音减弱；③ CRP、CA-125、ESR、ADA、PLT 均增高；④结肠镜检查提示结肠淋巴瘤或结肠癌可能，病理学检查提示肉芽肿性炎；⑤抗结核治疗后临床症状明显减轻，复查肠镜见升结肠结节样增生较前明显减轻，局部平坦。病理结果提示黏膜组织炎症，PLT 和 ESR 均恢复正常。

二、分析与讨论

肠结核是结核分枝杆菌引起的肠道慢性特异性感染，可累及整个胃肠道包括腹膜系统，是最常见的肺外结核，多发生于回盲部。而结核性腹膜炎通常继发于回盲部结核，其发生率为肺结核的 0.1%～0.7%。本例结核位于升结肠近肝曲段，同时还伴有结核性腹膜炎，未发现肠外结核病灶，这在腹腔结核中非常少见。

在临床表现上肠结核和结核性腹膜炎起病均较缓、隐匿，病程长，缺乏特异性症状和体征，它们共同的临床表现为腹痛、腹胀、发热、消瘦。但肠结核可出现腹部包块、败血症、便秘、血便、肠梗阻，甚至可出现肠瘘、出血、穿孔等；结核性腹膜炎可出现腹痛、腹腔积液、腹壁柔韧感等腹膜炎征象，严重者可出现肠管粘连、肠穿孔、腹壁瘘等。本例患者早期症状不明显，病情迁延3个月余，出现腹痛、腹胀、食欲缺乏、消瘦、营养不良后方引起注意，腹部肿块未触及，又无肠外结核的表现。

在诊断方面，肠结核和结核性腹膜炎临床表现多样化，常与恶性肿瘤、感染性疾病和炎症性疾病的表现相似，即使凭借现代诊疗技术，也很难做出诊断，易延误诊断或误诊，使患者不能得到早期诊断和治疗，影响预后。诊断肠结核和结核性腹膜炎除依靠临床表现外，还需病理学和血清学检查依据。结肠镜检查是诊断肠结核的常规项目，镜下可见病变呈溃疡或肉芽肿样增生，病理活检可见到干酪性肉芽肿，是确诊该病的最直接的依据。腹腔积液中检测到抗酸杆菌也是诊断结核性腹膜炎的可靠证据。另外，还需 ADA、ESR 检查及 PPD 试验、腹腔积液性质等客观指标的支持。同时，还要注意 PPD 试验阳性诊断肠结核和结核性腹膜炎的特异性并不是最强的，在部分克罗恩病及其他分枝杆菌引起的疾病，PPD 试验也可呈弱阳性或阳性。因此，PPD 试验的结果不能作为结核病临床诊断的直接依据。再者，有文献报道认为血小板增高与活动性结核病呈正相关关系，原因是结核分枝杆菌侵犯淋巴组织，刺激细胞免疫，使巨噬细胞活化，合成并释放大量 IL-6，IL-6 通过刺激造血干细胞引起血小板增多；因此，在抗结核治疗过程中血小板的变化可作为诊断结核病及评定抗结核疗效的参考指标。对于诊断困难、高度怀疑结核的病例，试验性抗结核治疗也是一条有效确诊的途径。本例患者临床表现不典型，病程迁延时间较长，腹腔积液少，PPD 试验阴性，ADA 轻度升高，仅出现 ESR 加快，血小板升高明显，但影像学检查提示有盆腹腔积液，肠系膜及腹膜结节样病变，结肠镜检查取病理活检提示肉芽肿性炎症，尤其给予试验性抗结核治疗 2 个月后效果显著。因此，明确诊断为肠结核合并结核性腹膜炎。

在鉴别诊断方面，结核性腹膜炎和肠结核需与多种肠道疾病相鉴别。①肠结核与克罗恩病：肠结核和克罗恩病的临床表现及 X 线、内镜下所见十分相似，通常诊断还需依赖于活检。一般干酪样肉芽肿和黏膜下层闭锁，支持肠结核的诊断，而非干酪性肉芽肿、淋巴细胞聚集、裂隙样溃疡支持克罗恩病，但这并不是绝对的。有研究提示，血 CA-125 在肠结核合并结核性腹膜炎患者中显著升高，在单纯肠结核者呈轻度增高，在克罗恩病患者中增高不明显，测定血 CA-125 有助于鉴别诊断肠结核和克罗恩病。②肠结核与肠黏膜相关淋巴瘤：两者均好发于回盲部，前者主要侵犯黏膜下的淋巴组织，黏膜下层病理活检可见组织细胞和淋巴细胞的异型、病理核分裂象、组织结构破坏等。而后者主要侵犯位于黏膜下层的淋巴组织，临床表现与肠黏膜淋巴瘤相似，病理可见干酪样肉芽肿性炎。内镜检查和高分辨率的影像学检查均可为两者的鉴别提供有效依据，对于高度怀疑肠结核的患者，试验性抗结核治疗也可协助鉴别。③肠结核与右侧结肠癌：右侧结肠癌肿以隆起型多见，腔内生长，早期症状不明显，多表现为贫血、腹胀、消化不良、乏力、消瘦等，但一般无排便习惯改变，缺乏特异性，易误诊为肠结核。结肠镜检查加活检病理学检查发现癌细胞即可确诊结肠癌，内镜下特征和病理学结果与肠结核有明显的差异。④结核性腹膜炎与卵巢癌：结核性腹膜炎结核中毒症状往往不典型，不易发现结核杆菌，而卵巢癌患者的腹腔积液中也非均能查见癌细胞，因此容易混淆。可借助影像学检查协助诊断。B 超对于卵巢癌的早期诊断灵敏度较高，尤其经阴道超声检查更易探查卵巢的形态变化。Bae 等的研究认为，在卵巢癌具有特异性升高的血清 CA-125，在结核性腹膜炎患者中几乎都有升高，且升高的程度并不比卵巢癌低，提示 CA-125 升高不具有特异性。但 Ulusoy 等研究认为，结核性腹膜炎患者抗结核治疗后血清 CA-125 水平明显下降，并最终下降至正常水平，而卵巢癌中患者血清 CA-125 无明显变化。因此，对于诊断困难，与结核性腹膜炎有相似临床症状的卵巢癌，通过抗结核治疗观察 CA-125 水平的变化，也可作为鉴别结核性腹膜炎与卵巢癌的一个依据。

综上所述，肠结核合并结核性腹膜炎在临床上较少见，在诊治的过程中需与克罗恩病、肠黏膜相关淋巴瘤、结肠癌及卵巢癌等疾病相鉴别。确诊需要多种检查和化验结果进行综合判断，尤其病理活检是诊断最可靠的依据，必要时试验性抗结核治疗也是重要的诊断方法之一。

（王兆林 乔亚琴）

参考文献

[1]Rasheed S, Zinicola R, Watson D, et al. Intra-abdominal and gastrointestinal tuberculosis. Colorectal Dis, 2012, 9 (9): 773-783.

[2]Hu M L, Lee C H, Kuo C M, et al. Abdominal tuberculosis: analysis of clinical features and outcome of adult patients in southern Taiwan. Chang Gung Med J, 2012, 32 (5): 509-516.

[3]Vardareli E, Kebapc M, Saricam T, et al. Tuberculous peritonitis of the wet ascitic type: clinical features and diagnostic value of image guided peritoneal biopsy. Dig Liver Dis, 2013, 36 (3): 199-204.

[4]Feng Y, Yin H, Mai G, et al. Elevated serum levels of CCL17 correlate with increased peripheral blood platelet count in patients with active tuberculosis in China. Clin Vaccine Immunol, 2014, 18 (4): 629-632.

[5]Şahin F, Yazar E, Yıldız P. Prominent features of platelet count, plateletcrit, mean platelet volume and platelet distribution width in pulmonary tuberculosis. Multidisciplinary respiratory medicine, 2013, 7 (1): 1-7.

[6]Cheng L, Huang M F, Mei P F, et al. The clinical, endoscopic and pathologic features of Crohn's disease in the differentiation from intestinal tuberculosis. Zhonghua Nei Ke Za Zhi, 2013, 52 (11): 940-944.

[7]Kasahara K, Fukuoka A, Murakawa K, et al. Tuberculous peritonitis developing during chemotherapy for pulmonary and intestinal tuberculosis: a case report. Respirology, 2016, 10 (2): 257-260.

[8]Zhu Q Q, Zhu W R, Wu J T, et al. Comparative study of intestinal tuberculosis and primary small intestinal lymphoma. World J Gastroenterol, 2014, 20 (15): 4446-4452.

[9]Wang X. The analysis of clinical, endoscopic and CT features of intestinal tuberculosis and primary lymphoma of the small intestine. Modern

Journal of Integrated Traditional Chinese and Western Medicine,2014,23(27)：3035-3036.

[10]Yin S D, Wang M K, Wang A M.Advances in screening for ovarian cancer.Chin J Clinicians (Electronic Edition), 2012, 6 (23)：7691-7694.

[11]Bae S Y, Lee J H, Park J Y, et al.Clinical Significance of Serum CA-125 in korean Females with Ascites.Yonsei Med J, 2013, 54 (5)：1241-1247.

病例3 沙利度胺治疗结肠型克罗恩病

一、病历摘要

患者男，45岁，主因"间断性腹胀2年"就诊，患者于入院前2年无明显诱因出现间断性腹胀，尤以进食后及夜间为重，无上腹部烧灼感、恶心、呕吐、呕血、黑便、腹泻等不适。3次就诊于当地两家医院，胃镜检查未见明显异常。第一次行结肠镜检查见横结肠近端狭窄，息肉样改变，炎性可能，病理活检检查提示（横结肠）黏膜急性及慢性炎症，可见炎性渗出，黏膜糜烂、坏死及肉芽组织形成，未见明确隐窝脓肿，病理诊断为"溃疡性结肠炎？""克罗恩病？"。第二次结肠镜检查发现病变仍在横结肠，考虑炎症性肠病，溃疡性结肠炎可能性大，活检病理检查提示：（结肠）黏膜组织腺体间大量淋巴细胞、嗜酸性粒细胞、浆细胞弥散浸润，固有层淋巴组织增生，部分区域出血。按"溃疡性结肠炎"口服"美沙拉嗪"治疗，症状好转，但上述症状反复发作。为进一步诊治，以"溃疡性结肠炎"收住笔者所在医院。自发病以来神志清，精神、食欲可，大便干结，小便正常，体重未见明显改变。否认高血压、冠心病病史，否认肝炎、结核等传染病病史，否认输血史，否认药物及食物过敏史，否认家族遗传性疾病史。1994年行"扁桃体切除术"。吸烟20年，24支／天，已戒烟。饮酒17年，6～7两／天，已戒酒。

专科查体：T：36.5℃，P：80次／分，R：19次／分，BP：125/80mmHg。心肺正常，腹部平坦，未见肠型及蠕动波，未见腹壁静脉曲张，腹软，剑突下压痛，无反跳痛。肝脾肋下未触及，双肾区无叩击痛，麦氏点无压痛及反跳痛，移动性浊音阴性，肠鸣音正常。双下肢无水肿。

辅助检查：

1. 结肠镜检查 于横结肠见一隆起性病变（图4-8），性质待定，病理活检检查与入院前外院检查结果相似。

2. 实验室检查　血常规提示 WBC：5.67×10^9/L，MON（单核细胞）：0.62×10^9/L，NEU%：37.3%，MON%：10.9%，PLT：362×10^9/L。大便 OB（+），尿常规提示酮体（+）。肿瘤标志物、血凝四项、生化、甲状腺功能均未见明显异常。

3. 腰椎正侧位 X 线检查　腰椎骨质轻度退行性改变。

4. 腹部超声、心电图检查　未见明显异常。

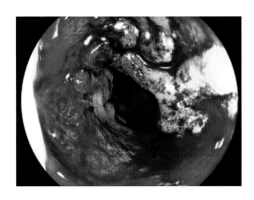

图 4-8　肠镜检查

初步诊断：

炎症性肠病：克罗恩病？溃疡性结肠炎？

诊疗经过：给予口服"美沙拉嗪"，1g，1 次 /6 小时；"泼尼松片"，5mg/d；"沙利度胺"，25mg，2 次 / 日；"美常安"，2 片，3 次 / 日；辅助给予抑酸、保护胃黏膜、灌肠等治疗，好转后出院，嘱咐患者门诊定期复查血常规及肝肾功能。每 3 个月复查 1 次结肠镜，分别于 2016 年 6 月、2017 年 1 月复查结肠镜，进行 CDAI（克罗恩病活动指数）评分：2016 年 6 月为 210 分，较前下降 80 分，2017 年 1 月＜ 150 分；SESCD（克罗恩病简化内镜）评分：2016 年 6 月为 5 分，较前下降 6 分，2017 年 1 月＜ 2 分。维持治疗方案为同前，随访 2 年腹胀消失，病情平稳。

最后诊断：

克罗恩病（A3L2B1）活动期，中度。

确诊依据：①主要临床表现为"间断性腹胀 2 年"，病史较长；②外院和笔者所在医院结肠镜检查均怀疑 CD；③给予"美沙拉嗪""泼尼松片""沙利度胺"和"美常安"综合治疗疗效显著；④ CDAI 评分和 SESCD 均显著下降。随访 2 年腹胀消失，病情平稳。

二、分析与讨论

克罗恩病（Crohn's disease，CD）是一组原因未明的慢性复发性肠道非特异性炎症性疾病，以末段回肠受累最常见，结肠少见，易出现瘘管、穿孔及狭窄等并发症。

该病主要累及青年人，疾病致残率高，手术风险高，在我国的发病率呈逐年上升趋势。目前，公认的发病机制为环境因素作用于遗传易感者，在肠道菌群的参与下，启动了难以停止的、发作与缓解交替出现的肠道天然免疫及获得性免疫反应，导致黏膜屏障损害、溃疡经久不愈、炎症增生等病理改变的疾病。就此病预后而言，经内、外科治疗，部分患者可获得病情缓解和稳定，并有较好的生活质量和健康状况；有研究认为，病变切除组经长期随诊，临床痊愈和症状改善者占 73.2%，但均有较高的复发率，总复发率在 50% 以上。CD 术后年复发率为 8%～10%，病死率为 5%～10%，手术病死率为 4%，死亡原因多数是由于出现腹腔内感染、脓肿、腹膜炎、肠瘘等并发症，以及慢性消耗衰竭和癌变等。就目前治疗而言，方法包括使用 5- 氨基水杨酸（5-ASA）、激素和手术。一组南美的综合分析显示，每年大约有 30% 的患者需要 5-ASA 治疗，10% 应用激素，57% 则需要手术治疗。当 5-ASA 效果不佳或病情活动时应选择激素治疗，多数患者对激素敏感（66%），但是也有激素依赖（16%）和激素耐药者（18%）。

近年来，益生菌及"沙利度胺"对于 CD 的治疗被多方提出。有相当比例的难治性 CD 患者因糖皮质激素治疗无效，"硫唑嘌呤"等免疫抑制剂及"英夫利昔单抗"治疗无效，或因药物不良反应无法用药，亟需其他治疗手段。目前，国内外队列研究发现"沙利度胺"可用于 CD 的治疗，其临床有效性在 40%～80%，且患者对药物不良反应的耐受性尚可，价格适宜。

综合该患者 2 年的病史以及辗转多次的就诊经历，笔者认为多次在外院的结肠镜检查发现病变在横结肠，根据病理检查均提示炎症性病变，未明确提示 CD，故治疗均按"溃疡性结肠炎"口服"美沙拉嗪"单药治疗，但疗效欠佳。直至到笔者所在医院，高度怀疑 CD，结合患者家庭经济原因及多方面的考量，决定使用"美沙拉嗪""泼尼松片""沙利度胺"和"美常安"综合治疗，病情明显好转。经过 1 年多门诊随诊及病例回访，病情控制尚可，使用维持方案未再复发，且症状改善明显，副反应可耐受。该病例为"沙利度胺"联合益生菌、激素治疗 CD 效果显著的病例之一。

目前，"沙利度胺"因其经济效益及治疗效果开始得到关注，但对于其安全性及有效性仍需进一步研究探讨，使用该方案时要密切随诊及注意不良反应事件发生。此外，对于 CD 的诊断，应详问病史，仔细分析辅助检查结果更是至关重要，以免误诊误治带来不良后果。

（白飞虎　李　雪）

参考文献

[1]Loftus E V, Schoenfeld P, Sandborn W J.Theepidemiology and natural history of Crohn's disease in population based patient cohorts from North America：a syst ematic review.Aliment Pharmacol Ther, 2002, 16（1）：51-60.

[2]Loftus E V, Silverstein M D, Sandborn W J, et al.Crohn's disease in olmsted county, Minnesota, 1940—1993：incidence, prevalence, and survival.Gast roenterology, 2012, 114（6）：1161-1168.

[3]Armitage E, Drummond H E, Wilson D C, et al.Increasing incidence of both juvenile-onset Crohn's disease and ulcerative colitis in Scotland. Eur J Gast roenterol Hepatol, 2013, 13（12）：1439-1447.

[4]甘华田, 欧阳欣, 邱春华, 等.成都市55例克罗恩病临床病理分析.临床内科杂志, 2014, 17（5）：301-303.

[5]Triantafillidis J K, Emmanouilidis A, Manousos O, et al.Clinical patterns of Crohn's disease in Greece：a follow up study of 155 cases. Digestion, 2012, 61（2）：121-128.

[6]Freeman H J.Familial Crohn's disease in single or multiplefi rst-degree relatives.J Clin Gastroenterol, 2012, 35（1）：9-13.

[7]Fidder H H, Avidan B, Lahav M, et al.Clinical and demographic characterization of Jewish Crohn's disease patients in Israel.J Clin Gast roenterol, 2013, 36（1）：8-12.

[8]Yang S K, Loftus E V, Sandborn W J.Epidemiology of inflammatory bowel disease in Asia.Inflamm Bowel Dis, 2013, 7（3）：260-270.

[9]Sugimura K, Taylor K D, Lin Y C, et al.A novel NOD2/CARD15 haplotype conferring risk for Crohn's disease in Ashkenazi Jews.Am J Hum Genet, 2014, 72（3）：509-518.

[10]Negoro K, McGovern D P, Kinouchi Y, et al.Analysis of the IBD5 locus and potential gene-gene interactions in Crohn's disease.Gut, 2015, 52（4）：541-546.

病例 4 右半结肠缺血性肠病

一、病历摘要

患者男，49 岁，主因"持续性全腹痛伴便血 1 天"就诊。患者于入院前 1 天无明显诱因出现全腹痛，以右下腹为主，呈阵发性绞痛，伴恶心、呕吐、腹泻，随后便血，呈鲜红色，带血凝块，便后腹痛无缓解，遂就诊于笔者所在医院，以"腹痛、下消化道出血"收住笔者所在科室。既往无心脑血管疾病，否认家族遗传性疾病史。

专科查体：T：36.6℃，P：76 次 / 分，R：21 次 / 分，BP：120/78mmHg。痛苦面容，心肺未见异常。腹平坦，全腹有压痛、反跳痛、肌紧张，以右下腹为著。肝脾肋下未触及，Murphy 征（-），移动性浊音可疑阳性，肠鸣音活跃，6 ～ 8 次 / 分。

辅助检查：

1. 腹部 CT 平扫加增强检查　升结肠管壁增厚、毛糙，周围脂肪间隙模糊，可见片状絮状渗出液。腹腔积液，多考虑炎性改变；胆囊炎。

2. 实验室检查　血常规提示 WBC：$19.05×10^9$/L，NEU％：92.8％。便常规提示 WBC：2 ～ 4 个 /HP，OB（+）；尿 OB（+++），尿葡萄糖：4+。肝肾功能、血脂、心肌酶、电解质、血淀粉酶、凝血四项、肿瘤免疫基本正常，监测血糖正常。

初步诊断：

1. 腹痛待查。

2. 下消化道出血。

诊疗经过：入院后给予胃肠减压、抗感染、解痉、扩容等治疗，但仍有腹痛、便血症状，多次复查血常规提示 WBC 升高，HGB 正常。根据腹部 CT 检查提示初步考虑为下消化道出血，炎症性肠病不除外，腹部平片排除消化道穿孔后，行急诊结肠镜检查，见盲肠以下、升结肠、横结肠黏膜弥散性片状红斑及新鲜渗血，诊断为缺血性肠病。行肠系膜上下动脉造影未见明显栓塞，给予静脉滴注"丹参多酚酸盐""低分子肝素"，腹痛、便血症状迅速好转，复查血常规正常，临床症状逐渐消失后出院。

最后诊断：

缺血性肠病（右半结肠）。

确诊依据：①主要临床表现为"持续性全腹痛伴便血 1 天"，病程短；②痛苦面容，全腹有压痛、反跳痛、肌紧张，以右下腹为著，肠鸣音活跃；③结肠镜检查提示盲肠以下、升结肠、横结肠黏膜弥散性片状红斑及新鲜渗血；④行腹部平片排除消化道穿孔；

⑤扩容、抗凝等支持治疗后，临床症状很快消失。

二、分析与讨论

缺血性肠病是因肠壁缺血、缺氧，最终发生肠壁梗死的疾病。本病多见于患动脉硬化、心功能不全的老年患者，既往多有高血压、糖尿病、冠心病等病史。病变多位于以降结肠、乙状结肠为中心的左半结肠（88.5%）。造成结肠缺血的直接原因多为肠系膜动、静脉，特别是肠系膜上动脉因粥样硬化或血栓形成引起的血管闭塞及狭窄，引起肠道急性缺血，肠黏膜及黏膜下层发生充血、水肿、坏死，出现黏膜脱落、溃疡形成，血液倒流入肠腔，从而出现便血，但一般不会引起休克及贫血。本病例患者的突出表现是剧烈腹痛、便血，多次查血常规血红蛋白正常，结合结肠镜检查所见，考虑缺血性肠病。但患者无高血压、冠心病和糖尿病病史，腹腔动脉、肠系膜上动脉、肠系膜下动脉造影未见明显异常，故病因不排除肠系膜血管痉挛所致。目前，对于缺血性结肠病在临床上无特异性诊断方法，常常被漏诊、误诊。文献报道误诊率为90%~95%，常被误诊为急性胰腺炎、急性胃肠炎、急性阑尾炎、胃肠穿孔和自发性腹膜炎等，病死率达45%~70%。因此，对于50岁以上的有高血压、冠心病和糖尿病的患者，临床表现如果以急性腹痛为主，应高度警惕缺血性结肠病的可能，即使没有高血压、冠心病和糖尿病病史，也不要轻易忽略该病的可能性，尽早行结肠镜检查，一经诊断应立即对因治疗，提高存活率。

（王　维　于晓辉）

参考文献

[1]Silva J A,White C J.Ischemic bowel syndromes.Prim Care,2013,40（1）:153-167.

[2]Glauser P M, Wermuth P, Cathomas G, et al.Ischemic colitis: clinical presentation, localization in relation to risk factors, and long-term results.World J Surg, 2012, 35（11）:2549-2554.

[3]Sadler M D, Ravindran N C, Hubbard J, et al.Predictors of mortality among patients undergoing colectomy for ischemiccolitis:A population-based United States study.Can J Gastroenterol Hepatol, 2014, 28（11）:600-604.

[4] 张艳飞，顾芳 . 缺血性肠病 224 例临床分析 . 实用老年医学，2017，31（6）：536-547.

[5] 马鑫尤，文军，秦小杰，等 . 缺血性肠病内科治疗 31 例临床分析 . 齐齐哈尔医学院学报，2017，38（12）：1449-1450.

病例 5　肠病型 T 细胞淋巴瘤并肝转移

一、病历摘要

患者男，29 岁，主因"间歇性腹痛、便血 6 个月，发热 4 天"就诊。患者于入院前 6 个月无明显诱因出现间歇性腹痛、便血，就诊于当地医院，行结肠镜检查见回盲部和结肠多发溃疡，病理活检提示回盲部溃疡，边缘见非干酪样坏死性肉芽组织，诊断为"克罗恩病"，给予"柳氮磺吡啶"治疗后无效。入院前 4 天出现高热，为进一步诊治以"克罗恩病"收住笔者所在医院。既往体健，无心脑血管疾病，否认家族遗传性疾病。

专科查体：T：36.3℃，P：77 次 / 分，R：19 次 / 分，BP：110/78mmHg。极度消瘦，重度营养不良。全身浅表淋巴结未触及，心肺未见异常，腹壁稍紧张，右下腹有压痛，肝脾无肿大，移动性浊音可疑阳性。

辅助检查：

1. 全腹 MRI 检查　①肝实质内多发异常信号，考虑肝脓肿可能性较大；②回盲部肠管形态、信号异常，结合病史考虑炎症性肠病可能性较大（图 4-9）；③腹腔积液。

2. 实验室检查　血常规提示 WBC：4.26×10^9/L，NEU（%）：77%，RBC：2.42×10^{12}/L，HGB：45g/L，PLT：187×10^9/L。临化全项提示 AST：102U/L，ALT：47U/L，TP：46.2g/L，ALB：25.4g/L，A/G：1.2，ALP：289U/L，GGT：113U/L，K^+：3.1mmol/L，Na^+：128.5mmol/L，Cl^-：94.1mmol/L。CRE（肌酐）：22.6μmol/L。凝血机制提示 APTT：41.1s，PT%：68.9%，ESR：18mm/h。CRP（C 反应蛋白）：3.4mg/dl。大便 OB（+）。PCT（降钙素原）：9.540ng/ml；IL-6：21pg/ml。结核抗体、自身抗体系列未见异常。

初步诊断：

克罗恩病。

诊疗经过：给予糖皮质激素、抗感染、止血、输血、营养支持等综合治疗无效，后发生下消化道大出血，急诊结肠镜检查见回肠末端黏膜光滑，回盲瓣变形，呈开放状态，升结肠近回盲部见一巨大深溃疡，溃疡边缘黏膜增生明显，其余结肠见多发大小不等的不规则深溃疡，部分溃疡边缘黏膜增生明显，溃疡间可见正常黏膜（图4-10）。立即转外科行手术治疗，术中见全结肠明显扩张，回盲部与侧腹壁及大网膜粘连，升结肠近回盲部有一巨大溃疡，大小约 6.0cm×5.0cm，色灰白、僵硬，侵及浆膜层，结肠旁及肠系膜见肿大淋巴结（图4-11）。肝脏见弥散性灰白色结节，质硬，无波动感。行右半结肠切除术和肝脏病变活检术。送检组织免疫组化：CD68（+）、CK（-）、CD3（+）、CD45Ro（+）、CD20（-）、CD79a（-）、GZB（+）。病理诊断为肠病型T细胞淋巴瘤，侵及肝组织（图4-12）。术后患者因多脏器功能衰竭病故。

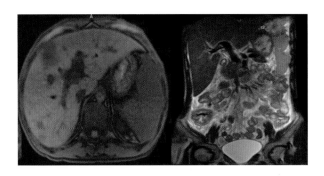

图 4-9　全腹 MRI 检查

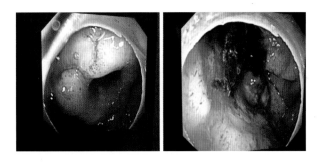

图 4-10　肠镜检查（回盲瓣 + 盲肠）

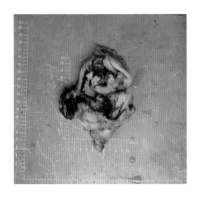

图 4-11　手术切除标本

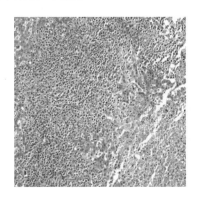

图 4-12　病理结果

最后诊断：

肠病型 T 细胞淋巴瘤并肝转移。

确诊依据：①主要临床表现为"间歇性腹痛、便血 6 个月，发热 4 天"，病程较短，短期发热；②极度消瘦，重度营养不良，腹壁稍紧张，右下腹有压痛；③按"克罗恩病"给予糖皮质激素治疗无效；④升结肠近回盲部见一巨大深溃疡，溃疡边缘黏膜增生明显，其余结肠见多发大小不等的不规则深溃疡，部分溃疡边缘黏膜增生明显，溃疡间可见正常黏膜；⑤术中见全结肠明显扩张，回盲部与侧腹壁及大网膜粘连，升结肠近回盲部有一巨大溃疡，色灰白、僵硬，侵及浆膜层，结肠旁及肠系膜见肿大淋巴结，肝脏见弥散性灰白色结节，质硬，无波动感；⑥结肠和肝脏组织免疫组化提示：CD68（+）、CK（−）、CD3（+）、CD45Ro（+）、CD20（−）、CD79a（−）、GZB（+）。病理诊断为肠病型 T 细胞淋巴瘤，侵及肝组织。

二、分析与讨论

Faorley 等于 1937 年首次报道了肠道淋巴瘤梗阻所引起的吸收不良。1978 年，Isaacson 等对 18 例小肠淋巴瘤患者进行研究，发现肿瘤附近的小肠黏膜有绒毛萎缩和滤泡增生，最初认为是"肠道恶性组织细胞增生症"，后根据 T 细胞抗原受体基因的重排和 T 细胞亚型的标志物，得知肿瘤细胞由 T 细胞衍生而来，故将该肿瘤称为肠病型 T 细胞淋巴瘤（enteropathy-associated T-cell lymphoma，EATL）。EATL 属于非霍奇金淋巴瘤的一个亚型，即结外淋巴瘤。该病最常发生在空肠、回肠，极少见于胃、十二指肠、结肠及消化道以外的部位，可呈节段性分布，表现为多灶性不规则溃疡。该病致病因素未完全阐明，目前认为和染色体异常、感染、免疫系统异常及其他物理化学因素有关。该病临床表现呈侵袭性，以腹痛、发热多见，可伴有腹泻、便血、营养不良，少数见腹部包块、消化道梗阻、肝脾大和全血细胞减少等。吴斌等研究显示，该病以腹痛、消瘦、发热、腹部包块、便血和大便习惯改变为主要临床表现，尤以肠道多发溃疡伴发热对诊断有提示作用。本病预后差，Delabie 等研究显示本病中位生存期仅 10 个月，而本例患者在发病后 6 个月内死亡。

诊断方面，无特异性临床表现。CT/MRI 可显示病变肠管增厚、狭窄，并可评价病变浸润范围和周围脏器受累情况。氟 -18 脱氧葡萄糖 PET 成像在恶性淋巴瘤诊断方面具有较好的临床应用价值，应韶旭等人报道其敏感性为 89.7%，特异性为 95.5%。内镜检查病变多位于回肠末端和盲肠，其次为右半结肠，多呈局限性分布。形态学上表现为息肉型、溃疡型及弥漫型等形态，但其确诊必须依靠病理学检查。由于瘤细胞常在黏膜深层或黏膜下层浸润性生长，内镜下活检常因取材表浅只能观看到黏膜层的炎性坏死组织而误诊为非特异性炎症，如克罗恩病。本例患者发病时在外院行结肠镜检查病变组织病理活检就提示为非干酪样坏死性肉芽组织，误诊为克罗恩病，对症治疗无效。有时在内镜下高度怀疑为恶性病变，但活检时只能发现异型性不明显的瘤细胞，这与炎症反应中增生的淋巴细胞难以鉴别，导致诊断上的困难。免疫组化可鉴定增生细胞是否为单克隆起源而确定是否为淋巴瘤，T 细胞标志物主要有 CD2、CD3、CD7、CD45Ro、CD43。PCR 技术检测基因重排以其灵敏、快速等优点受到临床重视，但由于 PCR 敏感性过高，容易出现假阳性结果。故在临床诊断中，强调 PCR 检测结果、光镜下组织学改变、免疫组化相结合进行诊断。

鉴别诊断方面，EATL 需与下列疾病相鉴别：①肠黏膜相关淋巴瘤：起源于 B 细胞，肿瘤性淋巴细胞多沿黏膜下浸润性生长而致肠壁增厚，黏膜出现不规则隆起，致病变肠段呈弥漫性增厚或息肉样改变。病变早期黏膜相对完整，晚期因肿瘤浸润可致黏膜缺血而出现黏膜糜烂、脱落导致溃疡形成。免疫组化标记为 B 细胞型低度恶性淋巴瘤。②肠白塞病：临床常伴口腔、外生殖器溃疡及虹膜炎。病变多发生于回肠末端和盲肠，多表现为多发圆形深溃疡，溃疡底部一般不附有白苔，直径大多 < 2cm，但也有直径在 2 ～ 3cm。病检基本病变为纤维素性坏死性小血管炎、血栓性静脉炎及周围炎。③肠结核：病变主要位于回盲部和右侧结肠，少部分可有直肠、乙状结肠受累。内镜主要表现为溃疡及增生性改变，伴肠管狭窄和假性憩室形成。病变可呈跳跃式表现，两病灶之间可间隔正常肠黏膜。病变肠黏膜充血、水肿、环形溃疡，溃疡边缘呈鼠咬征，活检找到干酪样坏死性肉芽肿或结核菌可确诊。④结肠癌：以左半结肠，尤以直肠和乙状结肠多见。镜下可表现为隆起型、溃疡型、浸润溃疡型、浸润型和胶样型 5 种类型。活检找到癌细胞可确诊。⑤克罗恩病：病变特点为胃肠道节段性分布的溃疡性病变。发生于结肠者，病变多位于右半结肠，以回盲部多见。病变肠管肠壁高度水肿，黏膜呈鹅卵石状外观，常有裂隙样溃疡，组织病理学检查为非特异性慢性炎症和非干酪样坏死性肉芽肿。

本例患者发病初期，根据结肠镜及病理检查均诊断为"克罗恩病"，入院后全腹 MRI 也考虑炎症性肠病合并肝脓肿，但给予抗感染、抗炎等药物治疗无效，后因发生下消化道大出血而急诊手术，最终根据病理检查结果才确诊 EATL。可见，临床 EATL 与克罗恩病鉴别相当困难。

通过该病例的诊治过程，我们认为：① EATL 发病率低，易被忽视，内镜下病变形态无特征性，与肠结核、克罗恩病、肠白塞病、结肠癌等病变常难以鉴别，临床极易误诊误治；②肠镜下发现肠道多发溃疡性病变，需警惕 EATL 可能，反复、多点、深挖取材病检，并结合免疫组化及 PCR 技术有助于明确诊断；③鉴于活检取材组织学检查不容易确诊，往往需结合临床表现及手术标本进行全面检查才能诊断，故一旦内镜结果与病理结果不符时应警惕本病可能，手术是积极而有效的诊治方法。

（王彪猛　张久聪）

参考文献

[1]Geetha V, Kudva R, Amprayil A J.Enteropathy associated T cell lymphoma—a case report of an uncommon extranodal T cell lymphoma.Journal of clinical and diagnostic research：JCDR，2014，8（10）：FD10-FD12.

[2]Pun A H, Kasmeridis H, Rieger N, et al.Enteropathy associated T-cell lymphoma presenting with multiple episodes of small bowel haemorrhage and perforation.J Surg Case Rep，2014，2014（3）pii：rju013.

[3]]Wu B, Wen W, Wang C W.The clinical, endoscopic and pathological features of constitutional intestine lymphoma.Chinese Journal of Digestive Endoscopy，2012，17（1）：11-14.

[4]Jiao G, Zheng Z, Jiang K, et al.Enteropathy-associated T-cell lymphoma presenting with gastrointestinal tract symptoms：A report of two cases and review of diagnostic challenges and clinicopathological correlation.Oncol Lett，2014，8（1）：91-94.

[5]Kikuma K, Yamada K, Nakamura S, et al.Detailed clinicopathological characteristics and possible lymphomagenesis of type Ⅱ intestinal enteropathy-associated T-cell lymphoma in Japan.Hum Pathol，2014，45（6）：1276-1284.

病例6 急性乙状结肠扭转

一、病历摘要

患者男，16岁，主因"突发腹痛、腹胀伴停止排便排气4小时，"就诊。患者于入院前4小时无明显诱因突然出现中下腹痛，为阵发性绞痛，伴腹胀，无排便及肛门排气。既往有严重便秘病史多年，无心脑血管疾病，否认家族遗传性疾病史。

专科查体：T：36.5℃，P：77次/分，R：18次/分，BP：119/72mmHg。心肺正常。全腹膨隆，叩诊呈鼓音，全腹有压痛，以左下腹为著。左下腹反跳痛。肠鸣音亢进，7～8次/分。

辅助检查：

1. 腹部平片检查　卧位见弓形充气扩张肠曲，立位见多个呈阶梯状排列液平（图4-13）。

2. 实验室检查　血常规提示 WBC：10.5×10^9/L，NEU%：73.4%。其他化验结果均未见异常。

初步诊断：

1. 急性低位结肠梗阻。

2. 先天性巨结肠？

3. 粪石性肠梗阻？

诊疗经过： 急诊行结肠镜检查，进入乙状结肠距肛缘 18cm 处可见肠腔扭曲狭窄（图4-14），肠黏膜纠集，肠腔内空虚，无粪便。反复注气、吸气、松动扭转部肠管，同时反复用镜头向前轻轻推挤闭锁的肠腔并钩拉，镜头通过后患者症状缓解，肠腔见明显扩张积气，可见较多粪便。循腔进镜至距肛缘 30cm 后反螺旋旋转镜身 180°并拉直镜身。结肠镜至横结肠，因肠腔内大量粪便无法进镜，退镜至距肛缘 18cm 处时，未再见明显的肠腔扭曲狭窄段（图4-15）。

最后诊断：

1. 急性低位结肠梗阻。

2. 乙状结肠扭转。

确诊依据： ①主要临床表现为"突发腹痛、腹胀伴停止排便排气 4 小时"，病程短；②全腹膨隆，叩诊呈鼓音，全腹有压痛，以左下腹为著，左下腹反跳痛，肠鸣音亢进，7～8 次 / 分；③腹部 X 线平片：卧位见弓形充气扩张肠曲，立位见多个呈阶梯状排列液平；④结肠镜检查提示：乙状结肠距肛缘 18cm，可见肠腔扭曲狭窄，肠黏膜纠集，肠腔内空虚，无粪便。

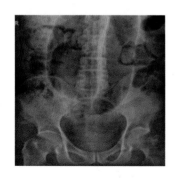 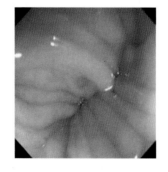 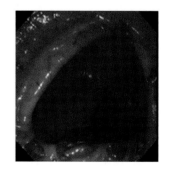

图 4-13　腹部 X 线见　　　　图 4-14　肠镜下扭转　　　图 4-15　扭转结肠复位
"U"形扩张肠曲

二、分析与讨论

肠扭转是指某一肠段绕其肠系膜发生旋转，常常导致闭环式肠梗阻，进而引起肠道血运障碍。原发性结肠扭转常发生在乙状结肠和盲肠，中老年患者多见。目前认为高纤维饮食可导致大量的粪便潴留，使肠道过度扩张和拉长，系膜相对较短从而使自身扭转。存在血运障碍时，有可能并发肠缺血和穿孔，后果严重。因此，需及早诊断，紧急处理。

乙状结肠扭转是引起老年肠梗阻的三大病因之一，多见于老年男性，近年来我国发病率有增加的趋势。发病原因有：①乙状结肠冗长及其系膜附着处相对短窄；②在上述解剖因素的基础上，如盆腔发炎、粘连以及瘢痕形成，使结肠系膜短缩；③老年人结肠黏膜和肌层萎缩，结缔组织增多，而致大肠系膜增厚，大肠长度延长；④乙状结肠内粪便大量聚积，特别是活动量小、排便能力差的老人，以及患有乙状结肠肿瘤、憩室、息肉、先天性巨结肠症等病变的患者，也包括慢性便秘、长期服用缓泻剂者和容易发展为无症状性假性巨结肠症者；⑤部分患者无明显诱因，扭转可能与肠动力改变有关。其他可能引起本病的疾病包括肠腔蛔虫团、肠肿瘤、肠粘连、美洲锥虫病、硬皮病、肠气囊症等，体位姿势的突然改变也可引起本病。

腹痛、腹胀、便秘三联征是乙状结肠扭转的主要临床表现，按发病的缓急可分为急性暴发型和亚急性型，临床上以亚急性型多见。通常为老年患者，起病较缓，腹痛较轻，有进行性腹胀，多有便秘，全身状况较好。62%～90%的患者腹部X线平片检查显示扩张增大无结肠袋形的乙状结肠，呈"马蹄铁"状，可见两个大液平面。

本例患者年轻，有严重的便秘史多年，所以，临床首先考虑是否为先天性巨结肠或者是粪石性肠梗阻。单纯从腹部平片检查有时很难将三者进行鉴别。但患者发病突然，来势凶猛，因其年轻，首先考虑乙状结肠扭转可能。急诊结肠镜检查可以起到意想不到的效果，既能为明确诊断提供帮助，同时还能进行复位治疗。

乙状结肠扭转的治疗原则：解除梗阻，防止复发。以往治疗通常采用体外手法、灌肠法等复位，复位成功率不高，无效者只能手术治疗。随着结肠镜技术的发展，国内外学者不断采用结肠镜进行乙状结肠扭转复位。由于电子纤维结肠镜具有良好的可曲性，并且视野清晰、操作易行，因此，乙状结肠扭转内镜复位成功率高，并发症少，避免了患者外科手术的痛苦。此法复位成功率为76%～92%。但临床上如怀疑有肠坏死，或检查中发现有溃疡形成者不宜使用，以免复位时造成肠穿孔。

对于经非手术方法复位失败者，插镜时见肠腔内有血性粪水、肠黏膜有坏死、溃疡形成者，或有腹膜炎及肠坏死征象者，应该手术治疗。

（徐美东　陈巍峰）

参考文献

[1] 楼征，于恩达，孟荣贵，等．结肠镜复位急诊处理高龄患者乙状结肠扭转．中华胃肠外科杂志，2012，15（12）：1244-1246.

[2] 钟芸诗，姚礼庆，许剑民，等．急诊肠镜诊疗技术在急性结直肠梗阻中的应用评价．中华医学杂志，2011，91（8）：524-527.

[3] 侯宪刚，郭伏生．手术治疗乙状结肠扭转36例临床分析．中国药物与临床，2017，17（7）：1041-1042.

[4] 张志强．浅析肠扭转的X线临床表现及诊断．中国卫生标准管理，2017，12（8）：117-119.

[5] 谭令，展颖，管永靖，等．乙状结肠扭转的多排螺旋CT特征．腹部影像学，2016，16（15）：516-519.

病例7　结肠动脉栓塞导致的急性暴发型缺血性肠病

一、病历摘要

患者女，76岁，主因"持续性腹痛5小时"就诊。患者于入院前5小时无明显诱因出现腹部疼痛不适，以右侧腹部为主，呈持续性绞痛，伴腰背部不适、恶心、呕吐，呕吐物为胃内容物。无呕血、黑便，无发热、寒战、胸闷、气短等不适。既往有"高血压"病史，口服"硝苯地平缓释片"，血压控制平稳。否认"冠心病""糖尿病"等病史，否认家族遗传性疾病史。

专科查体：T：36.2℃，P：75次/分，R：18次/分，BP：138/80mmHg。急性痛苦貌，心肺正常。腹平坦，未见肠型及蠕动波，右侧腹部有压痛，无反跳痛，肠鸣音弱，1次/分。

辅助检查：

1. 全腹CT检查　升结肠及右半横结肠管壁明显增厚，肠周脂肪间隙渗出明显。

2. 实验室检查　血常规提示WBC：14.23×10^9/L，NEU%：87.0%。肝肾功能、电解质、血淀粉酶、尿淀粉酶均正常。

初步诊断：

腹痛待查。

诊疗经过：入院后给予胃肠减压、补液、支持等综合治疗，同时严密观察病情变化，症状无明显好转，且进行性加重。再次复查血常规提示 WBC：21.95×10^9/L，NEU％：84.7％；CRP：5.30mg/dl；D-二聚体：1.62mg/L。动脉血气分析提示：PO_2：50mmHg，PCO_2：30mmHg，BE：-3.3mmol/L。入院 9 小时解暗红色血便约 150ml，急诊行结肠镜检查可见盲肠和升结肠黏膜广泛坏死、脱落，呈紫褐色，肠腔内见大量血性液体（图 4-16A），病变肠管与正常肠管分界尚清楚，其余肠管未见异常（图 4-16B）。镜下诊断：缺血性肠病，肠坏死可能，立即转普外科行剖腹探查术，术中见网膜包裹右半结肠，累及横结肠至中段，右结肠动脉见血栓形成，肠壁水肿明显，局部呈坏死样表现。根据探查情况行右半结肠切除术。术后病理为（右半结肠）化脓性炎症，伴出血、坏死及周围组织化脓性炎症（图 4-17）。术后经对症、支持治疗后痊愈出院。

最后诊断：

缺血性肠病，右半结肠，急性暴发型。

确诊依据：①主要临床表现为"持续性右侧腹痛 5 小时"，病程短；②既往有"高血压"病史；③急性痛苦貌，右侧腹部压痛，无反跳痛，肠鸣音弱，1 次/分；④全腹 CT 检查提示升结肠及右半横结肠管壁明显增厚，肠周脂肪间隙渗出明显；⑤血常规提示：WBC：21.95×10^9/L，NEU％：84.7％；CRP：5.30mg/dl；D-二聚体：1.62mg/L；⑥结肠镜检查提示盲肠和升结肠黏膜广泛坏死、脱落，呈紫褐色，肠腔内见大量血性液体；⑦剖腹探查术中见网膜包裹右半结肠，累及横结肠至中段，右结肠动脉见血栓形成，肠壁水肿明显，局部呈坏死样表现；⑧右半结肠切除术术后病理提示（右半结肠）化脓性炎症，伴出血、坏死及周围组织化脓性炎症。

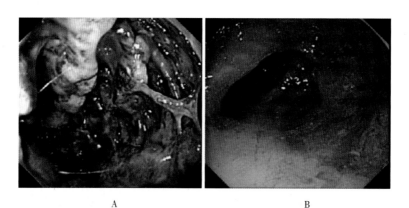

A—黏膜广泛坏死、脱落，呈紫褐色；B—病变肠管与正常肠管分界尚清楚

图 4-16　结肠镜检查

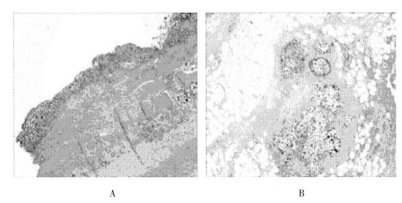

A—黏膜层、肌层、浆膜层的化脓性炎症；B—周围组织化脓性炎症

图 4-17　病理活检：HR 染色（×40 倍）

二、分析与讨论

缺血性肠病（ischemic bowel disease，IBD）是由各种原因引起的肠道急性或慢性血流灌注不足导致的肠壁缺血性疾病。缺血性肠病可分为：①急性暴发型：腹痛、便血，出现肠鸣音消失及血性腹腔积液等肠道坏死表现；②慢性型：腹痛、腹胀时轻时重，偶有便血。此病多发于老年人，常合并动脉粥样硬化相关性疾病，最常见的是高血压，接下来依次是缺血性心脏病、糖尿病、高脂血症、腹腔感染等。缺血性肠病常无特有的临床表现，误诊和漏诊率高，死亡率可达 60%～80%。缺血性肠病常用的检查手段有：①实验室检查：包括血常规、D- 二聚体等。据报道 D- 二聚体升高对诊断有一定意义，但其升高程度与病情严重程度的关系仍需进一步研究。②肠镜检查：该病肠镜下特点是病变肠管呈节段性分布，边缘与正常黏膜界限清楚，可有部分黏膜坏死，继之黏膜脱落，溃疡形成，黏膜受损严重，肌层受累被组织替代，则易致肠管狭窄。肠镜检查，尤其是对重症 IBD 的早期诊断、预后判断、治疗方案的确定，甚至挽救生命均有重要的临床意义，可减少并发症的发生，减少误诊率、漏诊率及死亡率。③选择性腹腔血管造影：有助于发现病变部位和范围，为诊断本病的重要检查手段，为溶栓及手术治疗提供参考。④腹部 CT：有助于肠系膜静脉血栓的诊断。另外，可观察肠壁增厚、水肿，腹腔积液等间接征象。⑤其他：如诊断性腹腔积液穿刺、钡灌肠检查等也可协助诊断。随着人口的老龄化，心血管疾病的发病率也越来越高，缺血性肠病的发病率也有逐年上升趋势。急性暴发型 IBD 起病急，病情发展快，常合并肠坏死，迅速出现全身中毒症状，进而出现感染性休克甚至死亡。及时治疗，包括手术或介入等治疗，可大大降低其死亡率。

本例患者以突发腹痛为首发症状，起初临床表现、实验室检查、影像学检查等均无特异性，未能立即明确诊断。但入院后约 9 小时，患者出现便血，结合患者有高血压病史，高度怀疑 IBD。急诊肠镜检查示右半结肠坏死，剖腹探查证实右半结肠坏死，右结肠动脉血栓形成。术后病理进一步证实了结肠坏死并化脓性炎症，属于急性暴发型缺血性肠病。此病例的诊治体会为：①对于年龄大于50岁，存在高血压、缺血性心脏病、心房颤动等病史的患者，无明显诱因出现剧烈的腹痛，或伴有便血等临床表现，应高度怀疑缺血性肠病，在排除消化道穿孔、急性胰腺炎等急腹症后，应尽早行结肠镜或选择性腹腔血管造影等检查以明确诊断；②缺血性肠病根据所累及的血管及该血管所供血的范围，其内镜表现也各不相同、多种多样。结肠镜检查对缺血性肠病具有确诊意义，尤其是在便血期的急诊内镜检查，能明确病变的范围及程度，且有助于与炎症性肠病、结肠癌等疾病鉴别，对治疗方式（内科保守、介入治疗、外科手术等）的选择和病情预后的改善具有重要的临床意义。

（杨永林　解有成）

参考文献

[1] 辛凯明，任顺平．缺血性肠炎临床诊疗进展．实用老年医学，2017，31（6）：536-547.

[2] 张李霞，陈凤媛．关注缺血性结肠炎的诊断与治疗．世界华人消化杂志，2016，24（25）：3647-3656.

[3] 孙达龙，陈凤媛，潘勤聪．缺血性结肠炎诊治现状．胃肠病学和肝病学杂志，2014，23（9）：987-989.

[4] 崔焌辉，沈锋，兰韶峰．缺血性结肠炎临床诊断与治疗．第十六届中国中西医结合学会大肠肛门病专业委员会学术会议论文集，2013，4.

[5] 倪文彬，任宏宇．心房颤动、肠系膜上动脉栓塞并发部分小肠、部分结肠坏死1例．中国现代医生，2017，55（18）：131-134.

病例8　两代3人家族性腺瘤性息肉病

一、病历摘要

例1：

患者男，41岁，主因"间歇性便血伴黏液便及左下腹疼痛25年，加重1年"就诊。

患者于入院前 25 年无明显诱因出现间断便血，伴黏液便及左下腹隐痛，因便血少及经济条件所限，未进行正规检查。入院前 2 年在外院行结肠镜检查见直肠及乙状结肠布满大小不等的息肉，病理检查提示腺瘤性息肉，仍未行诊治。入院前 1 年因便血增多，腹痛加重，为进一步诊治以"结肠多发息肉"收住笔者所在医院。家族中上一代及同代无类似疾病，否认其他家族遗传性疾病。

专科查体：T：36.3℃，P：77 次 / 分，R：18 次 / 分，BP：108/66mmHg。消瘦，睑结膜、口唇及四肢甲床苍白，呈中度贫血貌。心肺正常，全腹平坦，左下腹有压痛，肝脾未触及肿大。

辅助检查：

1. 结肠镜检查 全结肠可见多发、大小不等的息肉，病理活检诊断为结肠腺瘤样息肉并癌变。

2. 心电图、胸片、腹部肝胆胰脾肾彩超检查 未见异常。

3. 实验室检查 血常规提示 HGB 73g/L，肝炎系列、肝肾功能及肿瘤标志物检查均正常。

初步诊断：结肠多发息肉并癌变。

诊疗经过：因在笔者所在医院复查结肠镜检查提示息肉累及全结肠，病理活检诊断为结肠腺瘤样息肉并癌变，请外科会诊无法进行全结肠切除，未行手术。出院半年后因病情进行性加重死亡。

最后诊断：

结肠多发息肉并癌变。

确诊依据：①主要临床表现为"间歇性便血伴黏液便及左下腹疼痛 25 年，加重1 年"，病程长，短期加重；②消瘦，睑结膜、口唇及四肢甲床苍白，呈中度贫血貌，左下腹有压痛；③结肠镜检查提示全结肠可见多发、大小不等的息肉，病理活检诊断为结肠腺瘤样息肉并癌变；④血常规提示 HGB 73g/L；⑤半年后因病情进行性加重死亡。

例 2：

患者女，28 岁，系病例 1 次女，主因"间歇性腹泻 1 年，加重伴便血及里急后重感 1 个月"就诊。患者于入院前 1 年无明显诱因出现间歇性腹泻，无腹痛、便血等，未行诊治。入院前 1 个月腹泻加重，并出现便血，呈鲜红色，伴里急后重感，为进一步诊断以"腹泻、便血待查"收住笔者所在医院。父亲患有全结肠多发息肉并癌变，已去世。否认其他家族遗传性疾病。

专科查体：T：36.5℃，P：76 次 / 分，R：19 次 / 分，BP：110/70mmHg。消瘦，睑结膜、口唇及四肢甲床苍白，呈中度贫血貌。心肺正常，全腹平坦，无压痛及反跳痛，肝脾未触及肿大。肛门指诊在距肛门齿状线约 4cm 直肠左壁处可触及一带蒂菜花状隆起，质中，约 3.0cm×3.0cm 大小的肿物，指套上带血。

辅助检查：

1. 结肠镜检查　整个结肠布满大小不等的表面光滑的息肉，病理活检为绒毛状腺瘤。直肠可见一大小约 5.0cm×6.0cm 的菜花样隆起，病理活检为中分化腺癌。

2. 心电图、胸片、腹部肝胆胰脾肾彩超检查　未见异常。

3. 实验室检查　血常规提示 HGB 84.2g/L，肝炎系列、肝肾功能及肿瘤标志物检查均正常。

初步诊断：

1. 直肠癌。

2. 结肠多发息肉。

诊疗经过： 征得患者及其家属意见，行外科手术根除术，切除的直肠病变病理诊断仍为中分化腺癌，癌组织侵及肌层。切除的大部分结肠，病理活检为多发性绒毛状腺瘤。术后恢复顺利，随访 3 年健在。

最后诊断：

1. 直肠癌，中分化腺癌。

2. 结肠多发息肉，绒毛状腺瘤。

确诊依据： ①主要临床表现为"间歇性腹泻 1 年，加重伴便血及里急后重感 1 个月"，病程较短。②消瘦，睑结膜、口唇及四肢甲床苍白，呈中度贫血貌。肛门指诊在距肛门齿状线约 4cm 直肠左壁处可触及一带蒂菜花状隆起，质中，大小约 3.0cm×3.0cm，指套上带血。③结肠镜检查可见整个结肠布满大小不等的表面光滑的息肉，病理活检为绒毛状腺瘤。直肠可见一大小约 5.0cm×6.0cm 的菜花样隆起，病理活检为中分化腺癌。④血常规提示 HGB 84.2g/L。⑤切除的直肠病变病理活检诊断为中分化腺癌，癌组织侵及肌层。切除的大部分结肠，病理活检为多发性绒毛状腺瘤。术后恢复顺利，随访 3 年健在。

例 3：

患者男，32 岁，系病例 1 长子，主因"间断性便血 16 年，加重 1 周"就诊。患者于入院前 16 年无明显诱因出现间断性便血，量少，未予重视。入院前 1 周便血加重，呈暗红色便，量较大，2～3 次／日，伴里急后重感、乏力，为进一步诊治以"便血待查"收住笔者所在医院。父亲患有全结肠多发息肉并癌变，已去世。否认其他家族遗传性疾病。

专科查体： T：36.0℃，P：72 次／分，R：19 次／分，BP：118/68mmHg。睑结膜、口唇及四肢甲床苍白，呈中度贫血貌。心肺正常，全腹平坦，无压痛及反跳痛，肝脾未触及肿大。

辅助检查：

1. 结肠镜检查　乙状结肠及直肠黏膜布满无数个大小不等息肉，色红、光滑，取活检病理诊断为乙状结肠增生性息肉，部分区域为腺瘤性息肉。

2. 心电图、胸片、腹部肝胆胰脾肾彩超检查　未见异常。

3. 实验室检查　血常规提示 HGB 79.1g/L，肝炎系列、肝肾功能及肿瘤标志物检查均正常。

初步诊断：

结肠多发息肉。

诊疗经过： 因考虑其父及其妹患结肠多发息肉，均癌变，即行乙状结肠和直肠保肛切除手术，术中见全结肠及直肠无数个大小不等息肉，质软，切除后病理活检增生性息肉，未见癌变息肉，淋巴结无癌转移。术后随访 5 年健在。

最后诊断：

家族性腺瘤性息肉病。

确诊依据： ①主要临床表现为"间断性便血 16 年，加重 1 周"，病程长，短期加重；②其父及其妹均患结肠多发息肉，均癌变；③睑结膜、口唇及四肢甲床苍白，呈中度贫血貌；④结肠镜检查见乙状结肠及直肠黏膜布满无数个大小不等息肉，色红、光滑，活检病理诊断为乙状结肠增生性息肉，部分区域为腺瘤性息肉；⑤血常规提示 HGB 79.1g/L；⑥乙状结肠和直肠保肛切除手术，术中见全结肠及直肠无数个大小不等息肉，病理活检为增生性息肉，未见癌变。

二、分析与讨论

家族性腺瘤性息肉病（familial adenomatous polyposis，FAP）是与遗传有关的大肠息肉病中最常见的一种，极易发展为大肠癌，为常染色体显性遗传病，男女患者具有相同遗传性，家庭成员之子代 50% 可得此病，外显率可达 95%。

FAP 特征性表现为结直肠出现数十、数百甚至是数千个大小不等的腺瘤性息肉。其主要是人体第 5 号常染色体长臂的 5q21 区域 *APC* 基因发生突变所致，这种基因缺陷加速了腺瘤－癌序贯性事件的启动。也有研究发现本病癌变与 1 号染色体短臂远端缺失有关，这为从细胞和分子水平研究 FAP 癌变机制开辟了新的途径。FAP 自然病程可分为潜伏期、腺瘤期、癌肿期 3 个阶段，终生癌变率近 100%。随着年龄的增长，肠道息肉逐渐增多，体积逐渐增大，腹痛、腹泻、便血等症状愈发明显。同时，还会发生肠外器官如甲状腺、肝脏、肾上腺、中枢神经系统等器官癌变，严重威胁患者的健康。

本组 3 例患者有以下共同临床特点：①父亲与子女同患此病；②间歇性便血及里

急后重感为其主要临床症状；③结肠及直肠均有无数个大小不等的息肉，均为腺瘤型，2人息肉癌变。例1病史较长，发现直肠及乙状结肠有息肉未及时行手术根治，1年后结肠镜检查提示息肉遍及全结肠和直肠，病理活检为结肠腺瘤样息肉并癌变。由于病情重，无法进行全结肠及直肠切除手术，6个月后死亡。例2和例3病史相对较短，尤其是例2，发现病变时直肠已癌变，切除直肠病变及大部分结肠，术后一般情况尚好，随访3年仍健在。故出现症状早期检查非常重要，手术是最佳治疗手段。

FAP患者一般在9～10岁时出现腺瘤，20岁后就有大量息肉出现，以远侧大肠为多，小肠一般无病变。据Mckusick估计如果到35～40岁未出现多发腺瘤，即使有家族史，一般认为很少再发病。所以FAP患者的子女应在10～14岁时开始行结肠镜检查，阴性者可隔年复查。本组例2和例3各有一个孩子，尚年幼，应属监控范围。实际上多数患者就医时息肉已发生癌变，本报告中例1及例2检查时均证实为结肠息肉癌变。

FAP需与P-J综合征相鉴别，两者均属于常染色体显性遗传病。P-J综合征，又叫黑斑息肉综合征。特征是特定部位有多发性黑色素沉着斑和胃肠道多发性息肉。色素斑可分布在口唇周围、口腔黏膜，还可在手指、足趾、手掌背面、眼、鼻及肛周等处有棕色或黑色素沉着斑点，儿童及青春期色素斑较浅，至成年期逐渐变深，到老年又变淡，呈圆形、卵圆形或不规则形。P-J综合征的息肉极少癌变，发病年龄在20～25岁。而FAP也是一种遗传性疾病，又叫多发性息肉病，息肉可布满结肠和直肠，具有很高的癌变倾向，好发于青年，一般在15～25岁青春期开始出现临床症状，30岁左右最明显。

综上所述，对于间断性便血、里急后重感的患者，一定要及时进行结肠镜检查，发现息肉一定要取活检进行病理学检查，确定息肉性质，同时还要追问家族其他成员有无类似的临床症状，为明确诊断提供一定的证据。当然，及时行病变结肠切除术是治疗的最佳手段之一，定期复查结肠镜是发现FAP的重要手段，切除癌变息肉是阻断疾病预后不良的重要手段。

（于晓辉　王　盼）

参考文献

[1] 秦静，惠起源. 结直肠腺瘤性息肉、结直肠癌患者幽门螺杆菌感染与血清G-17的相关性研究. 胃肠病学和肝病学杂志，2017，26（8）：845-848.

[2] 徐桂林，李达周，王雯. 家族性腺瘤性息肉病的非手术治疗进展. 临床消化

病杂志，2017，29（1）：58-61.

[3]王亚洁，王惠，杨琳. 家族性腺瘤性息肉病的防癌进展. 基础研究，2017，10（5）：77.

[4]Luca R, Monica P, Francesco M.Attenuated adenomatous polyposis of the large bowel：Present and future.World J Gastroenterol, 2017, 23（23）：4135-4139.

[5]杨军，刘为青，李文亮，等. 利用生物信息学技术分析 *APC* 基因同义突变 SNP 在家族性腺瘤性息肉病发病机制的研究. 重庆医学，2017，46（2）：218-222.

病例 9　直肠多发神经内分泌肿瘤

一、病历摘要

患者男，43 岁，主因"体检发现直肠多发肿物 2 个月"就诊。患者于入院前 2 个月体检行结肠镜检查发现直肠多发肿物，无不适症状，为进一步诊治以"直肠多发肿物"收住笔者所在医院。既往有高血压病史 9 年，3 年前因左侧甲状腺癌行甲状腺左叶＋峡部切除术，否认家族遗传性疾病史。

专科查体：T：36.6℃，P：78 次 / 分，R：18 次 / 分，BP：110/72mmHg。心肺正常，全腹软，无压痛及反跳痛，肝脾未触及肿大。肛门指诊可触及距肛缘 5 ～ 7cm 多个隆起，大小不等，质硬，指套无染血。

辅助检查：

1. 结肠镜检查　距肛缘 8cm 以下可见多发直径 0.3 ～ 0.7cm 的黏膜下隆起，表面光滑（图 4-18）。

2. 血尿便常规、肝肾功能及肿瘤标志物检查　均未见异常。

初步诊断：

直肠多发黏膜下隆起。

诊疗经过：入院后在全麻下行结肠镜下治疗，选择距肛缘 7cm 左右 2 枚隆起性病变行内镜黏膜下剥离术（图 4-19），完整剥离病灶（图 4-20）。术后病理提示直肠神经内分泌肿瘤（G_1）。

最后诊断：

直肠多发神经内分泌肿瘤（G_1）。

确诊依据：①主因"体检发现直肠肿物 2 个月"就诊，病程短；②肛门指诊可触及距肛缘 5～7cm 多个隆起，大小不等，质硬，指套无染血；③结肠镜检查：距肛缘 8cm 以下可见多发直径 0.3～0.7cm 的黏膜隆起，表面光滑；④术后病理提示直肠神经内分泌肿瘤（G_1）。

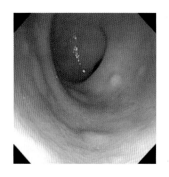

图 4-18 结肠多发黏膜下隆起病变

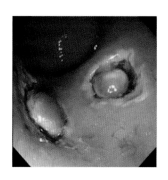

图 4-19 肠镜黏膜下 ESD 术

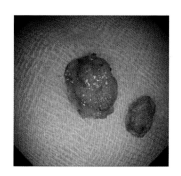

图 4-20 切除直肠神经内分泌肿瘤

二、分析与讨论

胃肠道神经内分泌肿瘤（neuroendocrine neoplasm，NEN）既往称类癌，是一种特殊类型的肿瘤，起源于肠黏膜隐窝深部 Kuluchisty 细胞（或嗜铬细胞）。因具有嗜银性，又称嗜银细胞瘤，其组织结构似癌，但又与癌不同。直肠 NENs 的表现与结直肠癌类似，大部分为非功能性，无类癌综合征症状，可有便血、腹痛、肛周坠胀感等，也可无异常临床表现，有时难以鉴别。直肠多发 NENs 与直肠单发 NENs 的临床表现基本相同。结肠镜检查是诊断的最佳选择，肠镜下表现为来源于黏膜下层的隆起。治疗方式的选择取决于肿瘤的大小、部位、浸润深度及淋巴结、肝转移情况，直径 > 2cm 或 < 2cm 而肌层受累、局部切除术后复发者应行根治性手术。内镜下局部切除术适于 < 2cm 的直肠 NENs。对于直肠多发性 NENs，目前尚无确切证据表明内镜治疗的长期疗效，其适应证可采纳单发 NENs 者。以往的内镜技术只能进行圈套电切，因为肿瘤位于黏膜

肌层，故圈套电切极易残留。内镜黏膜下剥离术（ESD）可完整剥离肿瘤及周围正常黏膜，进行大块完整切除，不易残留，以便完整对标本进行病理学检查。本例患者肠镜下切除顺利，术后病理提示直肠神经内分泌肿瘤。6 个月后对剩余较大者再次行 ESD 术，术后对患者随访 3 年未发现转移，证实了内镜治疗的疗效，避免了外科手术。

（徐美东　初　元）

参考文献

[1]Park C S, Lee S H, Kim S B, et al.Multiple rectal neuroendocrine tumors：report of five cases.Korean J Gastroenterol, 2014, 64（2）：103-109.

[2]Sasou S, Suto T, Satoh T, et al.Multiple carcinoid tumors of the rectum：report of two cases suggesting the origin of carcinoid tumors.Pathol Int, 2012, 62（10）：699-703.

[3]吴志涛，王承胜，薛蕴菁.3.0T 磁共振在胃肠道神经内分泌肿瘤诊断中的价值.临床放射学杂志, 2017, 35（11）：1712-1716.

[4]靳纪强，谢薇.基于肠道神经内分泌肿瘤临床分析.临床医药文献杂志, 2016, 3（39）：7740.

[5]雒否乐，邢彦峰.结直肠神经内分泌肿瘤 WHO 分级和预后的关系.结直肠肛门外科, 2016, 21（4）：269-272.

病例 10　糖尿病患者直肠息肉术后反复迟发性出血

一、病历摘要

患者男，64 岁，主因"间断血便 2 年余"就诊。患者入院前 2 年无明显诱因出现间断便血，无里急后重、腹痛、发热等，为进一步诊治前来笔者所在医院门诊就诊。肛门指诊：距肛门 5cm 直肠前壁可触及一约 0.5cm×1.0cm 大小肿物，质软，表面光滑，肛门括约肌肌力正常，指套染暗红色血。考虑：①直肠息肉；②直肠恶性肿瘤？随后行肠镜检查提示：直肠息肉（距肛门约 5cm 可见一大小约 1.8cm×2.0cm 椭圆状黏膜隆起，表面欠光滑、充血，亚蒂，活检 2 块，质软）。病理诊断提示：（直肠）绒毛状腺瘤，部分腺体中度不典型增生。为求进一步治疗，以"直肠息肉"收住笔者所在科室。患者既往有 2 型糖尿病、高血压病病史 20 年。否认急慢性传染性疾病史，无心脑血管性疾病史，不饮酒，否认家族性遗传病史。

专科查体：T：36.2℃，P：78 次 / 分，R：18 次 / 分，BP：110/68mmHg。全身皮肤及巩膜无黄染，无肝掌及蜘蛛痣，全身浅表淋巴结未触及肿大。肺部听诊正常，心脏听诊无异常。全腹平软，无压痛、反跳痛及肌紧张，肝脾肋下未及，移动性浊音阴性，肠鸣音正常。

辅助检查：

1. 腹部超声检查　肝囊肿，多发。

2. 心脏超声检查　提示主动脉硬化。

3. 实验室检查　糖化血红蛋白测定 7.5%，大便隐血试验弱阳性。肝功能：ALT 55U/L，GLB 19.6g/L。其余化验项目均未见明显异常。

初步诊断：

1. 直肠息肉。

2. 肝囊肿，多发。

3. 主动脉硬化。

4. 2 型糖尿病。

5. 高血压病。

诊疗经过：入院后在结肠镜下行息肉 EMR 术，沿息肉边缘注射生理盐水＋亚甲蓝，将病变抬举良好，在圈套器辅助下行电凝电切，术后病变无残留、无渗血，用 4 枚普通金属钛夹夹闭创面（图 4-21）。术后给予常规抑酸、止血、补液、营养支持等对症处理。术后第 3 天，患者解鲜红色血便 200ml，遂急诊行肠镜检查，见 EMR 术后创面 1 枚钛夹脱落，脱落处见一血凝块，反复冲洗后见少量渗血，用网篮取出残留钛夹 3 枚后用热活检钳热凝固出血处，渗血停止后用普通金属钛夹 4 枚及 Boston 钛夹 2 枚夹闭创面（图 4-22）。返回病房后继续给予抑酸、止血、补液、营养支持等治疗，密切观察病情。术后第 6 天，患者再次解暗红色血便 100ml，再次行急诊肠镜检查，见 EMR 术后创面一较大血凝块及 3 枚脱落钛夹，分别用网篮取出血凝块及脱落钛夹；之后用热止血钳反复处理创面，用冰生理盐液冲洗创面，观察数分钟无新鲜渗血，遂退镜（图 4-23）。随后给予"云南白药"灌肠止血，"美沙拉嗪栓剂"纳肛抗感染治疗，嘱患者绝对卧床休息。术后第 7 天再次复查肠镜见 EMR 术后创面水肿，未见渗血（图 4-24）。术后第 10 天再次行肠镜复查，见创面无渗血，表面附有白苔（图 4-25）。向患者及家属告知病情，考虑患者禁食水时间长，且体质较弱，给予静脉输注"人血清蛋白"支持治疗，静脉滴注"头孢曲松钠"预防性抗感染治疗，口服"致康胶囊"促进肠黏膜修复及"美沙拉嗪栓剂"纳肛局部抗感染治疗，嘱其可少量多餐进食软食，继续观察大便情况。术后第 20 天，患者再次便血，量约 100ml，复查肠镜见 EMR 术后创面有新鲜血凝块，反复冲洗后见少量新鲜渗血，创面中央似见有一小血管活动性出血（图 4-26），反复用"去甲肾上腺素＋冰生理盐液"冲洗创面，待新鲜渗血停止后用普通金属钛夹及 2 枚 Boston 钛夹夹闭创面，观察无新鲜渗血后退镜。术后给予禁食水、止血等治疗，嘱患者卧床休息，3 天后允许患者进流食，密切观察大便颜色及性状，其余治疗同前。术后第 26 天，患者一般情况可，未再诉腹泻、便血等不适，遂办理出院。随访 3 个月未再出现便血等不适，复查血常规、大便潜血及肠镜未见异常。

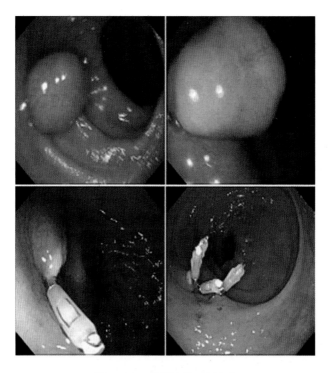

图 4-21 直肠息肉 EMR 术

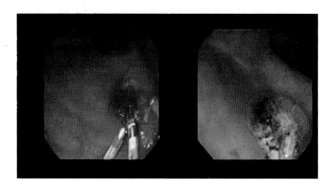

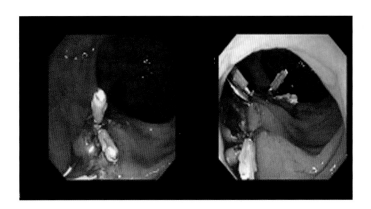

图 4-22　术后第 3 天迟发性出血

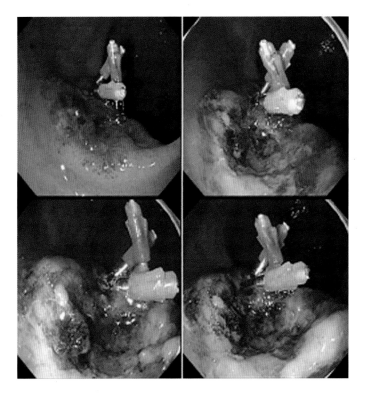

图 4-23　术后第 6 天迟发性出血

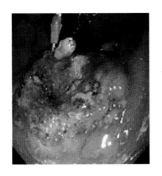 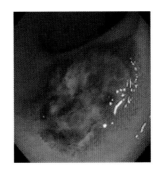

图 4-24 术后第 7 天复查　　　　图 4-25 术后第 10 天复查
　　　肠镜　　　　　　　　　　　　肠镜

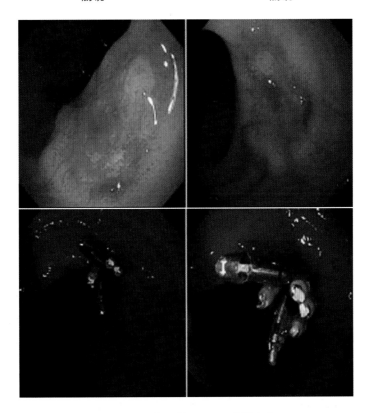

图 4-26 术后第 20 天迟发性出血

最后诊断：

1. 直肠息肉 EMR 术后反复迟发性出血。

2. 肝囊肿，多发。

3. 主动脉硬化。

4. 2 型糖尿病。

5. 高血压病。

二、分析与讨论

急性伤口的愈合遵循一定的顺序，包括炎症阶段、增生阶段、上皮化阶段和重塑阶段，有时各个阶段交错重叠。愈合的复杂性受内在和外在因素的影响，这些因素可以调节复杂的生化和细胞进程，最终形成纤维瘢痕组织使伤口闭合。伤口愈合不佳的确切机制尚不明确，涉及全身和局部因素的相互作用，特别是一些合并有多种基础疾病或并发症可能的伤口可能持续数月甚至数年不愈。

糖尿病是由于胰岛素分泌或作用缺陷引起的以慢性高血糖为特征的代谢性疾病。长期碳水化合物以及脂肪、蛋白质代谢紊乱可引起多系统损害，导致眼、肾、神经、心脏、血管等组织器官慢性进行性病变、功能减退及衰竭。糖尿病患者由于存在着以高血糖为主的一系列生化代谢紊乱，在发生外伤或行手术治疗后，与严重的并发症伤口愈合缓慢密切相关，且在高糖环境中，细菌易滋生繁殖，易发生伤口感染。

本例患者行直肠息肉 EMR 术后出现反复迟发性出血，考虑是由于糖尿病微血管病变导致伤口延迟愈合造成。微血管病变是糖尿病的特异性并发症，可累及全身各组织器官，其典型改变是微循环障碍和微血管基膜增厚，是糖尿病患者致残致死的重要原因。患者术后3次发生伤口出血，行5次急诊肠镜给予镜下止血处理均未收到良好效果，最后在内镜下钛夹止血的基础上，结合止血、抑酸、抗炎、促进黏膜修复、全身营养支持等综合治疗才促使伤口愈合。

糖尿病是主要的慢性病之一，已成为全球性流行病，糖尿病神经病变和微血管病变所导致的局部伤口延迟愈合问题还将长期影响临床治疗及患者健康。希望借该病例对于今后临床上遇到类似问题能够起到抛砖引玉的作用，为糖尿病患者的治疗提供更多选择及更好策略。尤其对于胃肠道疾病，适合在内镜下行微创治疗的患者，术前一定要仔细追问其他疾病史，如有糖尿病，微创治疗一定要谨慎，做好必要的预防措施，以避免发生严重的反复出血、感染甚至穿孔等并发症。

（张久聪　李　斌）

参考文献

[1]Woo K, Ayello E A, Sibbald R G.The edge effect：current therapeutic options to advance the wound edge.Adv Skin Wound Care, 2015, 20（2）：99-117.

[2]Woo K Y, Sibbald R G.Local wound care for malignant and palliative

wounds.Adv Skin Wound Care，2012，23（9）：417-428.

[3]Sibbald R G, Goodman L, Woo K Y, et al.Special considerations in wound bed preparation 2011：An update？Adv Skin Wound Care，2013，24（9）：415-436.

[4]Woo K Y.Management of non healable or maintenance wounds with topical povidone iodine.Int Wound J，2013，10（1）：4.

[5] 司马军.糖尿病患者行阑尾切除手术伤口感染的分析.中华医院感染学杂志，2012，21（21）：4487-4489.

病例 11　家族性腺瘤性息肉病与黑斑息肉综合征

一、病历摘要

例1：

患者男，26岁，主因"消瘦、乏力伴黑便1个月"入院。患者入院前1个月无明显诱因出现乏力、消瘦、纳差，大便呈柏油样，2次／日，量少，在当地医院给予口服"叶酸片""维生素 B_{12}""胶体果胶铋""阿莫西林胶囊"对症治疗，量不详，症状未见明显好转。就诊于当地医院行肠镜检查提示：升结肠肝曲可见一肿物，表面呈结节样；降结肠、乙状结肠、直肠可见多发广基息肉，大小在0.2～0.5cm。病理诊断：（结肠肝曲）腺瘤样息肉，局灶状腺上皮轻-中度不典型增生；（直肠）腺瘤样息肉。血常规检查提示：HGB 59g/L。给予输血、输液等对症治疗后 HGB 上升到79g/L。为进一步诊治以"结肠息肉病"收住笔者所在医院。否认急慢性传染病史，否认心脑血管疾病，患者母亲因"肠息肉"多次行内镜下治疗。

专科查体：T：36.0℃，P：78次／分，R：18次／分，BP：110/68mmHg。睑结膜、口唇及四肢甲床苍白，呈中度贫血貌，口唇及皮肤黏膜未见色素沉着。腹部平坦，腹式呼吸，无腹壁静脉曲张，未见胃肠型及蠕动波，全腹无压痛及反跳痛。肝脾肋下未触及，未触及胆囊，Murphy 征阴性，移动性浊音阴性，肝区无叩痛，肠鸣音正常。肛门检查，外观如常；肛门指诊，入指顺利，肛门括约肌肌力轻度减退，未触及明显异常，退指指套染有黑色粪便。

辅助检查：

1. 实验室检查　血常规、血凝、肝肾功能、电解质均未见明显异常，CEA 正常。

2. 腹部B超、心电图检查　未见明显异常。

初步诊断：

结肠息肉病。

诊疗经过： 入院后完善相关检验、检查，排除手术禁忌证后行腹腔镜下结肠次全切除术、盲肠－直肠吻合术，术后予以抑酸、抗感染及补液支持治疗。术后病理提示：（结肠）结合临床及大体所见符合家族型遗传性息肉病；（结肠距近端切缘 4.5cm、11cm 处）多发性管状绒毛状腺瘤，伴腺体重度不典型增生，淋巴结结构无异常（0/12）。出院 6 个月后随访患者无不适。

最后诊断：

家族性腺瘤性息肉病。

确诊依据： ①主诉为"消瘦、乏力伴黑便 1 个月"；②母亲因"肠息肉"多次行内镜下治疗；③中度贫血貌，口唇及皮肤黏膜未见色素沉着；④肠镜下见升结肠肝曲有一肿物，表面呈结节样；降结肠、乙状结肠、直肠可见多发 0.2～0.5cm 大小广基息肉；⑤术后病理提示：家族型遗传性息肉病；多发性管状绒毛状腺瘤，伴腺体重度不典型增生，淋巴结结构无异常（0/12）。

例 2：

患者男，20 岁，因"间断腹痛 6 年"入院。患者于入院 6 年前无明显诱因出现腹部疼痛不适，呈间断性隐痛，脐周为主，无恶心、呕吐、黑便等不适，当地医院行肠镜检查见结肠和直肠多发息肉，行内镜下息肉切除术。入院 4 年前在笔者所在医院行肠镜检查见结、直肠多发息肉，小肠镜检查可见十二指肠降部、水平部多发息肉，以后多次入住笔者所在科室行内镜下息肉切除术。为再次复查和治疗以"结肠息肉术后"收住笔者所在医院。患者自发病以来，精神、饮食、睡眠尚可，大小便正常，近期体重无明显变化。否认急慢性传染病史，否认心脑血管疾病，既往有"肠套叠"病史，否认家族史。

专科查体： T：36.2℃，P：78 次／分，R：18 次／分，BP：110/68mmHg。发育正常，营养一般，口唇皮肤色素沉着，全身浅表淋巴结未触及肿大，全身皮肤黏膜及巩膜未见黄染，无肝掌、蜘蛛痣。腹部平坦，腹壁柔软，无腹壁静脉曲张，无肠型及蠕动波，全腹部无压痛及反跳痛，肝脾肋下未触及，肝区叩击痛阴性，肾区叩击痛阴性，Murphy 征阴性，移动性浊音阴性，肠鸣音正常。

辅助检查：

1. 结肠镜检查　全结肠见多发长蒂息肉，大小在 3～5cm，活检质软（①盲肠；②肝曲），直肠可见多发带亚蒂息肉，大小在 1.0～3cm。病理诊断：（盲肠）符合增生性息肉，（结肠肝曲）符合增生性息肉。

2. 实验室检查　血常规、血凝、肝肾功能、电解质均未见明显异常，CEA 正常。

3. 腹部 B 超、心电图检查　未见明显异常。

初步诊断：

结肠多发息肉。

诊疗经过： 入院后完善相关检验、检查，排除内镜下治疗禁忌证，息肉较小者行内镜下息肉切除术，息肉较大者建议择期手术治疗。

最后诊断：

黑斑息肉综合征（Peutz-Jeghers syndrome，PJS）。

确诊依据： ①主因"间断性腹痛6年"就诊，结肠镜检查见结肠和直肠多发息肉，病史较长；②既往有"肠套叠"病史，有多次内镜下结肠息肉切除术史；③口唇皮肤色素沉着；④入院后结肠镜检查可见全结肠多发长蒂息肉，大小 3～5cm，活检质软，直肠多发带亚蒂息肉，大小在 1.0～3.0cm。病理诊断：（盲肠）符合增生性息肉，（结肠肝曲）符合增生性息肉。

二、分析与讨论

家族性腺瘤性息肉病（familial adenomatous polyposis，FAP）是一种常见的常染色体显性遗传病，主要表现为肠腔内布满大小不一且有恶变倾向的腺瘤，多在青少年时期发病。初期表现仅限于结直肠的腺瘤，随着年龄增长，息肉数目不断增多，体积不断变大，后期如不及时干预将发生癌变，其癌变平均年龄为 40 岁，癌变发生率接近 100%，故一旦确诊应及早手术。病理组织学表现为管状腺瘤、绒毛状腺瘤、绒毛状管状腺瘤。大多数患者可无症状，部分患者可有腹泻、出血、腹痛、体重减轻或肠梗阻表现。研究表明其与位于 5 号染色体长臂（5q21）上的 *APC* 基因突变有关，偶见无家族史者。手术治疗是最主要、最有效的治疗方式，包括全结直肠切除肠造口术、结直肠切除回肠肛管吻合术、结肠全切术、回直肠吻合术、结直肠次全切术、升结肠直肠吻合术等。内镜下高频电切治疗可有效预防腺瘤发生癌变，但需多次治疗，长期随访，必要时需行外科手术干预。药物治疗仍在研究中，COX-2 抑制剂如塞来昔布、罗非昔布，可有效降低 PGE_2 等各种致癌物质的产生，降低结肠癌发生率；氟尿嘧啶等细胞毒性药物可防止癌复发。2012 年美国结直肠癌多学科工作组（USMSTF）发布的《结肠镜检查及息肉切除术后随访指南》中指出，要根据初次结肠镜检查结果确定随访间隔，其中对于 10 个以上息肉患者的随访时间应短于 3 年。我国共识意见中指出，FAD 的内镜筛查时间间隔为 1～3 年，对家族成员进行 *APC* 基因检测，对于进展性腺瘤患者在 3～6 个月后再次行结肠镜检查。

黑斑息肉综合征（Peutz-Jeghers syndrome，PJS）也是一种少见的常染色体显性遗传病，其发病率很低，1/12 000～1/30 000，与 FAP 的相同之处是息肉多发于肠道，多有家族史，但 PJS 的息肉可发生在全消化道，常伴有皮肤、黏膜色素沉着的特征，常因便血、腹痛、肠套叠或肠梗阻等症状就诊，治疗后易复发。PJS 患者的息肉以小肠多见，其次是大肠和胃，甚或布满胃肠道。色素沉着与皮肤真皮层的基底色素细胞数量增加有关，色素斑主要分布于头部及四肢。病理组织学可有多种表现，如错构瘤、增生性息肉、腺瘤性息肉等。STK11（Serine/threonine kisnase 11）又名 LKB1，位于 19 号染色体短臂（19q13.3），其突变与 PJS 发病有关。研究表明，我国家族性 PJS 患者 STK11 突变率为 10%～100%。PJS 患者发生恶性肿瘤的概率是正常人的 9～18 倍，其不仅增加了消化道恶性肿瘤的风险，非胃肠系统如胆囊、胰腺、乳腺、宫颈等部位发生肿瘤的风险也明显增加。主要治疗方法为内镜下息肉切除术或外科手术，药物治疗包括靶向基因治疗、COX-2 抑制剂，疗效有待进一步研究。

综上所述，FAP 与 PJS 均为常染色体显性遗传病，患者多以腹痛、腹泻、便血或肠梗阻等症状就诊，主要与基因突变有关，但 FAP 主要与 APC 基因突变有关，而 PJS 主要与 STK11 基因突变有关。FAP 仅发生于结直肠，组织病理学表现为腺瘤性息肉，如不及时干预，癌变率几乎为 100%。而 PJS 可发生在全消化道，组织病理具有多样化，癌变率低于 FAP。PJS 常伴有皮肤、黏膜色素沉着，可引起胃肠道以外的脏器发生恶性肿瘤。治疗上两者均以外科手术或（和）内镜下息肉切除为主。由此，这两种遗传性息肉病既有相同之处，又有本质上的区别。临床上对此类疾病需进行严格的鉴别诊断分析，有助于加深对 FAP 与 PJS 的认识，提高诊断率，对其预后的判断至关重要。

（卢利霞　刘　鑫）

参考文献

[1] 余守江，王国兴，张豫峰. 腹腔镜全结肠切除术治疗家族性腺瘤性结肠息肉病 6 例分析. 当代医学，2014，20（11）：100-101.

[2]Kerr S E, Tomas C B, Thibodeau S N, et al.APC germline mutations in individuals being evaluated for familial adenomatous polyposis：a review of the Mayo Clinic experience with 1591 consecutive tests.I Mol Diagn, 2013, 15（1）：31-43.

[3]Vitellaro M, Bonfanti G, Sala P, et al.Laparoscopic collectomy and restorative proctocolectomy for familial adenomatous polyposis.Surg Endosc, 2012, 25（6）：2442-2448.

[4] 谢莉.家族性腺瘤性息肉病诊治现状.中外医疗,2014,33(8):188-189.

[5]Cao Y, Zheng C Q.Effects of celecoxib combined with high frequency electric cutting under endoscopy on familial adenomatous polyposis.Shi Yong Yao Wu Yu Lin Chuang, 2012, 14(3):209-211.

[6]Chinese Society of Gastroenterogy.Chinese early diagnosis of colorectal cancer screening, early treatment and prevention of comprehensive consensus.Zhonghua Xiao Hua Za Zhi, 2012, 32(1):1-10.

[7]Akarsu M, Ugur K F, Akpinar H.Double-balloon endoscopy in patients with Peutz-Jeghers syndrome.Turk J Gastroenterol, 2012, 23(5):496-502.

病例 12　小儿结肠克罗恩病

一、病历摘要

患者男,12岁,主因"阵发性腹痛伴发热 30 余天"入院。患者入院前 30 天无明显诱因出现上腹部阵发性腹痛,伴发热,在当地医院就诊以"急性阑尾炎"行阑尾切除术,术后上述症状未见明显缓解,腹痛常持续 5～10 分钟自行缓解,无腹泻。为进一步诊治以"腹痛待查"收住笔者所在医院。既往无急慢性消化道疾病史,无传染病史,无家族性遗传病史。

专科查体：T：38.0℃，P：76 次/分，R：18 次/分，BP：108/66mmHg，体重约 18kg,身高 1.37m。双肺听诊无异常。腹部平软,腹部有压痛,以右下腹为著,无反跳痛,未扪及腹部包块。

辅助检查：

1. 胃镜检查　食管、胃及十二指肠未见明显病变。

2. 小肠钡剂灌肠检查　空回肠排列分布如常,未见明显狭窄,龛影及充盈缺损,扩张及蠕动尚可。

3. 实验室检查　血常规提示 WBC：13.36×10^9/L，NEU％：76％，ESR：40mm/h，PPD：(-)；便常规：(-)，CRP：(-)。

初步诊断：

1. 腹痛待查。

2. 阑尾切除术后。

诊疗经过：入院后完善各项化验检查,排除了上消化道及小肠疾病,行钡剂灌肠检查，提示降结肠、结肠脾曲、部分升结肠及回盲部变窄，扩张度差；降结肠处可见条状溃疡，鹅卵石样改变，考虑克罗恩病。随后行结肠镜检查，距肛门 30cm 处可见多个不规则溃疡，病变之间黏膜正常。病理检查提示：结肠黏膜层有淋巴细胞聚集，形态改变符合克罗恩病。给予静脉滴注"罗氏芬"，口服"美沙拉嗪"及"复合乳酸菌"，治疗 1 周后，腹痛和发热症状明显缓解，2 周后出院，随访 1 年无复发，结肠镜检查未见异常。

最后诊断：

结肠克罗恩病。

确诊依据：①患者主要临床表现为"阵发性腹痛伴发热 30 余天"，病程短；②查体腹部有压痛，以右下腹为著，无反跳痛，未扪及腹部包块；③ WBC：$13.36×10^9$/L，NEU％：76％，ESR：40mm/h；④结肠镜及钡灌肠检查提示克罗恩病，结肠病变活检病理检查符合克罗恩病。

二、分析与讨论

克罗恩病是一种病因和发病机制尚不明确的肠道慢性炎症性疾病，病变呈节段性分布，可侵犯胃肠道任何部位，其中以结肠及小肠为主。发病高峰年龄为 15 ～ 30 岁，儿童少见，男女患病近乎相等。欧美较多见，亚太地区的发病率和患病率均低。复习近 10 年文献结果显示国内发病率有上升趋势，且儿童患病率也有增加，应引起儿科医生的重视。该病以腹痛、腹泻为主要症状，但尚有低热、消瘦、贫血及皮肤、关节与肛周疾病等多系统症状。儿童常以急性起病为主，可影响儿童生长发育，症状和体征与病变部位和范围有关。内镜可见跳跃式分布的黏膜充血、水肿、溃疡、息肉、狭窄或铺路石征等破坏与增生病变并存的特点，诊断正确率为 62.9％。活检肉芽肿检出率为 30.8％。组织病理学无特异性。小肠钡餐透视对克罗恩病诊断特异性为 36.3％，钡灌肠为 20％，可见结肠镜、小肠镜检查可显著提高诊断率。

本例在外院误诊为急性阑尾炎，其原因可能为：①该患儿以右下腹痛伴发热为主要临床表现，血常规提示血象增高，故考虑"急性阑尾炎"，而实际上切除阑尾后病情并没有缓解，应考虑其他疾病；②克罗恩病发病缓慢，但小儿发病较急，多以急腹症为临床表现，在诊断过程中应注意与相关疾病鉴别，如溃疡性结肠炎、泌尿系结石、急性胆囊炎等；③临床医生对克罗恩病复杂表现认识不足，如时间许可可行全消化道钡餐透视检查，或结肠镜检查，避免误诊切除阑尾、胆囊等脏器。本例患者在笔者所在医院进行了全消化道检查，最后确诊为结肠克罗恩病，给予对症治疗，临床症状在短期内缓解，出院随访 1 年无复发，及时治愈，达到了理想的临床疗效。

综上所述，小儿急腹症除了考虑常见的急性阑尾炎外，一定要警惕克罗恩病、溃疡性结肠炎、泌尿系结石等以下腹部疼痛为主要临床表现的疾病，且勿盲目诊断，盲目手术，避免切除不必切除的脏器。

（耿闻男　康生朝）

参考文献

[1] 施慧，陆恒，王震凯．克罗恩病并发烟酸缺乏症 1 例及文献复习．国际消化病杂志，2017，37（2）：131-132.

[2] Urlep D, Trop T K, Blagus R, et al. Incidence and phenotypic charac-teristics of pediatric inflammatory bowel disease in the North-eastern Slovenia, 2002-2010. J Pediatr Gastroenterol Nutr, 2013, 16（4）：420-425.

[3] 中华医学会儿科学会消化学组儿童炎症性肠病协作组．儿童炎症性肠病诊断规范共识意见．中国实用儿科杂志，2010，25（4）：263-265.

[4] 张丙金，毛志芹，孙梅．儿童炎症性肠病 30 例临床分析．中国当代儿科杂志，2008，10（3）：407-409.

[5] 唐硕，吴小平，游洁玉．儿童克罗恩病 10 例临床分析．中国当代儿科杂志，2014，16（8）：824-828.

病例 13　阑尾神经内分泌癌

一、病历摘要

患者女，31 岁，主因"间断右下腹疼痛 3 年，发现腹腔包块 1 年"就诊。患者入院前 3 年无明显诱因出现右下腹疼痛不适，呈胀痛，可自行缓解，间断发作，无腹泻、恶心、呕吐，无寒战、高热，未予诊治。1 年前到当地医院就诊，腹部超声检查提示腹腔包块，多考虑右侧卵巢囊肿，给予输液治疗 1 周，疗效欠佳，仍有间歇性腹痛，弯腰时明显。为求进一步诊治来笔者所在医院就诊。病程中，患者神志清，精神好，食欲睡眠较好，大小便正常，体重未见明显改变。

专科查体： T：36.3℃，P：72 次 / 分，R：18 次 / 分，BP：125/80mmHg，疼痛 2 分。全身皮肤黏膜无黄染、出血点、蜘蛛痣及皮疹，无肝掌。皮肤有弹性，未见明显水肿。

全身浅表淋巴结无肿大及压痛。腹部平坦，无腹壁静脉曲张，未见胃肠型及蠕动波，右下腹部轻压痛，无反跳痛，未触及包块。肝脾肋下未触及，未触及胆囊，Murphy 征阴性。腹部叩诊呈鼓音，无移动性浊音。肝上界位于右锁骨中线第 5 肋间，下界位于右季肋下缘，肝肾区无叩痛，脾浊音区正常，胆囊区无叩痛。肠鸣音 5 次 / 分，正常，未闻及血管杂音。

辅助检查：

1. 腹部 B 超检查　于右下腹髂血管左侧、右侧卵巢上方探及 3.5cm×2.8cm 的无回声包块，界限清，形态规则，内部回声不均匀，见絮状强回声，彩色观察未见明显血流信号（图 4-27）。

2. 腹部超声造影检查　注入造影剂后，该包块内未见造影剂增强，超声造影提示右下腹囊性占位性病变，多考虑来源于肠道（图 4-28）。

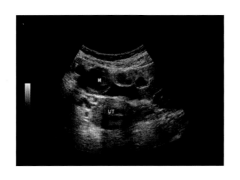
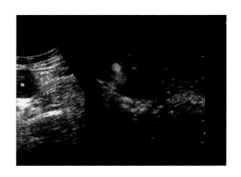

图 4-27　二维超声　　　　　　　　　　图 4-28　超声造影

3. 盆腔 MRI 检查　于盆腔内子宫前上方见一枚类圆形长 T_1、长 T_2 信号影，大小约 3.3cm×2.8cm，边界清晰，DWI 呈稍高信号。诊断为盆腔内子宫前上方囊性占位，考虑肠源性囊肿或肠系膜囊肿（图 4-29）。

4. 实验室检查　血常规、肝肾功能、电解质、血凝、肝炎系列、CEA、AFP、CA-153、CA-199 均正常，CA-125 偏高（38.6U/ml）。

初步诊断：

腹腔占位性病变。

诊疗经过：患者因"间断右下腹疼痛 3 年，发现腹腔包块 1 年"入院，超声提示右下腹囊性占位性病变，多考虑来源于肠道；而 MRI 检查诊断为盆腔内子宫前上方囊性占位，考虑肠源性囊肿或肠系膜囊肿。请妇科会诊后建议行剖腹探查术。患者在全麻下行腹腔镜检查术，术中于阑尾头部尖端见一大小约 4.0cm×5.0cm 的囊性肿物，遂决定行阑尾切除术。手术结果:阑尾一端见一囊性物，大小约 4.0cm×3.3cm×1.8cm，内容物呈胶冻样（图 4-30）。免疫组化结果:CD56（+），Syn（+），CgA（+），CKp（+），

CK8/18（+），NSE 灶性（+/-），Ki-67＞10％。病理结果：（阑尾头部）神经内分泌癌（NEC），伴黏液潴留囊肿形成，癌组织浸及浆膜层，残端未见癌组织（图 4-31）。

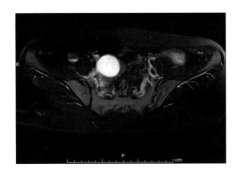
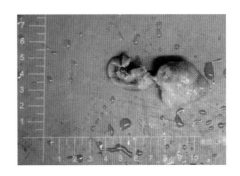

图 4-29　MRI 结果　　　　　　　　　　　图 4-30　手术结果

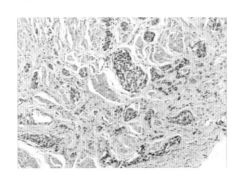

图 4-31　病理结果

最后诊断：

阑尾神经内分泌癌。

确诊依据：①主要临床表现为"间断右下腹疼痛 3 年，发现腹腔包块 1 年"，病史较长；②查体右下腹部轻压痛；③超声造影提示右下腹囊性占位性病变，多考虑来源于肠道；④MRI 检查提示盆腔内子宫前上方囊性占位，考虑肠源性囊肿或肠系膜囊肿；⑤CA-125 偏高（38.6U/ml）；⑥手术切除病理活检诊断为阑尾头部神经内分泌癌。

二、分析与讨论

神经内分泌肿瘤（neuroendocrine neoplasms，NENs）是起源于神经内分泌细胞和肽能神经元，具有神经内分泌标志物并能产生多肽激素的一类肿瘤。根据其分泌物质能否引发特定的临床症状或综合征，分为功能性和非功能性肿瘤。NENs 在成年人各年龄段中均可发生，在儿童中极为罕见，可发生于身体的各个部位，其中以胃、肠、胰腺最常见，临床表现多样且缺乏特异性。随着影像及病理诊断水平的提高，近年来

NENs 的发病率呈上升趋势。

　　阑尾 NENs 恶性程度较低，预后较好，但临床缺乏特异性，大多因急慢性阑尾炎而就诊，故术前难以明确诊断，主要依赖病理学检测和免疫组化标记。不同部位的 NENs 可选的生化指标不尽相同，血浆 CgA 和 Syn 是胃肠道 NENs 必选的生化指标，此外，CD50 可作为 CgA 和 Syn 的辅助标记。多项研究显示 CgA、Syn 和 CD50 在胃肠胰 NENs 中的阳性表达率均超过 80%。NENs 的增殖活性分级推荐采用指标是核分裂象和（或）Ki-67 指数，分为 G_1（Ki-67 指数 ≤ 2%）、G_2（Ki-67 指数 3% ～ 20%）、G_3（Ki-67 指数 > 20%）三级，该分级与患者手术的选择及术后随访关系密切。阑尾 NENs 对放疗不敏感，化疗效果不佳，早发现、早诊断并行手术治疗是提高患者生存率和治愈率的关键。

（闫瑞玲　左思阳）

参考文献

　　[1] 戈伟，蒋松松，龚海燕，等 . 70 例胃肠胰神经内分泌肿瘤的诊治分析 . 中国普外基础与临床杂志，2014，21（9）：1145-1148.

　　[2] Rothenstein J，Cleary S P，Pond G R，et al. Neuroendocrine tumors of the gastrointestinal tract：a decade of experience at the Princess Margaret Hospital. Am J Clin Oncol，2008，31（1）：64-70.

　　[3] 徐建明，梁后杰，秦叔逵，等 . 中国胃肠胰神经内分泌肿瘤专家共识（2016 年版）. 临床肿瘤学杂志，2016，21（10）：927-946.

　　[4] 辛芝，孔棣 . 阑尾神经内分泌肿瘤 32 例临床病理分析 . 临床与实验病理学杂志，2015，31（8）：918-920.

病例 14　内镜下硬化剂联合组织胶注射治疗结直肠海绵状血管瘤破裂出血

一、病历摘要

患者女，27 岁，主因"反复间断血便 20 余年，加重 4 小时"就诊。患者入住笔者所在医院前 20 年无明显诱因出现间断无痛性血便，呈鲜红色，量少，可自行缓解，未予重视。入院前 4 小时上述症状突然加重，排血便量增多，感乏力，无腹痛、腹胀、恶心、呕吐、发热等特殊不适，遂就诊于笔者所在医院。否认家族遗传性疾病。

专科查体：T：36.2℃，P：88 次／分，R：19 次／分，BP：120/82mmHg。心肺正常，全腹平软，无压痛及反跳痛，肝脾未触及肿大，肠鸣音正常。

辅助检查：

1. 腹部增强 CT 检查　直肠、乙状结肠壁增厚，见多发静脉石，左侧腹膜后、直肠周围脂肪间隙多发软组织影，血管瘤待排（图 4-32）。

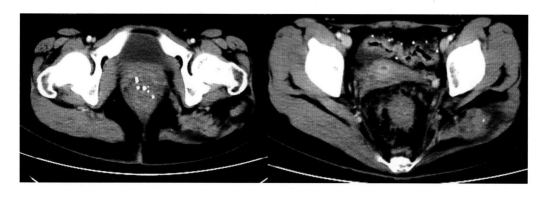

图 4-32　腹部增强 CT

2. 结肠镜检查　直肠、乙状结肠密布的网格状血管，彼此相连，触之易出血，乙状结肠 22cm 以下见多发粗大的蓝色静脉，部分呈瘤样改变（图 4-33）。

3. 实验室检查　急诊血常规检查 HGB：78g/L，ALB：31.2g/L。

初步诊断：

1. 结肠血管畸形（弥漫性）。

2. 直乙状结肠海绵状血管瘤可能。

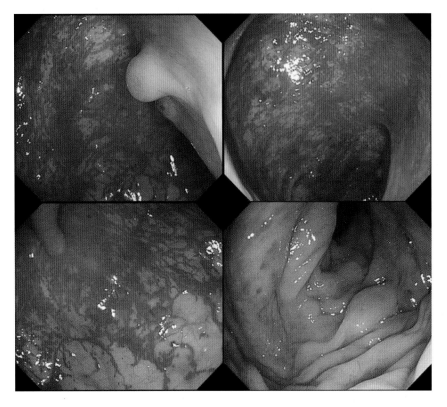

图 4-33　结肠镜检查

诊疗经过：入院后经完善检查，考虑血管畸形、病变累积直肠，外科手术切除直肠需造瘘，影响患者生活质量，故与患者充分沟通后进行内镜下治疗，在病变处行多点硬化注射，至管腔内充满硬化剂，部分团块状及疣状隆起处硬化后追加组织胶注射（图 4-34）。术后无血便、发热、腹痛等不良反应。6 个月后再次入院进行结肠镜检查，见直肠及乙状结肠海绵状血管瘤面积明显减少，粗大蓝色静脉曲张及其瘤样改变较前明显减少，与残余病变处进行序贯治疗（图 4-35）。随访 16 个月，无便血，血红蛋白正常。

最后诊断：

直乙状结肠海绵状血管瘤。

确诊依据：①主要临床表现为"反复间断血便 20 余年，加重 4 小时"，病程长，急性发作；②结肠镜检查示直肠、乙状结肠密布的网格状血管，彼此相连，触之易出血，并见多发粗大的蓝色静脉，部分呈瘤样改变；③直肠、乙状结肠壁增厚，见多发静脉石。

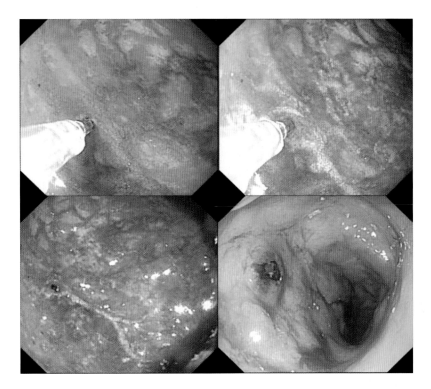

图 4-34 胃镜下疣状隆起处硬化后追加组织胶注射

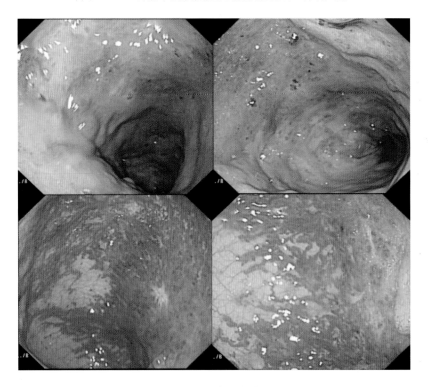

图 4-35 结肠镜检查

二、分析与讨论

结直肠海绵状血管瘤是一种罕见的良性血管源性病变，是血管畸形的一种特殊类型，在病理上为一种错构瘤，而非真正的肿瘤。血管畸形包括动静脉畸形、血管扩张、血管瘤、血管发育不良等，其中，血管瘤根据血管瘤内的血管形态分为毛细血管瘤、海绵状血管瘤和混合型，而海绵状血管瘤最为常见，它由囊性扩张薄壁的静脉血管构成，大多数的静脉血管呈海绵状，故而得名海绵状血管瘤。肠道海绵状血管瘤50%～70%侵犯直肠和乙状结肠，就诊多为青年，临床主要表现为反复无痛血便，出血量不一。由于本病少见，发病时症状不典型，易误诊为内痔、溃疡性结肠炎、腺瘤样息肉或平滑肌瘤等。可结合CT或MRI检查进行诊断，肠壁增厚，瘤体中见到静脉石，是海绵状血管瘤的特征性征象。26%～50%的成年海绵状血管瘤患者有静脉石，超声可见丰富的血流，但该病最终需要手术及切除病变进行病理学检查来确诊，如盲目活检可能诱发大出血，需谨慎。

血管畸形根据临床表现和镜下形态分为表浅蜘蛛样出血型、云雾状出血型、片状出血型、多灶出血型和血管瘤样出血型。对于较表浅的蜘蛛样出血型、云雾状出血型或多灶出血型可采用氩激光治疗，片状出血型和蜘蛛样出血型可行电凝治疗，大片状出血型或小的血管瘤样出血型可行内镜下注射治疗；较大血管瘤样出血可行钛夹夹闭血管，也可采用组织胶联合硬化剂注射，使血管瘤发生机化或血管内皮纤维化达到止血目的。而海绵状血管瘤作为血管瘤样型中的亚型，并发出血时同样采用组织胶联合硬化剂注射治疗，尤其使用组织胶，促进血管炎症实变效果更好，目前已经广泛用于静脉曲张和血管畸形并发出血的治疗。

分析该患者的诊治过程，我们认为结直肠海绵状血管瘤的诊断虽然没有病理学依据，但根据腹部CT检查提示直、乙状结肠肠壁增厚，并见静脉石，结肠镜检查见静脉曲张呈瘤样改变，可诊断为海绵状血管瘤。治疗上我们采用内镜下硬化剂多点注射，同时追加组织胶注射，使畸形血管周围纤维化，压迫血管达到止血目的。另外，硬化剂可损伤血管内皮细胞，促进血栓形成，产生无菌性炎症反应，促使结缔组织增生、纤维化，使畸形的海绵状血管萎缩、消退。

综上所述，我们通过该病例的诊治，体会如下：首先，对于结直肠海绵状血管瘤的诊断，由于内镜下微创介入发挥了显而易见的作用，替代了既往的外科手术切除，限制了病变结直肠标本的获取，从而使得病理诊断受到限制，故结肠镜检查和腹部CT或MRI对海绵状血管瘤的诊断发挥了重要作用。其次，内镜下多点注射硬化剂和组织胶是治疗海绵状血管瘤并发出血的有效可行的方法，且操作简单、不良反应小，值得在临床广泛推广。

（肖　梅　梁　斌）

参考文献

[1]Yorozuya K，Watanabe M，Hasegawa H，et al.Diffuse cavernous hemangioma of the reetum：report of a case.Surg Today，2003，33（4）：309-311.

[2]刘建荣．肠道血管畸形34例诊治体会．世界最新医学信息文摘，2016，16（9）：80+84.

[3]詹鹏超，李鑫，纪坤，等．介入诊疗血管畸形致小肠顽固性出血一例．中华介入放射学电子杂志，2019，7（3）：259-262.

[4]张丽，石光英，傅亮．横结肠动脉畸形合并多种消化道疾病1例．中华老年医学杂志，2019，38（11）：1304-1306.

[5]徐柳，李胜保，童强，等．直肠、乙状结肠海绵状血管瘤再认识．中华消化内镜杂志．2010，27（6）：331.

[6]陈浩．肠道血管畸形急性出血造影诊断联合腹腔镜术中肠镜治疗分析．医学信息，2017，30（6）：256-257.

[7]赵曲川，张玫．老年人胃肠道血管畸形的临床特点研究．胃肠病学和肝病学杂志，2017，26（2）：168-171.

[8]黄梦娜，高雪梅，程敬亮，等．直肠海绵状血管瘤一例．临床放射学杂志，2018（5）：754-755.

病例 15 慢性发热、腹泻的感染性结肠炎

一、病历摘要

患者女，39岁，主因"间断发热伴腹痛、腹泻1年余，再发伴便血5天"入院。患者于入院前1年受凉后出现寒战、高热，伴腹泻，排黄色糊状或水样便，最多10余次/天，无肉眼脓血便，多次就诊于外院住院治疗。结肠镜检查见全结肠片状黏膜糜烂、溃疡，考虑溃疡性结肠炎，予以静脉滴注头孢曲松和奥硝唑，口服美沙拉嗪维持治疗，症状缓解后出院。入院前8个月患者因上述症状再次出现，遂来笔者所在医院就诊。血WBC波动于（10～21）×10^9/L，NEU%高于85%，ESR、CRP、IL-6、PCT等均明显升高，肠道菌群分析Ⅱ度失调。结肠镜检查见回肠末段、回盲瓣黏膜正常，

盲肠始至乙状结肠弥散性黏膜水肿，肠壁增厚、易痉挛，散在较多片状黏膜充血、糜烂、浅溃疡，较多脓性分泌物附着，以近段结肠为重，直肠黏膜正常（图4-36）。考虑感染性结肠炎，先予以静脉滴注"盐酸莫西沙星"，随后行粪菌移植治疗，复查肠道菌群分布正常，结肠镜检查见回肠末端、回盲瓣黏膜正常，降结肠以远可见散在较多片状黏膜充血、糜烂、毛细血管扩张，附着脓性分泌物，扩张度好，较前明显好转（图4-37）。8个月后患者因上述症状再次发作于外院行胶囊内镜检查，见空肠至回肠末端多个大小不等、深浅不一的圆形溃疡，溃疡间黏膜光滑，诊断为克罗恩病，静脉滴注"英夫利西单抗"（300mg），症状缓解出院。1个月后症状再次发作，先后静脉滴注左氧氟

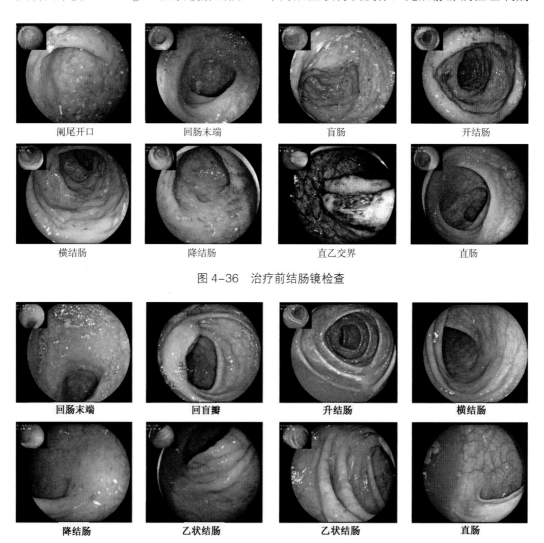

阑尾开口	回肠末端	盲肠	开结肠
横结肠	降结肠	直乙交界	直肠

图4-36　治疗前结肠镜检查

回肠末端	回盲瓣	升结肠	横结肠
降结肠	乙状结肠	乙状结肠	直肠

图4-37　患者接受3次粪菌移植治疗后肠镜检查

沙星、甲硝唑、头孢噻肟、美罗培南、英夫利西单抗（300mg），口服糖皮质激素（具体不详）、硫唑嘌呤（50mg/d）、美沙拉嗪肠溶片（4g/d），症状好转。入住笔者医院5天前患者再次因高热、腹泻、便血、里急后重感及脐周疼痛收住我院。

专科查体：T：36.4℃，P：84 次 / 分，R：19 次 / 分，BP：110/82mmHg。心肺正常，全腹平软，脐周轻压痛，无反跳痛及肌紧张，肝脾肋下未及，肠鸣音正常。

辅助检查：

1. 复查结肠镜　末段回肠见数处黏膜呈小片状浅凹陷，底无苔，边缘充血水肿。全结肠黏膜广泛充血水肿，少量脓性分泌物附着，散布虫蚀样黏膜浅凹陷，薄苔或无苔，边缘黏膜充血。距肛门约 23cm 远端乙状结肠、直肠病变相对较轻，散在小片状黏膜充血糜烂，尚可见血管纹理（图 4-38）。

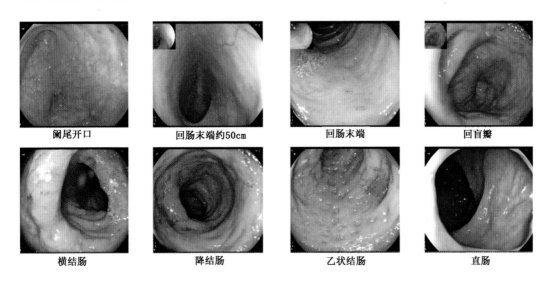

阑尾开口　　　　回肠末端约50cm　　　　回肠末端　　　　回盲瓣

横结肠　　　　降结肠　　　　乙状结肠　　　　直肠

图 4-38　患者再发病时肠镜检查

2. 病理活检诊断　肠镜活检病理示黏膜炎症，未见肉芽肿结构及肿瘤性病变证据，自近端至远端病变有逐渐减轻的趋势，需注意排除感染性或药物性因素（图 4-39）。

3. 小肠 CTE　回肠末段、下腹部部分回肠节段性肠壁炎性增厚，空肠上段肠壁增厚、僵硬；乙状结肠、降结肠弥漫性肠壁炎性增厚，横结肠节段性肠壁炎性增厚（图 4-40）。

4. 实验室检查　血常规检查提示 WBC：23.06×10^9/L，NEU％：0.813，HGB：99g/L，PLT：394×10^9/L，ESR：109mm/hr，CRP：179mg/L，PCT：0.363ng/ml，内毒素、1,3-β-D 葡聚糖、半乳甘露聚糖均为阴性。呼吸道合胞病毒 IgM 弱阳性，抗 EB IgG 阳性，大便转铁蛋白（+），潜血（-），大便艰难梭菌毒素（+）。余化验未见明显异常。

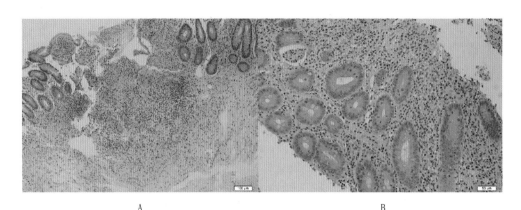

A | B

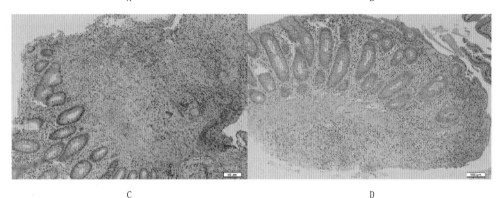

C | D

A—（回肠末端）黏膜慢性炎急性活动，浅溃疡形成；B—（升结肠）黏膜以活动性炎症
表现为主，局部可见早期慢性炎症改变；C—（横结肠）黏膜慢性炎伴溃疡形成；
D—（乙状结肠）黏膜活动性炎伴糜烂

图4-39 再发病时肠镜活检病理结果（HE染色×100）

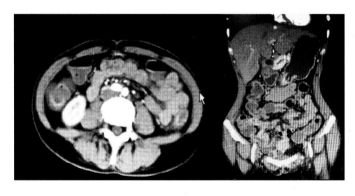

图4-40 患者再发时病小肠CT图像

初步诊断：

感染性结肠炎。

诊疗经过： 该患者先后两次在外院就诊，均以炎症性肠病给予抗感染，静脉滴

注英夫利西单抗，口服糖皮质激素、美沙拉嗪和硫唑嘌呤等，患者症状有好转，但症状反复发作，并有所加重。期间曾在笔者所在医院就诊，血 WBC 波动于（10～21）×10^9/L，NEU%高于 85%，ESR、CRP、IL-6、PCT 等均明显升高，肠道菌群分析 II 度失调，结合结肠镜检查结果（图 4-36），考虑感染性结肠炎，给予抗感染、支持及粪菌移植等治疗，结肠镜检查病变明显好转。第二次入住笔者所在医院仍以感染性结肠炎静脉滴注头孢噻肟舒巴坦钠（3g，2 次 / 日）5 天，同时给予粪菌移植治疗 3 次后，症状明显缓解后出院。6 个月后随访复查血红细胞沉降率 95mm/h，C- 反应蛋白 32.8mg/L，降钙素原 0.047ng/ml，结肠镜检查见全结肠黏膜光滑，散在小片状黏膜充血，局部糜烂，覆薄黄白苔，横结肠中段至距肛门约 20cm 见散在瘢痕形成（图 4-41）。3 个月后再次随访，患者症状持续缓解。

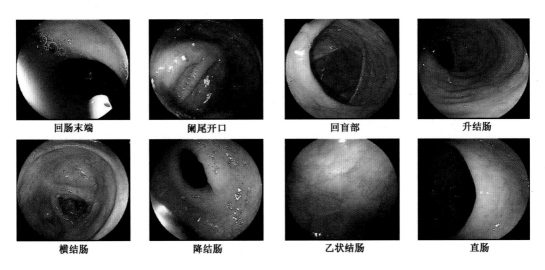

回肠末端	阑尾开口	回盲部	升结肠
横结肠	降结肠	乙状结肠	直肠

图 4-41 随访时结肠镜检查

最后诊断：

感染性结肠炎。

确诊依据：①主要临床表现为"间断发热伴腹痛、腹泻 1 年余，再发伴便血 5 天"就诊，慢性病程，急性反复发作；②结肠镜、胶囊内镜检查均见回肠末段、全结肠不同程度充血、糜烂、浅溃疡、毛细血管扩张、脓性分泌物；③病理活检提示黏膜炎症，未见肉芽肿结构及肿瘤性病变证据；④以炎症性肠病对症治疗症状易复发；⑤血 WBC、NEU%、ESR、CRP、IL-6、PCT 等均明显升高，肠道菌群分析 II 度失调；⑥大便艰难梭菌毒素（+）；⑦抗感染联合粪菌移植治疗后，症状明显缓解；⑧结肠镜检查肠黏膜未见明显糜烂、溃疡等。随访无复发。

二、分析与讨论

感染性结肠炎是由细菌、病毒、寄生虫及真菌等多种病原体引起的一种肠道疾病，其传播途径主要是粪口传播，发病多由饮食不当引起，表现为腹痛、腹泻、发热、恶心、呕吐等症状，严重时可出现里急后重感、便血等。好发部位为乙状结肠、直肠，甚至整个结肠，回肠末端和回盲部也可见，内镜下表现为广泛或局部的肠黏膜充血、水肿、糜烂、浅溃疡、毛细血管扩张及脓性分泌物附着，易误诊为溃疡性结肠炎或克罗恩病。

感染性结肠炎常见病原体主要为痢疾杆菌、大肠埃希菌、金黄色葡萄球菌、伤寒杆菌、沙门氏菌、弯曲杆菌、轮状病毒、卡萨奇病毒、巨细胞病毒等。非常见病原体导致的感染性肠炎包括李斯特菌、耶尔森菌、诺如病毒、EB 病毒等。随着实验室检测技术的不断提高和完善，少见致病菌引起的感染性结肠炎病例逐渐增多。1999—2011 年北京协和医院的研究报告提示免疫功能受损人群的急性中枢神经系统感染者、妊娠伴有发热的急性胃肠炎者李斯特菌感染检查率较高，推荐首选青霉素类药物。2016 年全国 IBD 会议上，协和医院报道了一例疑似 IBD 但黏膜活检确诊为李斯特菌感染病例，最终通过抗感染治疗得到治愈。耶尔森菌感染也可导致回盲部大溃疡。本中心曾收治过 2 例外院诊断为 CD，但最终确诊为耶尔森菌感染所导致的回盲部溃疡。另外，轮状病毒感染可引起的肠道溃疡、腹泻，全结肠深凿样溃疡考虑巨细胞病毒感染，常常误诊为克罗恩病或结核。

本例病例虽然诊断为感染性结肠炎，但病原体并不清楚，传统的影像学检测、病理学活检、粪便培养、病毒检测、真菌检测等，包括进一步的肠黏膜病原体培养、活检，均难以获得明确致病病原体。病原基因组学分析确定高峰的病原基因组对病原体的确定有一定价值，如有报道对 200 例肠道感染病例和 75 例对照正常人群粪便通过 16S 测序的方法，筛选感染性肠炎高峰度的病原基因，提示变形菌门、大肠埃希菌等与感染性肠炎相关，从而有助于进一步确定致病病原。但是对于个体病例，通过测序筛选的病原基因，难以确定是致病病原还是过路或伴随生物，可能成为进一步研究的方法之一。

感染性结肠炎除抗感染外，纠正肠道菌群紊乱必不可少，除口服益生菌外，粪菌移植也是目前非常有效的方法。粪菌移植是一种通过重建肠道菌群来治疗疾病的方法，将健康人粪便中的功能菌群，通过一定方式移植到患者肠道内，调节肠道菌群失衡，重建具有正常功能的肠道微生态系统，为治疗肠道内及肠道外疾病提供帮助。目前，粪菌移植主要适应证是难治性艰难梭菌感染，对于炎症性肠病、慢性便秘、感染性肠炎、代谢综合征和自身免疫性疾病等有一定的报道，但也存在一些争议。但是通过粪菌移植控制其他感染性肠炎有待进一步规范化，以及大规模 RCT 研究证实。本例病例也属于尝试性治疗，目前取得较好效果，有待进一步随访。

（梁　洁　陈　靖）

参考文献

[1]Zhang Q，Liu X，Fang Y，et al.Detection and phylogenetic analyses of spike genes in porcine epidemic diarrhea virus strains circulating in China in 2016-2017.Virol J，2017，14（1）：194.

[2]Andrade G，Bertsch D J，Gazzinelli A，et al.Decline in infection-related morbidities following drug-mediated reductions in the intensity of Schistosoma infection：A systematic review and meta-analysis.PLoS Negl Trop Dis，2017，11（2）：e0005372.

[3]Yang H，Zhou W，Lv H，et al.The Association Between CMV Viremia or Endoscopic Features and Histopathological Characteristics of CMV Colitis in Patients with Underlying Ulcerative Colitis.Inflamm Bowel Dis，2017，23（5）：814-821.

[4]Zhang Z，Lai S，Yu J，et al.Etiology of acute diarrhea in the elderly in China：A six-year observational study.PLoS One，2017，12（3）：e0173881

[5]Aboutaleb N，Kuijper E J，van Dissel J T.Emerging infectious colitis.Curr Opin Gastroenterol，2014，30（1）：106-115.

[6]Wang H L，Ghanem K G，Wang P，et al.Listeriosis at a tertiary care hospital in beijing，china：high prevalence of nonclustered healthcare-associated cases among adult patients.Clin Infect Dis，2013，56（5）：666-676.

[7]Zhang Z，Lai S，Yu J，et al.Etiology of acute diarrhea in the elderly in China：A six-year observational study.PLoS One，2017，12（3）：e0173881.

[8]Yang H，Zhou W，Lv H，et al.The Association Vetween CMV Ciremia or Endoscopic Features and Histopathological Characteristics of CMV Colitis in Patients with Underlying Ulcerative Colitis.Inflamm Bowel Dis，2017，23（5）：814-821.

[9]Singh P，Teal T K，Marsh T L，et al.Intestinal microbial communities associated with acute enteric infections and disease recovery.Microbiome，2015，22（3）：45.

[10]Van Nood E，Vrieze A，Nieuwdorp M，et al.Duodenal infusion of donor feces for recurrent Clostridium difficile.N Engl J Med，2013，368（5）：

407-415.

[11]Paramsothy S, Kamm M A, Kaakoush N O, et al.Multidonor intensive faecal microbiota transplantation for active ulcerative colitis：a randomised placebo-controlled trial.Lancet，2017，389（10075）：1218-1228.

[12]Allegretti J, Eysenbach L M, El-Nachef N, et al.The Current Landscape and Lessons from Fecal Microbiota Transplantation for Inflammatory Bowel Disease：Past，Present，and Future.Inflamm Bowel Dis，2017，23（10）：1710-1717.

病例 16 肠壁囊样积气并发黏膜固有层出血

一、病历摘要

患者女，51 岁，主因"体位改变时左侧腹痛 10 余年"就诊。患者于 10 余年前无明显诱因出现左侧卧位时的左侧腹痛，改变体位后可缓解，无腹胀、发热、腹泻、便血、皮疹、关节疼痛等不适，未行任何诊治。入住笔者医院 2 个月前出现进食后上腹部疼痛，伴反酸、胃灼热。平时便秘，2～3 日排便 1 次。外院胃镜检查示十二指肠球部溃疡、慢性萎缩性胃炎、贲门炎。结肠镜检查见左半横结肠、脾区、降结肠、乙状结肠（距肛门 30cm 处）有多发隆起性病变，表面呈草莓样改变，病变处活检病理学检查提示降结肠黏膜慢性炎症，固有层充血。为进一步诊治，以"结肠病变"收住笔者医院消化科。6 年前因"畸胎瘤"行手术治疗（具体不详）。否认家族遗传史。

专科查体：T：36.5℃，P：76 次 / 分，R：19 次 / 分，BP：102/76mmHg。腹软，下腹正中可见一长约 10cm 的手术瘢痕，无压痛及反跳痛，肝脾未触及肿大，肠鸣音正常。

辅助检查：

1. 外院结肠镜检查 阑尾区及升结肠未见异常（图 4-42A、图 4-42B），横结肠、降结肠近脾曲、降结肠及乙状结肠多发隆起性病变，表面呈草莓样改变（图 4-42C 至图 4-42F）。

2. 院内结肠镜检查 降结肠、乙状结肠有散在片状或丘状微隆起，隆起表面尚光滑，有透亮感，充血明显（图 4-43）。

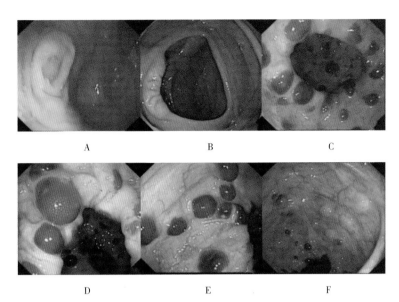

A—阑尾窝；B—升结肠；C—横结肠；D、E—降结肠；F—乙状结肠

图 4-42　外院结肠镜检查图像

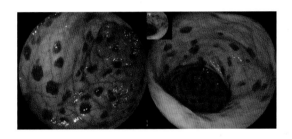

图 4-43　院内结肠镜检查图像

3.　小肠双源计算机断层扫描　小肠、肝、胆、胰及脾未见异常，降结肠呈竖"Z"形折曲走形，降结肠中下段及乙状结肠肠壁不规则增厚，部分肠壁内可见多发气泡，直肠中下段肠壁明显肿胀增厚（图 4-44）。

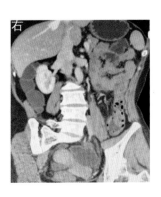

图 4-44　小肠双源计算机断层扫描

4. 实验室检查　弓形体抗体 IgM 阳性，抗 EB 病毒壳抗原抗体 IgG 阳性，抗 EB 病毒核抗原抗体阳性，其余指标正常。

初步诊断：

肠壁囊样积气（PCI）。

诊疗经过： 入院后行结肠镜检查，镜下所见与外院一致，进而行小肠计算机断层扫描后初步考虑 PCI。为进一步明确诊断行超声结肠镜检查，见乙状结肠有散在片状或丘状微隆起（图 4-45A）；乙状结肠有隆起，顶端可见充血（图 4-45B）；口侧隆起处病变黏膜下层增厚（图 4-45C）；超声结肠镜示黏膜充血微隆起处黏膜层略增厚（图 4-45D）；口侧隆起处病变黏膜下层增厚，可见气体回声（图 4-45E）；黏膜充血微隆起处黏膜层略增厚，回声略低，余管壁结构完整，层次清晰（图 4-45F）。并于乙状结肠处行全层黏膜大块活检，组织病理提示乙状结肠黏膜结构未见异常，固有层灶性区域可见间质出血改变，黏膜下可见囊状结构及纤维化改变，符合气囊肿改变（图 4-46）。经多学科讨论明确诊断为 PCI 并发黏膜固有层出血，故给予复方谷氨酰胺肠溶胶囊（0.4g/ 次，3 次 / 日）治疗，结肠镜下采用活检钳钳夹排气治疗。随后几次结肠镜检查见肠气囊肿较前有所减少，患者腹痛较前明显减轻，故未进一步予高压氧治疗，遂出院。

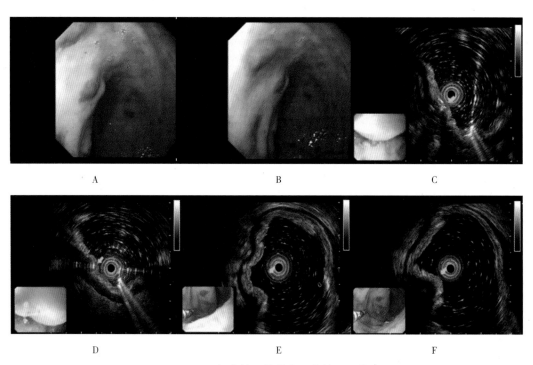

A　　　　　　　　　　　B　　　　　　　　　　　C

D　　　　　　　　　　　E　　　　　　　　　　　F

图 4-45　超声结肠镜检查乙状结肠图像

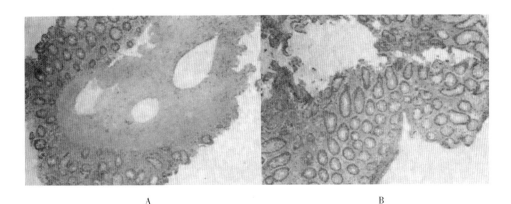

A   B

图 4-46 超声结肠镜下全层深挖黏膜活组织病理

最后诊断：

肠壁囊样积气并发黏膜固有层出血。

确诊依据： ①主要表现为"体位改变时左侧腹痛 10 余年"，病程长；②结肠镜检查见横结肠、降结肠及乙状结肠多发草莓样隆起病变，超声结肠镜见隆起处病变黏膜下层增厚，可见气体回声；③小肠双源 CT 检查明显可见降结肠呈"Z"形，降结肠中下段及乙状结肠肠壁不规则增厚，肠管内可见多发气泡，为较典型的肠气囊肿表现；④病理提示固有层灶性区域可见间质出血改变，黏膜下可见囊状结构及纤维化改变。

二、分析与讨论

肠壁囊样积气（pneumatosis cystoides intestinalis，PCI）又称气囊肿，是胃肠道黏膜下或浆膜下出现气性囊，可累及食管至直肠的全部或部分，主要发生于小肠和结肠，也可发生于肠系膜、大网膜、肝胃韧带和其他部位。该病较为罕见，可发生于任何年龄，以 30 ～ 60 岁较多见，男女之比（3 ～ 4）:1，我国新疆、青海等地较多见。PCI 的主要症状为便血和腹痛，病因不清。目前,PCI 的预防尚无统一方法,约 3% 的患者会发生并发症，主要有肠扭转、肠梗阻、肠套叠、肠出血和肠穿孔。

本病例中报道的患者先后行结肠镜、超声结肠镜、肠道双源 CT 及病理活检等相关检查，经过病理科、放射科等多学科讨论，初步诊断为 PCI，但结合外院初始结肠镜病理结果提示的固有层充血，考虑在 PCI 的基础上存在黏膜出血的可能，故笔者所在科室进行了结肠黏膜全层大块活检病理学检查，结果证实了肠黏膜出血。在排除卡波西肉瘤、卡纳达 - 克朗凯特综合征和其他感染性后，在结肠镜下行活检钳钳夹排气治疗，复查结肠镜 PCI 有所改善。给予谷氨酰胺修复肠道黏膜、控制炎性反应治疗后，患者的肠黏膜充血、出血缓解，腹痛明显减轻。

该病例的特点是在 PCI 的基础上出现了结肠黏膜出血这个罕见并发症，即黏膜固有层出血，结肠黏膜全层大块活检病理学检查是诊断这一并发症的关键。目前，该病治疗手段有限，主要为内镜下微创、手术及高压氧治疗等。对于继发性气囊肿，主要针对原发性疾病进行治疗，治愈原发性疾病后，气囊肿会随之消失。手术切除囊肿预后好，复发率低。

综上所述，PCI 诊断主要依靠内镜及其超声检查，如果见到囊肿呈草莓样改变，一定要考虑出血的可能，必须进一步行全层黏膜活检病理学检查。另外，需行实验室检查排除感染、卡波西肉瘤、卡纳达－克朗凯特综合征等。

（梁　洁　胡辉歌）

参考文献

[1]Lassandro F, Valente T, Rea G, et al. Imaging assessment and clinical significance of pneumatosis in adult patients. Radiol Med，2015，120（1）：96-104.

[2]Haradome H, Toda Y, Koshinaga T, et al. A case of kaposiform hemangioendothelioma at the sigmoid colon. Jpn J Radiol, 2015, 33 (8): 494-498.

[3]Shibuya C. An autopsy case of Cronkhite-Canada's syndrome--generalized gastrointestinal polyposis, pigmentation, alopecia and onychotrophia. Acta Pathol Jpn, 1972, 22 (1): 171-183.

[4]Kumagai S, Ota H. A degreasing worker with pneumatosis cystoides intestinalis caused by trichloroethylene exposure. Sangyo Eiseigaku Zasshi, 2015, 57 (2): 33-36.

[5]Castro-Poças F, Araújo T, Pedroto I. Endoscopic ultrasound of pneumatosis cystoides intestinalis. Endoscopy, 2015, 47 (Suppl 1 UCTN): E274.

[6]Lim C X, Tan W J, Goh B K. Benign pneumatosis intestinalis. Clin Gastroenterol Hepatol, 2014, 12 (6): XXV - XXVI.

[7] 刘焱，蒋黎，张林川，等 . 肠道气囊肿症的多层螺旋 CT 影像学特征分析 . 中华胃肠外科杂志，2016，19（10）：1188-1190.

[8]Adar T, Paz K. Images in clinical medicine. Pneumatosis intestinalis.

N Engl J Med，2013，368（15）：e19.

[9]Klimova K，Pérez V M D，Merino R B，et al.Pneumatosis cystoides intestinalis as an infrequent cause of chronic abdominal pain.Rev Gastroenterol Mex，2014，79（4）：302-303.

[10]Arikanoglu Z，Aygen E，Camci C，et al.Pneumatosis cystoides intestinalis:a single center experience.World J Gastroenterol,2012,18（5）：453-457.

[11]Kumagai S.Epidemiological characteristic of occupational pneumatosis cystoides intestinalis.Sangyo Eiseigaku Zasshi，2015，57（2）：40-44.

[12]Aziret M，Erdem H，Ülgen Y，et al.The appearance of free-air in the abdomen with related pneumatosis cystoides intestinalis:Three case reports and review of the literature.Int J Surg Case Rep，2014，5（12）：909-913.

[13]Kancherla D，Vattikuti S，Vipperla K.neumatosis cystoides intestinalis:Is surgery always indicated？Cleve Clin J Med，2015，82（3）：151-152.

病例 17　具有多种肠外表现的克罗恩病

一、病历摘要

患者女，64 岁，农民，主因"颜面部肿胀及右侧颈部疼痛 10 天，加重 7 天"就诊于笔者医院耳鼻喉科。患者无明显诱因出现颜面部和右侧下颌部的疼痛、肿胀，伴发热、咽痛、疼痛放散至耳部，导致张口受限、言语含糊不清及吞咽困难，诊断为"咽旁间隙感染"。结合患者既往有克罗恩病病史，请笔者科室会诊，考虑上述症状可能为克罗恩病的肠外表现，遂转入笔者所在科室进一步诊治。患者 2 年前因右下腹痛就诊于笔者医院胃肠外科，诊断为"肠梗阻"，行"右半结肠切除术"，术后病理提示"回盲部克罗恩病"。当时胸部 CT 提示双肺多发小结节影,原因不明。给予口服"美沙拉嗪"，3 个月后自行停药，自觉一般情况可，无腹痛，大便 2 ～ 3 次 / 日，黄色稀便。否认家族遗传史。

专科查体：T：36.5℃，P：76 次 / 分，R：19 次 / 分，BP：112/76mmHg。开口受限，

张口距离约1.5cm；双侧扁桃体Ⅱ度肿大，表面充血；右侧扁桃体周围肿胀，扁桃体受压向内下移位。心肺正常，全腹平软，无压痛及反跳痛，肝脾未触及肿大，肠鸣音正常。

辅助检查：

1. 结肠镜检查 回肠末端溃疡，溃疡大小约0.4cm×0.5cm，覆白苔，周边黏膜充血水肿（图4-47），小肠CTE提示回肠末端及回盲部术区局部肠壁轻度不均匀增厚，考虑符合克罗恩病表现。

2. 胸部CT检查 右肺及左肺上叶感染性病变，双肺多发条索。双侧胸膜及叶间胸膜局部增厚（图4-48）。

3. 颈部CT检查 右侧咽旁间隙肿胀伴密度增高，右侧扁桃体增大，口咽右侧壁黏膜增厚，口咽腔不对称变窄，右侧颌下腺形态饱满（图4-49）。14天后复查CT提示双侧颌面部和枕部皮下脂肪间隙模糊，枕部软组织肿胀，双侧颞下颌关节周围及耳部软组织轻度肿胀，双侧咬肌外缘稍模糊，病变较前进展。

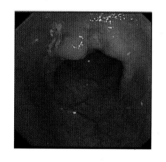 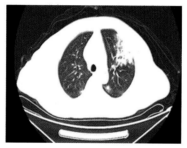 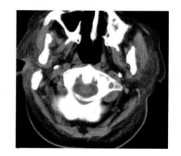

图4-47 结肠镜下CD　　　　图4-48 肺部CT　　　　图4-49 腮腺CT

4. 实验室检查 血常规检查Hb 61～74g/L，白细胞正常；肝功能检查提示白蛋白25.0g/L；肾功能检查提示血肌酐45μmol/L；血凝检查提示D-二聚体8.01mg/L，感染检测组合正常；骨髓穿刺结果提示为小细胞低色素性贫血。其余指标无明显异常。

初步诊断：

咽旁间隙感染。

诊疗经过： 入院后先在笔者医院耳鼻喉科按"咽旁间隙感染"予以抗感染治疗，相继使用多种抗生素共17天，患者的下颌疼痛、颜面部肿胀逐渐加重，并出现头痛，无法进食；双手指间关节僵硬，活动轻受限；伴右下腹疼痛，进食后加重，大便不成形，2～3次/天，黄色稀便。CT检查提示左肺上叶病变较前无缩小。结合患者既往有克罗恩病病史，不除外克罗恩病的肠外表现，转入笔者所在科室后完善相关实验室检查，血Hb 57g/L，粪便革兰氏染色提示球杆比失调，ESR：114mm/h，CRP：124.48mg/L，

IgG：28.91g/L（正常范围 7 ～ 16g/L），IgM：2.39g/L（正常范围 0.4 ～ 2.0g/L），
C4：0.07g/L（正常范围 0.1 ～ 0.4g/L），其他指标均无异常。腹部 CT 扫描提示右肾
积水，右输尿管扩张积水，右肾周筋膜增厚，左肾较小，脾大。利尿肾动态显像提示
左上尿路排泄迟缓，右上尿路排泄不畅，左肾缩小，血流灌注减低，左肾滤过功能中
度受损，右肾形态及血流灌注正常，右肾滤过功能正常，完全代偿左肾受损之滤过功能，
总肾 GFR 61.91ml/min。给予抗感染、输血及营养支持治疗，同时口服美沙拉嗪（3g/d）、
多种益生菌，患者仍有间断发热（最高达 38.5℃），面部肿胀疼痛逐渐加重，并出现
面部指凹性水肿伴眼睑水肿。因抗感染无效，也无结核、真菌感染证据，考虑感染性
病变可能性小，颜面部肿胀和肺部病变不除外克罗恩病的肠外表现。向患者及家属交
代病情，知情同意后，予以静脉输注"甲泼尼龙琥珀酸钠"（60mg/d），用药当天下午
患者眼睑和下颌肿胀及头痛减轻，食欲改善，可进流食。用激素 48 小时后，面部指
凹性水肿明显改善，无明显疼痛,张口范围明显扩大,体温降至正常。用激素 72 小时后，
面部肿痛、腹痛、双手关节僵硬感均消失。1 周后激素减量至"甲泼尼龙片"（40mg），
晨起顿服，Hb 上升至 113g/L，血清白蛋白上升至 31.0g/L，ESR 与 CRP 均下降至正常。
随后将激素逐渐减量，同时加用免疫抑制剂"硫唑嘌呤"（50mg/d），维持缓解。复查
胸部 CT 提示左肺上叶病变较前减轻（图 4-50），复查腮腺 CT 提示右侧腮腺密度稍增高，
右侧咬肌外缘稍模糊，其他病变均消失（图 4-51）。后随访 3 个月病情平稳，停用激素，
复查血常规提示白细胞降低 [(1 ～ 2)×10⁹/L]，考虑为"硫唑嘌呤"的不良反应，
遂换为"沙利度胺"（75mg/d），后复查胸部 CT 提示左肺上叶病变较前有所缩小。

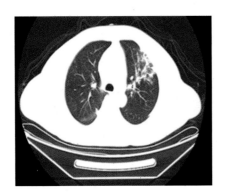 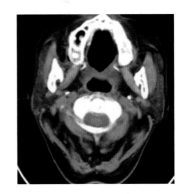

图 4-50　复查胸部 CT　　　　　　　　　　图 4-51　复查腮腺 CT

最后诊断：

克罗恩病（多发肠外表现）。

确诊依据： ①主要临床表现为"颜面部肿胀及右侧颈部疼痛 10 天，加重 7 天"，
病程短；②既往曾有回盲部克罗恩病病史；③结肠镜检查见回肠末端溃疡，小肠 CTE

提示回肠末端及回盲部术区局部肠壁轻度不均匀增厚，考虑符合克罗恩病表现；④ CT 检查提示双侧颌面部和枕部皮下脂肪间隙模糊，枕部软组织肿胀，双侧颞下颌关节周围及耳部软组织轻度肿胀，双侧咬肌外缘稍模糊；⑤ ESR 快，CRP、IgG、IgM 增高；⑥入院后给予抗感染症状无缓解，给予激素冲击，口服"美沙拉嗪""沙利度胺"后症状逐渐缓解，直至消失。复查 CT 腮腺和肺部病变明显减轻。

二、分析与讨论

炎症性肠病（inflammatory bowel disease，IBD）包括溃疡性结肠炎和克罗恩病（crohn disease，CD），两者都具有肠外表现，有报道发病率为 6%～47%，CD 多于溃疡性结肠炎。IBD 肠外表现发生机制尚不十分清楚。目前研究认为可能是 IBD 肠道与肠外器官有共享的自身抗原及抗体，当各种原因引起的肠黏膜免疫异常时，也引起了肠外相关脏器的免疫损伤。另外，肠黏膜 T 淋巴细胞归巢可能也参与了肠外表现的发生，如口腔溃疡、皮肤结节性红斑和结膜炎等。

本病例确诊为克罗恩病，患者肺部炎症和颜面部、腮腺、颌下腺及咽旁间隙肿胀均考虑为该病的肠外表现。1976 年国外学者首次报道 IBD 可累及呼吸系统，目前发生率 45%～60%，可以表现为慢性支气管炎、支气管扩张、间质性肺疾病，如闭塞性细支气管炎伴机化性肺炎（BOOP）、嗜酸粒细胞增多的肺浸润、肺栓塞、支气管胸膜瘘等，大多无症状。IBD 合并肺病变发生机制可能是肺和胃肠道有相似的胚胎来源，均起源于前肠。另外，肠黏膜释放的炎性介质可以长时间沉积于肺组织。该患者肺部病变不支持细菌和真菌感染，以及肺结核，因患者拒绝气管镜检查，缺少病理依据，但予以激素及免疫抑制剂治疗后，左肺病变较前明显缩小，因而考虑为克罗恩病的肠外表现，机化性肺炎可能性大。临床医生还需注意鉴别药物（美沙拉嗪或柳氮磺胺吡啶）引起的肺部病变，因药物导致肺病变与 IBD 合并肺病变影像学表现不易区分，该患者并未长期应用美沙拉嗪，因此，不考虑药物导致的肺部病变。

文献报道 IBD 也可出现泌尿系统病变，如肾结石、肾小球肾炎、肾脏淀粉样变等，发病机制不清，多数患者无明显症状。该患者病程中出现右肾积水、右输尿管扩张，但对症治疗后发现上述病变逐渐减轻，最近一次随诊，泌尿系超声未提示右肾积水及输尿管扩张。因此，泌尿系统病变首先考虑为克罗恩病的肠外表现。其次，不考虑手术粘连致输尿管扩张、肾积水。

关于颜面肿胀及右侧颈部疼痛是否为克罗恩病的肠外表现，虽然国内外至今无相关文献报道，但是对症治疗后，这些症状均明显减轻，直至消失，故我们认为颜面肿胀及右侧颈部疼痛可能为克罗恩病的肠外表现。但必须与 Melkersson's Rosenthal 综合征（MRS）和口面部肉芽肿病（OFG）进行鉴别，MRS 和 OFG 也会引起颜面部软组织肿胀。MRS 综合征系指反复口面部水肿、面部瘫痪和裂缝舌三联征，口面部肿胀是大多数患者最重要的症状，表现为无痛性、非凹陷性肿胀，为非对称性或单侧性，主要累及口唇、额部、面颊和眶周组织。1985 年，Wiesenfeld 等介绍 OFG 概念，其临床和组织学表现类似 CD 的损害，但无 CD 的胃肠道症状。OFG 与 MRS 典型病理表现均为非干酪样肉芽肿，越来越多学者认为 OFG 是 MRS 的单一症状变异，孤立的面部肿胀应被称为 OFG，而一些学者认为 OFG 可能为 CD 的一部分，在患有 OFG 而不患有克罗恩病的 7 个患者的 10 年随访中，5 个患者随后被诊断为克罗恩病。因此认为 MRS、OFG和 CD 有显著的相关性。

多项儿童 OFG 病例系统研究表明近半数口面部肉芽肿病随访期间会被诊断为克罗恩病，甚至认为 OFG 是克罗恩病的一种亚型。儿童 OFG 与克罗恩病的相关性比成人更密切，在治疗 CD 时，可以成功地缓解口面部的症状。皮质类固醇应用是治疗 OFG 的主要手段，但疗效不确切，临床难治愈，易复发。该患者 CD 诊断明确，出现面部软组织肿胀和右侧颈部疼痛考虑是 CD 的肠外表现。面部肿胀是否与 OFG 有关，尚待进一步探讨。

CD 出现颜面部肿胀、肺部炎症临床非常罕见，该患者应用多种抗生素治疗无效，而激素治疗症状迅速缓解，均提示我们临床医生要重视 CD 的肠外表现，要开拓思路，特别是合并一些少见的或临床难以解释的表现时，要想到 CD 的可能。

（梁　洁　薛鲜敏）

参考文献

[1]Vavricka S R, Schoepfer A, Scharl M, et al.Extraintestinal manifestations of inflammatory bowel disease.Inflamm Bowel Dis,2015,21(8):1982-1992.

[2]Ardizzone S, Puttini P S, Cassinotti A, et al.Extraintestinal manifestations of inflammatory bowel disease.Dig Liver Dis, 2008,（40 Suppl 2）:S253-S259.

[3]Badshah,M B,Walayat S,Ahmed U.Treatment of orofacial granulomatosis: a case report.J Med Case Rep, 2017, 11（1）:300.

[4]Lazzerini M, Martelossi S, Cont G, et al.Orofacial granulomatosis in children:think about Crohn's disease.Dig Liver Dis, 2015, 47（4）:

338-341.

[5]Field E A, Tyldesley WR. Oral Crohn's Disease Revisited—a ten year review. Br J Oral Surg, 1989, 27 (2): 114-123.

[6]Archibald C W, Punja K G, Oryschak A F. Orofacial granulomatosis presenting as bilateral eyelid swelling. Saudi J Ophthalmol, 2012, 26 (2): 177-179.

[7]Kim S K, Lee E S. Orofacial granulomatosis associated with Crohn's disease. Ann Dermatol, 2010, 22 (2): 203-205.

[8]Al J K, Moles D R, Hodgson T A. Orofacial granulomatosis: clinical features and long-term outcome of therapy. J Am Acad Dermatol, 2010, 62 (4): 611-620.

[9]Kraft S C, Earle R H, Roesler M, et al. Unexplained bronchopulmonary disease with inflammatory bowel disease. Arch Intern Med, 1976, 136 (4): 454-459.

[10]Ozyilmaz E, Yildirim B, Erbas G B, et al. Value of fractional exhaled nitric oxide (FENO) for the diagnosis of pulmonary involvement due to inflammatory bowel disease. Inflamm Bowel Dis, 2010, 16 (4): 670-676.

[11]Casella G, Villanacci V, Di Bella C, et al. Pulmonary diseases associated with inflammatory bowel diseases. J Crohns Colitis, 2010, 4 (4): 384-389.

[12]Lu D G, Ji X Q, Zhao Q, et al. Tracheobronchial nodules and pulmonary infiltrates in a patient with Crohn's disease. World J Gastroenterol, 2012, 18 (39): 5653-5657.

[13]Cury D B, Moss A C, Schor N, et al. Nephrolithiasis in patients with inflammatory bowel disease in the community. Int J Nephrol Renovasc Dis, 2013, 7 (6): 139-142.

病例 18 疑似溃疡性结肠炎的药物诱导性肠炎

一、病历摘要

患者女，33岁，主因"间断腹痛、腹泻、黏液脓血便2个月余，伴恶心、呕吐1

周"就诊。入住笔者所在医院 2 个月前因口服减肥药后渐出现腹痛、腹泻、脓性稀便，3～4 次 / 天，11 天后停服减肥药。1 个月后因进食麻辣火锅后腹泻加重及脓血便，7～8 次 / 天，伴里急后重感、发热，体温最高为 39℃，静脉滴注"头孢他啶"（3g/d）和"左氧氟沙星"（0.4g/d）5 天，症状未缓解，腹泻次数增至 12 次 / 天。随后行结肠镜检查，见全结肠呈弥漫性、多发性糜烂及溃疡形成，并有出血及脓性分泌物附着，黏膜血管纹理消失，病理学检查考虑黏膜慢性炎症，临床诊断为溃疡性结肠炎（UC，全结肠，活动期），给予口服"美沙拉嗪"（4g/d）5 天，症状未见明显缓解；进一步给予静脉推注"地塞米松"（10mg/d）3 天，以及支持治疗，腹泻、发热仍未缓解，又给予静脉滴注"氢化可的松"（200mg/d，1 天），体温仍高达 39℃，腹泻 7～8 次 / 天，排黏液血便。遂转入上级医院，继续静脉滴注"氢化可的松"，口服"美沙拉嗪"和灌肠等治疗，病情短暂有好转，但仍呈进行性加重，伴发热、腹痛、恶心、呕吐，体温最高达 38.9℃，排脓血便 6～8 次 / 天。为进一步诊疗，收住笔者所在医院。既往无急慢性病毒性肝炎病史，无急慢性胃肠道疾病史。

专科查体：T：36.2℃，P：88 次 / 分，R：19 次 / 分，BP：120/82mmHg。消瘦，精神差，睑结膜略苍白，心肺未见明显异常。腹平坦，腹肌软，全腹无明显压痛，无反跳痛及肌紧张。右侧腹部移动性浊音可疑阳性。听诊肠鸣音减弱，双下肢无明显水肿。

辅助检查：

1. 外院初次结肠镜检查　全结肠呈弥漫性、多发性糜烂、溃疡，可见出血及脓性分泌物附着，黏膜血管纹理消失，诊断为 UC（全结肠，活动期）。

2. 腹部立位 X 线平片检查　局部肠管积气、扩张，中下腹可见小气液平面，不除外不全性肠梗阻。

3. 腹部超声检查　少量腹腔积液，阑尾、肝胆胰脾未见明显异常。

4. 入院后结肠镜检查　回肠末段和阑尾开口黏膜未见异常，升结肠中段可见巨大不规则黏膜深凹陷，底无明显苔，周围黏膜充血、水肿，质脆（图 4-52A）；横结肠可见广泛黏膜瘢痕及散在增生样结节状改变（图 4-52B），分别于增生处和平坦处活检，质脆；降结肠黏膜呈斑片样改变，附着疑似假膜样物质（图 4-52C），质脆；乙状结肠和降结肠交界处黏膜水肿明显，并可见巨大不规则黏膜凹陷，无苔，底部黏膜粗糙不平，周围黏膜环堤样隆起（图 4-52D、图 4-52E），质脆；直肠黏膜正常。

5. 结肠黏膜病理学检查　升结肠黏膜活动性损伤，溃疡形成，可见异物及大量单核细胞浸润；横结肠结节处黏膜慢性炎急性活动，溃疡形成，溃疡处可见异物、肉芽肿反应（图 4-53A）和大量单核细胞样浸润；横结肠和降结肠平坦处溃疡见大量单核细胞浸润、异物和肉芽肿反应（图 4-53B）；乙状结肠部分区域黏膜隐窝结构欠规则，未见明显的炎性损伤，部分区域为慢性炎性损伤伴活动性改变，溃疡形成，大量浆细胞浸润；直肠黏膜未见异常。免疫组织化学法显示个别 CMV 阳性细胞，如 CD20、CD21、CD3、CD56、细胞角蛋白［Cytokeratin；CK（AE1/AE3）］染色未见异常，Ki-67 染色显示局部细胞增生活跃。原位杂交结果为 Epstein-barr virus 病毒原位杂交 EBER 阴性。因溃疡组织内可见较多异物成分和肉芽肿反应,局部大量组织细胞（CD68 阳性）浸润,诊断 UC 证据不足。

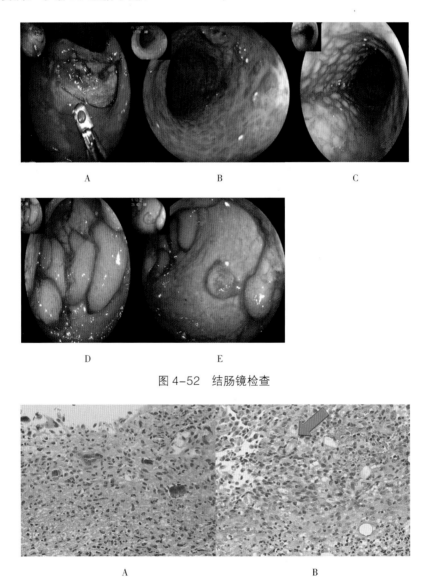

图 4-52 结肠镜检查

图 4-53 结肠病理活检

6．小肠 CT 检查　结肠、乙状结肠全程肠壁轻度弥漫性增厚（图 4-54A），降结肠僵硬狭窄呈扁条状走行（图 4-54B），横结肠扩张明显（图 4-54C),考虑为慢性炎性改变；空肠略肿胀。胰头、钩突部略萎缩（或为脂肪替代），胃壁明显肿胀（图 4-54D）。

7．胸腹部 CT 检查　　双侧少量胸腔积液并双下肺膨胀不全；肝内小钙化灶，脂肪肝。

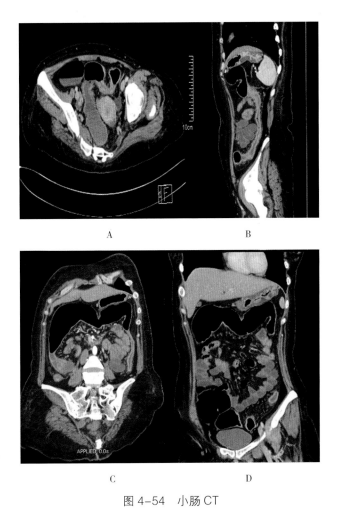

图 4-54　小肠 CT

8．实验室检查　　血常规检查提示 WBC：3.16×10^{9}/L，RBC：3.19×10^{12}/L，PLT：68×10^{9}/L，NEU%：80%，HGB：90g/L；肝功能检查白蛋白为 27g/L，总蛋白为 42.3g/L。Na^{+} 为 128.4mmol/L，K^{+} 为 2.37mmol/L，Cl^{+} 为 93.1mmol/L，Ca^{2+} 为 1.68mmol/L。CRP：38mg/L，ESR：31mm/1h，IL-6：68.62ng/L，PCT：0.155μg/L；血凝检查 D-二聚体：840μg/L，CA-125：57.18kU/L。粪便常规提示 RBC（+），WBC（+++），粪便隐血试验（+），粪便涂片见少量真菌孢子及假菌丝，粪便培养 1 次提示产气荚膜梭菌阳性，1 次提示有少量光滑球拟假丝酵母菌，粪便艰难梭状芽孢杆菌毒素检测阴性。肠道菌群分析显示细菌总数明显减少，菌群粪便Ⅲ度失调。抗 EB 病毒核抗原抗体阳性，抗 EB 病毒壳抗原抗体 IgG 阳性。血清结核感染 T 细胞斑点试验阴性，发热期间血培养阴性。

微量元素铜、铁、镁轻度降低。自身抗体系列抗核抗体（1:100）弱阳性，余均阴性。血清巨细胞病毒（cytomegalovirus，CMV）DNA、肾功能、1，3-D 葡聚糖、内毒素定量、半乳甘露聚糖和血铅均正常。

初步诊断：

药物诱导性肠炎？

诊疗经过： 该患者因"腹痛、腹泻、黏液脓血便"两次就诊于外院，根据结肠镜检查所见诊断为 UC，对症治疗后症状未见明显改善，且反复发作，进行性加重。入住笔者所在医院后也进行了结肠镜检查，因溃疡组织内可见较多异物成分和肉芽肿反应，局部大量组织细胞（CD68 阳性）浸润，认为 UC 证据不足；后进行了多学科协作病例讨论，结合病史和检查结果，认为溃疡性结肠炎诊断不成立，应为药物诱导性肠炎。通过对症控制感染，进行粪菌移植恢复肠道菌群平衡，逐渐减停糖皮质激素，通过丙氨酰谷氨酰胺修复肠道黏膜，患者症状明显改善，未再发热，复查各项指标正常。但患者拒绝进行结肠镜复查，故出院，随访 1 年无复发。

因患者发病前口服了两种减肥药（蓝色胶囊和白色胶囊），为进一步证实该减肥药是否可致结肠黏膜损伤，笔者采用雄性小鼠分组进行实验，发现这两种减肥药可导致硫酸葡聚糖钠（dextran sulfate Na，DSS）诱导的肠炎模型小鼠的肠道进一步变短（图 4-55），HE 染色下见结肠黏膜溃疡、糜烂，炎性细胞浸润，异物沉积（图 4-56）。

最后诊断：

药物诱导性肠炎。

确诊依据： ①主要临床表现为"间断腹痛、腹泻、黏液脓血便 2 个月余，伴恶心、呕吐 1 周"，病程短，进行性加重。②升结肠中段可见巨大不规则黏膜深凹陷，底无明显苔，周围黏膜充血、水肿，质脆（图 4-52A）；横结肠可见广泛黏膜瘢痕及散在增生样结节状改变（图 4-52B）；降结肠黏膜呈斑片样改变，附着疑似假膜样物质（图 4-52C）；乙状结肠和降结肠交界处黏膜水肿明显，并可见巨大不规则黏膜凹陷，无苔，底部黏膜粗糙不平，周围黏膜环堤样隆起（图 4-52D、图 4-52E）。③结肠病变组织病理检查见溃疡组织内较多异物成分和肉芽肿反应，局部大量组织细胞（CD68 阳性）浸润，结合临床背景，提示存在外源性物质所致肠黏膜损伤。④小肠 CT 检查显示结肠、乙状结肠全程肠壁轻度弥漫性增厚，降结肠僵硬狭窄呈扁条状走行，横结肠扩张明显，考虑为慢性炎性改变。⑤动物实验提示患者所服减肥药可致小鼠结肠黏膜损伤。⑥外院按 UC 对症治疗，症状未缓解，且进一步加重。在笔者所在医院给予口服黏膜保护剂修复肠黏膜，粪菌移植恢复肠道菌群平衡，逐渐减停糖皮质激素，患者症状明显改善，未再发热，复查各项指标正常。随访 1 年无复发。

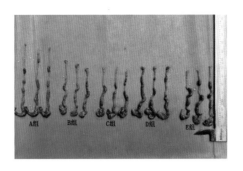

图 4-55 5 组小鼠结肠组织长度比较

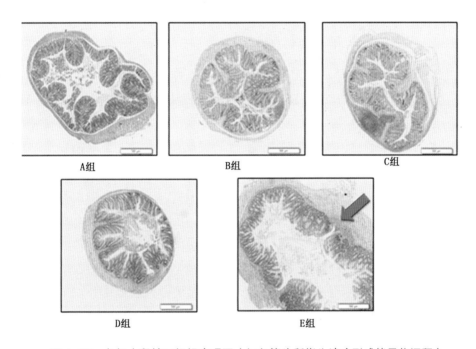

图 4-56 各组小鼠结肠组织病理图（红色箭头所指为溃疡形成伴异物沉积）

二、分析与讨论

结肠炎常见于细菌性肠炎、真菌性肠炎、应激性肠炎、UC，少见于克罗恩病、缺血性结肠炎等，而由药物诱导的结肠炎鲜有报道。

本病例患者临床表现和镜下所见与 UC 极其一致，外院以 UC 给予对症治疗，疗效不明显，病情有所加重。笔者所在医院结肠镜检查所见与外院相似，但活检病理学检查未见 UC 典型隐窝脓肿、隐窝结构等病理改变，而出现异物沉积和肉芽肿形成；进一步用动物实验证实患者所服用的两种减肥药可诱导小鼠肠黏膜损伤，最后诊断为药物诱导性肠炎。给予保护肠黏膜损伤药、粪菌移植等治疗，病情达临床治愈标准出院，随访 1 年无复发。

通过该病例的诊治过程，我们应认识到某些减肥药对肠黏膜具有潜在的损伤。该患者所服用的减肥药为三无产品，为某小诊所自制胶囊，需同时服用白色胶囊和蓝色胶囊，将胶囊送当地食品药品卫生监督局检测，针对市面上常见的减肥药成分分析，提示其含有的西布曲明成分超标。根据 2010 年 10 月 30 日国家食品药品监督管理局发布的通知，停止西布曲明制剂和原料药在我国的生产、销售和使用。西布曲明是一种中枢神经抑制剂，具有兴奋、抑食等作用，它可能引起血压升高、心率加快、厌食、失眠、肝功能异常等不良反应，既往作为减肥药的成分在使用后可能出现失眠、胸闷、气短、食欲降低、尿频等异常现象，会增加严重心血管风险，危害身体健康，但具体对肠道损伤的影响尚不清楚。

通过该病例的诊治过程，我们还需要认识该病与 UC 的鉴别诊断不能仅限于镜下所见，活检病理的精准检查至关重要。UC 为炎症性肠病的一种，是非特异性慢性炎性反应，活动期病理表现为固有膜内弥漫性急慢性炎性反应细胞浸润，尤其是上皮细胞间中性粒细胞浸润及隐窝炎，形成隐窝脓肿，还可见隐窝结构的改变、隐窝大小及形态不规则、排列紊乱、杯状细胞减少等，也可见黏膜表面糜烂、浅溃疡形成和肉芽组织增生。而该例患者的肠黏膜病理主要表现为急性炎性反应和溃疡形成，可见异物及大量单核细胞浸润，特别是溃疡组织内可见较多异物成分及肉芽肿反应，局部大量组织细胞（CD68 阳性）浸润。结合临床背景，提示存在外源性物质所致的肠黏膜损伤，免疫组织化学法结果显示个别 CMV 阳性细胞，也无任何淋巴瘤证据，故不考虑 UC 的诊断。另外，影像学检查方法对于鉴别 UC 和药物诱导的结肠炎也发挥重要的作用。重度 UC 的影像学表现为结肠袋消失，铅管样结肠改变，以及巨结肠表现。但该例患者腹部立位 X 线平片检查，双膈下未见游离气体，局部肠管积气、扩张，中下腹可见小气液平面，不除外不全性肠梗阻，横结肠表现为结肠袋消失，局部肠管积气。小肠 CT 检查显示结肠、乙状结肠全程肠壁轻度弥漫性增厚，降结肠僵硬、狭窄呈扁条状走行，横结肠扩张明显，考虑为慢性炎性改变，其余小肠基本正常。从肠道影像学表现来看，可明确肠道炎性反应的存在，而且为累及结肠的较为广泛、弥漫性的炎性反应。由此可见，两种肠炎在影像学表现上有差异。

通过该病例的诊治过程，我们应认识到 UC 在没有明确病理支持的背景下，不可盲目按 UC 治疗，尤其给予糖皮质激素。该患者在外院治疗的过程中，按 UC 治疗后病情却呈进行性加重，入住笔者所在医院后结肠镜下表现明显重于院外，加重的原因除考虑疾病本身的进展外，还应考虑在黏膜损伤的基础上过早给予糖皮质激素，造成了肠道菌群的紊乱和多重感染。该患者刚入住笔者所在医院时出现血常规三系减低、菌群粪便Ⅲ度失调，粪便涂片见少量真菌孢子、假菌丝、光滑球拟假丝酵母菌和产气荚膜梭菌阳性，这些均提示与使用糖皮质激素有关。

综上所述，提示我们，随着减肥药物及其他保健药的广泛使用，一定要警惕药物诱导性结肠炎的发生和诊治，仔细询问病史必不可少，精准病理检查至关重要，不能依据结肠镜下所见进行盲目诊疗。

（梁　洁　陈　迪）

参考文献

[1]Magro F，Langner C，Driessen A，et al.European Society of Pathology（ESP）；European Crohn's and ColitisOrganisation（ECCO）.European consensus on the histopathology of inflammatory bowel disease.J Crohns Colitis，2013，7（10）：827-851.

[2]Katsumata R，Matsumoto H，Motoyasu O，et al.Primary colorectal lymphoma comprising both components of diffuse large B-cell lymphoma and mucosa-associated lymphoid tissue lymphoma combined with cytomegalovirus colitis.Clin J Gastroenterol，2016，9（2）：59-66.

[3]Panes J，Jairath V，Levesque B G.Advances in Use of Endoscopy，Radiology，and Biomarkers to Monitor Inflammatory Bowel Diseases.Gastroenterology，2017，152（2）：362-373.

[4]梁洁，周林，沙素梅，等.炎症性肠病诊断与治疗的共识意见（2012 年，广州）：溃疡性结肠炎诊断部分解读.《胃肠病学》，2012，17（12）：712-720.

[5]丁艺，曹进，张庆生.保健食品中非法添加物西布曲明、N-单去甲基西布曲明质控样品的研制.中国卫生检验杂志，2016，26（21）：3075-3079.

[6]Okayasu I，Hatakeyama S，Yamada M，et al.A novel method in the induction of reliable experimental acute and chronic ulcerative colitis in mice.Gastroenterology，1990，98（3）：694-702.

[7]Liang J，Nagahashi M，Kim E Y，et al.Sphingosine-1-phosphate links persistent STAT3 activation，chronic intestinal inflammation，and development of colitis-associated cancer.Cancer Cell，2013，23（1）：107-120.

[8]Ormeci A C，Akyuz F，Baran B，et al.Steroid-refractory inflammatory bowel disease is a risk factor for CMV infection.Eur Rev Med Pharmacol Sci，2016，20（5）：858-865.

第五章　肝脏疾病

病例 1　Citrin 缺陷症——成年发作 II 型瓜氨酸血症

一、病历摘要

患者男，45 岁，主因"间断头晕、意识障碍伴血氨升高 2 个月"就诊。患者于入院前 2 个月无明显诱因出现头晕、呕吐，伴有手麻，次日出现手抖、小便失禁、口齿不清、走路不稳、疲惫，无反酸、烧心、发热、胸闷、腹痛、腹泻等不适。就诊于外院查肝功能提示 ALT：153U/L，AST：53U/L。凝血功能检查提示 PT：13.5 秒，INR（国际标准化比值）：1.28，FIB（纤维蛋白原）：1.64g/L，TT（凝血活酶时间）：27.7 秒，TT-R（凝血活酶时间比率）：1.26，APTT-R（活化部分凝血酶原时间比率）：0.87。血氨升高，最高达 265.3μmol/L，经相关治疗后血氨下降，但正常饮食后血氨反复升高，波动在 80～300μmol/L，并间断出现意识不清，遂以"血氨升高原因待查"收住笔者所在医院。患者在新生儿期曾出现黄疸 1 个月，诊断不明，后黄疸逐渐消退。患者 27 年前因"呕血"诊断为胃溃疡合并上消化道出血，高脂血症 12 年，间断应用降脂药。反复急性胰腺炎发作共 5 次。母亲患高脂血症，父亲患糖尿病和高血压病。患者自幼喜食豆类、坚果、肉食等，不吃甜食。学生时期学习成绩欠佳，属内向型性格，言语少。其祖父育有 11 子，仅 2 子成人，余均于幼年时丧生。否认家族遗传性疾病史。

专科查体：T：36.5℃，P：78 次 / 分，R：18 次 / 分，BP：110/68mmHg。反应略迟缓，计算力下降，定向力正常，步态不稳；睑结膜、口唇及四肢甲床苍白，呈轻度贫血貌，皮肤巩膜无黄染，无肝掌及蜘蛛痣，扑翼样震颤（+），心肺（−）。腹软，无压痛反跳痛，肝脾未及，未及包块，肠鸣音正常，腹水征（−）。双侧肌体肌力 V 级，肌张力正常，指鼻试验（+），腱反射正常，病理征（−）。BMI（体重指数）：20.7kg/m²。

辅助检查：

1. 颅脑 MRI 检查　双侧额叶皮质下及放射冠区白质脱髓鞘改变。

2. 腹部 B 超检查　不均质脂肪肝，胰腺萎缩。

3. 实验室检查　①血常规提示 WBC：$5.57×10^9$/L，NEU%：43.70%，HGB：103g/L，PLT：$165.0×10^9$/L；②生化全项提示 ALB：31.3g/L，TG（三酰甘油）：23.60mmol/L，

TC（总胆固醇）：18.10mmol/L，TBA（总胆汁酸）：20.2mmol/L，ALT：49U/L，AST：52U/L，γ-GGT：61U/L，TBIL、DBIL 正常，肾功能、心肌酶、淀粉酶、电解质正常；③ AMON（血氨）：221.9 ～ 774μmol/L；④凝血五项提示 PTA：61％；⑤免疫四项，肿瘤六项，尿、便常规均未见异常。

初步诊断：

1. 血氨升高原因待查。

2. 高脂血症。

诊疗经过：入院后完善相关检查提示轻度贫血，高脂血症，低蛋白血症，轻度凝血功能异常，血氨明显升高。患者感头晕、手抖、视物模糊，多次与营养科沟通调整饮食结构，给予肠道微生态制剂调节肠道菌群，口服"乳果糖"降低肠道血氨，静脉滴注"支链氨基酸""人血清蛋白"，患者诉头晕、视物模糊等症状较前好转，但血氨仍持续升高。考虑与肉类蛋白质摄入过多有关，请营养科调整饮食中蛋白质配置，增加植物蛋白质含量，给予静脉滴注"精氨酸""30％醋酸"灌肠治疗后，血氨明显下降，但仍不能维持正常水平。查阅文献后考虑不除外 Citrin 缺陷症，随即行相关检查：①血尿代谢产物检查：尿素循环指标明显异常（uracil、cycle Cit、Orn、orotate、Gln、Cys）；②血氨基酸及肉碱滤纸血斑检测：Cit、Arg/Orn、Cit/Phe、Met/Leu、C0/C16 明显升高，Ala、Gly、Val、Gln/Cit、GLU/Cit、Orn/Cit、C3/C0 均降低，瓜氨酸伴精氨酸升高，血尿筛查结果高度提示为 Citrin 缺陷症；③基因检查：一侧 Citrin 基因Ⅲ型变异，IVS4 + 6.A->G 变异，符合成年发作Ⅱ型瓜氨酸血症（CTLN2，是 Citrin 缺陷症的一种分型）。建议患者行肝移植或基因治疗，但因经济条件所限患者自行出院。

最后诊断：

Citrin 缺陷症（成年发作Ⅱ型瓜氨酸血症）。

确诊依据：①主要临床表现为"间断头晕、意识障碍伴血氨升高 2 个月"，病程短；②既往有新生儿至婴儿期黄疸病史，以及高脂血症和反复发作的胰腺炎病史；③自幼喜食豆类、坚果、肉食等，不吃甜食；④反应略迟缓，计算力下降，步态不稳，轻度贫血貌，扑翼样震颤（+）；⑤不均质脂肪肝，胰腺萎缩；⑥血氨、瓜氨酸和精氨酸升高，血尿筛查结果高度提示为 Citrin 缺陷症；⑦基因检查：一侧 Citrin 基因Ⅲ型变异，IVS4 + 6.A->G 变异，符合 CTLN2 诊断；⑧经增加植物蛋白质含量，静脉滴注"精氨酸""30％醋酸"灌肠治疗后，血氨明显下降。

二、分析与讨论

成年发作Ⅱ型瓜氨酸血症（adult-onset type Ⅱ citrullinemia，CTLN2）是一

种罕见病，是 Citrin 缺乏症中的一种，发病年龄在 11～79 岁，20～50 岁为高发年龄，男女比接近 2:1。Citrin 缺乏症是一种比较罕见的常染色体隐性遗传病，1969 年首次报道，并于 1999 年由日本学者首次确认基因突变位点于 7q21.3 上的 *SLC25A13*，发病率为 1/23 万～1/10 万。Citrin 缺乏症包括两种类型：①新生儿肝内胆汁淤积症（NICCD），可自愈或进展；②成人发作 II 型瓜氨酸血症（CTLN2）。发病机制：Citrin 蛋白是一种位于线粒体内膜上天冬氨酸 / 谷氨酸载体蛋白，其缺乏导致胞质内天冬氨酸缺乏，尿素循环受阻，瓜氨酸蓄积，同时导致胞质内 NADH/NAD$^+$ 升高，以及各种代谢紊乱，抑制糖酵解、糖异生，干扰蛋白质和核酸合成等。临床表现为反复发作性精神行为异常，伴意识障碍、消瘦等，反复发作的胰腺炎（无饮酒）。发病诱因有饮酒（该类患者不耐受酒精）、药物、感染等。饮食习惯有自小厌甜食，喜富含蛋白质、脂质食物，如花生、豆类、鸡蛋、鱼肉等。实验室检查血氨和瓜氨酸升高，伴或不伴精氨酸水平升高。辅助检查提示脂肪肝、肝纤维化、肝硬化、脑水肿。本病例无论从既往疾病史，还是从目前的临床症状和查体，以及现有的实验室检查结果，均符合 CTLN2 的诊断。

无论是 NICCD，还是 CTLN2 的 Citrin 缺乏症均需与以下疾病相鉴别。①瓜氨酸血症 I 型：又称经典性瓜氨酸血症，为 ASS 基因缺陷，多于新生儿起病，婴儿期死亡和病死率极高；②鸟氨酸氨甲酰基转移酶缺乏症：为相对常见的遗传代谢性疾病，高氨血症、继发神经系统和肝脏损害为其临床特点，多见于新生儿；③肝豆状核变性：多见于青少年，为铜代谢障碍引起的以肝硬化及基底核损害为主的脑变性，主要表现为进行性加重的椎体外系症状、精神症状、肝硬化、肾功能损害、角膜 K-F 环等。具体鉴别诊断见表 5-1。

表 5-1　引起高氨血症的各种常见疾病

	血氨	瓜氨酸	Citrin 蛋白	ASS 活性	鸟氨酸	精氨酸	尿素	尿乳清酸
CTLN2	↑	↑	↓	↓	↓	↑	↓/-	-
瓜氨酸血症 I 型	↑	↑	-	↓	-	↓	↓	↑
鸟氨酸氨甲酰基转移酶缺乏症	↑	↓	-	-	↑	-	↓	↑
肝豆状核变性	↑	-	-	-	-	-	-	-

Citrin 缺陷症治疗主要以低碳水化合物、高蛋白（如肝内 ASS 低需控制蛋白）饮食为主，并给予"丙酮酸"促进尿素生成，"精氨酸"改善线粒体尿素循环酶活性，降低血氨，必要时行血液透析 / 腹膜透析。肝移植是唯一确切有效的治疗方法。

Citrin 缺陷症预后不良，主要是并发高脂血症和肝癌等，超过 10% 的病史易发生肝癌，约 40% 患者被误诊为精神神经类疾病，如癫痫、抑郁症、帕金森病。从症状出现到死亡平均时间为 26.4 个月，71% 的患者存活时间＜2 年，多死于脑水肿、肝衰竭等。

（张 川 王 凝）

参考文献

[1] 沈玉燕，黎剑 . Citrin 蛋白缺乏症一例 . 中国优生与遗传杂志，2016，24（7）：86.

[2] Fu H Y, Zhang S R, Yu H, et al. Most common SLC25A13 mutation in 400 Chinese infants with intrahepatic cholestasis. World J Gastroenterol, 2010, 16（18）：2278-2282.

[3] 堵向楠，丁岩，王向波 . 希特林蛋白缺乏症的研究进展 . 疑难病杂志，2014，13（9）：980-983.

[4] 袁泉，陈淑丽，温鹏强 . AFP 值监测在 Citrin 缺乏症诊断中的意义与价值 . 四川医学，2013，34（1）：108-109.

[5] 陈鲁闽，李静晶，叶红，等 . Citrin 缺陷导致新生儿胆汁淤积症 15 例分析 . 海峡预防医学杂志，2014，20（5）：89-91.

病例 2 原发性肝淀粉样变

一、病历摘要

患者女，53 岁，主因"间歇性右上腹隐痛伴腹胀 20 天"就诊。患者入院前 20 天无明显诱因出现间歇性右上腹隐痛，伴腹胀，与进食及体位无关，伴有鼻出血，病程中偶有咳嗽，体重减轻约 8kg，无反酸、嗳气、烧心、恶心、呕吐等。为进一步诊治在笔者所在医院门诊就诊，腹部 B 超检查提示肝大，故以"肝大原因待查"收住笔者所在部门。6 年前因"子宫肌瘤"行手术治疗，1 年前因"脾破裂"行脾切除术。否认高血压、糖尿病、心脏病史，否认家族遗传性疾病史。已婚，孕有 1 子，体健。已绝经。

专科查体：T：36.3℃，P：77次／分，R：18次／分，BP：116/70mmHg。心肺正常，全腹平坦，右上腹局部膨隆，腹部正中可见一长约10cm纵向手术瘢痕，腹部无压痛、反跳痛及肌紧张，肝大剑突下约20cm，Murphy征阴性，移动性浊音阴性，肝区叩击痛阳性，肠鸣音正常。

辅助检查：

1. 上腹部CT检查　肝脏体积明显增大，肝实质密度欠均匀，肝左叶可见斑片状模糊低密度影，肝内外无胆管扩张。胆囊腔内见钙化密度影。脾窝区未见脾脏显示。增强CT提示肝实质强化不均匀，考虑为不均匀脂肪肝所致。脾脏切除术后，胆囊结石（图5-1）。

2. 心脏超声检查　二尖瓣及主动脉瓣轻度关闭不全、三尖瓣中度关闭不全。

3. 门静脉及下腔静脉超声检查　脾门静脉未探及，下腔静脉上段内径1.3cm，最大流速24cm/s，下段内径1.5cm。门静脉内径1.2cm，流速21cm/s。

4. 实验室检查　①肝功能提示 AST：77U/L，TP：58.4g/L，ALB：26.7g/L，ALP：1248U/L，γ-GGT：632U/L；②肾功能提示 BUN：14.05mmol/L，CRE：128μmol/L；③尿常规提示 Pro：3+；④凝血功能提示 PT：20.4秒，PTA：46％；⑤血常规、血糖、肝炎系列、抗核抗体、EHF和呼吸道病毒抗体、肿瘤标志物未见明显异常。

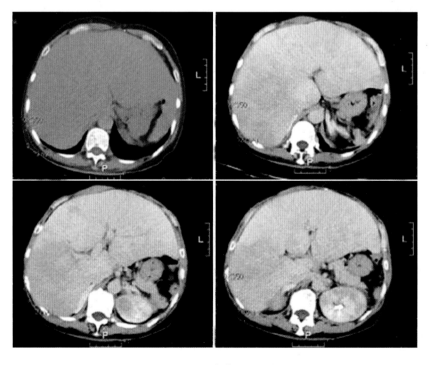

图5-1　肝胆脾增强CT检查

初步诊断：

1. 肝大待查。

2. 脂肪肝。

3. 胆囊结石。

4. 脾切除术后。

诊疗经过：入院后进一步行相关检查，*JAK2V617F* 基因检测阴性。异常免疫球蛋白血症试验：血 M 蛋白：21%，血 κ：2040mg/dl，κ/λ：2.83，尿 κ：52.5mg/dl，尿 λ：25mg/dl，本周蛋白定性阳性，血游离轻链 κ：153mg/L，血游离轻链 λ：35.1mg/L，κ/λ：4.3589。肝脏穿刺活检病理提示肝窦内弥散红染均质的淀粉样沉着，肝细胞萎缩，肝板变薄。汇管区及血管周围也见类似病变。汇管区周围轻度炎症，中央静脉轻度扩张，结合病史，病变符合系统性淀粉样变性（图 5-2）。脾脏既往病理刚果红染色弱阳性。骨髓穿刺：涂片见骨髓增生活跃，G = 56.5%，E = 26.5%，G/E = 2.13:1，粒系增生活跃，以中幼以下阶段为主，胞质内可见粗颗粒。红系增生

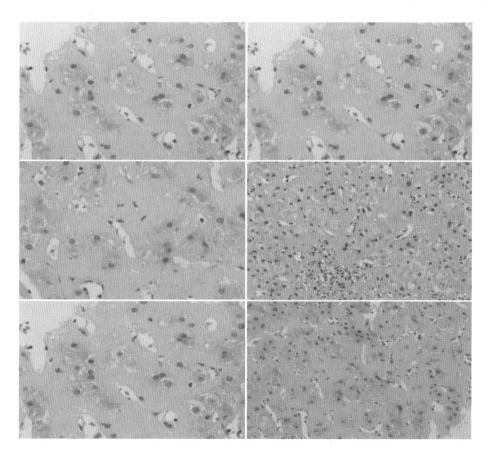

图 5-2　病理活检结果

活跃，以中晚红为主，可见巨幼样变。成熟红细胞大小不一。淋巴细胞占 11%。浆细胞占 6%，其中幼稚浆细胞占 0.5%。全片共见巨核细胞 298 个。血小板呈簇状、大片状分布。骨髓活检见骨髓增生活跃，粒红比值大致正常，粒系增生，以偏成熟阶段为主，红系增生，以中晚幼红为主，巨核细胞易见。外周血涂片见白细胞总数明显增多，粒细胞比例无明显异常，胞质内可见粗颗粒或有空泡，偶见幼稚粒细胞，成熟红细胞大小不一，计数 100 个白细胞见晚幼红细胞 1 个，淋巴细胞占 26%，血小板呈大堆，片尾处呈簇状，大片状分布。应用"硼替佐米""地塞米松"，联合"沙利度胺"治疗，5 个疗程后患者一般状态良好，无明显不适症状。查体肝脏肋下未触及，复查腹部 CT 检查可见肝脏明显缩小，肝、肾功能较前改善，尿蛋白未见明显改变，免疫球蛋白轻链恢复正常（肝胆脾 CT 及治疗前后化验指标见图 5-3 及表 5-2、表 5-3）。

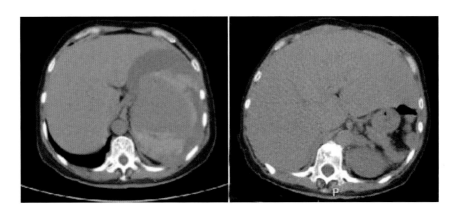

图 5-3　肝胆脾 CT 检查

表 5-2　患者化疗前及 5 次化疗后化验指标对比（1）

检查日期	ALP（U/L）	γ-GGT（U/L）	白蛋白（g/L）	BUN（mmol/L）	SCr（μmol/L）	PT（s）
2015 年 3 月 31 日	1248 ↑	632 ↑	26.7 ↓	14.05 ↑	128 ↑	20.4 ↑
2015 年 5 月 20 日	898 ↑	306 ↑	29.3 ↓	7.42 ↑	68.0	13.6 ↑
2015 年 6 月 26 日	633 ↑	166 ↑	32.7 ↓	10.78 ↑	74	12.0
2015 年 8 月 14 日	739 ↑	141.9 ↑	38.3 ↓	12.64 ↑	96.1	12.6 ↑
2015 年 9 月 25 日	803 ↑	158.3 ↑	37.1 ↓	9.59 ↑	67.7	12.5
2015 年 11 月 12 日	433 ↑	166.9 ↑	39.7 ↓	7.05	62.2	12.5
2016 年 6 月 27 日	186 ↑	45	37.2 ↓	6.58	69	12.2 ↑

表 5-3　患者化疗前及 5 次化疗后化验指标对比（2）

检查日期	IgG（血清）（g/L）	IgA（血清）（g/L）	IgM（血清）（g/L）	血清 κ 轻链（mg/dl）	血清 λ 轻链（mg/dl）
2015 年 4 月 20 日	26.90 ↑	1.75	1.750	645	1730 ↑
2015 年 5 月 20 日	10.60	0.80	1.320	364	796
2015 年 6 月 26 日	11.70	1.39	1.080	534	791
2015 年 8 月 14 日	12.60	2.72	1.060	661	963
2015 年 9 月 25 日	13.40	3.35	1.260	691	961
2015 年 11 月 12 日	8.90	3.19	1.120	550	879
2016 年 6 月 27 日	14.30	1.58	1.120	685	903

最后诊断：

原发性肝淀粉样变。

确诊依据：①主要临床表现为"间歇性右上腹隐痛伴腹胀 20 天"，病程短；②右上腹局部膨隆，肝大，剑突下约 20cm；③上腹部 CT 检查提示：肝脏体积明显增大，肝实质密度欠均匀，肝左叶可见斑片状模糊低密度影，肝实质强化不均匀；④ ALP 明显高于正常值，ALB 低下，PRO 阳性；⑤免疫球蛋白轻链均升高；⑥肝脏穿刺病理学检查结果提示系统样肝淀粉样变性。

二、分析与讨论

淀粉样变是指可溶性血清淀粉样物质以不溶性纤维形式沉积于细胞外间质中引起的一组疾病。淀粉样病变的病理损害机制为细胞外间质淀粉样沉积，进行性破坏正常组织的构造，损害器官功能，产生占位效应，尚可促进凋亡产生细胞毒作用。淀粉样物质主要由非纤维性糖蛋白 - 血清淀粉样蛋白 P 成分（serum amyloid Pcomponent，SAP）、葡糖聚氨酶（黏多糖）及各种纤维样蛋白组成。其中，SAP 是构成淀粉样沉积的主要成分，可分为原发性淀粉样变（AL 型）和继发型淀粉样变（AA 型）两型。

AL 型淀粉样物质为免疫球蛋白的轻链，主要累及肝、脾和肾脏，尤其是肝脏，是淀粉样变最常累及的部位。淀粉样物质浸润于肝细胞之间或沉积于网状纤维支架时称为肝淀粉样变，原发性肝淀粉样变（primary hepatic amyloidosis，PHA）临床少见，常见于中老年人，症状和体征缺乏特异性，诊断困难。本病临床表现复杂多样且无特异性，临床上常由于对其缺乏认识而导致无法确诊，甚至误诊误治，早期诊断及治疗有助于延长患者生命，生存期可达 18 个月。AA 型淀粉样物质为淀粉 A 蛋白，主要病因为结缔组织病、肿瘤或结核等慢性感染，淀粉样蛋白前体为淀粉样物质。

结合本病例我们有如下体会：①对于不明原因的肝脏明显增大应予以重视。②血清碱性磷酸酶升高而其他生化指标上升幅度相对较小是肝淀粉样变的一个显著特点，因此，肝大合并肝功能改变（以碱性磷酸酶升高为主），应注意肝淀粉样变的可能。但该特点也可见于其他肝脏浸润性病变，如肝结核、肝肉芽肿等，应注意鉴别。③若同时出现蛋白尿、脾脏改变应高度怀疑该病。④肝大并不意味着一定有肝淀粉样物质沉积，有报道9例原发性系统性淀粉样变伴肝脏肿大的患者行肝脏穿刺后，有3例是肝脏充血肿大而无淀粉样物质沉积。因此，诊断肝淀粉样变必须经肝脏穿刺病理证实，应注意与脂肪肝、肝糖原累积症和原发性肝细胞癌等相鉴别。本病目前无根治方法，经典的治疗方案为MP方案（马法兰＋泼尼松）。本例患者参考临床指南给予"硼替佐米""沙利度胺"及"地塞米松"联合化疗，效果较理想，也为该病的治疗提供了有益的尝试。

（于海鹏　杨岚岚）

参考文献

[1]Pinney J H, Smith C J, Taube J B, et al.Systemic amyloidosis in England：an epidemiological study.Br J Haematol, 2013, 161（4）：525-532.

[2]Nelson L M, Gustafsson F, Gimsing P.Characteristics and long-term outcome of patients with systemic immunoglobulin light-chainamyloidosis. Acta Haematol, 2015, 133（1）：336-346.

[3] 王慧慧，田字彬，丁雪丽，等 . 中国人肝淀粉样变性的临床特点 . 世界华人消化杂志，2013，21（13）：1261-1265.

[4] 刘松涛，于红卫，朱跃科，等 . 原发性肝脏淀粉样变性7例报道及文献复习 . 北京医学，2016，38（9）：873-877.

[5] 姚伟，米绍平，王晓栋 . 原发性肝淀粉样变性1例报告 . 临床肝胆病杂志，2016，32（8）：1588-1589.

病例3　原发性肝脏巨大胃肠间质瘤

一、病历摘要

患者女，37岁，因"间歇性发热3个月，肝区疼痛1个月"就诊。患者于入院前3个月出现间歇性发热，最高体温达38.5℃，伴轻度咳嗽，无寒战、恶心、呕吐、黑便及腹泻，在当地医院以"上呼吸道感染"对症治疗，并服"去痛片（索米痛片）"等药物效果不佳。2个月后出现肝区轻度胀痛，无明显背部疼痛，进食量有所减少。当地医院腹部超声检查提示右肝叶实质内可见9.4cm×8.3cm低回声，考虑肝脏恶性肿瘤可能。上腹部CT检查提示肝右叶实质内见9.5cm×7.7cm类圆形低密度巨大肿块影，密度不均，中心密度略低，边界模糊，右肾上极略受压，考虑肝脏恶性肿瘤，建议行肝脏穿刺活检。为求进一步诊治，以"肝脏肿瘤"收住笔者所在医院。患者精神好，饮食及睡眠基本正常，近3个月体重减轻5kg。无糖尿病史，否认肝炎病史，无输血史，无血吸虫流行区及牧区居住史，否认家族遗传性疾病史。

专科查体：T：38℃，P：96次／分，R：20次／分，BP：120/80mmHg。睑结膜、口唇及四肢甲床苍白，呈中度贫血貌，消瘦。全身皮肤及巩膜无黄染，无肝掌、蜘蛛痣。全身浅表淋巴结未触及肿大，甲状腺无包块，心肺正常，双侧乳腺无包块。全腹平软，无压痛及反跳痛，右肋缘下可触及肝脏边缘，质软，腹腔未触及包块，肝区无明显叩击痛，脾肋下未触及，无移动性浊音，肠鸣音正常。

辅助检查：

1. 腹部B超检查　右肝探及9.5cm×8.1cm的类圆形包块，界限尚清，形态尚规则，内部回声不均匀，其内可见散在血流信号，周边可见丰富的血流信号，考虑肝脏肿瘤（图5-4）。

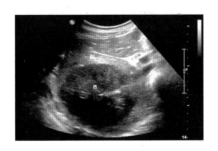

图5-4　术前超声见右肝巨大肿瘤，瘤内及
周边见血流信号

2. 腹部 CT 检查　肝右叶见 9.4cm×8.8cm 类圆形肿块，边界模糊，动脉期边缘呈不规则强化，外缘环状低密度影，门静脉期及延迟期逐渐向病灶中心呈填充状，持续性强化，考虑为肝脏巨大炎性假瘤或高分化原发性肝癌（图 5-5）。

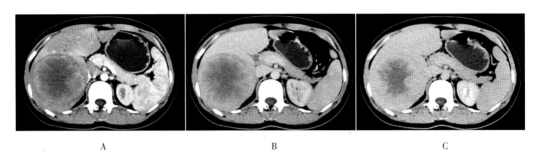

A—动脉期；B—静脉期；C—延迟期。肿瘤呈辐轮状"快进慢出"征象，
周边环状低密度影，中心残菊状低密度影
图 5-5　术前 CT 检查

3. 胸部 X 线、胃肠镜、盆腔超声、甲状腺、乳腺超声及妇科检查未发现其他脏器肿瘤。

4. 实验室检查　血常规提示 WBC：$3.95×10^9$/L，HGB：77g/L，PLT：$491×10^9$/L。血清 ALB：27.6g/L，血液生化指标正常，肝炎系列阴性，血清 AFP、CEA、CA-199、CA-125、CA-153 等肿瘤标志物均阴性，大便 OB 试验阴性。

5. 术前超声引导下肝脏穿刺活检可见增生的胶原纤维组织，肝细胞呈长梭形，排列疏松，细胞形态一致，无明显异型性，其间可见几个胆管样结构。免疫组化：CK7 残留胆管（+），CD34 血管（+），SMA（-），Hepatocyte（+），CD6 局灶（+）。病理诊断：肝脏间叶源性肿瘤（图 5-6）。

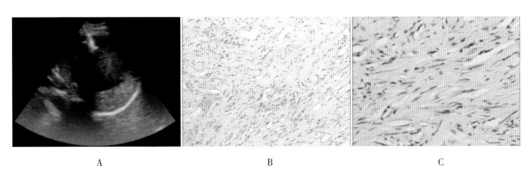

A—超声引导下肝脏穿刺活检；B—HE×10；C—HE×20。镜下发现梭形间叶源性肿瘤细胞
图 5-6　术前肝脏穿刺活检病理学检查

初步诊断：

1. 肝脏巨大间叶源性肿瘤。

2．中度贫血。

3．低蛋白血症。

4．发热原因待查。

诊疗经过：根据患者症状、体征及相关辅助检查结果，考虑右肝巨大肿瘤，间叶源性肿瘤可能性大，排除其他原因引起的发热、贫血及低蛋白血症，排除胃肠道等其他来源肿瘤后，行肝右后叶切除术，肿瘤大小9.0cm×8.5cm×8.0cm，术中全腹探查未发现其他腹腔脏器肿瘤。术后病理学检查提示：肿瘤组织束状排列，细胞呈梭状，核分裂＞5个/50HPF。免疫组化：CD34（+），CD99（+），CD117（+），DOG-1（+），SMA（+），Vimentin（++），CKp（-），Bcl-2（-），MyoD1（-），Myoglobin（-），Desmin（-），Ki-67＞10%。病理诊断：肝胃肠间质瘤，高危险度（图5-7）。术后5天患者体温恢复正常，术后1周血清ALB水平及HGB开始上升，术后2周血清ALB为32.6g/L，血常规HGB 85g/L，无发热。建议患者口服"伊马替尼"，但患者经济能力有限，未服用该药。

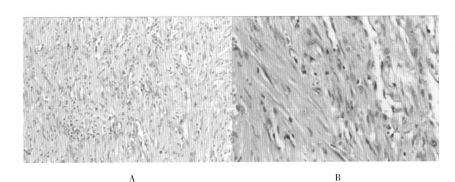

A   B

A—HE×10；B—HE×20

图5-7　外科切除术后病理学检查

最后诊断：

原发性肝脏巨大胃肠间质瘤。

确诊依据：①主要临床表现为"间歇性发热3个月，肝区疼痛1个月"，病程短，起病隐匿；②中度贫血貌，右肋缘下可触及肝脏边缘；③院内外上腹部CT和腹部B超均提示肝脏巨大肿瘤性病变；④术前检查全身脏器未发现肿瘤，术中探查未发现腹腔内其他脏器肿瘤，排除肝脏转移性病灶的可能；⑤无肝炎病史，肿瘤学指标未见异常；⑥术前肝脏穿刺活检提示：肝脏间叶源性肿瘤；⑦术后切除的肝脏病变常规病理和免疫组化检查确诊为右肝胃肠间质瘤，高危险度。

术后随访：术后3个月腹部CT检查未发现肝内转移或复发病灶，腹腔内其他脏器未发现肿瘤性病灶（图5-8）。胃镜及结肠镜检查未见占位性病变。无贫血及低蛋白血症，体温正常。随访 3 年肝内无复发，胃肠道等其他脏器也未见肿瘤。术后患者因经济原因未服用"甲磺酸伊马替尼"等生物靶向药物治疗。

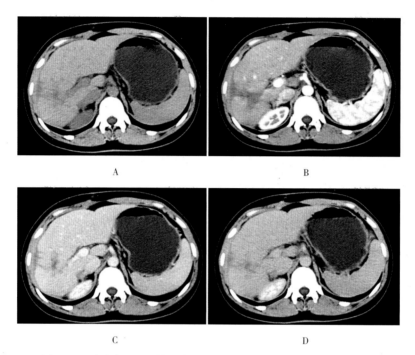

A—平扫；B—动脉期；C—静脉期；D—延迟期。肝内局部无复发及转移灶

图 5-8　术后 3 个月腹部 CT 检查

二、分析与讨论

胃肠间质瘤（gastrointestinal stromal tumor，GIST）是胃肠道最常见的间叶源性肿瘤，由突变的 c-kit 或血小板源性生长因子受体 α（PDGFRα）基因驱动。组织学上多由梭形细胞、上皮样细胞、多形性细胞（偶或），排列成束状或弥散状结构，免疫组化检测通常为 CD117 或 DOG-1 表达阳性。该病发生率较低，主要发生于消化道，其次是腹膜、肠系膜、腹膜后，近年来发现其可发生于膀胱、胆管及阴道，而肝脏原发性 GIST 极为罕见。

胃肠道 GIST 及胃肠道外 GIST 的诊断主要基于肿瘤形态学改变及免疫组化染色情况，绝大部分肿瘤细胞表达 CD117，不表达 CD117 的病例可以表达 DOG-1。GIST 临床症状比较隐匿，无典型临床表现。本例患者最早表现为间歇性发热，长期消耗造成中度贫血及低蛋白血症，但发热、贫血及低蛋白血症在术后逐渐恢复，所以，考虑术前的临床症状与肿瘤具有相关性。根据术前 CT 及超声等影像学检查、病毒性肝炎检测、血清肿瘤标志物检测等未能明确诊断，术前即行肝活检病理学检查，多考虑肝脏间叶细胞肿瘤。术后石蜡切片病理学检查提示肿瘤组织呈束状排列，细胞呈梭形。免疫组化提示 CD117 及 DOG-1 均为阳性，同时 CD34、CD99、SMA 及 Vimentin 也表达为阳性，诊断肝脏 GIST 成立。但是否能确定胃肠间质瘤来源于肝脏，就必须依靠术前对各个脏器的系统检查、术中腹腔仔细探查、术后长期随访及全面检查。我们通过术前的详细资料、术中的探查、术后 3 年的密切随访及肝脏巨大肿瘤的表现，未发现其他组织器官 GIST，故该患者诊断为肝脏原发性巨大 GIST。

目前认为肝脏原发性 GIST 对于常规的放疗和化疗均不敏感，外科手术仍为首选的治疗方式，手术治疗的彻底性与疾病预后密切相关，推荐行病灶的整块完整切除。在部分患者中肿瘤可与周围组织广泛粘连或播散，有时也可采用姑息性手术，以达到明确诊断或减瘤而缓解症状的目的。进行 c-kit 和 *PDGFRα* 基因测序应当是治疗 GIST 患者的标准程序。分子靶向药物治疗 GIST 也可获得明确的疗效，并可延长患者的生存时间。一线药物"伊马替尼"对高危患者、复发病例或不能切除的 GIST 具有缓解的治疗效果。但对"伊马替尼"拮抗者，二线药物"舒尼替尼"也具有延长无进展生存率及较高的应答率。外科切除联合靶向药物有助于提高具有高复发风险 GIST 患者的无复发生存率。靶向药物治疗前推荐先进行基因检测并根据检测结果确定"伊马替尼"的初始剂量，同时应对 GIST 患者进行多学科联合治疗。

对于 GIST 进展期服用"伊马替尼"的患者，应综合评估病情，对有可能完整切除的病灶，应及时停用药物，及早手术干预。NCCN 指南提出在连续两次 CT 检查发现肿瘤不再缩小时，即表示"伊马替尼"治疗达到最大效应，是手术的最佳时机。国内专家共识建议"伊马替尼"术前治疗 6 个月左右是最佳手术时机，高危险度的 GIST 术后也应及时服用"伊马替尼"。

我们认为：①原发性肝脏 GIST 是临床罕见的肝脏肿瘤，长期间歇性发热有可能是 GIST 的重要症状；②原发性肝脏 GIST 的诊断，必须在排除其他脏器恶性肿瘤肝转移的基础上进行肝脏穿刺活检病理学检查、术中详细探查及术后长期随访；③外科切除是原发性肝脏 GIST 的首选治疗方案；④分子靶向药物联合外科手术治疗可明显提高肝脏 GIST 患者长期生存率。

（范瑞芳 肖 毅）

参考文献

[1]Lin X K, Zhang Q, Yang W L, et al.Primary gastrointestinal stromal tumor of the liver treated with sequential therapy.World J Gastroenterol,

2015，21（8）：2573-2576.

[2]Liu Z，Tian Y，Liu S，et al.Clinicopathological feature and prognosis of primary hepatic gastrointestinal stromal tumor.Cancer Med，2016，5（9）：2268-2275.

[3]Zhou B，Zhang M，Yan S，et al.Primary gastrointestinal stromal tumor of the liver：report of a case.Surg Today，2014，44（6）：1142-1146.

[4]Cheng X，Chen D，Chen W，et al.Primary gastrointestinal stromal tumor of the liver：A case report and review of the literature.Oncol Lett，2016，12（4）：2772-2776.

[5]Oppelt P J，Hirbe A C，Van T B A.Gastrointestinal stromal tumors（GISTs）：point mutations matter in management，a review.J Gastrointest Oncol，2017，8（3）：466-473.

[6]Shirakawa T，Hirata T，Maemura K，et al.Complete response to second-line chemotherapy with sunitinib of a gastrointestinal stromal tumor：A case report.Mol Clin Oncol，2017，7（1）：93-97.

[7]Keung E Z，Raut C P.Management of gastrointestinal stromal tumors.Surg Clin North Am，2017，97（2）：437-452.

病例 4　Caroli 病致肝硬化并发胆道感染

一、病历摘要

患者男，32 岁，主因"间断性腹胀、乏力、纳差 15 年，右上腹痛伴发热 1 个月"就诊。患者于入院前 15 年无明显诱因出现间断性腹胀、乏力，无恶心、反酸、烧心、胸闷、气短、腹泻等。曾在外院就诊诊断为"隐源性肝硬化失代偿期"，入院前 10 年在外院行脾切＋断流手术，入院前 3 年因上消化道出血在笔者所在医院行食管静脉曲张套扎术及胃底静脉组织胶注射术。入院前 1 个月无明显诱因出现右上腹隐痛，伴咳嗽、发热，最高体温 39℃，咳嗽时腹痛加剧。为求进一步诊治来笔者所在医院就诊，在门诊行上腹部 CT 检查提示：①肝内多发性类圆形囊性低密度影，其内并多灶状稍高密度影，肝右叶钙化灶；②胆囊增大高张，肝内胆管局部扩张，肝外胆管轻度扩张；③左肾小结石，右肾多发性结石，右肾小囊肿（图 5-9）。腹部超声检查提示：①肝硬化，肝内多发性囊性病灶；②肝病胆囊；③脾切除术后；④右肾所见无回声，多考虑局部肾盂扩张。肝功能检查提示 AST：72U/L，ALT：39U/L，ALB：29.4g/L，G：30.9g/L，A/G ＜1，TBIL：42.70μmol/L，DBIL：24μmol/L，ALP：337μmol/L，GGT：217U/L，以"肝硬化""腹痛伴发热"收住笔者所在科室。既往无传染性疾病史，无心脑血管性疾病史，不饮酒，否认家族性遗传病史。

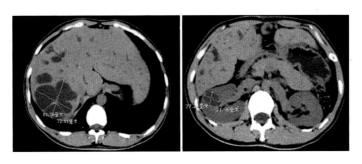

图 5-9　CT 检查见肝多发囊肿和肾囊肿，肝内胆管局部扩张

专科查体：T：39.2℃，P：101 次／分，R：24 次／分，BP：110/82mmHg。肝病面容，无肝掌、蜘蛛痣，全身皮肤黏膜轻度黄染，浅表淋巴结无肿大。右上腹有轻压痛，Murphy 征（-），其他部位无反跳痛及肌紧张，肝脾肋下未触及，移动性浊音阴性，肠鸣音正常。

辅助检查：

1. 上腹部 MRI 检查　肝脏多发囊性灶并与肝内胆管相通，肝内胆管扩张（图5-10），多考虑先天性胆管囊肿；胆囊炎，胆囊高张；右肾囊肿，肝门部及腹膜后多枚肿大淋巴结。

2. 胸部平片检查　未见异常。

3. 腹部 B 超检查　肝被膜欠光滑，肝内管状结构分布欠清楚，门静脉内径为 1.2cm，提示肝硬化、多发肝囊肿、肾囊肿。

4. 实验室检查　血常规提示 WBC：22.48×10^9/L，RBC：3.16×10^{12}/L，NEU％：77.8％，HGB：105g/L，PLT：390×10^9/L。肝功能提示 ALT：28U/L，AST：38U/L，TBIL：22.60μmol/L，DBIL：12.80μmol/L，ALB：29.4g/L，G：30.9g/L。凝血功能提示 PT：15.7 秒，PTA：58.5％。肝炎系列、肾功能、电解质及肿瘤标志物检查均阴性。

初步诊断：

1. 隐源性肝硬化代偿期（Child-Pugh A 级）。

2. 先天性胆管囊肿？

3. 慢性胆囊炎急性发作？

4. 右肾囊肿。

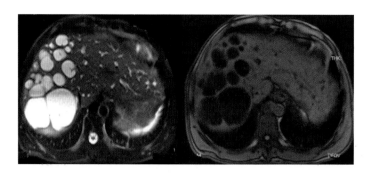

图 5-10　MRI 肝脏多发囊性灶并与肝内胆管相通，肝内胆管扩张

5. 双肾结石。

诊疗经过： 因患者出现右上腹隐痛伴发热、咳嗽，MRI 检查提示胆囊炎，胆囊高张，但 Murphy 征（-），胸片检查正常，血 WBC 和 NEU% 均异常，尚不除外慢性胆囊炎急性发作和上呼吸道感染，暂给予禁食水、胃肠减压、抑酸、抗感染（头孢唑肟钠）、解痉止痛等对症治疗，腹痛、发热较前缓解，咳嗽消失。但在治疗第 10 天患者再次出现高热、寒战，体温最高为 40℃，无咳嗽、咳痰及盗汗，黄疸无明显加重，复查血常规提示 WBC：20.83×10^9/L，NEU：17.16×10^9/L，NEU%：82.4%，LYM%：8.6%，HGB：111g/L，PLT：482×10^9/L，内毒素（G- 脂多糖）< 5.00pg/ml，IL-6（22.2pg/ml）和 PCT（0.230ng/ml）升高，ESR（58.0mm/h）快，多次血培养均为阴性。结合患者入院前后的临床症状、各项化验及影像学检查结果，考虑本次发热原因为肝内化脓性胆管炎，遂将抗生素调整为"亚胺培南 0.5g，1 次 /8 小时"，2 天后患者体温正常，腹痛缓解，血常规复查各项指标趋于正常，达到临床治愈标准。因上腹 MRI/CT 均提示患者腹膜后多发淋巴结肿大，建议患者进一步 PET-CT/ 穿刺活检，明确淋巴结肿大原因，但患者经济条件有限自动出院。

最后诊断：

1. Caroli 病并发肝内化脓性胆管炎。

2. 肝硬化代偿期（Child-Pugh A 级）。

3. 慢性胆囊炎。

4. 右肾囊肿。

5. 双肾结石。

确诊依据： ①主要临床表现为"间断性腹胀、乏力、食欲缺乏 15 年，右上腹痛伴发热 1 个月"，病程长，短期加重；②既往明确诊断为隐源性肝硬化，并行脾切＋断流手术、食管静脉曲张套扎术及胃底静脉组织胶注射术；③体温高，肝病面容，皮肤及巩膜轻度黄染，右上腹有轻压痛，Murphy 征（-）；④ TBIL 高于正常值，以 DBIL

为主，血 WBC、NEU％、IL-6 和 PCT 异常增高，A/G 倒置；⑤腹部 B 超、CT 及 MRI 检查提示肝脏多发囊性灶，并与肝内胆管相通，肝内胆管扩张，胆囊炎，胆囊高张，肾囊肿；⑥抗感染治疗后临床症状明显缓解。

二、分析与讨论

Caroli 病又称先天性肝内胆管扩张症，由法国学者 Jacques Caroli 于 1958 年首次报道，主要发生于儿童或青少年，女性稍多于男性。多数学者认为该病是一种常染色体隐性遗传性疾病，由先天性染色体缺陷导致的胆管重构停止、肝纤维化所致，但许多病例无法追寻典型的家族遗传史。

1975 年，日本学者户谷（Todani）提出先天性胆管扩张症的 Todani 分型，一度造成这两种病症在鉴别上的混乱。但随着对肝内胆管扩张了解的深入认识，多数学者认为 Caroli 病是一独立的病症，其与先天性胆管扩张症有着本质的区别。近年来由于超声显像和各种胆道造影技术等诊断方法的应用，可获得肝内病变的正确诊断，因此，该病例报道也日见增多，会发现其中不乏为先天性胆管扩张症同时合并有肝内胆管的扩张。

根据肝脏与胆管的病理组织结构，将 Caroli 病分为单纯型与门静脉周围纤维化型两类。单纯型肝内胆管扩张有肝内的胆管扩张，但肝实质的色泽与质地正常，仅在扩张的胆管壁上有纤维组织增生，与肝硬化及门静脉高压无关，约一半以上的病例合并肾囊性病变或髓质海绵状肾。门静脉周围纤维化型除肝内的胆管节段性扩张之外，常伴有肝脏先天性纤维化，从门静脉间隙到肝小叶周围均有广泛的纤维增生，甚至可导致肝硬化及门静脉高压症。

Caroli 病的特征为肝内胆管囊性扩张而形成肝脏内的胆管囊肿，可单发，较多为多发性，影像学检查主要表现为肝内胆管节段性交通性囊状扩张。多数学者认为该病是癌前病变，易发生多种恶性肿瘤。近 20 余年来国内外都有关于 Caroli 病合并发生胆道系统癌变的报道，大多数报道均为先天性胆管扩张症合并肝内胆管扩张者发生的胆道癌变，也有 Caroli 病胆道癌变的报道，但目前尚无证据证实本病也像先天性胆管扩张症一样具有极高的癌变率。有统计成人病例合并胆管癌变的发生率达 4％～7％。

本病临床症状常不典型，以肝内胆管扩张和胆汁淤积所致的肝内小胆管炎症及结石形成为其临床特点，可起病于任何年龄，以儿童和青少年多见。临床表现主要为食欲缺乏、体重减轻、反复性右上腹疼痛、发热，可无黄疸或仅有轻度黄疸，有胆管炎时黄疸可加深。部分病例主要表现为反复发作的黄疸，在黄疸发作时肝脏常明显增大，待感染控制后，随着症状的好转肝脏多会较快地缩小。若合并严重的胆道感染可形成肝内脓肿或革兰阴性杆菌性败血症。反复胆道感染的发作极易形成肝内胆管结石，又进一步加重了肝内胆管的梗阻，最终导致胆汁淤积性肝硬化。若以门静脉周围纤维化型为主时，临床主要表现为门静脉高压、脾大及上消化道出血。

本病例根据病史、各项化验及影像学检查，分型为Ⅱ型Caroli病，这种类型发展的结局就是肝硬化。该患者发病前15年就明确诊断为肝硬化，也因门静脉高压行脾切除＋断流术、食管曲张静脉套扎术及胃底曲张静脉组织胶注射，但病因一直不明确。收住笔者所在医院后发现肝脏多发囊肿，并与肝内胆管相通，肝内胆管扩张，且出现高热、腹痛、轻度黄疸，根据治疗排除了急性胆囊炎的可能，考虑Caroli病并发化脓性胆管炎的诊断。我们认为该病不但是肝硬化形成的病因，也是导致腹痛、发热、黄疸的因素之一，经积极抗感染治疗后临床症状明显缓解，各项感染指标趋于正常。

Caroli病目前最佳治疗方案仍有争论，主要为保守支持治疗、手术肝叶切除和肝脏移植治疗，但肝移植是唯一有效的最终选择。如发生严重的门静脉高压症，脾切除、食管曲张静脉套扎、胃底曲张静脉组织胶注射是其有效的治疗措施。如发生胆道感染，积极抗感染能明显缓解病情。严重病例预后较差，应早期诊断，预防并发症的发生。

综上所述，对于原因不明的寒战、高热、黄疸者，特别是影像学检查提示肝内胆管囊性扩张，一定要考虑Caroli病的可能性。由于本病常合并其他器官的囊性病变，也应该同时了解肾脏、胰腺、脾脏是否也有囊性改变，本病例就有右肾囊肿。

（王俊科　于晓辉）

参考文献

[1]Ananthakrishnan A N, Saeian K.Caroli's disease：identification and treatment strategy.Curr Gastroenterol Rep, 2007, 9（2）：151-155.

[2]Gunay-Aygun M.Liver and kidney disease in ciliopathies.Am J Med Genet C Semin Med Genet, 2009, 151（4）：296-306.

[3] 朱文珍,漆剑频,冯杰雄.Caroli病的影像学诊断及治疗.中华小儿外科杂志, 2008, 29（7）：411-413.

[4] 陈玲, 刘政.内镜治疗Caroli综合征食管胃静脉曲张出血1例.中华胃肠内镜电子杂志, 2016, 3（4）：184-186.

[5] 何占娣, 刘迎娣, 孙国辉, 等.Caroli病合并食管胃底静脉曲张内镜下治疗5例临床分析并文献复习.胃肠病学和肝病学杂志, 2014, 23（11）：1357-1358.

病例5　肝网状血管内皮细胞瘤

一、病历摘要

患者女，61岁，主因"发现肝脏占位2个月，鼻塞、流涕1周"就诊。患者入院前2个月因"血糖升高10个月，伴全身酸痛发热1天"就诊于当地医院，行腹部超声检查提示肝右叶实质性占位，考虑血管瘤；腹部CT检查提示肝右叶占位性病变，考虑肝脓肿。当地医院以"肝脓肿"对症治疗，症状缓解后出院。入院前1周因受凉感冒后出现发热、鼻塞、流涕、出汗、头痛等症状，无明显腹痛、腹胀、腹泻、黄疸、瘙痒等症状，为进一步诊治以"肝脏占位""上呼吸道感染"收住笔者所在医院。既往无病毒性感染性疾病和家族遗传性疾病史，无饮酒史，无药物过敏史。近期未服用对肝脏损伤的药物或食物。

专科查体：T：36.5℃，P：80次/分，R：16次/分，BP：150/80mmHg。正常面容，全身皮肤巩膜无黄染，无肝掌、蜘蛛痣，全身浅表淋巴结未触及肿大。心肺正常，腹部平坦，未见肠型及蠕动波，无腹壁静脉曲张，无压痛、反跳痛，肝脾触诊不满意，肠鸣音正常。双下肢无水肿。

辅助检查：

1. 上腹部CT检查　肝右叶前段占位性病变，考虑肝脓肿；胆囊炎。

2. 腹部B超检查　肝右叶实质性占位，考虑肝血管瘤（图5-11）；胆囊、脾脏、胰腺及双肾未见明显异常，门静脉声像图及彩色血流未见明显异常。

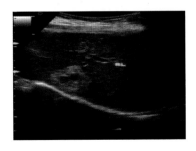

图5-11　二维超声显示肝右叶实质性占位，内部
回声不均，周围为强回声，中央部分低回声区

3. 实验室检查　血常规提示WBC：$4.88×10^9$/L，NEU%：55.5%，HGB：147g/L，RBC：$4.93×10^{12}$/L，肿瘤标志物正常（AFP 7.2μg/L，CEA 2.5μg/L，CA-125 9.9U/L，

CA-199 12.4U/L）。肝炎系列、自身抗体和肝功能检查均正常。

初步诊断：

1. 肝脏占位性病变。

2. 急性上呼吸道感染。

诊疗经过：患者2个月前在外院以肝脓肿给予抗感染等治疗，症状缓解后出院，此后未再出现过明显的寒战、高热、腹痛、黄疸、肝功能损害等表现。但此次入院后腹部CT提示肝右叶实质性占位，考虑肝脓肿；腹部超声提示肝右叶实质性占位，考虑血管瘤，两种影像学结论不一致，说明该病灶的影像学特征并不典型。且血常规、肝肾功能、电解质、血凝、肝炎系列、AFP、CEA、CA-125、甲状腺功能等化验均未见明显异常，综合以上分析并无相关依据支持"肝脓肿"的诊断。因此，进一步行超声造影检查，提示病灶内部各时相均未见造影剂增强，考虑为局灶性坏死（图5-12）。为了明确病灶性质，在超声引导下行肝组织穿刺活检，取出灰白灰黄色线状组织两条，病理显示小叶间纤维组织增生，小灶性淋巴细胞浸润，其间可见增生的大小不规则的血管淋巴管，内皮细胞呈鞋钉样增生排列，免疫组化结果：CD31（+++），CD34（++），FⅧ-RAg（+），Ki-67＜1%。病理诊断：网状型血管内皮细胞瘤。患者不接受外科手术治疗，因而进行了超声引导下微波消融术治疗，好转出院。现已随访4年，未见肿瘤复发或转移。

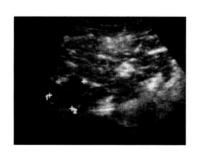

图5-12　超声造影显示病灶内
部各时相未见造影剂增强

最后诊断：

1. 肝网状型血管内皮细胞瘤。

2. 急性上呼吸道感染。

确诊依据：①主要临床症状为"发现肝脏占位2个月，鼻塞、流涕1周"，病程较短；②既往无感染性疾病和家族遗传性疾病史；③腹部CT和B超检查均提示肝脏占位性病变；④肝脏穿刺活检病理检查诊断为网状型血管内皮细胞瘤。超声引导下微波消融术治疗，随访4年未见肿瘤复发或转移。

二、分析与讨论

肝血管内皮细胞瘤又称肝血管肉瘤（angiosarcoma）、肝脏恶性血管瘤（malignant hemangioma of liver）、肝血管内皮肉瘤、Kupffer 细胞肉瘤、血管内皮细胞肉瘤或恶性血管内皮瘤，是西方发达国家肝脏原发肉瘤中最多见的一种，是由肝窦细胞异形增生所形成的原发性恶性肿瘤。多数患者病因不明，Folk 等人调查 168 例肝血管内皮瘤，其中 75% 的原因不明。近年来国外报道一些与化学物质有关的肝血管肉瘤，因此受到人们的关注，认为与接触氯乙烯有关。美国一个氯乙烯厂 1 183 名工人中有 7 例发生肝血管肉瘤，平均潜伏期为 17 年。少数还可发生于服用合成类固醇、雌激素及避孕药后，其潜伏期在 10 年以上。肝血管肉瘤的演变过程可能有下列 5 个主要途径：①肝小叶肝窦内皮细胞从非典型增生到间变细胞增生；②肝细胞初期增生，随之萎缩和消失；③肝窦周间隙纤维组织增生；④进行性肝窦扩张到血肿形成；⑤肝窦壁细胞和汇管区毛细血管内皮细胞转化为肉瘤细胞。

肝血管肉瘤的实验室检查没有特异性，可出现贫血、白细胞增多、白细胞减少、血小板减少、凝血酶原延长以及部分肝功能受损等情况。影像学检查中 CT 可发现不均质占位病变，增强明显可见钙化，但无特异性诊断条件。肝动脉造影能为肝网状内皮细胞瘤的诊断提供有价值的信息，如异常血管形态、肿瘤周边部持续染色和中央放射状透光区。腹部超声检查可显示为强回声病灶（图 5-11），容易与血管瘤混淆，超声造影可显示病灶的微血管灌注，在肝脏局灶性病变的诊断中发挥了非常重要的作用。本例超声造影显示各时相均未见造影剂增强（图 5-12），可提示内部病灶的坏死出血等特征，但依然不能提供准确的诊断，因此，病理组织穿刺活检就成了必然之选。超声引导下的组织穿刺活检术安全可靠、取材满意、诊断率高，为肝脏局灶性病变的病理诊断提供了非常重要的途径。

基于以上原因，诊断主要依靠病理诊断学检查，显微镜下肿瘤由纺锤状或不规则形状的恶性内皮细胞构成，其边界不清；细胞质嗜酸性，核深染，形态狭长或不规则，核仁可大可小，同样呈嗜酸性，也可见大而异形的细胞核以及多核细胞，核分裂象常见。薄壁静脉散布于肿瘤组织内，约半数病例肝肿瘤组织内可见造血细胞灶。免疫组织学检查可见瘤细胞中存在有Ⅷ因子相关抗原表达。肿瘤细胞沿着原有血管腔增生，肝终端小静脉和门静脉分支也显示增生，肿瘤细胞在肝血窦内增生可导致进行性肝细胞萎缩，肝板断裂，血管腔增大形成大小不一的空腔，腔壁粗糙不平，内壁衬以肿瘤组织细胞，有时为息肉样或乳头状突出物，腔内充满凝血块和肿瘤细胞碎片。肿瘤侵及肝终端小静脉和门静脉分支可导致这些血管的堵塞，此可解释为何肿瘤常易发生出血、梗死和坏死，相对应于超声造影显示的病灶内部各时相均无造影剂增强，从而提示病灶内部有大量的出血和坏死。临床上肝血管肉瘤易与肝弥漫性毛细血管瘤相混淆，也很难与肝母细胞瘤相鉴别。对于成年人肝血管肉瘤需与未分化肝细胞癌鉴别，前者如前述病理部分，瘤细胞质呈嗜酸性；后者呈嗜碱性，而且异质明显。多处取材可见癌细胞带有肝细胞性状，可助鉴别。

　　肝血管肉瘤生长迅速，恶性度高，病程发展快，肿瘤切除机会少。因此，早发现、早治疗就显得非常重要。对于能切除的单发病灶，手术切除是首选，但文献报道愈后不理想，有学者提出肝动脉栓塞可提高肝血管肉瘤患者的生存率。本例患者由于拒绝外科手术治疗，接受了超声引导下的微波凝固消融治疗，效果良好。微波消融术作为近年来发展起来的一种肝癌治疗新技术，具有热效率高、创伤小、原位肿瘤灭活率高、并发症少等优点，已经成为早期肝癌治疗的主要方法之一。本例患者微波治疗后病灶灭活彻底，随访4年未见肿瘤复发或转移。

　　综上所述，我们有如下体会：①早发现、早诊断是治疗肝血管肉瘤的关键；②由于肝血管肉瘤的实验室检查和影像学检查没有特异性，因此，及时采取超声引导下的肝组织穿刺活检取得病理诊断非常有意义；③对于能切除的病灶我们建议及时外科切除，但是对于不接受外科手术的患者，超声引导下的微波凝固消融术也可能是一个很好的选择，需要循证医学的支持。

（任小龙　王秀丽）

参考文献

[1]Chaudhary P, Bhadana U, Singh R A, et al.Primary hepatic angiosarcoma.Eur J Surg Oncol, 2015, 41（9）：1137-1143.

[2]Zheng Y W, Zhang X W, Zhang J L, et al.Primary hepatic angiosarcoma and potential treatment.Gastroenterol Hepatol, 2014, 29（5）：906-911.

[3]陈敏华，吴薇.超声造影在肝癌早期诊断及射频消融治疗应用中的价值.临床肝胆病杂志, 2016, 33（7）：1211-1213.

[4]刘晓琳，徐锋，王超，等.微波消融联合腔镜技术在肝癌治疗中的研究进展.中国普外基础与临床杂志, 2017, 24（5）：649-653.

[5]陆伟忠，周建良，付引弟.肝脏少见血管源性恶性肿瘤的CT表现.中国CT和MRI杂志, 2012, 10（3）：54-56.

病例 6　特发性门脉高压症

一、病历摘要

患者男，19岁，主因"间歇性呕血、黑便2年"就诊。患者于入院前2年无明显诱因出现间歇性呕血、黑便，伴腹胀、腹痛、头晕，无烧心、反酸、恶心、呕吐、黏液脓血便等，也无发热、心慌、胸闷、气短、咳嗽、咳痰等。为求进一步诊治，以"呕血待查"收住笔者所在医院。既往体健，无心脑血管疾病病史，否认家族性遗传病史。

专科查体： 无肝病面容、肝掌及蜘蛛痣，心肺正常。腹部平坦，未见腹壁静脉曲张，全腹无压痛、反跳痛及肌紧张，未触及包块，肝肋下未触及，脾肋下2cm。

辅助检查：

1. 腹部B超检查　脾大，门静脉高压，肝脏边缘光滑，下腔静脉及肝静脉回流未见受阻。

2. 胃镜检查　食管－胃底静脉曲张（图5-13）。

3. 实验室检查　血常规提示 WBC：1.83×10^9/L，RBC：2.71×10^{12}/L，HGB：80g/L，PLT：59×10^9/L。血生化提示 TP：54.4g/L，ALB：36.2g/L，GLB：18.2g/L，TBIL：18.4μmol/L，AST：28U/L，ALT：4U/L。铜蓝蛋白、抗核抗体、抗平滑肌抗体、丙酮酸脱氢酶组分、核孔复合体gp210、核点sp100、肝肾微粒体抗体、肝细胞溶质抗原、可溶性肝抗原/肝胰抗原均为阴性。

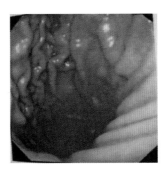

图 5-13　食管－胃底静脉曲张

初步诊断：

1. 呕血原因待查。

2. 肝硬化可能。

诊疗经过：入院后给予抑酸、止血、支持等对症治疗，考虑该患者腹部B超未提示肝硬化，肝功能正常，但有门静脉高压症，白细胞、红细胞和血小板均低下，诊断肝硬化依据不足，故行肝脏穿刺活检。病理提示肝小叶结构存在，汇管区间质炎症轻，较大汇管区内门静脉管壁增厚（图5-14），有的小汇管区未见相应管径的门静脉支（图5-15），有的门静脉支扩张明显并疝入周围肝实质，汇管区间质纤维组织增生及纤维间隔形成。肝实质内可见肝细胞呈结节性再生增生，有的中央静脉管壁稍厚，偶见肝实质内毛细胆管胆栓，以中央静脉周围为多。病理检查提示：①非硬化性门脉高压症，符合特发性门脉高压改变；②中央静脉周围轻度灶性单纯性淤胆。患者在外院行骨髓穿刺检查未见特殊异常。Fibro Touch结果显示肝脏密度（KPA）为8.0，轻度纤维化。

最后诊断：

特发性门脉高压症。

确诊依据：①主要临床表现为"反复呕血、黑便2年"，病程较长；②查体无肝病面容、肝掌及蜘蛛痣，脾大；③实验室检查提示血常规三系降低，中度贫血，肝功能正常；④腹部彩超提示脾大，门静脉高压；⑤胃镜检查提示食管胃底静脉曲张；⑥肝脏穿刺病理检查提示非硬化性门脉高压症，符合特发性门脉高压改变；⑦Fibro Touch检查显示轻度纤维化。

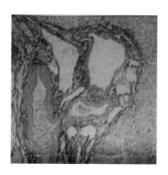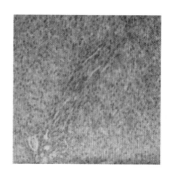

图5-14　较大汇管区内门　　　　图5-15　小汇管区未见相
　　静脉管壁增厚　　　　　　　　　应管径的门静脉支

二、分析与讨论

特发性门脉高压症（idiopathic portal hypertension，IPH）是门脉高压的罕见情况，以门脉高压的相关临床表现为主，但肝功能正常，不伴肝静脉或门静脉梗阻。IPH是日本学者对此病的命名。在西方国家此病命名为非硬化性门脉高压症（non-cirrhotic portal hypertension，NCPH）。

IPH至今病因不明确，全球均有报道，在发展中国家多见，在亚洲更多见，以印度和日本最为常见。随着卫生状况的改变，IPH的发病率也随之下降。感染和血栓的形成分别是中西方国家IPH发病的首要原因。目前，可能的发病原因还有毒物接触（尤其是砷）、免疫紊乱、凝血机制障碍。新生儿败血症和新生儿腹泻的患儿，将来有可能发展为IPH。IPH患者临床表现与肝硬化相似，很容易误诊为隐源性肝硬化，主要临床表现为反复上消化出血、贫血、脾大、黄疸、生长发育迟缓，胃镜下可见食管和（或）胃底静脉曲张，后期还可以出现肝肺综合征、肝性脑病、高血流循环状态。

IPH的诊断目前尚无金标准，现有日本诊断标准、亚太肝脏研究协会诊断标准和Schouten在*Hepatology*上提出的标准。Schouten诊断标准为：①门脉高压的临床表现；②肝活组织检查除外肝硬化；③除外引起硬化或非硬化性门脉高压的慢性肝病（HBV/HCV慢性感染、非酒精性脂肪性肝炎、酒精性脂肪性肝炎、自身免疫性肝炎、血色病、Wilson病、原发性胆汁性肝硬化等）；④除外其他引起非硬化性门脉高压的常见原因，如遗传性肝纤维化、结节病、血吸虫病；⑤门静脉、肝静脉血流通畅（通过多普勒超声或CT检查明确）。

如果没有肝脏活检病理学的结果，IPH很容易误诊为肝硬化，两者的鉴别目前只能靠病理诊断。但是，由于此病少见，许多病理医生对此病认识不足。加之肝脏穿刺为有创检查，多数患者难以接受，故易被漏诊误诊。近年来新兴起的肝脏瞬时弹性成像（Fibro Touch）可弥补这一漏洞。本例患者也进行了Fibro Touch检查，结果显示肝脏密度（KPA）为8.0，轻度纤维化。Susana Seijo等人曾选取肝硬化患者和按照2011年*Hepatology*上的诊断标准选取IPH患者，分别进行Fibro Touch检查，结果是肝硬化患者肝纤维化值为（40.9±20.5）kPa，IPH患者肝纤维化值为（6.4±2.2）kPa，两组数值差距明显。本例患者与Susana Seijo等人的实验结果相符，提示Fibro Touch检查对鉴别肝硬化和IPH具有重要意义。

（王瑞玲　刘建军）

参考文献

[1] 韩麦，徐伟民，马安林. 特发性门脉高压的诊断和临床处理. 中国肝脏病杂志（电子版），2016，8（2）：1-3.

[2] Riggio O, Gioia S, Pentassuglio I, et al. Idiopathic noncirrhotic portal hypertension：current perspectives. Hepatic medicine：evidence and research，2016，8（6）：81-88.

[3]刘海博，张博静，吕勇，等.特发性非肝硬化门静脉高压症的研究进展.临床肝胆病杂志，2017，33（2）：348-353.

[4]Khanna R，Sarin S K.Non-cirrhotic portal hypertension—Diagnosis and management.Journal of hepatology，2014，60（2）：421-441.

[5]Schouten J N L，Garcia-Pagan J C，Valla D C，et al.Idiopathic noncirrhotic portal hypertension.Hepatology，2011，54（3）：1071-1081.

[6]Seijo S，Reverter E，Miquel R，et al.Role of hepatic vein catheterisation and transient elastography in the diagnosis of idiopathic portal hypertension.Dig Liver Dis，2012，44（10）：855-860.

病例 7　肝细胞性肝癌多次复发综合治疗

一、病历摘要

患者男，51 岁，主因"肝癌术后 10 年，复发 1 周"就诊。患者于入院前 10 年因"右肝原发性肝癌"在笔者所在医院行肝右叶不规则切除术，术后行介入治疗 1 次。8 年前检查见左肝复发癌灶，再次行左肝外叶切除术。4 年前复查发现右肝小肝癌，大小约 1.5cm，行剖腹探查术，术中发现粘连太重，在外院行"右肝癌射频消融术"，术后规律随访，病情稳定。入院前 1 周患者于外院 B 超检查发现肝右叶肿物，无自觉症状，为进一步诊治收住笔者所在医院。既往发现乙肝 30 年，口服"拉米夫定"抗病毒治疗，无心脑血管性疾病，否认家族遗传性疾病史。

专科查体：全身皮肤黏膜无黄染，心肺正常。腹部平坦，无压痛及反跳痛，无腹部包块，肝脾肋下未及。右肋缘下见一长约 30.0cm 手术切口瘢痕，腹正中见一长约 20.0cm 手术切口瘢痕。

辅助检查：

1. 上腹部 MRI 检查　肝脏右叶下腔静脉前方新见一不规则肿物，大小约 4.1cm×2.0cm，增强扫描"快进快出"，肝胆期无明显摄取，考虑恶性（图 5-16）。

2. 实验室检查　肝炎系列提示乙肝小三阳，血 AFP：568μg/L，HBV DNA≤500 拷贝/ml。肝功能正常，血常规、肾功能、电解质及其他肿瘤标志物均正常。

初步诊断：

肝癌复发。

诊疗经过：入院后在全麻下行肝部分尾叶＋部分Ⅶ段切除术，病理活检提示：肝

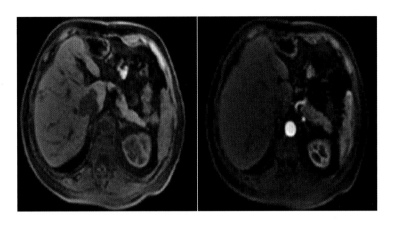

图 5-16　肝脏磁共振平扫 + 增强

细胞性肝癌，主要呈细梁型及假腺管型，Edmondson-Steiner 分级为 II 级（中分化），周围肝组织可见微血管侵犯（MVI 分组：M_1）。周围肝组织 Scheurer 评分：炎症 G_1，纤维化 S_0，可见卫星癌结节，切缘未见癌。TNM 分期：$T_2N_0M_0$。术后恢复良好，又进行放疗，随访患者病情稳定。

最后诊断：

肝细胞性肝癌，$T_2N_0M_0$。

确诊依据：①因"肝癌术后 10 年，复发 1 周"就诊，入院前多次行手术、肝动脉灌注化疗和射频消融，临床确诊为肝癌。②肝炎系列提示乙肝小三阳，血 AFP：568 μg/L。③上腹部 MRI 检查提示肝脏右叶下腔静脉前方新见一不规则肿物，大小约 4.1cm×2.0cm，增强扫描"快进快出"，考虑恶性。④术中见癌灶大小约 3.1cm×2.5cm×2.2cm，病理活检提示肝细胞性肝癌，主要呈细梁型及假腺管型，Edmondson-Steiner 分级：II 级（中分化）。周围肝组织可见微血管侵犯（MVI 分组：M_1）。周围肝组织 Scheurer 评分：炎症 G_1，纤维化 S_0，可见卫星癌结节，切缘未见癌。TNM 分期：$T_2N_0M_0$。

二、分析与讨论

肝癌的治疗目前仍以外科手术为核心的多学科协作为手段，这对于患者是否长期生存具有积极意义，因此，创造外科手术条件是非常关键的措施。该患者经过三次开腹手术及其他方式联合治疗，取得了良好的临床效果，尤其 4 年前因腹腔粘连严重，不具备外科肿瘤切除条件，仅仅行射频消融治疗就取得了良好的临床效果。而本次入院仍考虑到患者可能存在腹腔粘连，手术难度高，围术期出现意外概率大，手术有以下几个难点：①可能存在腹腔粘连；②肿瘤再次切除、肝血流阻断、肝创面处理等存在一定难度；③半肝切除后肝衰竭发生的概率大。对此，经肝胆 MDT 充分讨论，模拟手术评价（影像指导重建）及充分的手术准备后，建议行外科手术治疗，强调围治疗期营养（肠内营养支持治疗为主）。术中完全游离肝脏及松解粘连，解剖第一肝门（备入肝血流阻断）、第三肝门及第二肝门，建立肝后隧道（备肝右静脉阻断带），行肝部分尾叶＋部分Ⅶ段切除术，手术顺利，术后患者恢复良好，又进行了放疗，患者病情稳定后出院。

综上所述，对于反复复发的肝细胞癌，多学科协作确定治疗方案、精准癌灶切除，以及多种方法的联合应用是目前肝癌的最佳治疗策略。

（吴健雄　荣维淇）

参考文献

[1]Jonathon W, Julie A R, Shadi F, et al. Imaging of hepato-cellular carcinoma and image guided therapies-how we do it. Cancer Imaging, 2017, 17（9）：1-10.

[2]Yu W, Wang W, Rong W, et al. Adjuvant radiotherapy in centrally located hepatocellular carcinomas after hepatectomy with narrow margin（＜1cm）：a prospective randomized study. J Am Coll Surg, 2014, 218（3）：381-392.

[3]陈孝平，张志伟，杨甲梅，等. 肝细胞肝癌外科治疗方法的选择. 中华普通外科学文献，2010，4（1）：22.

[4]杨甲梅，沈伟峰. 肝细胞癌综合治疗选择与策略. 中华普外科手术学杂志（电子版），2014，8（1）：16-19.

[5]李志军，钟薇. 化疗栓塞术联合射频消融治疗肝癌的疗效分析. 当代医学，2013，19（3）：5-7.

病例 8　原发性肝脏神经内分泌癌

一、病历摘要

患者男，67岁，主因"肝区隐痛 1 个月，发现肝脏占位性病变 4 天"就诊。患者入院前 1 个月自觉肝区隐痛，无肩背部放射痛，无发热及咳嗽，无恶心及呕吐，无黑便、腹泻及脓血便。在社区诊所行腹部超声检查发现"肝脏占位性病变",次日在某省级医院复查 B 超提示"肝脏第 V 段可见 6.5cm×4.7cm 偏低回声肿物,边界欠清,形态规则,内部及周边可探及血流信号,多考虑原发性肝癌"。为进一步诊治以"肝脏占位性病变"收住笔者所在医院。患者精神、饮食、睡眠正常,无皮肤潮红、盗汗、哮喘等症状,体重无明显减轻。无糖尿病史,否认肝炎病史,无输血史,无血吸虫流行区及牧区接触史。

专科查体:T:36.2℃,P:74 次 / 分,R:20 次 / 分,BP:140/70mmHg。营养良好,全身皮肤无潮红,巩膜无黄染,无肝掌、蜘蛛痣,全身浅表淋巴结未触及肿大。心肺正常,双侧乳腺无包块,全腹平软,未见肠型及蠕动波,腹壁静脉无曲张,全腹无明显压痛及反跳痛。肝脾肋缘下未触及肿大,移动性浊音阴性,肠鸣音正常。双下肢无水肿。

辅助检查:

1. 上腹部 CT 检查　肝脏 V、VI 段内实性占位性肿块,病灶大小 7.0cm×6.8cm×5.0cm,病灶中心呈低密度区。增强扫描动脉期呈中度不均匀强化,边缘强化清晰,静脉期及延迟期造影剂持续填充,但低于周围肝组织强化程度,病灶中心低密度区未见明显强化(图 5-17)。考虑为肝脏恶性肿瘤,肝细胞癌可能性大。

2. 胸部 X 线、胃镜、结肠镜、前列腺及膀胱超声、胸部及盆腔 CT 检查　未发现其他脏器肿瘤。

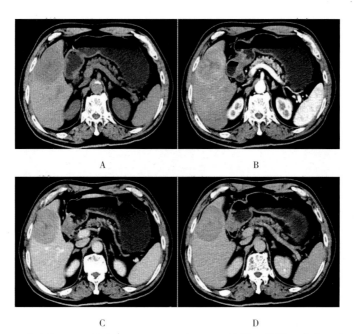

A—平扫期；B—动脉期；C—静脉期；D—延迟期。肝脏第 V、第 VI 段肿瘤,最大直径 7.0cm,增强扫描考虑肝脏恶性肿瘤,但不完全符合肝细胞肝癌"快进快出"的典型表现

图 5-17　上腹部螺旋 CT 检查

3. 实验室检查　肝炎系列阴性，血清 AFP、CEA、CA-199、CA-125、CA-153、PSA 等肿瘤标志物均阴性。

初步诊断：

肝脏恶性肿瘤（肝脏第Ⅴ、第Ⅵ段）。

诊疗经过：根据患者症状、体征及辅助检查，初步诊断为肝右叶恶性肿瘤。在全麻下行肝Ⅴ、Ⅵ段部分切除术及胆囊切除术，手术顺利。术后病理学检查提示，肝癌组织呈梁索样分布，浸润性生长。免疫组化结果：CD56（+），Syn（+），TTF-1（-），CK19（+），CK8/18（+），CA-199（-），Hepatocyte（-），Glypican-3（-），Ki-67 ＝ 70%。病理诊断：①肝脏神经内分泌癌；②慢性胆囊炎、胆囊胆固醇息肉。术后 1 个月给予肝动脉灌注化疗 1 次（图 5-18）。术后 3 个月随访，上腹部 CT 检查未发现肝内转移或复发病灶（图 5-19），胸片、腹部超声、盆腔超声、全身 ECT 骨扫描均未发现其他脏器肿瘤或转移灶。

最后诊断：

1. 原发性肝脏神经内分泌癌（PHNEC）。

2. 慢性胆囊炎。

3. 胆囊息肉。

确诊依据：①患者为一中老年男性，主要临床表现为"肝区隐痛 1 个月"，起病隐匿，临床症状不明显；②上腹部 CT 检查见肝脏孤立性肿瘤样病灶，似有完整包膜，影像学符合肝脏恶性肿瘤的特点；③全身其他脏器未发现肿瘤，排除转移性病灶的可能；④无肝炎病史，肿瘤学指标未见异常；⑤术后常规病理学及免疫组化检查诊断为肝脏神经内分泌癌。

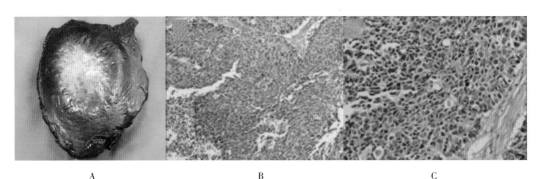

A—肝脏肿瘤大体标本；B—镜下（HE×10）；C：镜下（HE×20）。

肝脏癌组织呈梁索样分布，浸润性生长

图 5-18　术后病理检查

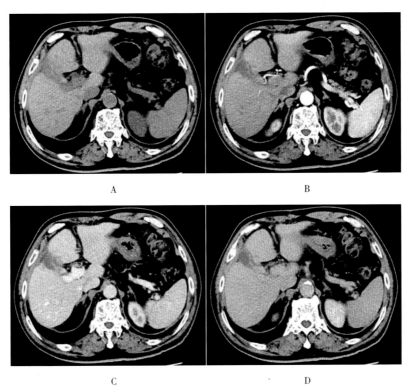

A—平扫期；B—动脉期；C—静脉期；D—延迟期。右肝手术区低密度影，
增强扫描无强化，肝内未发现转移灶或复发灶，上腹部其他脏器未发现肿瘤
图 5-19　术后 74 天上腹部螺旋 CT 检查

二、分析与讨论

　　神经内分泌肿瘤是源于神经内分泌细胞的肿瘤。神经内分泌细胞遍布全身各个部位，多发生于胃肠道及胰腺等，其发生率约为 1.5/10 万，肝脏神经内分泌肿瘤多为转移性肿瘤。原发性肝脏神经内分泌癌（primary hepatic neuroendocrine carcinoma，PHNEC）极为罕见，仅占所有原发性肝脏肿瘤的 0.48%，占全身神经内分泌肿瘤的 0.8%～4.0%。神经内分泌肿瘤能分泌多种活性多肽物质、神经介质和生物胺（5-HT、胰多肽、促胃液素、前列腺素和降钙素等），但是仅有少数表现出典型类癌综合征，可能为神经内分泌物质数量较少或功能有缺陷，无法产生明显的生物效应。肝脏原发性神经内分泌肿瘤可出现腹痛、腹部包块、黄疸、乏力、体重减轻等症状。本例患者肝脏瘤体最大直径为 7cm，就诊时肝区轻度疼痛 1 个月，无其他明显症状。

　　PHNEC 术前诊断十分困难，临床症状及体征也无显著特征，血清 AFP、CEA、CA-199 等肿瘤标志物无特异性。影像学上 PHNEC 多发生于右叶，可单发，肿块巨大，肿块内容易出现坏死囊变、出血等征象，尤其是钙化有一定特异性，增强后呈环形或者边缘强化。多种影像学检查方法的联合应用可提高诊断的准确性。PHNEC 的确诊应排除其他脏器原发肿瘤转移到肝脏的可能。根据临床表现、影像学及实验室检查难以确诊时，可进行肝脏穿刺活检病理学检查。术前出现以下情况应高度警惕PHNEC：①上腹部CT或MRI等影像学检查具有肝脏恶性肿瘤特点，但不符合肝细胞癌、肝内胆管细胞癌或转移性肝癌特征；②无肝硬化、慢性肝炎病史；③血清肿瘤标志物阴性；④难以解释的类癌综合征或无类似症状；⑤排除其他脏器神经内分泌肿瘤肝转移。本例基本符合上述特征，但术前缺乏对该疾病的充分认识。

肝脏神经内分泌肿瘤术后5年的复发率为18%，手术后5年的生存率为74%～78%。尽管肝脏神经内分泌肿瘤可出现术后复发，肝切除术后患者的生存率还是令人满意的。其他的治疗方法包括全身化疗、肝动脉化疗栓塞（TACE）及射频消融治疗（RFA）等。PHNEC的常见转移部位是肝内转移，其次是肝门部、胆囊颈、肝十二指肠韧带淋巴结转移及骨转移等。PHTEC术后应积极采取全身辅助化疗、肝动脉灌注化疗等综合治疗措施。近年来生长抑素类似药物"奥曲肽""舒尼替尼""依维莫司"等在部分胰腺和胃肠神经内分泌癌的治疗中取得较好疗效，但对PHNEC的疗效有待进一步研究。本例外科切除术后1个月行TACE治疗1次，长期的疗效有待进一步随访。

我们认为：①PHNEC是肝脏罕见肿瘤，术前诊断较困难，在排除其他脏器恶性肿瘤肝转移的基础上，应结合临床表现、影像学检查及实验室结果综合考虑，必要时行肝脏活检穿刺病理学检查；②外科切除是PHNEC的首选治疗方案；③术后应密切随访，定期行腹部CT检查。

（范瑞芳　肖　毅）

参考文献

[1]Nomura Y, Nakashima O, Akiba J, et al.Clinicopathological features of neoplasms with neuroendocrine differentiation occurring in the liver.J Clin Pathol, 2017, 70 (7): 563-570.

[2]Song J E, Kim B S, Lee C H.Primary hepatic neuroendocrine tumor: A case report and literature review.World J Clin Cases, 2016, 4 (8): 243-247.

[3]Chen Z, Xiao H E, Ramchandra P, et al.Imaging and pathological features of primary hepatic neuroendocrine carcinoma: An analysis of nine cases and review of the literature.Oncol Lett, 2014, 7 (4): 956-962.

[4]Huang J, Yu J Q, Sun J Y.Computer tomography and magnetic resonance image manifestations of primary hepatic neuroendocrine cell carcinomas. Asian Pac J Cancer Prev, 2014, 15（6）：2759-2764.

[5]Yang K, Cheng Y S, Yang J J, et al.Primary hepatic neuroendocrine tumors：multi-modal imaging features with pathological correlations.Cancer Imaging, 2017, 17（1）：20.

[6]Shen Y H, Chen S, Zhang W T, et al.Clinical analysis of gastro-enteropancreatic neuroendocrine tumor with liver metastasis, compared with primary hepatic neuroendocrine tumor.J Cancer Res Ther, 2014, 10（Suppl）：276-280.

[7]Wang L M, An S L, Wu J X.Diagnosis and therapy of primary hepatic neuroendocrine carcinoma：clinical analysis of 10 cases.Asian Pac J Cancer Prev, 2014, 15（6）：2541-2546.

[8]Nakatake R, Ishizaki M, Matui K, et al.Combination therapies for primary hepatic neuroendocrine carcinoma：a case report.Surg Case Rep, 2017, 3（1）：102.

病例 9　肢端肥大症并发肝硬化

一、病历摘要

患者男，33 岁，主因"进行性手足增大 7 年，腹胀、乏力 1 年"就诊，患者于入院前 7 年无明显诱因出现手足进行性增大、皮肤粗糙，未进行相关检查和诊治。7 年后上述症状加重，并出现嘴唇增厚、声音低沉、腹胀、乏力及少尿，为进一步诊治以"腹胀待查"收住笔者所在医院。既往无肝炎、药物、饮酒、毒物及放射线接触等病史，无心脑血管疾病，否认家族性遗传病史。

专科查体：T：36.2℃，P：76 次／分，R：18 次／分，BP：108/68mmHg，身高 189cm。四肢、躯体及颜面部皮肤粗糙，反应迟钝，鼻舌及四肢肢端肥大，面部长宽，头颅、下颌大，牙齿增长，眉弓及两颧隆起，胸廓饱满、外展，心肺正常，腹部膨隆，移动性浊音阳性，脾脏肋下约 3cm，质硬、边缘钝，有触痛，肝未触及。

辅助检查：

1. 腹部 B 超检查　肝脏弥散性病变，脾大，门静脉宽 3.7cm。

2. 胃镜检查 食管中下段静脉曲张，重度。

3. X 线检查 双手掌骨、指骨粗大，增长，软组织肿胀，颅骨、蝶鞍、额骨及上颌窦异常增大，乳突气化明显，枕骨粗隆、眶上嵴及下颌骨增大突出。

4. 实验室检查 ①肝功能提示 ALB：23g/L，白／球比例倒置，TBIL、ALT 和 AST 均正常；②血生长激素 43.3ng/ml（正常≤2ng/ml）；③肝炎系列阴性；④腹腔积液呈漏出液；⑤血常规提示三系降低。

初步诊断：

1. 肢端肥大症。

2. 肝硬化。

诊疗经过： 因患者有明确的肢端肥大症的体征，也有食管静脉曲张、脾大、门静脉增宽、漏出性腹腔积液、白／球比例倒置、三系降低等诊断肝硬化的证据，但无肝硬化形成的病因学依据，肢端肥大症与肝硬化的形成是否有关联尚不清楚，故暂给予降低门脉压、利尿、营养支持等对症治疗。在此过程中患者突然出现食管静脉曲张破裂出血，立即行三腔二囊管压迫止血，同时给予止血、抑酸、输血、补液等一系列治疗，因反复出血，出血量大，最终抢救无效死亡。

最后诊断：

肢端肥大症并肝硬化。

确诊依据： ①主要临床表现为"进行性手足增大 7 年，腹胀、乏力 1 年"，病程长；②患者先出现肢端肥大的体征，且逐渐突显，随后出现肝硬化门脉高压的症状；③反应迟钝，全身皮肤增粗变厚，鼻舌及四肢肢端肥大，面部长宽，头颅、下颌大，牙齿增长，眉弓及两颧隆起，胸廓饱满、外展，腹部膨隆，腹水征阳性，脾大；④腹部 B 超检查提示肝脏弥散性病变，脾大，门静脉宽 3.7cm；⑤胃镜检查提示食管中下段静脉曲张，重度；⑥X 线检查提示双手掌骨、指骨粗大，增长，软组织肿胀，颅骨、蝶鞍、额骨及上颌窦异常增大，乳突气化明显，枕骨粗隆、眶上嵴及下颌骨增大突出；⑦既往无饮酒、药物、毒物及放射线接触等病史；⑧肝炎病毒标志物阴性，腹腔积液呈漏出液，血生长激素 43.3ng/L，白／球比例倒置，三系降低。

二、分析与讨论

肢端肥大症是腺垂体分泌生长激素过多所致的体型和内脏器官异常肥大，并伴有相应生理功能异常的一种内分泌与代谢性疾病，大多表现为全身软组织、脏器及骨骼的增大肥大。该病可促进脂肪动员及分解作用，以致血浆游离脂肪酸增高，脂肪动员脂肪酸过多，进而导致肝细胞摄取增多，肝细胞脂肪变性。肝细胞脂肪变性既可降低肝细胞对各种有害因素的抵抗力，又可因细胞体积增大、互相挤压并压迫肝血窦，引起肝细胞缺血坏死、纤维组织增生，逐渐导致肝硬化形成。虽然，目前国内外尚无肢端肥大症导致肝硬化的报道，但该患者临床症状、体征、实验室检查、B超、胃镜及X线检查支持肢端肥大症和肝硬化的诊断，而且患者在肝硬化出现之前，就有较长时间的肢端肥大症病史，临床上又排除了其他原因引起的肝硬化，因此，肢端肥大症和肝硬化可能存在一定的因果关系。本病例提醒我们在临床上如遇到肢端肥大症的患者，应进行门脉高压症的相关检查，以预防肝硬化的漏诊。

（于晓辉　贾刚刚）

参考文献

[1] 王辉，陈骁，项夏霖，等．游离脂肪酸混合物对肝细胞脂毒性及脂代谢相关基因表达的影响．中国病理生理杂志，2014，30（7）：1153-1157.

[2] Nirei K, Matsumura H, Kumakawa M, et al. Steatosis influences the clinical profiles and long-term outcomes of interferon-treated chronic hepatitis C and liver cirrhosis patients. International Journal of Medical Sciences, 2017, 14 (1): 45-52.

[3] 于鸿悦，胡玲．肢端肥大症患者生长激素水平及其与临床资料、生化指标及甲状腺激素水平的关系分析．临床医学进展，2017，7（1）：1-5.

[4] 戴笃荣．肝硬化合并糖尿病患者45例临床特点及治疗分析．中国医学创新，2010，7（18）：73-74.

[5] 田丹，岑晶，顾锋．2011年美国内分泌医师学会肢端肥大症诊疗临床实践指南解读．中国实用内科杂志，2012，32（10）：764-774.

病例 10　酒精性肝硬化并发癫痫持续状态

一、病历摘要

患者男，40岁，主因"四肢抽搐伴意识丧失、尿失禁2小时"就诊。患者于入院前2小时突然出现牙关紧闭、四肢抽搐、意识丧失、尿失禁，症状持续3～5分钟缓解，平均20分钟发作一次，抽搐缓解后，问之不答，呼之不应。为进一步诊治以"癫痫"

收住笔者所在医院。患者既往大量饮酒达 11 年，4～5 次／周，每次＞100g。无心脑血管疾病，无脑炎及颅脑外伤史，否认家族遗传性疾病史。

专科查体：T：36.5℃，P：76 次／分，R：18 次／分，BP：112/66mmHg。酒精性肝病面容，皮肤及巩膜轻度黄染，无肝掌、蜘蛛痣，浅昏迷状态，查体不合作，颈无抵抗。双侧瞳孔等大等圆，直径 3.5mm，对光反射灵敏。左上肢肌力 0 级，左下肢肌力Ⅳ级，右侧肢体肌力Ⅴ级。心肺正常，腹部膨隆，未见肠型及蠕动波，腹软，腹部无压痛及反跳痛，移动性浊音可疑阳性，肠鸣音减弱。

辅助检查：

1. 腹部 B 超检查　肝脏表面凹凸不平，肝内光点分布粗细不匀。

2. 动态脑电图检查　清醒时脑波偏慢，并可见数组阵发性慢波出现，睡眠时可见数组棘波样放电。

3. 实验室检查　血常规提示 WBC：6.4×10^9/L，RBC：4.46×10^{12}/L，HGB：85g/L，NEU％：60％，LYM％：40％，PLT：48×10^9/L。肝功能提示 ALT：116U/L，AST：283U/L，TBIL：45μmol/L，DBIL：36μmol/L。凝血功能提示 PT 12 秒，血氨正常。

初步诊断：

1. 酒精性肝硬化并发肝性脑病？

2. 癫痫？

诊疗经过：入院后给予吸氧、镇静（肌内注射苯巴比妥，静脉滴注地西泮）、保肝、纠正肝性脑病、防治脑水肿（静脉滴注甘露醇）、抗癫痫（口服丙戊酸钠）等对症治疗，抽搐未再发作，患者随后清醒。为进一步确诊肝脏炎症及有无硬化，行肝脏活检病理学检查，提示肝小叶结构破坏，纤维组织增生，假小叶形成，假小叶内肝细胞索排列紊乱，小叶中央静脉阙如，纤维间隔内可见少量淋巴细胞及单核细胞浸润。继续给予保肝、抗癫痫、镇静、抗纤维化治疗，临床症状再未出现，肝功能好转后出院。

最后诊断：

酒精性肝硬化并发癫痫持续状态。

确诊依据：①主要临床表现为"四肢抽搐伴意识丧失、尿失禁 2 小时"，病程短；②既往有长期大量饮酒史；③酒精性肝病面容，皮肤巩膜轻度黄染，查体不合作；④ ALT 和 AST 异常，血小板低下，血氨正常；⑤ B 超检查提示肝脏表面凹凸不平，肝内光点分布粗细不匀；⑥肝脏穿刺病理学检查提示肝小叶结构破坏，纤维组织增生，假小叶形成；⑦动态脑电图提示清醒时脑波偏慢，并可见数组阵发性慢波出现，睡眠时可见数组棘波样放电；⑧镇静和抗癫痫治疗有效。

二、分析与讨论

临床资料表明，酒精为亲神经物质，酒精可与卵磷脂结合，沉积于人体组织中长达1个月，而脑组织中以卵磷脂最为丰富，故酒精的主要毒性作用在中枢神经系统，对中枢神经系统的抑制和损伤，是其发病的物质基础。国外研究认为，慢性酒精中毒不但可以导致癫痫的发生和发展，而且还可以成为癫痫发作的条件。酒精的神经毒性作用可以直接损害大脑皮质和皮层下区，使脑组织脱水、变性、坏死。也可因慢性酒精中毒引起人体代谢过程中硫胺的缺乏而使转酮酶、丙酮酸脱氢酶和 α-酮戊二酸脱氢酶活性下降，使类脂、蛋白质合成和三羧酸循环代谢障碍，从而导致细胞内环境紊乱，细胞代谢障碍使脑细胞坏死、萎缩。由于脑细胞代谢紊乱导致脑萎缩，并诱发脑电波异常是酒精性肝硬化患者诱发癫痫的重要原因。另外，由于肝脏功能减退，对有毒代谢产物的解毒能力下降，使大部分对机体有毒的代谢产物不能通过肝脏的代谢解毒而直接进入大脑，损害血脑屏障，导致细胞内外离子分布异常，使脑细胞异常放电，从而引起脑水肿，诱发癫痫发作。

本例患者既往无脑炎及颅脑外伤史，无神经局灶体征，癫痫发作是在慢性酒精中毒基础上伴发精神障碍，且脑电图缺乏典型的癫痫波型，主要是以低中波幅 β 波为主，且癫痫发作突然。大量饮酒可使体内氧化磷酸化和脂肪酸 β 氧化受损，使血液和肝细胞内游离脂肪酸增加。游离脂肪酸有很强的细胞毒性，加上乙醛的协同作用可导致生物膜受损，并加强肿瘤坏死因子等细胞因子的毒性，导致肝细胞脂肪变性，甚至肝硬化发生。同时，酒精可与脑组织中卵磷脂结合，对中枢神经系统的抑制和损伤，是酒精性肝硬化并发癫痫的物质基础。本病例发病突然，入院后腹部B超和肝脏穿刺后确诊为酒精性肝硬化，根据发病持续时间、发病症状、脑电图检查及实验室检查综合分析判断，认为是在酒精性肝硬化的基础上并发的癫痫持续状态。

本病如不及时治疗，病情多进行性加重，多因严重肝硬化、肝衰竭或并发感染而死亡。本病若能早期确诊并进行正规治疗，症状可停止发展或缓解，可有效提高患者的生活质量，延长生存时间。

（段惠春 于晓辉）

参考文献

[1]Saner F H, Gensicke J, Olde D S W, et al.Neurologic: complications in adult living donor liver transplant patients: an underestimated

factor？J Neurol，2010，257（2）：253-258.

[2]Promrat K，Longato L，Wands J R，et al.Weight loss amelioration of non-alcoholic steatohepatitis linked to shifts in hepatic ceramide expression and serum ceramide levels.Hepatol Res，2011，41（8）：754-762.

[3]Naito K，Hashimoto T，Ikeda S.Klüver-Bucy syndrome following status epilepticus associated with hepatic encephalopathy.Epilepsy Behav，2008，12（2）：337-339.

[4]Krentzman A R，Robinson E A R，Moore B C，et al.How alcoholics anonymous（AA）and narcotics anonymous（NA）work：Cross-disciplinary perspectives.Alcoholism treatment quarterly，2011，29（1）：75-84.

[5]赵黎君，杨正兵，张士放，等.肝性脑病伴癫痫样发作一例.华西医学，2013，28（5）：674-675.

病例 11　肝性脊髓病

一、病历摘要

患者男，62 岁，主因"间歇性腹胀伴进行性双下肢无力 7 年"就诊。患者于 7 年前无明显诱因出现右下肢无力，尚能行走，伴恶心、食欲差，无肢体麻木及抽搐，在当地医院就诊行腹部 B 超提示肝硬化，胆囊壁水肿，脾脏肿大。给予对症治疗（不详）之后右下肢无力加重，行走呈轻度跛行。6 年前出现左下肢无力，同时伴双下肢明显肿胀，在外院以"肝硬化"住院治疗，同时对双下肢无力进行相关检查，未做出诊断。5 年前因"脾功能亢进"在笔者所在医院肝胆外科就诊，行"脾脏部分栓塞术"。因腹胀及双下肢无力加重反复出现，以"肝硬化代偿期""截瘫"收住笔者所在科室。既往有乙肝病毒感染病史，无饮酒史，否认家族遗传疾病史。

专科查体：T：36.1℃，P：80 次 / 分，R：18 次 / 分，BP：108/66mmHg。神志清楚，肝病面容，可见肝掌和蜘蛛痣，肌力 II 级，呈痉挛性步态，巴宾斯基征阳性，扑翼样震颤阳性，腹平软，移动性浊音（-），脾肋下未触及。

辅助检查：

1. 腹部 B 超检查　肝硬化，脾大。

2. 实验室检查　血常规提示 WBC：$3.9×10^9$/L，RBC：$3.25×10^{12}$/L，HGB：111g/L，PLT 正常。肝功能提示 ALB：20.9g/L，ALT 和 AST 正常；AMON：129μmmol/L。肝炎系

列提示 HBsAg（+）、HBeAg（+）、抗 HBs（+）。

初步诊断：

1. 乙肝肝硬化代偿期（Child-Pugh A 级）。

2. 双下肢无力待查。

诊疗经过： 入院后给予保肝、降氨、抗病毒、抗纤维化、补液等对症治疗，腹胀、乏力减轻，但双下肢仍无力，随后行胸腰段 MRI 提示 L_2 平面下缘可疑脊髓等 T_1 长 T_2 信号。双下肢超声检查双下肢动脉未见狭窄及闭塞，双下肢深静脉主干血流通畅，未见血栓形成，右下肢胫后静脉血流淤滞。头颅 MRI 检查提示两侧侧脑室周围及半卵圆中心轻度脱髓鞘改变；脑萎缩，以橄榄-脑桥-小脑萎缩较著。下肢肌电图未见异常。脑电图检查提示界限性 VEEG，慢 α 节律为主脑电图。

最后诊断：

乙肝肝硬化代偿期（Child-Pugh A 级）并发肝性脊髓病。

确诊依据： ①主要临床表现为"间歇性腹胀伴进行性双下肢无力 7 年"，病程较长；②既往有乙肝病毒感染病史；③肝病面容，可见肝掌和蜘蛛痣，肌力Ⅱ级，呈痉挛性步态，巴宾斯基征阳性，扑翼样震颤阳性；④腹部 B 超提示肝硬化，脾大；⑤胸腰段 MRI 检查：L_2 平面下缘可疑脊髓等 T_1 长 T_2 信号；⑥头颅 MRI 检查提示两侧侧脑室周围及半卵圆中心轻度脱髓鞘改变；脑萎缩，以橄榄-脑桥-小脑萎缩较著；⑦双下肢超声检查提示：双下肢动脉未见狭窄及闭塞，双下肢深静脉主干血流通畅，未见血栓形成，右下肢胫后静脉血流淤滞；⑧脑电图检查提示界限性 VEEG，慢 α 节律为主脑电图。

二、分析与讨论

肝性脊髓病（hepatic myelopathy sex，HM）多发生于肝硬化自发性分流或行门体分流术后的患者，男性占大多数，主要发生于肝硬化患者，偶见于急性肝炎、酒精性脂肪肝、先天性肝硬化者，肝豆状核变性也可导致该并发症出现。

HM 的发病机制较为复杂，毒性物质增多是其发生的主要原因。此外，有学者认为重金属锰、铜及铁的代谢异常，也对中枢神经系统有毒性作用，对 HM 的形成起到关键作用。研究者通过尸检发现，HM 患者脊髓轴索脱髓鞘主要发生于胸、腰段的脊髓侧索，尤其是脊髓锥体束，这与危险区的范围基本符合。另外，长期的门静脉高压可导致胸腰段椎静脉丛淤血，同时，因肝硬化而发生低氧血症，使胸、腰段的脊髓、脊膜发生慢性缺血缺氧，以至于变性坏死，也是引起 HM 的原因之一。还有乙肝病毒或丙肝病毒感染及复制可造成脊髓、神经的细胞免疫反应，从而造成免疫损伤，也是 HM 形成的机制之一。Weissenborn K 等通过尸检病理研究证实，大量的乙肝病毒表面抗原释放入血，形成可溶性的免疫复合物沉积在神经系统，在激活补体或引起结节性多动脉炎时可以损害脊髓神经。

HM 临床分为 4 期：①神经症状前期；②亚临床肝性脑病期；③肝性脑病期；④脊髓病期。这 4 期都存在神经系统病变的临床症状，故首先需要与神经系统的其他疾病进行鉴别，如肌炎、脑梗死导致的下肢无力、下肢肌肉萎缩、获得性肝性脑病变性等，因此，需要借助胸腰椎 MRI、头颅 MRI、下肢肌电图等进行鉴别诊断。需要注意的是该病必须存在肝硬化的基础，因其是肝硬化的并发症之一，排除其他病变引起的下肢无力方可诊断。其次，HM 的神经症状前期、亚临床肝性脑病期和肝性脑病期还尚未出现痉挛性截瘫的典型症状，故易与肝性脑病相混淆。也许，某些患者的肝性脑病的症状就是 HM 的前期表现，这就需要临床医生仔细观察病情，仔细进行神经系统检查，对相关的肌电图、脑电图和头颅的影像学检查结果进行深入分析，对于肝硬化患者出现下肢肌力或肌张力异常应高度警惕该并发症的可能性，防止 HM 的漏诊。

目前，HM 尚缺乏明确有效的治疗方法，一般是积极治疗原发病，普遍认为通过改善肝功能、降低血氨和营养神经等内科综合治疗均可以缓解 HM 的临床症状。

（李初谊　田文艳）

参考文献

[1]Butterworth R F.Metal, toxity, liver disease and neurodegeneration. Neyrotox Res, 2010, 18（1）：100-105.

[2]潘宜鹏，范宁，李明，等．肝性脊髓病研究现状．中华灾害救援医学，2014，2（12）：710-712.

[3]陈志钰,解新科．肝性脊髓病的中西医治疗研究进展．四川中医,2017,35(4)：213-215.

[4]梁彦玲，张全会．肝性脊髓病 27 例临床分析．中国实用神经疾病杂志，2013，16（8）：20-21.

[5]章燕红，孟立娜，范一宏，等．肝性脊髓病 1 例报告并文献复习．实用肝脏病杂志，2013，16（1）：80-81.

病例 12　慢性乙型病毒性肝炎并发急性阑尾炎

一、病历摘要

患者男，33 岁，主因"发现乙肝 5 年，皮肤及巩膜黄染 10 天"就诊。5 年前因疲乏行相关检查，确诊为"乙型肝炎"，给予口服保肝和抗病毒药物后疲乏好转，此后病情平稳。入院前 10 天因出现皮肤及巩膜黄染以"慢性乙肝"收住笔者所在医院。既往无特殊疾病，无急慢性阑尾炎病史，否认家族遗传性疾病史。

专科查体：T：36.3℃，P：76 次 / 分，R：18 次 / 分，BP：106/62mmHg。精神差，肝病面容，全身皮肤及巩膜重度黄染，浅表淋巴结无肿大，未见肝掌及蜘蛛痣，心、肺正常，移动性浊音（+），肝脾未触及肿大。

辅助检查：

1. 腹部 B 超检查　肝实质弥散性损害；胆囊壁水肿；少量腹腔积液。

2. 实验室检查　肝功能提示 TBIL：494.7μmol/L，DBIL：291.8μmol/L，ALT：426U/L，AST：213U/L，ALB：35g/L，GLB：32g/L，A/G：1.09，CHE：4560U/L，TBA：387.2μmol/L。凝血功能提示 PT：27.8 秒，PTA：31%。乙肝三系统提示 HBsAg、HBeAg 和 HBcAb 均阳性。血常规提示 RBC：$2.68×10^{12}$/L，WBC：$2.54×10^9$/L，NEU%：59.7%，LYM%：32%，PLT：$100×10^9$/L。

初步诊断：

1. 慢性乙型病毒性肝炎。

2. 慢加急性肝衰竭。

诊疗经过：入院后针对慢性乙型病毒性肝炎给予保肝、抗病毒及支持等对症治疗，病情好转，于入院第 18 天出现上腹部疼痛，5 小时后出现全腹疼痛，6 小时后出现右下腹疼痛，急性痛苦面容，腹肌紧张，全腹有压痛，Murphy 征（−），移动性浊音（+），麦氏点有明显压痛和反跳痛。急查血常规提示 WBC：$43.4×10^9$/L，NEU%：88.0%；腹部 B 超检查考虑急性阑尾炎，未见有阑尾周围脓肿形成。给予禁食，静脉滴注"甲硝唑""头孢噻肟钠"抗感染及补充水、电解质等保守治疗，同时继续保肝治疗，5 天后病情好转，腹痛消失，全腹平软，麦氏点仅有轻微压痛，复查血常规 WBC：$1.54×10^9$/L，NEU（%）：62.6%，LYM%：29（%）。第 5 天复查肝功能，TBIL：295.2μmol/L，DBIL：221.0μmol/L，ALT：46U/L，AST：107U/L。

最后诊断：

1．慢性乙型病毒性肝炎并发急性阑尾炎。

2．慢加急性肝衰竭。

确诊依据：①主要临床表现为"发现乙肝 5 年，皮肤及巩膜黄染 10 天，腹痛 11 小时"，肝炎病程长，短期出现腹痛，有典型的转移性右下腹疼痛的特点；②精神差，肝病面容，全身皮肤及巩膜重度黄染，出现腹痛时腹肌紧张，全腹有压痛，麦氏点有明显压痛和反跳痛；③血常规提示 WBC：$43.4 \times 10^9/L$，NEU％：88.0％，LYM％：22％；④腹部 B 超检查提示急性阑尾炎，未见有阑尾周围脓肿形成；⑤禁食水、抗感染、补充水电解质及支持治疗有明显疗效。

二、分析与讨论

慢性乙型病毒性肝炎和肝炎肝硬化失代偿期患者，由于多种原因引起的免疫功能紊乱容易并发细菌感染，如自发性腹膜炎、胆道感染与尿路感染，而并发急性阑尾炎却很少见。有学者报道认为在慢性乙型病毒性肝炎或肝硬化失代偿期，由于肝脏的解毒能力下降，约 75％患者回肠甚至空肠、十二指肠内有大量的杆菌存在，特别是革兰阴性杆菌大量繁殖，细菌可通过血行、淋巴源性和细菌的跨膜迁移穿过黏膜上皮进入腹腔并发腹膜炎。而肠道的细菌主要是革兰阴性杆菌和（或）厌氧菌，可在阑尾管腔中繁殖，分泌内毒素和外毒素，损伤黏膜并使黏膜形成溃疡，细菌穿过溃疡黏膜进入阑尾肌层，阑尾壁间质压力增加，妨碍动脉血流，造成阑尾缺血，最终形成阑尾炎。本例慢性乙型病毒性肝炎患者并发急性阑尾炎可能与原发病使肠道细菌异常繁殖有一定的因果关系。这就提示我们在慢性乙型病毒性肝炎的治疗过程中应注意肠道微生态紊乱问题，及时补充益生菌，这可以预防急性阑尾炎的发生。患者一旦出现腹痛，应密切观察，并进行相关检查，警惕阑尾炎的出现。

（任瑞强　于晓辉）

参考文献

[1] 高庆伟，隋芳，刘义民．慢加急性肝功能衰竭合并急性化脓性阑尾炎 1 例．中国肝脏病杂志（电子版），2016，8（3）：126-128.

[2] 魏磊，涂波，刘素霞．肝硬化患者院内革兰阴性菌血流感染的病原学特点及临床干预．中华医院感染学杂志，2017，27（9）：1948-1951.

[3]Botwin G J, Morgan T R.Bacterial infections in cirrhosis.Hepatol Int，2014，8（Suppl 2）：467-474.

[4]Jalan R，Fernandez J，Wiest R，et al.Bacterial infections in cirrhosis：aposition statement based on the EASL Special Conference 2013.J Hepatol，2014，60（6）：1310-1324.

[5]Fernández J，Gustot T.Management of bacterial infections in cirrhosis.Journal of hepatology，2012，56（suppl 1）：S1-S12.

病例 13 肝硬化并发门静脉系血栓及脾梗死

一、病历摘要

患者女，77 岁，因"腹胀、乏力、纳差 10 年，加重伴腹痛 1 周"就诊。患者于入院前 10 年因腹胀、乏力、纳差在当地医院诊断为"肝硬化失代偿期"，病因不明，给予保肝、利尿等治疗后症状缓解。此后上述症状间断出现，先后两次因呕血、黑便行胃底曲张静脉硬化剂注射治疗。近 1 周患者上述症状再次加重，伴持续腹痛，无恶心、呕吐、黑便。有"心房颤动"病史，间断口服"地高辛"。否认特殊家族遗传性疾病史。

专科查体： T：36.5℃，P：76 次 / 分，R：19 次 / 分，BP：132/76mmHg。肝病面容，腹部膨隆，腹壁静脉曲张，全腹有明显压痛和反跳痛；脾大，左锁骨中线肋下 2cm 触及，质硬光滑，有触痛。Murphy 征（-），移动性浊音（+）。

辅助检查：

1. 上腹部 CT 检查 肝硬化，左内叶稍低密度影，考虑为再生结节可能；少量腹腔积液；脾大，脾脏多发钙化灶，脾脏低密度影，多考虑脾梗死；肠系膜上静脉、脾静脉及门静脉主干血栓形成（图 5-20、图 5-21）；胆囊炎并结石。

2. 心电图检查 心房颤动。

3. 心脏彩超检查 左房扩大，二尖瓣后瓣钙化，主动脉硬化。

4. 24 小时动态心电图检查 心房颤动，伴长 R-R 间期（最长达 1.6 秒）。

5. 实验室检查 血常规提示 WBC：9.66×10^9/L，NEU：7.67×10^9/L，NEU％：79.4％。临化全项提示 AST：53U/L，ALT：20U/L，ALB：41.5g/L，TBIL：26.10μmol/L，Cr：166.0μmol/L，BUN：28.90mmol/L；D-dimer：4.61mg/L，PT：15.4s。肝炎系列阴性。抗核抗体（+）、抗肝肾微粒体抗体（+）。CEA、AFP 未见明显异常。

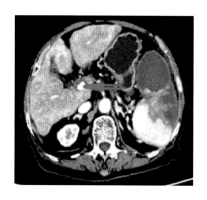 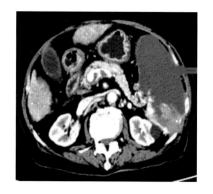

图 5-20　上腹部 CT 示门静脉　　　图 5-21　上腹部 CT 示脾梗死形成
　　　　　血栓形成（红色箭头）　　　　　　　　　（蓝色箭头）

初步诊断：

1．自身免疫性肝硬化失代偿期（Child-Pugh B 级）并发自发性腹膜炎。

2．心房颤动。

3．脾梗死。

4．肠系膜上静脉、脾静脉及门静脉主干血栓形成。

诊疗经过：入院后给予抑酸、保肝、利尿、纠正电解质紊乱、抗感染、抗凝、支持等综合治疗，2 周后腹痛、腹胀症状逐渐缓解，建议患者行胃镜检查，患者拒绝，病情稳定后出院。

最后诊断：

1．自身免疫性肝硬化失代偿期（Child-Pugh B 级）并发门静脉系血栓、脾梗死。

2．心房颤动。

3．胆囊结石并慢性胆囊炎。

确诊依据：①主要临床表现为"腹胀、乏力、纳差 10 年，加重伴腹痛 1 周"，病程长，短期加重；②肝病面容，腹部膨隆，腹壁静脉曲张，全腹有明显压痛和反跳痛，脾大；③上腹部 CT 检查提示：肝硬化，少量腹腔积液，脾大，脾梗死，肠系膜上静脉、脾静脉及门静脉主干血栓形成，胆囊炎并结石；④心电图和 24 小时动态心电图检查提示心房颤动；⑤抗核抗体（＋）、抗肝肾微粒体抗体（＋）；D-dimer：4.61mg/L；血常规提示 WBC：$9.66×10^9$/L，NEU：$7.67×10^9$/L，NEU%：79.4%；⑥保肝、抗感染、抗凝治疗后，腹部胀痛逐渐好转，出院后病情平稳。

二、分析与讨论

门静脉血栓是肝硬化较常见的并发症，其发生率高达 10%～20%，且其发病率随着肝硬化程度加重而增加，但肠系膜上静脉和脾静脉血栓的发生率较低，尤其同时出现肠系膜上静脉、脾静脉及门静脉血栓临床上更少见。目前，普遍认为肝硬化并门静脉、肠系膜上静脉及脾静脉血栓形成主要机制是：门脉高压使门脉系统处于高阻力、高流量、低流速的淤滞状态，进而促使血栓形成。除此之外，血小板降低和凝血因子缺乏可减少门静脉血流量，但是它们只是血栓形成的诱发因素。同时，有些血栓形成倾向的基因在肝硬化患者发生静脉血栓中起着重要作用，如凝血因子V Leiden基因突变与血栓形成有关。但是，王晓霖等认为肝硬化可引起严重的凝血因子合成障碍，出血倾向明显，不利于血栓形成。门静脉血栓形成临床表现一般无特异性，较常见的是消化道出血、腹痛、黄疸和肝性脑病，而肠系膜上静脉及脾静脉血栓除了有腹腔积液形成外，还有腹胀及急性腹痛的症状出现，容易误诊为自发性腹膜炎，掩盖病情，因此，临床工作中要加强对该疾病的认识。

目前，关于脾梗死由肝硬化引起的病例少量报道，但在此基础上合并门静脉、肠系膜上静脉及脾静脉血栓和心房颤动尚未见报道。脾梗死是由脾动脉或其一条分支或更多分支阻塞导致脾脏相应部位的坏死，多发生于血液系统及心血管系统疾病等病变基础上，偶可因感染、手术引起。脾脏血液供应丰富并接受近5%心排血量，从而使其更易于发生梗死。近年来，大量证据表明任何能引起脾动脉血流滞流、微循环内凝血的情况均可导致脾梗死。肝硬化患者大多伴有门脉高压，存在血流动力学改变。范玲燕等认为肝硬化引起脾梗死机制是门静脉压力增高引起脾脏慢性淤血和脾索纤维组织增生，进而脾动脉扩张、卷曲后发生粥样硬化。另外，脾功能亢进时脾内滞留大量血细胞，血小板淤滞增加，一定情况下可能发生黏集而形成血栓，这些因素易导致脾梗死发生。乔宇认为门脉高压易引起静脉回流受阻，脾脏慢性淤血、肿大，脾组织中血管床明显减少，血管壁发生慢性炎症反应，并有玻璃样变性等改变，致血管阻塞引起梗死。该患者脾梗死原因首先考虑是门脉血栓、脾静脉血栓形成以及有效侧支循环未形成而引起脾静脉血流障碍，脾脏淤血肿大，继而脾动脉血流缓慢，流量减少，脾动脉发生血栓机会增加，导致脾梗死发生。其次，心房颤动患者大部分伴有左心房附壁血栓，一旦血栓脱落可引起体循环栓塞，包括脾梗死。该患者同时有心房颤动也可能是脾梗死发生的一个重要因素。Ami在回顾性分析急性脾梗死病因时认为心房颤动与脾梗死高度相关；刘东斌和Wei等人也分别研究发现心房颤动合并脾梗死患者纠正心房颤动后病情好转，避免了外科手术干预。左心耳血栓是心房颤动引起血栓的一个重要标志，经食管超声心动图是检查左心耳血栓的"金标准"。该患者心脏彩超虽未提示左心房内存在血栓，尤其是左心耳，但其因未行经食道超声心动图检查，以及有口服"地高辛"控制心室率的病史，故不排除心房颤动引起脾梗死可能。Ami等在研究统计中发现自身免疫性疾病也可引起脾梗死，如抗磷脂综合征和系统性红斑狼疮，但其具体发病机制尚不明确。该患者为自身免疫性肝硬化，自身免疫因素是否参与了脾梗死的形成尚不能定论。

总之，该患者原发基础病所致的门静脉高压是造成门静脉、肠系膜上静脉及脾静脉血栓形成的根本原因，由此造成脾脏血液滞留，血流缓慢，血液黏稠度增加，激活了脾脏的免疫细胞释放大量的炎症因子，又是造成脾梗死的主要原因。另外，心房颤动的附壁血栓有可能脱落引起的栓子阻塞脾动脉或其分支，进而造成脾脏血流供应障碍，也许是脾梗死形成的原因之一。

（王盖昊　于晓辉）

参考文献

[1]Fimognari F L, Violi F.Portal vein thrombosis in liver cirrhosis. Intern Emerg Med, 2008, 3 (3): 213-218.

[2]Danilă M, Sporea I, Popescu A, et al.Portal vein thrombosis in liver cirrhosis-the added value of contrast enhanced ultrasonography.Med Ultrason, 2016, 18 (2): 218-233.

[3]Francoz C, Valla D, Durand F.Portal vein thrombosis, cirrhosis, and liver transplantation. J Hepatol, 2012, 57 (1): 203-212.

[4]王晓霖，陈秀记.自身免疫性肝炎肝硬化合并脾梗死.脑梗死1例报告.临床肝胆病杂志, 2014, 30 (5): 451-452.

[5]汪婷，杨飞飞，黄玉仙，等.乙型肝炎肝硬化合并肠系膜上静脉血栓1例.中华肝脏病杂志, 2012, 20 (1): 69-70.

[6]Heo DH, Baek DY, Oh SM, et al.Splenic infarction associated with acute infectious mononucleosis due to Epstein-Barr virus infection.Journal of medical virology, 2017, 89 (2): 332-336.

[7]Myung DS, Chung CY, Park HC, et al.Cerebral and splenic infarctions after injection of N-butyl-2-cyanoacrylate in esophageal variceal bleeding.World J Gastroenterol, 2013, 19 (34): 5759-5762.

[8]Ami S, Meital A, Ella K, et al.Acute splenic infarction at an academic general hospital over 10 years: presentation, etiology, and outcome.Medicine, 2015, 94 (36): 1-6.

[9]范玲燕，胡鹏，王娜，等.肝硬化合并自发性脾梗死报告1例.重庆医科大

学学报，2009，34（1）：36-36.

[10]Antopolsky M, Hiller N, Salameh S, et al.Splenic infarction：10 years of experience.Am J Emerg Med，2009，27（3）：262-265.

[11]刘东斌，刘家峰，刘强，等．脾梗死的诊断和治疗（附7例报道）．中国普外基础与临床杂志，2011，18（2）：200-201.

[12]Wei CC, Chiu CZ.Atrial fibrillation and splenic infarction presenting with unexplained fever and persistent abdominal pain-a case report and review of the literature.Acta Cardiologica Sinica，2012，28（2）：157-160.

病例 14　肺部曲霉菌感染误诊为肺结核致亚急性肝衰竭

一、病历摘要

患者男，38岁，主因"咳嗽、咳痰3个月，伴乏力、纳差、腹胀、皮肤黄染2周"就诊。患者于入院前3个月无明显诱因出现咳嗽、咳痰及痰中带血，无发热、盗汗、寒战等，在当地疾控中心就诊，胸部X线见右肺下野空洞，考虑"空洞型肺结核"，给予"利福喷丁""异烟肼""对氨基水杨酸"，并服用中药煎剂治疗3个月，症状未见明显缓解，随后出现乏力、纳差、腹胀、皮肤黄染。肝功能检查提示ALT：553U/L，AST：345UI/L，TBIL：326μmol/L，ALB：30.2g/L；PTA：29％。为进一步诊治以"亚急性肝衰竭""肺结核"收住笔者所在医院。既往有乙肝病毒感染和肺结核病病史，HBV DNA高复制,但多次肝功能检查未见异常,肺结核曾治愈。父亲体健，母亲患有乙肝，无心脑血管疾病，否认家族遗传性疾病史。

专科查体：T：36.7℃，P：79次/分，R：18次/分，BP：122/68mmHg。全身皮肤及巩膜重度黄染，无肝掌及蜘蛛痣，全身浅表淋巴结未触及肿大。右上肺叩诊浊音，可闻及支气管呼吸音和细湿啰音，左肺听诊正常。心脏听诊无异常，全腹平软，无压痛、反跳痛及肌紧张，肝脾肋下未及，移动性浊音阴性，肠鸣音正常。

辅助检查：

1．腹部B超检查　肝脏回声不均匀。

2．胸部CT检查　右肺下叶空洞内有一实质性球形的阴影，球形阴影上方冠以半月形透光区，随体位变化而活动，考虑为肺部感染，肺结核不除外。

3．实验室检查　血常规提示WBC：$6.4×10^9$/L，RBC：$4.46×10^{12}$/L，HGB：118g/L，

NEU％：50％，LYM％：40％，PLT：148×10^9/L。肝功能：ALT：616U/L，AST：383U/L，TBIL：445μmol/L，DBIL：236μmol/L，ALB：32g/L。凝血功能提示 PT：24.6s，PTA：25％；ESR：13mm/h。肝炎系列：HBsAg（+），抗-HBe（+）；HBV DNA：3.6×10^5 拷贝/ml。

初步诊断：

1. 肺部感染。

2. 慢性乙型病毒性肝炎。

3. 亚急性肝衰竭。

诊疗经过：入院后给予抗感染、抗病毒（拉米夫定，100mg 口服，1 次／日）、保肝、退黄、活血等对症治疗后，黄疸逐渐加重，TBIL 高达 853μmol/L，随后给予口服"泼尼松"（50mg，1 次／日），TBIL 下降至 524μmol/L，ALT 和 AST 也有所下降，但仍咳嗽、咳痰，即行痰培养，结果发现肺部曲霉菌。结合胸部 CT 描述的右肺下叶空洞内有一实质性球形阴影，球形阴影上方冠以半月形透光区，随体位变化而活动，考虑为肺部曲霉菌感染，给予静脉滴注"卡泊芬净"（50mg，1 次／日）。20 天后症状体征明显好转，全身皮肤及巩膜黄染逐渐消退，ALT 和 AST 恢复正常，痰培养阴性，达临床治愈标准出院。

最后诊断：

1. 右肺曲霉菌感染。

2. 亚急性肝衰竭（药源性）。

3. 乙肝病毒携带状态。

确诊依据：①主要临床表现为"咳嗽、咳痰 3 个月，伴乏力、纳差、腹胀、皮肤黄染 2 周"，病程短；②皮肤及巩膜重度黄染，右上肺叩诊呈浊音，可闻及支气管呼吸音和细湿啰音；③既往有乙肝病毒感染和肺结核病史，HBV DNA 呈高复制，但多次肝功能检查未见异常，肺结核曾治愈；④在外院以"肺结核"治疗后症状未见缓解，并出现乏力、纳差、腹胀、皮肤黄染；⑤实验室检查提示 ALT、AST、TBIL 明显增高，PTA 为 25％，血沉正常；⑥胸部 CT 提示在右肺下叶空洞内有一实质性球形阴影，球形阴影上方冠以半月形透光区，随体位变化而活动；⑦痰培养发现肺部曲霉菌感染；⑧静脉滴注"卡泊芬净"，20 天后临床症状明显好转，全身皮肤及巩膜黄染逐渐消退，ALT 和 AST 恢复正常，痰培养阴性，达临床治愈标准出院。

二、分析与讨论

亚急性肝衰竭（subacute liver failure，SALF）是指各种原因导致肝脏合成、解毒、排泄和生物转化等功能发生严重障碍或失代偿，并出现以凝血机制障碍、黄疸、肝性脑病及腹腔积液等为主要表现的一组临床严重综合征。该病起病较急，发病在 15

天至 26 周，常见病因为各类药物、酒精等，常常预后不良。该病例既往为乙肝病毒携带者，虽有病毒复制，但多次肝功能提示转氨酶正常，未行抗病毒治疗，曾患肺结核也已治愈。本次因出现咳嗽、咳痰及痰中带血，在当地就诊胸部 X 线检查见右肺下野空洞，考虑"空洞型肺结核"，结合既往有肺结核病史，未行进一步检查就给予抗结核治疗，症状不但没有缓解，反而出现乏力、纳差、腹胀、皮肤黄染，收住笔者所在医院后初步诊断为：①肺部感染；②慢性乙型病毒性肝炎；③亚急性肝衰竭。但在抗炎、抗病毒、保肝等治疗中咳嗽、咳痰并未见缓解，黄疸未见明显消退，ALT、AST 和 TBIL 有所下降，胸部 CT 检查提示肺部感染，随后痰培养出曲霉菌感染，给予抗真菌治疗后症状明显缓解，加之抗病毒、抗炎、保肝、退黄等综合治疗，病情达临床治愈标准出院。

从整个诊疗过程中可看出该患者刚开始咳嗽、咳痰是因肺部曲霉菌感染所致，当地医院胸部拍片见肺部有空洞，结合既往有肺结核病史即诊断为空洞型肺结核，给予抗结核治疗后逐渐出现以黄疸为主要临床症状的亚急性肝衰竭。这是一典型误诊为肺结核，应用抗结核药物后引起的药物性肝损害的病例。

肺部感染多见于细菌感染，结核杆菌也是其中之一，其次是真菌感染，但曲霉菌感染者较少见。球形肺曲霉菌感染常在支气管扩张、肺结核等慢性肺疾病基础上发生，菌丝体在肺内腔中繁殖、聚集，并与纤维蛋白和黏膜细胞形成球形肿物，不侵犯其他肺组织。多数患者表现原发病症状，或出现发热、咳嗽、气急、咳黏液脓痰，其中含绿色颗粒。由于菌球周围有丰富的血管网，可反复咯血或痰中带血，肺部胸片可见圆形曲霉球悬在空洞内，形成一个新月体透亮区，是判断曲霉菌感染的重要价值。当然，痰培养出曲霉菌是直接证据。故对于有咳嗽、咳痰、痰中带血症状者，胸片见空洞不一定就是肺结核的征象，肺部曲霉菌感染也会出现空洞。本例患者既往有肺结核病史，现不但有明显的咳嗽、咳痰、痰中带血的临床症状，而且胸部 CT 提示右肺下叶空洞内有半月形透光区，尤其痰中培养出曲霉菌，这是诊断该病的三大重要依据。

另外，对于既往有肺结核病史的患者，出现咳嗽、咳痰及痰中带血，不要轻易认为就是肺结核复发，应做详细检查，以避免误诊后使用抗结核药物对肝脏造成损害。该患者既往还有 HBV 感染病史，虽然，HBV DNA 呈中度复制，但既往多次肝功能检查转氨酶均正常，本次抗结核治疗后出现肝功能损害暂不考虑是乙肝病毒感染所致，可能是服用抗结核药物所致。

综上所述，对于肺部感染的病因学诊断一定要慎重，详问病史、仔细分析辅助检查结果更是至关重要，以免误诊误治，并造成其他脏器的继发损害。

（段惠春 于晓辉）

参考文献

[1]Canbay A, Tacke F, Hadem J, et al. Acute liver failure: a life-threatening disease. Dtsch Arztebl Int, 2011, 108（42）: 714-720.

[2]Mochida S, Takikawa Y, Nakayama N, et al. Diagnostic criteria of acute liver failure: a report by the Intractable Hepato-Biliary Diseases Study Group of Japan. Hepatol Res, 2011, 41（9）: 805-812.

[3]Altraif I, Handoo F A, Alsaad K O, et al. Fatal subacute hepatic failure in a patient with AA-type amyloidosis: case report. Pathology research international, 2010, 2010（5）: 1-4.

[4]Amini M, Runyon B A. Alcoholic hepatitis 2010: a clinician's guide to diagnosis and therapy. World J Gastroenterol, 2010, 16（39）: 4905-4912.

[5] 王宇明，闫国华. 肝衰竭分型机制及诊断研究的新认识. 内科急危重症杂志, 2016, 22（3）: 161-166.

[6]Takeda K, Morioka D, Matsuo K, et al. A case of successful resection after long-term medical treatment of invasive pulmonary aspergillosis following living donor liver transplantation. Transplant Proc, 2007, 3（10）: 3505-3508.

病例 15　乙肝肝硬化失代偿期合并结核性腹膜炎

一、病历摘要

患者女，58 岁，主因"发现乙肝 2 年，腹胀伴发热 10 天"就诊。患者于入院前 2 年在外院就诊诊断为"慢性乙肝"，口服"阿德福韦酯"抗病毒治疗 3 个月后自行停药。入院前 10 天无明显诱因出现午后发热，体温最高达 39.3℃，伴乏力、食欲缺乏、盗汗，无反酸、烧心、恶心、呕吐、呕血、腹泻、黑便等症状。就诊于当地医院以"肺炎""乙肝肝硬化"给予抗感染等对症治疗后未见好转，为进一步诊治以"乙肝肝硬化"收住笔者所在医院。无心脑血管疾病，否认家族遗传性疾病史。

专科查体：T：38.2℃，P：88 次 / 分，R：21 次 / 分，BP：108/84mmHg。肝病面容，胸前可见散在出血点及蜘蛛痣。心肺正常，腹部膨隆，可见腹壁静脉显露，腹部触诊有抵抗感和柔韧感，无明显压痛及反跳痛。脾肋下可触及，移动性浊音阳性，肠鸣音减弱，约2次／分。

辅助检查：

1. 胃镜检查　食管中、下段4条节段性蓝色静脉呈串珠状凸向管腔，周边黏膜充血，食管黏膜毛细血管迂曲扩张；胃底2条团状静脉曲张，胃体散在点片状糜烂。诊断：食管静脉曲张（重度）；胃底静脉曲张（中度）；门脉高压性胃病。

2. 腹部B超、CT和MRI检查　均提示肝硬化，脾大，腹腔积液（中等量）。

3. 胸部CT检查　肺部感染性病变，双侧胸腔积液，以右侧为主。

4. 实验室检查　血常规提示WBC：$2.21×10^9$/L，NEU%：61.6%。肝功能提示ALB：31.9g/L，GLB：36.3g/L，A/G：0.8，TBIL：38.5μmol/L，ALT、ALP均正常。凝血功能提示PTA：44.9%。ESR：15.0mm/h。血CA-125：1161.0U/ml。ADA：30.8U/L。HBeAg（+），HBcAb（+），HBV DNA：$2.13×10^6$拷贝/ml。

初步诊断：

乙肝肝硬化失代偿期（Child-Pugh B级）并发自发性腹膜炎、门脉高压性胃病、肺部感染。

诊疗经过： 给予抗病毒、保肝、利尿、调节免疫、抗感染、升白细胞和营养支持等综合治疗，疗效欠佳，腹腔积液未见明显减退，仍发热，为午后低热，腹部查体仍有柔韧感。行腹腔积液穿刺，腹腔积液呈洗肉水样，WBC $2.170×10^9$/L，Rivalta试验阳性，无凝块，NEU（%）68%，LYM（%）32%，TP 30.0g/L，腹腔积液涂片未见结核杆菌，行PPD试验弱阳性，结核抗体IgG弱阳性。结合以上检查结果，考虑"结核性腹膜炎可能"，给予试验性抗结核治疗，静脉滴注"异烟肼"和"利福霉素"，口服"吡嗪酰胺"，3天后患者体温开始下降，10天后体温正常，精神好，进食增加，腹平软，治疗有效。出院后继续口服抗结核药物治疗，6个月后复查无腹胀、发热，腹腔积液和胸腔积液消失。

最后诊断：

乙肝肝硬化失代偿期（Child-Pugh B级）合并：①结核性腹膜炎；②门脉高压性胃病；③肺部感染。

确诊依据： ①主要临床表现为"发现乙肝2年，腹胀伴发热10天"，病程较长，短期加重；②肝病面容，胸前可见散在出血点及蜘蛛痣，腹部膨隆，可见腹壁静脉显露，腹部查体有抵抗和柔韧感，移动性浊音阳性；③病毒学指标、临床症状、胃镜检查及影像学检查支持乙肝肝硬化失代偿期的诊断；④腹腔积液呈洗肉水样，为渗出液；⑤PPD试验弱阳性，结核抗体IgG弱阳性；⑥血CA-125明显增高，ADA也高于正常值；⑦给予试验性抗结核治疗疗效明显，预后良好。

二、分析与讨论

乙肝肝硬化失代偿期是 HBV 感染所引起的慢性免疫性肝损伤性疾病，随着乙肝肝硬化病情的进展，肝功能减退，脾功能亢进，机体免疫力明显低下，并发细菌感染的概率大大增加，如自发性腹膜炎（SBP）、尿路感染、呼吸道感染、肠道感染、胆道感染等。SBP 是其常见并发症，这其中发生的结核杆菌感染所致的结核性腹膜炎（TBP）却很少，而 TBP 是结核分枝杆菌引起的腹膜慢性特异性感染性疾病，常继发于回盲部结核。SBP 和 TBP 在诊断和鉴别诊断上有一定的困难，主要是因乙肝肝硬化并发的 SBP 和 TBP 有共同的临床表现和相似的实验室检查结果，治疗上也存在诸多矛盾，容易漏诊、误诊。故诊断及鉴别诊断至关重要，直接影响治疗和预后。

TBP 的诊断有几个特点：①临床表现与 SBP 相似，可能有腹膜以外的结核病灶及结核中毒症状；②腹壁呈揉面感，有时可能触及大网膜粘连形成的肿块；③腹腔积液多为中等量，腹腔积液中白细胞 > 0.25×10^9/L，以淋巴细胞增多为主；④腹腔积液蛋白含量明显增高（> 25g/L），腹腔积液腺苷脱氢酶和 CA-125 升高；⑤一般抗感染药物治疗无效，抗结核治疗有效。诊断 TBP 最直接的方法是找到病原学或病理学依据，但由于浓缩细菌镜检阳性率低，腹腔积液结核杆菌培养要求高，周期长，阳性率不高，腹腔镜检查对腹腔粘连及顽固性腹腔积液者属禁忌，故 TBP 患者往往缺乏这类证据的支持而导致诊断有一定的困难。尤其腹膜刺激征和腹腔积液不明显，又没有腹外结核及典型的结核中毒症状和体征者，诊断主要依靠腹腔积液和血液化验检查，以及试验性抗结核治疗来明确。

腹腔积液是 TBP 和 SBP 共同的临床体征，两者腹腔积液均可呈渗出性，或介于渗出液和漏出液之间，但 TBP 患者腹腔积液的蛋白质（> 25g/L）含量和腺苷脱氨酶（> 27U/L）水平明显高于 SBP。特别是腺苷脱氨酶对 TBP 的诊断敏感性和特异性分别高达 100% 和 97%，这是由于结核杆菌感染腹腔后激活强烈的免疫反应，引起腹腔积液腺苷脱氨酶的大量增多。腺苷脱氨酶在肝硬化合并 TBP 的诊断中虽有一定的参考价值，但肝硬化患者免疫力较弱，使其敏感性和特异性远远低于单纯 TBP。腹腔积液结核菌 PCR 检测敏感性高，可提高 TBP 阳性诊断率；缺点是在流行地区的结核病由于存在死去的结核杆菌 DNA，故会出现一定假阳性率。血清 CA-125 在 TBP 和 SBP 患者中均有升高，但无明显差异，无鉴别作用，如两者需与恶性腹腔积液鉴别时，CA-125 可作为鉴别的辅助检查项目之一。试验性抗结核治疗也是一个有效的鉴别方法。由于"异烟肼""利福平"等抗结核药物的肝毒性较大，应在常规抗感染药物试验性治疗无效后应用。肝硬化患者大多数存在肝功能减退，试验性抗结核治疗应谨慎，在治疗前及治疗过程中需整体评估，监测肝功能等指标。

本例患者有明确的乙型肝炎病史，HBV DNA 处于高复制状态，腹部查体有抵抗和柔韧感。腹部 B 超检查提示有中等量腹腔积液、肝硬化；胃镜检查提示食管静脉曲张（重度），胃底静脉曲张（中度），门脉高压性胃病，初步诊断为乙肝肝硬化失代偿期并发 SBP。但对症治疗 SBP 疗效欠佳，考虑该患者腹腔积液呈渗出性，白细胞计数明显升高，Rivalta 试验阳性，腺苷脱氨酶升高，结合血中 CA-125 和 ADA 增高，故考虑 TBS。给予试验性抗结核治疗后病情明显好转，最终诊断为乙肝肝硬化失代偿期并发 TBP。如遇类似患者，除考虑 SBP 外，一定要注意排除 TBP。因诊断结核的现有检测方法特异性较差，试验性抗结核治疗也至关重要。

（刘凯辉　李　斌）

参考文献

[1]Bonnel A R, Bunchorntavakul C, Reddy K R. Immune dysfunction and infections in patients with cirrhosis. Clinical gastroenterology and hepatology，2011，9（9）：727-738.

[2]Kim N J, Choo E J, Kwak Y G, et al. Tuberculous peritonitis in cirrhotic patients：comparison of spontaneous bacterial peritonitis caused by Escherichia coli with tuberculous peritonitis. Scandinavian journal of infectious diseases，2009，41（11-12）：852-856.

[3]Huang H J, Yang J, Huang Y C, et al. Diagnostic feature of tuberculous peritonitis in patients with cirrhosis：A matched casecontrol. Experimental and therapeutic medicine，2014，7（4）：1028-1032.

[4]Liao Y J, Wu C Y, Lee S W, et al. Adenosine deaminase activity in tuberculous peritonitis among patients with underlying liver cirrhosis. World journal of gastroenterology：WJG，2012，18（37）：5260-5265.

[5]Yeh H F, Chiu T F, Chen J C, et al. Tuberculous peritonitis：analysis of 211 cases in Taiwan. Digestive and Liver Disease，2012，44（2）：111-117.

[6]Bunchorntavakul C, Chavalitdhamrong D. Bacterial infections other than spontaneous bacterial peritonitis in cirrhosis. World journal of hepatology，2012，4（5）：158-168.

[7]Bae S Y, Lee J H, Park J Y, et al. Clinical Significance of Serum

CA-125 in korean Females with Ascites.Yonsei medical journal，2013，54（5）：1241-1247.

[8]Ulusoy A N，Karabicak I，Dicle K，et al.Peritoneal tuberculosis in premenopausal patients with elevated serum CA 125.Archives of gynecology and obstetrics，2010，282（6）：639-642.

病例 16　肝细胞癌伴癌结节破裂治愈

一、病历摘要

患者女，50 岁，主因"腹痛、发热 3 天"就诊。患者于入院 3 天前无明显诱因出现持续性上腹部疼痛，伴发热，无恶心、呕吐、反酸、寒战，为进一步诊治以"腹痛待查"收住笔者所在科室。1992 年因车祸切除脾脏，输血后感染丙肝病毒，否认家族遗传性疾病史。

专科查体：T：36.2℃，P：77 次 / 分，R：18 次 / 分，BP：132/78mmHg。肝病面容，睑结膜及四肢甲床未见苍白，皮肤巩膜无黄染，可见肝掌，未见蜘蛛痣。心肺正常，全腹略膨隆，右上腹压痛明显，无反跳痛，移动性浊音阳性。双下肢呈凹陷性水肿。

辅助检查：

1. 上腹部 CT 检查　肝硬化，肝左叶占位性病变，大小约 5.1cm×5.3cm，腹腔积液、积血，多考虑肝癌并癌结节破裂可能（图 5-22）。

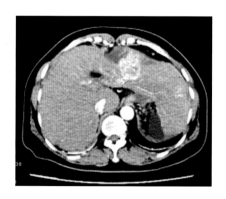

图 5-22　治疗前腹部 CT 检查

2. 实验室检查　抗 -HCV（+）。HCV RNA：1.49×10⁶U/ml。AFP：29 808 μg/ml，ALT 和 AST 正常，A/G：1.1。血常规提示 HGB：111g/L，WBC：16.5×10⁹/L，PLT：

$261 \times 10^9/L$，RBC：$3.39 \times 10^{12}/L$。

初步诊断：

1. 肝癌并癌结节破裂出血（BCLC 分期：B 期；PS 评分 1 分），丙肝肝硬化失代偿期（Child-Pugh B 级）。

2. 慢性丙型病毒性肝炎。

诊疗经过：给予止血、抗感染、支持等治疗的同时，行选择性肝动脉造影及化疗栓塞术，造影考虑肝细胞癌，术中使用生物微球 $300 \sim 500\,\mu m$ 2 支、$500 \sim 700\,\mu m$ 2 支行选择性病灶栓塞，并灌注"氟尿嘧啶"750mg、"奥沙利铂"50mg、"吡柔比星"40mg、"丝裂霉素"4mg，术后患者恢复良好，腹痛缓解，双下肢水肿逐渐消退，出院。3 个月后先后行病灶定位放疗、经皮穿刺肝癌微波消融术，期间给予皮下注射"聚乙二醇干扰素"，口服"利巴韦林"抗病毒治疗，但患者出现白细胞降低、乏力、纳差、恶心等，改用口服"索非布韦"和"达卡他韦"抗病毒治疗，同时给予皮下注射"胸腺肽 α_1注射液（日达仙）"，患者病情平稳。半年后多次行腹部 CT 检查均提示：肝硬化，肝左外叶近肝裂处病灶消融术后改变，病灶内未见明确血供（图 5-23）。AFP $13.20\,\mu g/L$，丙肝病毒定量 $< 25 U/ml$，肝功能正常。肝功能 Child-Pugh 分级为 A 级，BCLC 分期为 A 期。

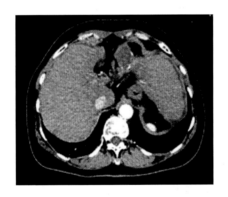

图 5-23　治疗后腹部 CT 检查

最后诊断：

1. 肝细胞癌并癌结节破裂出血（BCLC 分期：A 期；PS 评分：0 分）。

2. 肝硬化失代偿期（Child-Pugh A 级）。

确诊依据：①主要临床表现为"腹痛、发热 3 天"，病程短；②患者既往因车祸行脾脏切除时输血感染 HCV；③肝病面容，可见肝掌，未见蜘蛛痣，全腹略膨隆，右上腹压痛明显，移动性浊音阳性，双下肢呈凹陷性水肿；④腹部 CT 检查提示肝硬化，肝左叶占位性病变，腹腔积液积血，多考虑肝癌并破裂可能；⑤丙肝抗体阳性，HCV RNA：$1.49 \times 10^6 U/ml$，AFP：$29\,808\,\mu g/ml$；⑥经行选择性肝动脉栓塞提示肝细胞癌。行肝脏化疗栓塞术、放疗、微波消融术、抗病毒综合治疗后，肝左外叶近肝裂处病灶消融术后改变，病灶内未见明确血供。复查 AFP 13.20μg/L，丙肝病毒定量＜25U/ml。

二、分析与讨论

HBV/HCV 感染和肝硬化基础上发生的肝细胞癌常常预后不良，如果病毒复制得不到有效控制，或肝硬化造成的肝脏合成、解毒、代谢等功能障碍，病情会呈进行性加重趋势，尤其在此基础上并发肝细胞癌，更是雪上加霜。如果出现癌结节破裂出血，常常会导致患者出血性休克死亡。即使出血一时被控制，如仍不能避免肝癌结节的增大和肝功能的衰竭，最终会导致患者死亡。

本例患者发病突然，入院后明确诊断，在积极给予对症治疗的同时，及时行肝动脉栓塞化疗、局部定位放疗、微波消融等措施，同时给予抗病毒、分子靶向、免疫调节等药物综合治疗，肝细胞癌在 1 年内得到有效控制。反复随访肝脏未见明确癌灶，HCV 病毒载量低于检测值，患者精神食欲良好，无特殊不适，取得了良好的临床治愈效果，到目前为止存活 32 个月。

综上所述，对于有病毒感染的肝细胞癌，尤其中等以上的癌灶，肝动脉栓塞化疗、放疗、微波消融，同时联合应用免疫调节、分子靶向、抗病毒等药物的综合治疗是控制和治愈肝细胞癌的有效方案。

（郑 英 王俊科）

参考文献

[1]Schinazi R F, Asselah T.From HCV To HBV Cure.Liver International, 2017, 37 (S1): 73-80.

[2]Galle P R, Tovoli F, Foerster F, et al.The treatment of intermediate stage tumour beyond TACE: from surgery to systemic therapy. Journal of Hepatology, 2017, 67 (1): 173-183.

[3] 王小军, 夏锋. 肝细胞肝癌发病及术后复发与乙肝病毒的相关性研究进展. 实用临床医药杂志, 2009, 13 (2): 25-28.

[4] 黄元亮. 乙型肝炎病毒感染与原发性肝癌的相关性临床研究. 中华医院感染学杂志, 2013, 23 (22): 5407-5409.

[5] 鲁光平. 中晚期肝细胞肝癌非手术疗法新进展. 国际肿瘤学杂志, 2014, 41

（12）：925-929.

病例 17　携带 HBV 的儿童 Wilson 病并发肝硬化

一、病历摘要

患者女，12 岁。主因"双下肢水肿 2 周"就诊。患者于入院前 2 周无明显诱因出现双下肢水肿，无上腹部胀痛、恶心、纳差等，随即来笔者所在医院就诊，以"双下肢水肿"收住笔者所在科室。其父有乙肝病史，其他家族成员未发现乙肝及 Wilson 病史。

专科查体： T：36.0℃，P：78 次 / 分，R：20 次 / 分，BP：122/68mmHg。肝病面容，可见肝掌，未见蜘蛛痣，心肺正常。全腹略膨隆，无压痛和反跳痛，移动性浊音阳性，双下肢呈凹陷性水肿。

辅助检查：

1. 上腹部 MRI 检查　肝脏再生结节形成，脾脏增大，门脾静脉增宽，脾周少量腹腔积液；胆囊炎，胆囊周围炎，胆总管轻度增宽（图 5-24）。

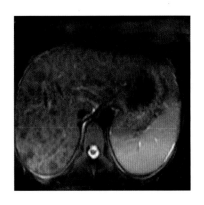

图 5-24　上腹部磁共振检查

2. 实验室检查　肝功能提示 ALT：57U/L，AST：115U/L，GGT：216U/L，A/G：0.8，ALB：20.3g/L，TP：47.1g/L，CHE：1866U/L。血常规提示三系减低。肝炎系列除 HBsAg 阳性外，其余均阴性。HBV DNA 定量＜ 100.00U/ml。自身抗体阴性。

初步诊断：

乙肝肝硬化失代偿期。

诊疗经过： 予以保肝、降酶、补充清蛋白、利尿等对症治疗后，双下肢水肿消退，但复查肝功能，转氨酶下降不明显。为进一步明确诊断，查血清铜蓝蛋白 32mg/L（参考值 300 ～ 650mg/L），24 小时尿铜 222μg/L（参考值＜ 100μg/24h），请眼科会诊查双眼角膜可见 K-F 环阳性，考虑 Wilson 病。

最后诊断：

1. Wilson 病并发肝硬化。

2. 乙肝病毒携带状态。

确诊依据：①患者为 12 岁儿童；②肝病面容，可见肝掌，全腹略膨隆，无压痛和反跳痛，移动性浊音阳性，双下肢呈凹陷性水肿，双眼角膜可见 K-F 环阳性；③ HBsAg 阳性，病毒载量＜ 100.00U/ml，自身抗体阴性，ALT 为 57U/L，血常规提示三系血细胞减低，血清铜蓝蛋白低下，24 小时尿铜增高；④上腹部 MRI 检查提示肝脏再生结节形成，脾脏增大，门脾静脉增宽，脾周少量腹腔积液。

二、分析与讨论

Wilson 病又称肝豆状核变性，在世界范围发病率为 1/30 000 ～ 1/100 000，好发于青少年及儿童。目前研究证实 Wilson 病主要是因 *ATP7B* 基因突变所致，该基因定位 13q14.3，因为它编码的蛋白产物是铜转运 P 型三磷腺苷（ATP）酶（肝豆状核变性蛋白）。铜转运 P 型 ATP 酶是 ATP 酶家族一员，主要在肝脏中表达并进行调节，它促进铜与铜蓝蛋白结合并以此形式分泌入血浆，通过胆汁排泄。此基因突变可以造成 *ATP7B* 蛋白缺乏或功能下降，导致肝细胞将铜排入胆汁的量减少，使肝内铜沉积并损伤肝细胞，当肝脏内铜饱和后，铜又可在脑、肾脏和角膜等器官组织内沉积，引起临床上一系列的异常表现。我国的 Wilson 病与欧洲的在遗传学上有差异，研究发现对中国人的 Wilson 病患者的高突变点是 exon8 上的 778 密码子，这提示 *ATP7B* 基因突变造成的铜代谢异常是 Wilson 病产生的主要机制。Wilson 病主要在较短时间内就可造成肝细胞损伤，反复的炎症损伤最后导致肝硬化的形成，是儿童和青少年肝硬化常见的疾病基础。

我国是 HBV 感染大国，乙肝肝硬化是主要的肝硬化类型，而乙肝肝硬化的形成必然经过慢性乙肝及肝纤维化的漫长过程。该患者父亲有慢性乙肝病史，而患者 ALT 和 AST 虽然异常，血清 HBsAg（+），HBsAg 定量 0.070U/ml，但 HBcAb（-）和 HBcAb 均低于检测值，HBV DNA 定量分析＜ 100.00U/ml，既往也无肝功能和病毒载量明显异常的实验证据，提示该患者为 HBV 携带者。再者，患者年仅 12 岁，就有肝硬化失代偿期的临床症状和影像学证据,血清铜蓝蛋白低下和尿铜明显增高，双眼角膜有 K-F 环阳性，故笔者认为该患者肝硬化的形成主要是 Wilson 病所致。

当然，国内也有合并慢性乙型病毒性肝炎的 Wilson 病的病例报道，但 HBV 感染对于 Wilson 病形成尚无文献阐明。HBV 感染宿主与细胞免疫密切相关，除了 T 细胞发挥重要的免疫损伤作用外，NK 细胞和 B 淋巴细胞也发挥一定的作用。它们一方面通过细胞免疫清除 HBV，另一方面又会因免疫反应过强而损伤肝细胞。而 Goyal M K 等研究发现 Wilson 病患者血清中的 TNF-α、TNF-γ、IL-6 水平均增高；Liggi M 等认为肝细胞外的低铜含量可能与细胞中铜超氧化物歧化酶和细胞色素 C 氧化酶有关。Wilson 病的氧化损伤机制是血清中高铜而产生的自由基所致，此时，NK 细胞、B 淋巴细胞会生理性地形成防御系统以确保未氧化分子和氧化分子之间的平衡，即形成氧化还原缓冲系统。因此，可以推测 Wilson 病由于肝细胞铜超载形成了抗氧化还原解毒系统，从而有效地提高了细胞防御功能。由于 Wilson 病患者的铜沉积在免疫病理过程中可能发挥上述作用，可以推测携带 HBV 的 Wilson 病患者抗氧化还原免疫屏障的形成，可控制和缓解 HBV 感染和复制状态，由此更有力地支持该患者肝硬化的形成并不是 HBV 感染所致的。

总之，儿童若有病因不明的肝炎、肝硬化、脾大、脾功能亢进症状，特别是多个系统损害的症状同时或先后发生时，应首先考虑 Wilson 病的可能性，应全面分析，详问病史。对于并发肝硬化但又合并 HBV 感染的 Wilson 病例要详细分析肝硬化形成的原因，以免治疗方向错误而延误病情。目前，HBV 与铜过量之间的相互作用关系仍不明确，但推测 Wilson 病患者如果感染 HBV，可能缓冲 HBV 对肝脏的免疫损伤。

（杨　婉　李初谊）

参考文献

[1] 赵龙, 国慧, 刘世国. 一例肝豆状核变性家庭的 *ATP7B* 基因突变研究. 中国卫生标准管理, 2017, 8（6）：90-92.

[2] Coffey A J, Miranda D, Stephen H, et al. A genetic study of Wilson's disease in the United Kingdom. Brain, 2013, 136（5）：1476-1487.

[3] 张栩. 肝豆状核变性 70 例临床分析. 宁夏医学杂志, 2017, 39（6）：540-543.

[4] 刘莉, 胡小宣. 肝豆状核变性合并乙型肝炎致重型肝炎 1 例. 临床肝胆病杂志, 2012, 43（6）：274-275.

[5] Goyal M K, Sinha S, Patil S A, et al. Do cytokines have any role in Wilson's disease. Clin Exp Immunol, 2008, 154（1）：74-79.

[6] Liggi M, Sini M, Sorbello O, et al. HBV and HCV infections in

Wilson's disease patients：Copper overload could be protective？ Clinical biochemistry，2012，45（13）：1095-1096.

病例 18　慢性乙型病毒性肝炎并发急性胰腺炎

一、病历摘要

6 例患者均因"持续性上腹部胀痛 1～2 小时"就诊。腹痛呈进行性加重 4 例，伴恶心、呕吐 3 例，其中男性 5 例，女性 1 例，年龄 30～49 岁。发病前均无饮酒、暴饮暴食及急慢性胰腺炎病史。1 例既往有慢性胆囊炎，另 1 例入院后腹部 B 超检查提示慢性胆囊炎。均否认家族遗传性疾病史。

专科查体：6 例患者均为急性痛苦面容，心肺正常，上腹部有明显压痛和反跳痛，Murphy 征（-），麦氏点无压痛，肝脾未触及肿大。

辅助检查：

1. B 超检查　2 例提示胰头肿大，结构紊乱；2 例 B 超提示慢性胆囊炎，未发现肝内外胆管扩张和（或）结石。

2. 腹部 CT 检查　4 例均提示急性胰腺炎。

3. 实验室检查　①肝炎标志物及 HBV DNA 检测：乙肝大三阳 3 例，乙肝小三阳 3 例，HBV DNA 均 $\geq 10^3$ 拷贝 /ml，肝炎系列指标排除其他类型的肝病。②肝功能：5 例 TBIL > 170.1U/L，1 例 TBIL 为 122.9U/L；6 例 AST 和 ALT 均 > 200U/L；2 例 PTA $\geq$ 60%，4 例 PTA < 40%，其中 2 例 PTA < 30%。③5 例血 AMY 高于 650U/L（正常值为 25～125U/L）。其中 1 例移动性浊音阳性，腹腔积液呈血性，腹腔积液 AMY 为 102U/L；另 1 例血 AMY 虽然正常，但尿 AMY 为 1622U/L。5 例尿 AMY > 220U/L（正常值为 8.3～53.6U/L），1 例正常。④4 例血 WBC > 10.0×10^9/L，NEU（%）> 70%，2 例正常。

初步诊断：

1. 腹痛待查。

2. 慢性乙型病毒性肝炎。

诊疗经过：通过血清病毒学、肝功能和免疫学指标，6 例均明确诊断为慢性乙型病毒性肝炎，其中 4 例伴有慢加急性肝衰竭，在此基础上 6 例患者均出现不同程度的上腹部持续腹胀和腹痛，给予解痉药物不缓解或缓解不显著。血、尿、腹腔积液中淀粉酶有不同程度的升高，腹部 B 超和（或）CT 检查均提示急性胰腺炎，均给予禁食、胃肠减压、解痉、抑酸、抑制胰液分泌、抗感染及补充水电解质等综合治疗。2例慢加急性肝衰竭者伴重症急性胰腺炎者，对症治疗疗效差，抢救无效死亡，其余4例治愈出院。

最后诊断：

慢性乙型病毒性肝炎并发急性胰腺炎。

确诊依据：①主要临床表现为"持续性上腹部胀痛1～2小时"，病程短，腹痛呈进行性加重4例，伴恶心、呕吐3例，给予解痉药物不缓解或缓解不显著；②发病前均无饮酒、暴饮暴食及急慢性胰腺炎病史，1例既往有慢性胆囊炎，另1例入院后腹部B超检查提示慢性胆囊炎；③6例患者均为痛苦面容，上腹部有明显压痛和反跳痛；④血清病毒学、免疫学和肝功能指标，均明确诊断为慢性乙型病毒性肝炎，其中4例伴有慢加急性肝衰竭；⑤血、尿、腹腔积液中淀粉酶有不同程度的升高；⑥6例腹部B超和（或）CT检查均提示急性胰腺炎。

二、分析与讨论

多数学者认为，各型肝炎及肝硬化均可并发胰腺炎，但主要以重型肝炎较多，其病死率极高。其机制可能为：①乙型肝炎病毒具有泛嗜性，其免疫复合物可能导致胰腺发生变性和（或）出血坏死；②高胆红素血症、胆汁淤积造成患者恶心、呕吐，胆道压力增加，导致胆汁反流入胰管，胆酸激活胰酶，使胰腺组织消化自溶；③慢性胆囊炎和胆道感染增加胆道压力易诱发急性胰腺炎，而重型肝炎常合并自发性腹膜炎，也可成为其诱发因素；④利尿药可促进胰液及胰酶分泌，使胰液的黏稠度增加或胰管排泄不畅，导致胰腺炎。本报道中的6例慢性乙型病毒性肝炎中均有高胆红素血症，其中3例出现恶心、呕吐，2例有慢性胆囊炎病史。4例出现慢加急性肝衰竭，这4例肝衰竭中出现重症急性胰腺炎2例，对症治疗无效死亡。这6例慢性乙型病毒性肝炎患者发生急性胰腺炎的病因和病情变化过程均符合上述机制。

对于慢性乙肝患者，在诊治上应注意如下几点：①突然出现的上腹部疼痛，呈进行性加重，一般的解痉药物不能缓解，有腹肌紧张、压痛及反跳痛，应考虑急性胰腺炎，并立即做相关检查，有腹水者应查腹水淀粉酶；②既往有慢性胆囊炎或胆结石，或现使用利尿药、皮质激素的患者，如出现①的症状和体征，除考虑细菌性腹膜炎外，还应排除急性胰腺炎；③对于症状及体征不典型、血尿淀粉酶升高但未达到诊断标准者，要进行B超、CT检查；④对于怀疑但无明确诊断依据者，应反复行血、尿淀粉酶和B超检查；⑤对于肝衰竭者，如突发急性腹痛，应高度警惕急性重症胰腺炎的发生。

（于晓辉　张　茜）

参考文献

[1] 王春友，杨明.急性胰腺炎诊治指南（2014）解读——急性胰腺炎外科诊治现状与进展.中国实用外科杂志，2015，35（1）：8-10.

[2] Banks P A，Bollen T L，Dervenis C，et al.Classification of acute pancre-atitis—2012：revision of the Atlanta classification and definitions by international consensus.Gut，2013，62（1）：102-111.

[3] 张国顺，马利转，张超，等.生长抑素联合丹参治疗乙型肝炎肝硬化合并急性胰腺炎的临床研究.现代预防医学，2011，38（15）：3095-3096.

[4] IAP W G.Guidelines APAAP.IAP/APA evidence-based guidelines for the management of acute pancreatitis.Pancreatology，2013，13（4）：e1-e15.

[5] 王鹏旭，尚东.急性胰腺炎的国内外主要指南分析.肝胆胰外科杂志，2017，29（1）：1-5.

[6] Yokoe M，Takada T，Mayumi T，et al.Japanese guidelinesfor the management of acute pancreatitis：Japanese Guidelines 2015.J Hepatobiliary Pancreat Sci，2015，22（6）：405-432.

病例 19　混合型布 – 加综合征

一、病历摘要

患者男，27 岁，主因"间断腹胀伴疲乏、纳差 1 年余，呕血 1 次"就诊。患者于入院前 1 年无明显诱因出现腹胀，伴疲乏，纳差，无反酸、嗳气、烧心、恶心等症状，遂就诊于某医院，腹部 B 超和腹部 CT 检查均提示布 – 加综合征。肝大，肝淤血，脾大，肝病胆囊，少量腹腔积液。给予保肝、利尿治疗后症状缓解不明显，之后发现腹壁静脉曲张，为进一步诊治以"布 – 加综合征"收住笔者所在医院介入科。行肝静脉及下腔静脉造影，见下腔静脉肝后段狭窄，肝静脉完全性闭塞，诊断为"肝静脉型布 – 加综合征"，"肝小静脉闭塞综合征"不除外。随后前往外院就诊，行肝脏穿刺活检提示符合布 – 加综合征改变，同时行下腔静脉和肝静脉造影及球囊扩张术，并在超声引导下行经皮经肝脏穿刺门静脉造影，胃冠状静脉栓塞，右肝静脉球囊扩张术，术程顺利，症状缓解后出院，口服"华法林"。期间突发呕血 1 次，在当地医院行胃镜检查提示食管静脉曲张，重度，未行特殊治疗。患者入院前 3 天因腹部隐痛不适以"布－加综合征"收住笔者所在医院。既往有继发性癫痫病史，长期口服抗癫痫药物。无病毒性肝炎病史，无饮酒史，否认家族遗传性疾病史。

专科查体：T：36.3℃，P：78 次／分，R：18 次／分，BP：108/66mmHg。肝病面容，心肺正常。腹壁静脉轻度曲张，未见肠型及蠕动波，腹平软，右上腹部轻压痛，无反跳痛，无液波震颤。肝脾肋下未触及，Murphy 征（－），移动性浊音阴性，肝区及双肾区叩击痛（－），肠鸣音正常。

辅助检查：

1. 胃镜检查　食管静脉曲张（Led：1.0～3.0，RF：1.0，中－重度），胃底静脉曲张（Lgd：0.5～0.8，RF：0，中度）。

2. 心电图和胸部拍片　未见异常。

3. 实验室检查　肝炎系列和自身抗体均阴性，血常规提示三系正常，ALT 和 AST 均正常，AKP（129U/L）和 γ-GGT（202U/L）轻度增高，ALB 正常，A/G 不倒置，PTA 为 53.5%，AMON（53μmol/L）轻度增高。

初步诊断：

布－加综合征并发门静脉高压。

诊疗经过：该患者虽然诊断明确，也存在门静脉高压症，但肝功能正常，无腹腔积液，脾脏不大，三系正常，故未行保肝治疗。为进一步了解肝静脉闭塞有无进展，行上腹部 CT 检查提示肝脏弥散性肿大淤血，下腔静脉肝段狭窄（图 5-25），脾脏不大。下腔静脉造影提示肝段下腔静脉明显狭窄，血液回流受阻，肝静脉未见显影。请笔者所在医院介入科和外院相关科室会诊（远程会诊），建议行门体分流术或肝移植，由于患者既往有癫痫病史，暂未行进一步治疗。

最后诊断：

混合型布－加综合征并发门静脉高压。

确诊依据：①主要临床表现为"间断腹胀伴疲乏、纳差 1 年余，呕血 1 次"，病程较短；②既往无病毒性肝炎病史及大量饮酒史，无家族遗传性疾病史；③肝病面容，腹壁静脉曲张，右上腹部轻压痛；④上腹部 CT 及下腔静脉造影均显示肝段下腔静脉明显狭窄，血液回流受阻，肝静脉完全闭塞；⑤胃镜检查提示食管和胃镜静脉重度曲张；⑥肝炎系列和自身免疫抗体检查均阴性，肝功能基本正常，三系正常，白／球无倒置，凝血酶原活动度为 53.5%，血氨轻度增高。

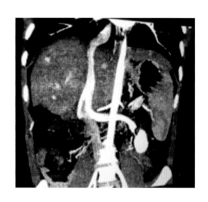

图 5-25　上腹部 CT，肝静脉
完全闭塞

二、分析与讨论

布 - 加综合征（Budd-Chiari syndrome，BCS）是 20 世纪初法国医生布尔·加尼首先发现并由此得名，是一种肝静脉和（或）肝静脉开口以上段下腔静脉狭窄或闭塞引起的下腔静脉阻塞，伴有下腔静脉高压为特点的肝后门脉高压症。其门脉压力可比正常高出 2 倍，可引起肝脏血液回流受阻，导致肝淤血、肝大，随着病变时间延长，逐渐引起肝前门静脉高压。本病以青年男性为多见，男女比例为（1.2 ～ 2）∶1。主要临床表现为门静脉高压和下腔静脉高压综合征、腹腔积液、腹痛和肝大的典型三联征，随着病程的延长可逐渐并发肝硬化和（或）肝衰竭。

既往根据 BCS 静脉狭窄的部位和程度分肝静脉阻塞型、下腔静脉阻塞型和混合型。随着对本病血管病理解剖的深入认识，以及血管介入技术对本病的有效治疗，2016 年 1 月由中国医师协会腔内血管学专业委员会腔静脉阻塞专家委员会，及国内从事 BCS 研究的介入放射学、血管外科学、病理学和影像诊断学专家们共同提出了 BCS 分型与亚型的划分，并达成亚型界定的共识，即 BCS 类型与亚型如下。

1. 肝静脉阻塞型　有 4 个亚型，即①肝静脉／副肝静脉膜性阻塞；②肝静脉节段性阻塞；③肝静脉广泛性阻塞；④肝静脉阻塞伴血栓形成。

2. 下腔静脉阻塞型　有 4 个亚型，即①下腔静脉膜性带孔阻塞；②下腔静脉膜性阻塞；③下腔静脉节段性阻塞；④下腔静脉阻塞伴血栓形成。

3. 混合型　有 2 个亚型，即①肝静脉和下腔静脉阻塞；②肝静脉和下腔静脉阻塞伴血栓形成。

这种新的分型使 BCS 复杂的病变更加细化，有利于不同类型的 BCS 选择不同的介入方法，使得治疗变得简单化。根据 BCS 新的分型，如果从影像学和血管造影检查的描述来看，本病例属于混合型 BCS，肝静脉和下腔静脉阻塞型。但该患者肝静脉完全阻塞，仅这一点又可归为肝静脉广泛性阻塞型。

介入治疗已被公认为是 BCS 的首选治疗方法，肝静脉 / 副肝静脉膜性闭塞首选球囊扩张，后植入血管内支架，疗效一般较好。肝静脉广泛性阻塞型，其发生率占肝静脉阻塞型 7.63％，多见于青少年患者。此种类型介入治疗困难，预后较差，是经颈静脉肝内门体分流术（TIPS）和肝静脉再造、肝移植的适应证，本例即属于此类。

综上所述，BCS 是一种肝后静脉狭窄导致的以肝大、门静脉高压等为主要特征的血管源性疾病，血管支架的介入治疗是其主要治疗手段。但对于广泛或严重的肝静脉或下腔静脉狭窄者，TIPS、肝静脉再造和肝移植是其主要的治疗方法；对于肝静脉完全闭塞者，TIPS 不是其选择的方法。

（李初谊 于晓辉）

参考文献

[1] 中华医学会放射学分会介入学组 . 布 - 加综合征介入诊疗规范的专家共识 . 介入放射学杂，2017，26（3）：345-349.

[2] Hatzidakis A，Galanakis N，Kehagias E，et al.Ultrasound-guided direct intrahepatic portosystemic shunt in patients with Budd-Chiari syndrome：Short-and long-term results.Interv Med Appl Sci，2017，9（2）：86-93.

[3] 王文亮，魏宁，傅宇飞，等 . 副肝静脉成形术在节段性肝静脉梗阻型布 - 加综合征介入治疗中的应用 . 临床放射学杂志，2015，34（8）：1293-1297.

[4] 马强，余朝文，任佩，等 . 血管内支架治疗肝静脉型布 - 加综合征临床价值的 Meta 分析 . 中华解剖与临床杂志，2016，21（1）：46-49.

[5] Lin M，Zhang F，Wang Y，et al.Liver cirrhosis caused by chronic Budd-Chiari syndrome.Medicine（Baltimore），2017，96（34）：221-224.

[6] Kuniyoshi Y，Inafuku H，Yamashiro S，et al.Direct reopening of the occluded hepatic veins of Budd-Chiari syndrome：verification of our operative method by the perioperative course of esophageal varices.Gen Thorac Cardiovasc Surg，2017，21（2）：55-57.

[7] 王磊，祖茂衡，顾玉明，等 . 儿童及青少年布 - 加综合征的介入治疗 . 中华儿科杂志，2013，51（8）：590-594.

[8] 朱蕺潮，徐浩，祖茂衡，等 . 贯穿技术在肝静脉型布 - 加综合征介入治疗中的应用 . 中华肝胆外科杂志，2015，21（8）：551-554.

[9] 韩国宏，何创业，殷占新，等 . 颈内静脉肝内门腔静脉分流术治疗 Budd-Chiari 综合征 . 放射学杂志，2008，17（4）：239-242.

[10]Karaca C, Yilmaz C, Ferecov R, et al.Living-Donor Liver Transplantation for Budd-Chiari Syndrome:Case Series.Transplant Proc,2017,49（8）：1841-1847.

[11]Tian G J, Li D Y, Yu H B, et al.Clinical efficacy of enhanced recovery after surgery in atrial caval shunting for type Ⅱ Budd-Chiari syndrome.Zhonghua Wai Ke Za Zhi, 2017, 55（9）：671-677.

病例 20　肝衰竭型 Wilson 病伴败血症

一、病历摘要

患者女，13 岁，主因"腹部胀满伴发热 1 周"就诊。患者于入院前 1 周无明显诱因出现腹部胀满，伴发热（体温最高 40.2℃）、乏力、纳差，无腹痛、恶心、呕吐、呕血、黑便、盗汗等,在当地医院就诊行腹部 B 超检查提示肝脏弥散性病变，脾大，腹腔积液（大量）。为求进一步诊治，以"腹腔积液伴发热原因待查"收住笔者所在医院。否认既往病毒性感染性疾病和家族遗传性疾病，无药物过敏史，近期未服用对肝脏损伤的药物或食物。

专科查体：T：40.1℃，P：108 次 / 分，R：24 次 / 分，BP：110/85mmHg。肝病面容，全身皮肤巩膜无黄染，无肝掌和蜘蛛痣，全身浅表淋巴结未触及肿大，心肺正常。腹部膨隆，未见肠型及蠕动波，无腹壁静脉曲张，腹肌紧张，无压痛和反跳痛。肝脾触诊不满意，移动性浊音（+），肠鸣音低弱。双下肢无水肿。

辅助检查：

1. 上腹部 CT 检查　肝硬化并肝内多发结节影，多考虑再生结节;脾大;腹腔积液;肝病胆囊。

2. 胸部 CT 检查　左侧胸腔少许积液。

3. 腹部 B 超检查　肝脏弥散性病变，肝硬化；胆囊壁水肿，肝病胆囊；脾大；腹腔积液（大量）；门静脉声像图及彩色血流未见明显异常。

4. 实验室检查　血常规提示 WBC：5.22×10^9/L，NEU（%）：64.2%，HGB：86g/

L，RBC：$2.86×10^{12}$/L 和 PLT：$43.0×10^9$/L。肝功能提示 ALT：39U/L，AST：56U/L、ALP：407U/L，γ-GGT：65U/L，ALB：18.2g/L，A/G 倒置。电解质提示钙：1.66mmol/L。肝纤维化四项提示透明质酸：800μg/L，Ⅲ型前胶原：437μg/L，Ⅳ型胶原：96μg/L 均增高。PTA：26.5%。AMON：73μmol/L 增高；白介素 -6：61.3pg/ml，降钙素原：0.395ng/ml，均增高。肝炎系列和自身抗体均阴性，腹腔积液化验呈漏出液。

初步诊断：

1. 肝硬化失代偿期（Child-Pugh C 级）。

2. 慢加急性肝衰竭。

3. 发热待查。

诊疗经过：因患者为一少女，短期内诊断为肝硬化和肝衰竭，尚未查出肝硬化形成的病因，故不能排除遗传性肝病的可能。进一步完善相关检查，24 小时尿铜明显升高（550μg/24h，参考值：15～50μg/24h），血铜正常（14.8μmol/L，参考值：11.8～39.3μmol/L），血铜蓝蛋白（72mg/L，参考值：150～600mg/L）、血钙（1.38mmol/L，参考值为 1.55～2.10μmol/L）、血锌（60μmol/L，参考值为 76.5～170μmol/L）、血铁（5.11mmol/L，参考值为 7.52～11.82mmol/L）均低下。裂隙灯检查提示角膜 K-F 环存在，头颅 MRI 检查 T_1WI 提示双侧基底核区（苍白球及中脑为著）可见斑片状稍高信号影。血培养检出大量嗜水气单胞菌，对"泰能（注射用亚胺培南西司他丁钠）"敏感。在给予口服"葡萄糖酸锌剂"降铜治疗的同时，静脉滴注"泰能"抗感染、交替输注白蛋白和新鲜血浆、利尿、补充维生素等综合治疗后，患者体温恢复正常，腹胀缓解，精神、睡眠、饮食可，大小便正常。复查血常规 WBC：$2.61×10^9$/L，NEU（%）：55.2%，HGB：95g/L，RBC：$3.19×10^{12}$/L，PLT：$47.0×10^9$/L，PTA：30.0%，ALB：28.5g/L，转氨酶基本正常，随后出院。

最后诊断：

1. 肝衰竭型肝豆状核变性伴败血症。

2. 肝硬化失代偿期（Child-Pugh C 级）。

确诊依据：①少女，主要临床表现为"腹部胀满伴发热 1 周"，病程短；②T：40.1℃，肝病面容，角膜存在 K-F 环，腹部膨隆，移动性浊音阳性；③上腹部 CT 及腹部 B 超检查均提示肝硬化，脾大、腹腔积液；④头颅 MRI 平扫提示双侧基底核区异常；⑤白细胞、红细胞和血小板均低下，白介素 -6 和降钙素原升高；⑥肝功能提示 ALT 正常，其他肝酶轻度升高，ALB 降低，A/G 倒置；⑦APT 为 26.5%；⑧血铜蓝蛋白、血铁、血锌降低，24 小时尿铜升高，血铜正常；⑨血培养出大量嗜水气单胞菌，对"泰能"敏感。

二、分析与讨论

Wilson病（Wilson's disease，WD）又称肝豆状核变性（hepatolenticular degeneration），是由Wilson在1911年系统描述此病而得名。WD是一种少见的常染色体隐性遗传病，世界范围报道的发病率为1/30000～1/100000，发病年龄为5～35岁，主要为儿童，男比女稍多。致病基因ATP7B位于13号染色体，其编码蛋白参与铜两条代谢途径，即在细胞内将铜与前铜蓝蛋白结合形成铜蓝蛋白，又将多余的铜通过胆汁排出，因而本病会出现铜蓝蛋白生成减少，并造成过多的铜沉积于脏器，尤其以肝、脑为主。除此之外，铜蓝蛋白还参与铁代谢，因此同样会导致铁代谢异常及脏器铁元素沉积，最终表现为一系列复杂综合征。WD临床表现多变，但主要的特征为肝病、脑病症状、角膜K-F环及溶血，也可出现肝衰竭。

WD多数起病隐匿，可因大量的铜在肝细胞内沉积，造成肝细胞变性、坏死，逐渐造成肝脏的不可逆损伤，导致肝硬化的形成。极少数会在短期内出现急性肝衰竭，又称暴发性肝衰竭型WD（fulminnant Wilson's disease，FWD）。还有少数WD在较长时间内导致肝硬化的形成，同时可伴随出现慢加急性肝衰竭，本例即是如此。患者因出现腹胀、乏力、发热就诊，系统检查后明确WD、肝硬化和慢加急性肝衰竭的诊断，通过分析认为WD为肝硬化的病因，在此基础上短期内出现了肝衰竭。有报道认为如发生FWD，早期诊断不及时，病情发展迅速，在短期内会因肝衰竭死亡。肝移植是其最佳的治疗手段。如在肝硬化基础上出现急性肝衰竭，病情发展还不是很迅速，及时诊治，病情还可能得到控制。故临床中如果发现儿童出现不明原因的急性肝衰竭，应多考虑WD；如果发现肝硬化，更应考虑WD。本例就因我们先发现肝硬化和肝衰竭，考虑到患者年龄小，不除外WD的可能性，及时进行相关化验和检查，确诊WD后立即给予相应的治疗，使病情得以控制、纠正和逆转。

另外，该患者还有一个突出的症状就是全身中毒症状，即发热，体温高达40.2℃，伴乏力、纳差等，血培养检出大量嗜水气单胞菌。使用"泰能"前，血常规提示WBC：$5.22×10^9/L$，NEU（%）：64.2%，之后复查血常规提示WBC：$2.61×10^9/L$，NEU（%）：55.2%，胸片和腹部B超均未发现相应脏器有感染灶，故诊断为"败血症"。感染是肝硬化常见的并发症，无论什么原因造成的肝脏反复慢性免疫损伤，都是肝硬化形成的重要机制，在此过程中患者的免疫功能低下是机体容易感染的原因之一。感染如果不被及时发现和控制，往往会因感染释放大量的炎症因子加速肝脏的损伤。故对于有肝硬化基础的患者，尤其已发生肝衰竭者，如出现发热、疲乏等全身中毒症状，一定要及时行血培养，一旦培养出致病菌，要及早使用对应的敏感抗生素，防止肝功能损害加重，及时阻断病情进展，提高临床诊治率。

综上所述，我们有如下体会：①早发现、早诊断是治疗WD的关键；②发病年龄小的患者，如出现不明原因肝硬化和（或）肝衰竭应想到本病的可能；③如出现全身中毒症状，一定要考虑败血症或脓毒血症的可能，要及时行血培养；④及时使用敏感抗生素是控制败血症的关键；⑤当然，如出现腹泻、咳嗽、咳痰、咽痛等，大便培养、痰培养、胸片或胸部 CT、咽拭子等检查也是非常重要和必要的。

（翟卫春　于晓辉）

参考文献

[1]Zhang D.A clinical study of bone mesenchymal stem cells for the treatment of hepatic fibrosis induced byhepatolenticular degeneration. Genet Mol Res, 2017, 16（1）：22-25.

[2]Ovchinnikov A V, Shprakh V V.Clinical presentations of neurological forms of hepatolenticular degeneration in Primorsky Krai.Zh Nevrol Psikhiatr Im S S Korsakova, 2016, 116（11）：12-16.

[3]Carvalho V, Chehuan D F, Damian M M, et al.Acquired hepatocerebral degeneration in a patient with hepatitis B and hepatitis delta virus coinfection.Rev Soc Bras Med Trop, 2017, 50（3）：423-426.

[4]Pronicki M.Wilson disease-liver pathology.Handb Clin Neurol, 2017, 142（1）：71-75.

[5]Yu H, Xie J J, Chen Y C, et al.Clinical features and outcome in patients with osseomuscular type of Wilson's disease.BMC Neurol, 2017, 17（1）：34.

[6]张婷，彭韶，马莹莹，等．暴发性肝衰竭型肝豆状核变性 2 例报告并文献复习．临床儿科杂志，2016，34（11）：825-828.

[7]吴瑾，胡章珠，朱力生，等．肝豆状核变性患者的临床治疗与干预措施．中国医院用药评价与分析，2015，15（17）：1411-1413.

病例 21 肝糖原累积症

一、病历摘要

患者男，23 岁，因"间断晕厥伴右上腹隐痛不适 22 年，加重 1 周"就诊。患者于入院前 22 年无明显诱因出现反复头晕，晕倒在地，在当地医院查血糖明显降低，诊断为"低血糖"，给予含服糖块或进食后好转。此后间断出现晕厥及右上腹隐痛不适，多次查血糖均低于正常值，无恶心、呕吐，未予重视。入院前 1 周上述症状再次出现，在当地医院门诊行 B 超检查提示肝脏明显增大，为进一步诊治来笔者所在医院就诊，以"腹痛待查"收住笔者所在医院。否认高血压、糖尿病、心脏病等慢性病史，否认肝炎、结核等传染病病史。父母体健，否认家族遗传性疾病史。

专科查体：T：36.4℃，P：77 次 / 分，R：18 次 / 分，BP：108/66mmHg。生长发育迟缓，身高及体重明显低于同龄人，体型呈"娃娃"状，无发育畸形。面容正常，神志清楚，对答切题，生命体征平稳，双肺呼吸音清，未及明显干湿啰音。心律齐，无杂音。腹平软，右上腹有轻压痛，无反跳痛及肌紧张。肝大，肋下 2cm，无压痛，脾肋下未及。移动性浊音（-）。双下肢无水肿。

辅助检查：

1. 骨骼 X 线检查 骨骺出现延迟及骨质疏松。

2. 腹部 B 超检查 肝大，脾、胰及双肾均未见异常。

3. 实验室检查 空腹血糖 2.26mmol/L，血尿酸 533.5μmol/L，总胆固醇 12.62mmol/L，三酰甘油 7.50mmol/L，低密度脂蛋白 7.23mmol/L。凝血功能提示 TT：17.00 秒，PT：11.00 秒，FIB（纤维蛋白原）：4.07g/L，APTT：27.90 秒，INR（国际标准化比值）：0.97。PCT：0.12ng/ml，ESR：61mm/h。肝肾功能及肝炎系列均未见异常。

初步诊断：

1. 低血糖？

2. 肝糖原累积症？

诊疗经过：查体发现患者生长发育迟缓、肝大、间断晕厥、低血糖等，不除外遗传性疾病，即行肝脏穿刺活检，结果提示肝糖原超过正常值 6%，葡萄糖 -6- 磷酸酶活性降低，细胞核内有大量糖原沉积，考虑肝糖原累积症。期间出现 2 次低血糖反应，立即静脉注射 25% 葡萄糖，维持血糖于 2.22～6.66mmol/L。每 2～3 小时进食高蛋白、低脂肪饮食 1 次，对症治疗病情好转后出院，嘱患者注意饮食调节，防止低血糖。

最后诊断：

肝糖原累积症。

确诊依据： ①主要临床表现为"间断晕厥伴右上腹隐痛不适 22 年，加重 1 周"，病程长，期间多次晕厥，查血糖均低下；②血尿酸、总胆固醇、三酰甘油和低密度脂蛋白均增高；③生长发育迟缓，肝大，肋下 2cm，右上腹有轻压痛；④骨骼 X 线检查可见骨骺出现延迟及骨质疏松；⑤肝脏穿刺活检提示肝糖原常超过正常值 6%，葡萄糖 -6- 磷酸酶活性降低，细胞核内有大量糖原沉积。

二、分析与讨论

肝糖原累积症是指组织中糖原过多的一组疾病，有多种类型，由遗传性酶的缺陷或糖原结构异常所致。糖原贮积症主要表现为肝大、低血糖，共分 10 型，包括 Ⅰa 型（葡萄糖 -6- 磷酸酶缺乏）及更罕见的 Ⅰb 型（G-6-P 微粒体转移酶缺乏）、Ⅲ型、Ⅵ型和伴 X 染色体与常染色体隐性遗传的磷酸酶 b 激酶缺乏。

Ⅰ型糖原贮积病：临床最常见，由于缺乏葡萄糖 -6- 磷酸酶，不能将 6- 磷酸葡萄糖水解为葡萄糖。主要临床表现：①空腹诱发严重低血糖。该型患者出生后即出现低血糖、惊厥以致昏迷，长期低血糖影响脑细胞发育，智力低下，多于 2 岁内死亡；②伴酮症和乳酸性酸中毒；③高脂血症：臀和四肢伸面有黄色瘤，向心性肥胖，腹部膨隆，体型呈"娃娃"状；④高尿酸血症；⑤肝细胞和肾小管上皮细胞大量糖原沉积，新生儿期即出现肝脏肿大、肾脏增大，当成长为成人，可出现单发或多发肝腺瘤、进行性肾小球硬化、肾衰竭；⑥生长迟缓，形成侏儒状态。

Ⅱ型糖原贮积病：全身组织均有糖原沉积，尤其是心肌糖原浸润肥大明显。婴儿型最早于出生后 1 个月发病，很少生存到 1 岁，面容似克汀病，舌大、呛咳、呼吸困难，2 岁前死于心肺功能衰竭。青少年型主要表现为进行性肌营养不良，成人型表现为骨骼肌无力。

Ⅲ型糖原贮积病：堆积多分支糖原，又称界限糊精病。主要表现：①低血糖，较Ⅰ型轻微；②肝大，可发展为肝纤维化、肝硬化；③生长延迟。

Ⅳ型糖原贮积病：堆积少分支糖原，又称支链淀粉病。肝大、肝硬化、生长障碍、肌张力低，如初生婴儿有肝硬化者应除外本病。患者多于 1 周岁内死于心脏和肝衰竭。

Ⅴ型糖原贮积病：因肌肉缺乏磷酸化酶，患者肌肉中虽有高含量糖原但运动后血中少或无乳酸。多青少年发病，中度运动不能完成，小量肌肉活动不受限制，肌肉易疲劳，肌痉挛，有肌球蛋白尿。

Ⅵ型糖原贮积病：主要表现为肝大，低血糖较轻或无。

Ⅶ型糖原贮积病：运动后肌肉疼痛痉挛，有肌球蛋白尿，轻度非球形红细胞溶血性贫血。

Ⅷ或Ⅸ型糖原贮积病：又称磷酸酶 b 激酶缺乏症，主要表现为肝大，有空腹低血糖，生长迟缓，青春期自行缓解。

Ⅹ型糖原贮积病：主要表现为肝脏、肌内糖原沉积，肝脏肿大，空腹低血糖肌肉痉挛，一定程度智力低下。

O 型糖原贮积病：又称为糖原合成酶缺乏，患者通常出现空腹低血糖、高血酮、肌肉痉挛和一定程度的智力障碍，易与低血糖性酮症相混淆。

本病例患者应该是Ⅷ型，磷酸酶 b 激酶缺乏型，有肝大、空腹低血糖、血脂升高、尿酸升高、生长迟缓等表现。肝脏穿刺活检葡萄糖 -6- 磷酸酶活性降低，细胞核内有大量糖原沉积。对于低血糖可通过控制饮食，部分患者在长期治疗后可获得正常生长发育，即使在成年后停止治疗也不再发生低血糖等症状。对于智力低下的患者，应教会家长如何观察低血糖先兆及处理，强调预防感染、适当锻炼身体的必要性；需门诊复查，定期随访。

（段惠春　卢利霞）

参考文献

[1]Cuglievan B, Menegaz B A, DePombo A, et al.A pediatric patient with glycogen storage disease type Ⅰa and castleman disease.Pediatric blood and cancer, 2017, 64（8）：1-2.

[2]Kim G Y, Lee Y M, Kwon J H, et al.Glycogen storage disease type Ⅰa mice with less than 2 % of normal hepatic glucose-6-phosphatase-α activity restored are at risk of developing hepatic tumors.Molecular genetics and metabolism, 2017, 120（3）：229-234.

[3]Jackson K L, Stocchi L, Duraes L, et al.Long-term outcomes in indeterminate colitis patients undergoing ileal pouch-anal anastomosis：function, quality of life, and complications.Journal of Gastrointestinal Surgery, 2017, 21（1）：56-61.

[4] 蔡秋程，杨芳，张小进，等 . 儿童心脏死亡捐肝移植治疗儿童肝糖原累积症一例 . 中华肝胆外科杂志，2013，19（8）：600-605.

[5] 吴群,焦建中,夏婷婷 . 肝糖原累积病 1 例 . 西北国防医学杂志,2010,31（2）：94.

病例 22　射波刀联合 TACE 治疗有扩张型心肌病的 HCC 并肝内转移

一、病历摘要

患者男，67 岁，主因"胸闷、气短 1 个月"就诊。患者于入院前 1 个月无明显诱因出现胸闷、气短，在外院进行心脏彩超诊断为"扩张型心肌病"，存在慢性心力衰竭；行腹部 MRI 提示肝右后叶下段内多发占位性病变，多考虑为肝癌伴周围多发子灶形成。为进一步诊治以"扩张型心肌病""肝占位性病变"收住笔者所在医院。既往有乙肝病毒感染病史 20 年，8 年前诊断为乙肝肝硬化。无家族遗传性疾病史。

专科查体：T：36.6℃，P：77 次 / 分，R：19 次 / 分，BP：108/66mmHg。慢性肝病面容，无肝掌及蜘蛛痣，全身浅表淋巴结未触及肿大。心脏叩诊心界明显扩大，第一心音强弱不等，律不齐。全腹平软，右上腹轻压痛，无反跳痛及肌紧张。肝脾肋下未及，移动性浊音阴性，肠鸣音正常。

辅助检查：

1. 腹部 MRI 检查　肝右叶占位性病变（6.6cm×5.6cm），周围可见多个子灶形成，考虑恶性肿瘤性病变（图 5-26）；肝硬化，脾大。

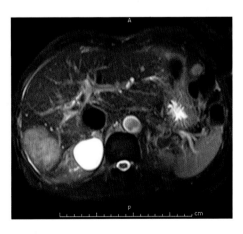

图 5-26　治疗前腹部 MRI

2．肝脏超声造影检查　右肝后叶较大肿瘤（大小约 6.4cm×5.5cm），符合恶性肿瘤造影剂灌注特征。

3．心脏彩超检查　左心扩大，左室收缩功能减低，舒张功能减低，射血分数为 39%，提示扩张型心肌病。

4．心电图检查　心房颤动，心室率为 73 次 / 分。

5．实验室检查　凝血功能提示 PT：17.7s，PTA：53.6%；肝炎系列：HBsAg（+），抗 -HBe（-）；HBV DNA-PCR：$3.16×10^5$ 拷贝 /ml；AFP 37.10μg/L；BNP（心房尿钠肽）：784.5pg/ml。肝功能提示转氨酶、胆红素、白蛋白均正常。

初步诊断：

1．扩张型心肌病　慢性心力衰竭　心功能Ⅲ级。

2．原发性肝细胞癌并肝内转移（BCLC 分期 B 级，PS 评分：1 分）。

3．乙肝肝硬化代偿期（Child-Pugh A 级）。

4．心律失常　心房颤动。

5．慢性乙型病毒性肝炎（HBeAg 阴性）。

诊疗经过：患者以"胸闷、气短"为首发症状就诊，扩张型心肌病诊断明确，给予口服"盐酸贝那普利片""螺内酯片"和"呋塞米片"。患者既往有乙肝肝硬化基础，在此基础上发生肝细胞癌变，诊断为肝细胞癌并肝内多发转移。肿瘤多学科会诊认为患者存在扩张型心肌病并发心力衰竭、心律失常等，有手术及介入治疗的禁忌证，且肝癌已有肝内多发转移，建议给予射波刀定位放射；治疗的同时口服"索拉菲尼""替比夫定"，皮下注射"胸腺肽 $α_1$（日达仙）"。术后患者无明显不适，出院 3 个月、6 个月后两次复查 MRI 肝癌瘤体由治疗前的 6.6cm×5.6cm 缩小到 2.8cm×3.5cm（图 5-27），AFP 正常。1 年后复查 MRI 提示肝右叶原瘤体较前有所增大（3.2cm×3.5cm），瘤体边缘少许血供，肝右后叶上段异常信号影（1.2cm×1.5cm，图 5-28），考虑肝恶性肿瘤。肝右前叶上段异常信号影及左外叶异常信号影，未见异常血供，考虑为硬化结节。但超声造影提示肝右叶原瘤体大小为 5.6cm×4.9cm，肝右后叶考虑新生物。当时，患者无胸闷、气短，心功能Ⅱ级，心率稳定，故行选择性肝动脉造影见肝右动脉及其分支增粗，走行迂曲，分支增多，可见较多病理血管显示，实质期以肝右叶为著，可见多发结节状及斑片状染色增浓病灶，考虑肝右叶癌并多发子癌灶。遂行肝动脉化疗栓塞术，术后患者恢复良好。出院后继续综合治疗，多次系统复查见肝右叶原瘤体明显缩小，肝内数个强回声病灶考虑硬化结节（图 5-29）。HBV DNA 低于最低检测线，AFP 降至正常，BNP 明显降低，凝血功能尚可，mRecist 评估 CR，肝功能 Child-Pugh A 级，BCLC 分期为 A 期。随访 2 年，患者存活，病情平稳。

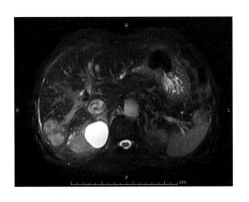

图 5-27　射波刀术后 4 个月腹部 MRI

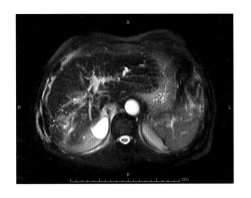

图 5-28　射波刀术后 8 个月腹部 MRI

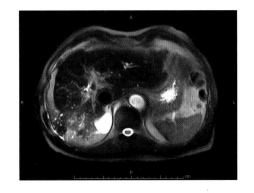

图 5-29　TACE 术后 2 个月腹部 MRI

最后诊断：

1．肝细胞癌并肝内多发转移（TACE、射波刀治疗术后，BCLC 分期 A 级，mRecist 评估 CR，PS 评分：0 分）。

2．扩张型心肌病　慢性心力衰竭　心功能 II 级。

3．肝细胞癌并肝内多发转移 TACE 及射波刀治疗术后。

4．乙肝肝硬化代偿期（Child-Pugh A 级）。

5．心律失常　心房颤动。

6．慢性乙型病毒性肝炎（HBe-Ag 阴性）。

确诊依据： ①患者主要临床表现为"胸闷、气短 1 个月"，病程短；②患者既往有乙肝病毒感染及乙肝肝硬化病史；③肝病面容，心脏叩诊心界明显扩大，第一心音强弱不等，律不齐，右上腹轻压痛；④院内外心脏彩超诊断为"扩张型心肌病"。腹部 MRI 提示肝右后叶肝癌伴周围多发子灶形成，肝硬化，脾大，肝脏超声造影检查提示肝占位符合恶性肿瘤造影剂灌注特征，肝动脉造影提示肝右叶肝细胞癌并肝内多发转移；⑤凝血功能提示 PT：17.7 秒，PTA：53.6%；HBV DNA-PCR：3.16×10^5 拷贝/

ml；AFP：37.10μg/L；BNP：784.5pg/ml。给予抗心力衰竭、抗病毒、免疫调节、肿瘤靶向、射波刀放疗、肝动脉栓塞化疗等综合治疗，肝癌瘤体明显缩小，反复系统复查，肝瘤体无复发。随访患者2年仍存活，病情平稳。

二、分析与讨论

中、小肝细胞癌的治疗认为如有手术指征首选外科切除，但临床中发现多数肝细胞癌（HCC）有肝硬化背景，肝功能基础差，发现病变时已有肝内转移，或病变太大，或因有严重的心肺功能障碍无法耐受手术而选择其他治疗方式。故对于不宜进行外科手术的肝细胞癌，放疗、TACE、免疫调节、分子靶向等综合治疗方法成为治疗的合适选择。

随着高强度放射疗法（IMRT）技术的发展和应用，IMRT已经成为治疗中晚期HCC的主要方式之一，可为放疗患者提供完美的靶区剂量覆盖，具有更好的预后和更少的损伤。而作为IMRT方法之一的立体定向放疗（射波刀），在不宜实施外科手术的HCC上发挥着更重要的作用。射波刀技术属于精确放疗，采用单次大剂量分割，通过持续肿瘤追踪技术能使肿瘤靶区缩小，提高肿瘤局部照射剂量，有效抑制肿瘤细胞再增生，减少了正常组织器官的损伤，降低放疗的急慢性毒副反应。TACE能抑制肿瘤新生侧支血管的生成，使肿瘤细胞进一步缺血坏死，尤其该方法具有可反复操作、疗效好、创伤小等特点。已有研究报道，射波刀与TACE相结合治疗HCC可以起到优势互补的作用。这两种方法的联合使用均可以避免对HCC周围的正常组织和脏器的较大损害，尤其对于心力衰竭、心房颤动等心脏病患者是优先选择的方法。当然，对于有心力衰竭且有病毒感染的HCC患者，抗心力衰竭、抗病毒、免疫调节、分子靶向等治疗也是必不可少的，对于限制HCC增长、控制病情进展具有重要意义。

本例患者有乙肝肝硬化背景，因扩张型心肌病并发心力衰竭在心内科就诊时行肝脏MRI发现中等大小的癌灶并肝内转移。虽然入院后评估肝功能为A级，且肝硬化处于代偿期，仍因有严重的心脏问题（心脏彩超提示射血分数为31%）不能耐受麻醉，无法行手术及相关侵入性治疗，给予改善心功能治疗的同时行射波刀定位放疗以及分子靶向、免疫调节、抗病毒治疗，病情得以稳定，控制了肿瘤进展速度。定期复查期间又发现原HCC复发及其周围小癌灶。此时，心功能较前明显改善，立即行TACE，再次有效控制了HCC的复发及转移。出院后继续进行分子靶向、免疫调节、抗病毒治疗，定期复查。随访2年肝脏未见明确新发癌灶，肝功能、心功能均稳定，HBV病毒载量低于检测值，患者生活质量明显改善。

综上所述，对于有扩张型心脏病及心力衰竭的中等以上无法手术的HCC，应给予射波刀定位放疗和TACE联合治疗，同时再给予免疫调节、分子靶向、抗病毒等药物综合治疗，是控制 HCC 复发及转移的有效方案。

（郑 英 何毅刚）

参考文献

[1]Chang Y，Yang Z Y，Li G L，et al.Correlations between radiation dose in bone marrow and hematological toxicity in patients with cervical cancer：a comparison of 3DCRT，IMRT，and rapid ARC.Int J Gynecol Cancer，2016，26（4）：770-776.

[2] 张新红，康静波，朱奇，等. 射波刀与伽马刀治疗局部晚期胰腺癌的比较. 中国医学装备，2016，13（7）：70-73.

[3] 鹿红，李兵，朱锡旭，等. 射波刀治疗颅内病变的初步体会. 南京医科大学学报（自然科学版），2010，30（9）：1318-1320.

[4]Lim C，Bhangui P，Salloum C，et al.Impact of time to syrgery in the outcome of patients with liver resection for BCLC 0-A stage hepatocellular carcinoma.J Hepatol，2018，68（1）：100-108.

[5]Sacco R，Tapete G，Simonetti N，et al.Transaterial chemoembolization for the treatment of hepatocellulai carcinoma：a review.J Hepatocell Carcinoma，2017，27（4）：105-110.

[6]Rio E，Mornex F，Peiffert D，et al.Hepatic tumors and radiotherapy. Cancer Radiother，2016，20（Suppl）：S174-178.

[7]Lee T Y，Lin C C，Chen C Y，et al.Combination of Transcatheter arterial chemoembolization and interrupted dosing soarfenib improves patient survival in early-intermediate stage hepatocellular carcinoma：A post hoc analysis of the START trial.Medicine（baltimore），2017，96（37）：e7655.

[8]Finn R S，Zhu A X，Farah W，et al.Therapies for Advanced Stage Hepatocelluiar Carcinoma with Macrovascular invasion or Metastic Disease：a Systematic Review and Meta-analysis. Hepatology：Official Journal of the American Association for the Study of Liver Diseases，2018，67（1）：422-435.

病例 23 肝结核合并腹腔淋巴结结核

一、病历摘要

患者男，19岁，主因"上腹胀痛20余天"就诊。患者于入院前20天无明显诱因出现上腹胀痛，伴低热、纳差、体重下降（约3kg），无反酸、烧心、恶心、呕吐、黑便，无咳嗽、咳痰等症状。为进一步诊治，以"腹痛待查"收住笔者所在医院。患者4年前因腹腔积液，当地医院考虑"腹膜炎"，给予中药治疗。既往无急慢性传染病史，无外伤手术史，否认家族遗传性疾病史。

专科查体：T：36.2℃，P：77次／分，R：19次／分，BP：108/66mmHg。全身皮肤及巩膜无黄染，双肺呼吸音清，心脏听诊无异常。左侧腹股沟可触及肿大淋巴结，质中，活动度尚可，无触痛。腹肌紧张，肝区叩击痛，移动性浊音可疑阳性。

辅助检查：

1. 腹部B超检查 肝实质回声光点略增粗增强，分布不均匀，肝左叶探及范围约4.7cm×2.4cm略低回声，内部回声不均匀，见以强回声及小的无回声；胰腺周围探及数个低回声，界限清楚，形态规则，内部回声欠均匀，考虑炎性渗出可能；胰头后方低回声，考虑肿大淋巴结可能；腹腔积液少量。

2. 超声胃镜检查 胰腺头部可见一囊性团块，约2.2cm×3.3cm，内部回声不均匀，胰管无扩张，病变未侵犯周围脏器，周围有两枚大小分别为1.0cm×1.5cm及0.6cm×0.8cm肿大淋巴结（图5-30）。

3. 上腹部增强CT检查 胰腺头体部占位，多考虑胰头占位性病变,并胰周、腹膜后、肝脏侵犯及转移，腹腔内少量积液。

4. MRCP检查 肝左叶外侧段内见多发团片状异常信号影，呈长T_1、长T_2信号影，大小约2.5cm×2.8cm，边界欠清晰，DW_1上呈高信号；胰头体周围可见数个结节状等长T_1，稍长T_2信号影，部分融合成块，大小约3.4cm×7.4cm，边界欠清晰，DW_1上呈高信号（图5-31）；腹膜后腹主动脉瓣可见多发大小不一的淋巴结，DW_1上呈高信号，考虑为感染性病变，肝结核及胰周淋巴结结核可能性大。

5. 胃肠镜检查 未见明显异常。

6. 实验室检查 血常规、肝肾功能、血沉等无明显异常，结核抗体IgG阳性。腹腔积液化验提示：总蛋白52.4g/L，Rivalta试验阳性，WBC 2880×10^6/L，淋巴细胞比例40%，腺苷脱氨酶（ADA）34.3U/L，AFP、CEA、CA-199均为阴性；腹腔积液细胞学检查可见淋巴细胞、单核细胞及中性粒细胞，偶见间皮细胞，未见肿瘤细胞。PPD 试验强阳性（直径达 25mm），结节表面及周围瘙痒。结核杆菌特异性细胞免疫检测及 T-Spot（T 细胞斑点试验）结果均阳性。

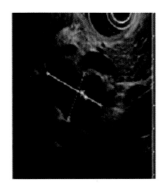

图 5-30　治疗前胃镜下胰腺
　　　　　超声表现

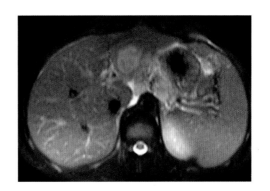

图 5-31　治疗前 MRCP 成像

初步诊断：

1．肝脏及腹腔淋巴结结核。

2．胰腺囊肿。

诊疗经过：该患者各项影像学检查虽提示有肝脏和胰腺占位性病变，但并没有明确的恶性占位的特征，且 AFP、CEA、CA-199 均为阴性，腹腔积液未检出癌细胞，考虑肝及腹腔淋巴结结核可能性大，建议患者行肝脏穿刺，但患者拒绝行该项检查。经与患者及其家属充分沟通，签"知情同意书"后给予试验性抗结核治疗（"异烟肼"0.3g、"利福平"0.45g、"吡嗪酰胺"0.75g、"乙胺丁醇"0.75g，1 次／日），同时给予营养支持和免疫调节等对症治疗。4 周后上腹胀痛明显缓解，发热、纳差等症状消失，体重略增加，6 个月后复查上腹部 MRI 提示肝脏病灶明显缩小（图 5-32）。

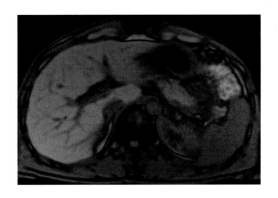

图 5-32　抗结核治疗 6 个月后 MRI 成像

最后诊断：

肝结核。

确诊依据：①主要临床表现为"上腹胀痛 20 余天，伴低热、乏力、消瘦、纳差"，病程短；②左侧腹股沟可触及肿大淋巴结，质中，活动度尚可，无触痛，腹肌紧张，移动性浊音可疑阳性；③腹部 B 超和 MRCP 检查提示肝左叶炎性病变，肝结核可能，腹部 B 超、CT、MRCP 均提示腹腔多发肿大淋巴结；④PPD 试验强阳性，结核抗体 IgG、结核杆菌特异性细胞免疫检测及 T-Spot 均阳性，ADA 增高；⑤腹腔积液为渗出液，WBC $2.88 \times 10^9/L$，可见淋巴细胞、单核细胞及中性粒细胞；⑥试验性抗结核治疗有明显效果。

二、分析与讨论

肝结核是肝脏感染结核杆菌引起的一种临床少见的肺外结核性疾病，原发和继发的肝结核均极为少见。据文献报道，有 0.84%～5% 的活动性肺结核患者合并有肝结核，在急性粟粒性肺结核尸检中 76%～100% 的患者存在肝脏受累。肝结核患者没有明显的临床表现，缺乏特异的症状和体征，容易被其他器官的结核症状所掩盖，影像学表现也多种多样，故临床上肝结核的诊断和鉴别诊断较困难，容易漏诊、误诊。

肝结核往往起病隐匿，常继发于肺、胃肠道等脏器的结核杆菌感染。结核杆菌主要通过血行播散感染肝脏，主要有 3 种途径：①经肝动脉感染，常见于血行播散性结核；②经门静脉感染，多见于消化道结核如食管结核、肠结核、肠系膜结核等；③经淋巴管、胆管或邻近病灶直接感染。本例患者 4 年前有"腹腔积液，腹膜炎"病史，考虑肝脏结核病灶可能继发于结核性腹膜炎。肝脏的 Kupffer 细胞含量丰富、再生修复能力强大，胆汁对结核杆菌的生长也有一定的抑制作用，因此，肝脏感染结核杆菌不一定发生肝结核。但是，当大量结核菌侵入肝脏，或机体免疫力降低，或肝脏自身出现病变时，肝结核极易发病。肝结核目前尚无统一的分型标准，依照发病部位可分为实质型、浆膜型及结核性胆管炎型；依照影像表现又可分为结节型、粟粒型和结核瘤型。

肝结核病可表现为腹胀、肝大、肝区疼痛，偶有腹腔积液和（或）黄疸，同时可伴有发热、盗汗、纳差、消瘦、乏力等全身表现。由于本病不易找到肝外结核灶，又缺乏特异性临床表现，对于上述临床表现原因不明，或高度怀疑结核病的患者需考虑进行相关实验室检查、影像学检查以辅助诊断，必要时进行试验性抗结核治疗。

在实验室检查方面，多可见有血沉增快，碱性磷酸酶、ADA 升高，结核抗体 IgG、结核杆菌特异性细胞免疫检测及 T-Spot 阳性，PPD 试验阳性等。如有腹腔积液，可行腹腔积液生化和细胞学检查，腹腔积液呈渗出液，白细胞增多（> $500 \times 10^6/L$），以淋巴细胞增多为主，总蛋白含量> 30g/L，ADA 升高，Rivalta 试验呈阳性。本例患者临床表现虽然不是十分典型，但有腹膜结核可疑病史，实验室检查提示腹腔积液为渗出液，白细胞显著增多，淋巴细胞百分比达 40%，ADA 明显升高，PPD 试验、结核杆菌特异性细胞免疫检测及 T-Spot 结果均为阳性，可考虑腹腔结核性腹膜炎，可能是肝结核的原发疾病。

其次，腹部 B 超、CT 和 MRI 等检查在肝结核的诊断中非常重要。肝结核的影像学表现复杂多变，不同病理类型的影像学表现也各有差异，无明显特异性，对细小病灶分辨较差，容易导致漏诊。而本例患者的腹部 B 超和 MRCP 均提示肝左叶占位及腹腔淋巴结肿大，为本病的诊断提供了间接依据。故肝结核病虽然少见，但肝脏影像学检查有占位病变的患者应想到本病的可能性。在超声引导下行肝脏穿刺或淋巴结穿刺活检是确诊肝结核的重要手段，组织中发现结核性肉芽肿和（或）干酪样坏死，涂片发现抗酸杆菌即可基本确诊，但在病变早期可能仅表现为非特异性慢性炎症；另外，肝脏穿刺作为一个有创检查，不易被患者接受：这两点是肝结核不易被确诊的关键。我们报道的本例患者拒绝行肝脏穿刺，未取得本病诊断的直接依据。

再者，试验性抗结核治疗也是确诊本病的重要方法之一，在临床的最后确诊中显得极为重要和关键，需严格遵循"早期、联合、适量、规律、全程"的治疗原则。该患者经口服"异烟肼""利福平""吡嗪酰胺""乙胺丁醇"联合治疗 6 个月后，临床症状消失，再次来笔者所在医院行 MRI 检查提示肝脏病变及腹腔肿大淋巴结均消失。

综上所述，肝结核缺乏典型临床症状，相关实验室和影像学检查无特异性诊断的间接和直接证据，肝脏穿刺又不易被患者接受，故诊断较为困难，易漏诊或误诊。通过对本例肝结核的诊治和相关文献回顾，我们认为对肝结核的诊断一定要结合临床症状、实验学和影像学检查结果及试验性抗结核治疗等方面进行综合分析、观察、判断和确诊。临床医生如遇到此类患者一定要全面考虑，在排除良恶性肿瘤的前提下进行全面化验、检查和试验性治疗，以免误诊和漏诊。

（于晓辉　王兆林）

参考文献

[1]Shastri M, Kausadikar S, Jariwala J, et al.Isolated hepatic tuberculosis：an uncommon presentation of a common culprit.The Australasian medical journal, 2014, 7（6）：247.

[2] 邱乾德，郑祥武，许崇永. 浆膜型肝结核的 CT 诊断价值. 中华消化杂志，

2010（3）：204-205.

[3] 马红霞，张喆，郭佑民．腹部结核的 CT 表现与鉴别．中国防痨杂志，2012，34（1）：45-52.

[4] 李炳杰．28 例肝结核诊治分析．中国实用医药，2011，6（1）：78-79.

[5]Hafezi A M, Teimouri H, Alizadeh S. The liver Metastatic Adenocarcinoma of Colorectal Cancer With Synchronous Isolated Hepatic Tuberculosis.Hepatitis monthly, 2013, 13（5）：e9844.

[6]KIM H, Ousadden A, Ankouz A, et al.Isolated liver tuberculosis abscess in a patient without immunodeficiency：A case report.World journal of hepatology, 2010, 2（9）：354.

[7] 秦权林，肖开银．易与肝肿瘤混淆的肝结核 16 例诊治分析．临床误诊误治，2009，22（3）：31-32.

[8]Yu H Y, Sheng J F.Liver tuberculosis presenting as an uncommon cause of pyrexia of unknown origin：positron emission tomography/computed tomography identifies the correct site for biopsy.Medical Principles and Practice, 2014, 23（6）：577-579.

病例 24　实时超声造影诊断肝内胆管细胞囊腺癌

一、病历摘要

患者男，60 岁，主因"上腹部胀痛 9 天"就诊。患者于入院前 9 天因进油腻饮食后出现上腹部胀痛，以左上腹为著，疼痛剧烈，持续无缓解，肩背部无放射性疼痛，无恶心、呕吐、高热、寒战，皮肤及巩膜无黄染，遂前往当地医院就诊，入院后给予抗感染、抑酸、营养支持及补液等治疗后症状缓解出院。5 天前进食后再次出现上述症状，为求进一步诊治在笔者所在医院门诊就诊，腹部 B 超检查提示肝左叶占位性病变，随后收住入院。既往有糖尿病史 5 年，血糖控制良好，无病毒性感染性疾病和家族遗传性疾病，无饮酒史，无药物过敏史，近期未服用对肝脏损伤的药物或食物。

专科查体：T：36.1℃，P：70 次／分，R：20 次／分，BP：110/70mmHg。全身皮肤巩膜无黄染，无肝掌、蜘蛛痣，全身浅表淋巴结未触及肿大，心肺正常。腹部稍膨隆，未见肠型及蠕动波，无腹壁静脉曲张，上腹部剑突下轻压痛，无反跳痛，剑突下可触及囊性包块，质软、边界不清、活动欠佳。

辅助检查：

1. 上腹部 CT 检查　肝左叶巨大不规则囊性占位，无明显分隔，未见明显实性组织成分（图 5-33），肝囊肿可能。

2. 上腹部 MRI 检查　肝左叶巨大不规则囊性占位，可见多房分隔（图 5-34），多考虑为血管瘤。

3. 二维超声检查　肝左叶巨大囊性包块，大小约为 12.5cm×10.6cm×8.2cm，边界清晰，壁厚，内可见多房分隔及结节状凸起（图 5-35A），多房分隔内并可见多发粗钙化或结石（图 5-35A），彩色多普勒显示内分隔可见丰富血流信号（图 5-35B）。

4. 超声造影检查　显示注入造影剂 18 秒后动脉相囊壁以及囊内分隔和实性成分呈高增强（图 5-36 箭头所指），31 秒达峰，随后造影剂开始廓清，门脉相及延迟相显示为低增强（图 5-36），提示肝内胆管细胞囊腺瘤（癌）可能。

5. 实验室检查　肝炎系列和自身抗体均阴性，血常规正常，肝功能提示 ALT 升高（152U/L）；肿瘤标志物提示 AFP、CEA 正常，CA-199 升高（1122U/ml）。

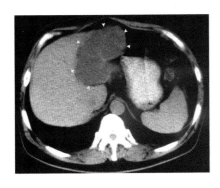

图 5-33　CT 显示肝左叶巨大囊性占位（箭头所示），未见明显

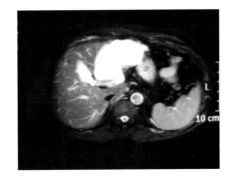

图 5-34　MRI 显示肝左叶多房囊性占位分隔及实性成分

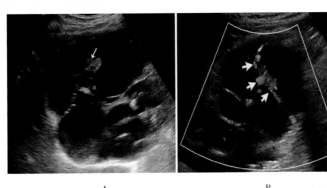

A　　　　　　　　　　　B

A—显示内部分隔增厚及结节状凸起（箭头）；

B—彩色多普勒显示内部分隔上可见丰富血流信号（箭头）

图 5-35　二维超声显示肝多房囊性占位

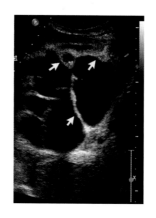

图 5-36　超声造影

初步诊断：

肝左叶实质性占位，肝囊肿？血管瘤？

诊疗经过： 经与患者及其家属充分沟通，随即转入肝胆外科行手术切除。术中见左肝呈暗红色，布满结节状囊性肿块突出肝脏表面，肿块张力较高。切开肿块，吸出大量深黄色液体，囊内可见数十枚灰黑色米粒至黄豆大小的结石。镜下显示多个扩张呈囊状的胆管，其中见部分管腔内大小不等多分支乳头，细胞异形，核大小不等（图5-37）。病理活检证实为肝内胆管细胞囊腺癌。

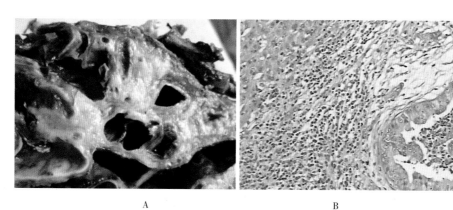

A—镜下显示囊腺癌肿瘤组织呈中分化乳头状生长（HE，×100）；
B—大体标本切片显示多房囊肿
图 5-37

最后诊断：

肝内胆管细胞囊腺癌。

确诊依据： ①主要临床表现为"上腹胀痛9天"，病程较短；②剑突下可触及囊性包块，质软，边界不清，活动欠佳；③CA-199升高；④胃肠镜检查未见占位性病变；

⑤CT、MRI、腹部 B 超检查均提示肝左叶占位性病变，超声造影提示为肝内胆管细胞囊腺瘤（癌）可能；⑥手术及病理证实肝内胆管细胞囊腺癌。

二、分析与讨论

肝内胆管细胞囊腺癌是一种非常罕见的恶性囊性肿瘤，发病率约为 0.41%。自 1943 年首次报道以来，文献极其少见。大多数胆管细胞囊腺癌是来源于肝内胆管细胞的原发恶性肿瘤，但也有研究认为其由先天性肝内胆管细胞的变异、良性囊腺瘤或胆管的慢性病变发展而来。

胆管细胞囊腺癌的症状包括腹痛、感染、消化不良、厌食、恶心、呕吐，偶可有因为胆管压迫引起的黄疸。大多数癌症患者可无任何临床症状，仅因为可触及上腹部包块就诊。本例患者就无明显黄疸症状，而仅有腹痛和可触及的上腹部包块。由于对该病缺乏足够的认识以及无典型临床症状，经常被误诊为肝脓肿、肝包虫囊肿或转移性肿瘤囊性变，有时候甚至仅仅诊断为肝囊肿。由于与胆管细胞囊腺瘤具有相似的临床表现和影像学特征，因此，很难与之相鉴别。文献报道囊腺瘤多见于女性，而 38%～44% 的囊腺癌发生于男性。Choi 等报道囊腺瘤更常见于肝左叶，多数胆管细胞囊腺癌体积巨大，最大直径常常大于 10cm，通常在 3.5～25cm。

影像学检查在术前鉴别诊断中起着非常重要的作用。CT 表现为肝内低密度肿块，其内可见分隔及结节状凸起，增强 CT 可见分隔及外壁的造影剂增强。然而，本例 CT 仅可见肝左叶巨大不规则囊性病灶，未见明显分隔及实性成分，而超声却显示明显内部分隔和丰富血流信号。文献也曾经报道，在部分病例中超声能明确显示病灶的内部分隔而 CT 未能显示。由于本病例未行增强 CT，其增强模式和特征未能观察，但仅就常规检查而言，超声在囊性病灶内部分隔的观察上要比 CT 更加敏感，因此，在显示囊性病灶的形态上要优于 CT。由于 MRI 能显示组织结构的细微差别和囊液的特征，因此，在肝脏局灶性病变的鉴别诊断中具有非常重要的价值。本例 MRI 可显示不规则的囊性病灶和内部分隔，然而笔者所在医院依然没有做出胆管细胞囊腺癌的诊断，究其原因还是对本病的认识不足。为了更加详细地了解和分析病灶的造影剂增强特征，我们进行了超声造影检查，动脉相显示囊壁和内部分隔以及结节状凸起呈高增强，并在动脉相晚期达到峰值，造影剂随即开始廓清，在门脉相及延迟相呈现低增强。我们结合本例的超声造影增强特征，并与文献报道的 CT 增强特征相比较，做出了肝内胆管细胞囊腺癌的初步诊断，并经手术病理证实，而动脉相的高增强和延迟相的低增强则是肝脏恶性肿瘤的典型特征。然而，也有人报道过一例良性肝内胆管细胞囊腺瘤的超声造影特征，动脉相病灶囊壁、内部分隔以及其内实性凸起呈高增强，门脉相和延迟相也呈低增强，这提示我们仅仅依靠超声造影的增强特征来鉴别良性胆管细胞囊腺瘤和恶性胆管细胞囊腺癌是不可能的。

除了以上影像学特征，有文献报道肝内胆管细胞囊腺癌可出现 CA-125 和 CA-199 的升高，本例 CA-199 就明显升高。大多数病例大体标本可见巨大单房或多房囊性病灶，并可见囊壁呈结节状凸向囊腔，有清亮淡黄色黏液样液体充满囊腔。如果合并囊内出血囊液可呈咖啡色；如果囊肿与肝内胆管相通，囊液可呈现胆汁样改变。镜下可见中分化囊腺癌呈乳头样生长，乳头状结构由单层柱状上皮细胞或假复层柱状上皮细胞排列而成。肿瘤细胞表现为极性消失，胞核增大，以及异形性和病理有丝分裂象。尽管经皮肝脏穿刺活检可以获得明确诊断，但文献报道依然认为有诱发腹腔种植转移的风险。

当 CT 或超声显示肝脏囊性病灶囊壁上有结节状凸起时，应该考虑到胆管细胞囊腺癌的可能。当然，单纯从影像学上区分良性胆管细胞囊腺瘤和恶性胆管细胞囊腺癌是非常困难的。文献报道肿瘤标志物 CA-125 和 CA-199 在胆管囊性肿瘤的血清和囊液中是升高的，因此，血清 CA-125 和 CA-199 的升高在胆管细胞囊腺肿瘤的良恶性鉴别诊断中，以及在判断肿瘤的进展中具有非常重要的临床意义。

综上所述，由于胆管细胞囊腺癌可以没有任何临床症状，因此，当肝内发现较大囊性病灶，尤其当 CA-125 和 CA-199 升高时，一定要考虑到胆管细胞囊腺癌的可能。同时我们要清楚，单纯依靠影像学手段明确诊断也是非常困难的，而超声造影由于能够显示囊壁、内部分隔及囊内实性成分的造影剂增强特征，因而可以提供非常有用的诊断信息。

（任小龙　王秀丽）

参考文献

[1]Xu H X, Xie X Y, Lu M D, et al.Unusual benign focal liver lesions. Journal of Ultrasound in Medicine, 2008, 27（2）：243-254.

[2]Salerno S, Florena A M, Romano I, et al.Multifocal biliary cystadenocarcinoma of the liver：CT and pathologic findings.Tumori, 2006, 92（4）：358-360.

[3]Park K H, Kim J S, Lee J H, et al.Significances of serum level and immunohistochemical stain of CA-199 in simple hepatic cysts and intrahepatic biliary cystic neoplasms.The Korean journal of gastroen-

terology.Taehan Sohwagi Hakhoe chi，2006，47（1）：52-58.

[4] 张宏春，耿喆 . 增强 CT 扫描与超声造影对肝脏占位性病变的临床诊断价值比较 . 实用肝脏病杂志，2016，19（6）：696-699.

[5] 杨先，程文 . 超声造影与增强 CT 对肝脏占位性病变的研究进展 . 实用肿瘤学杂志，2012，26（6）：569-572.

病例 25　肝细胞癌合并肝内胆管细胞癌

一、病历摘要

患者男，40 岁，主因"肝细胞癌术后 5 个月，发现左肝占位 1 个月"就诊。患者于入院前 5 个月因"肝癌"在外院行右肝肿瘤切除术，术后病理为中高分化肝细胞癌。入院前 2 周在手术医院行增强 CT 检查提示肝左叶外侧段低密度占位,考虑肝内转移灶。为进一步诊治以"肝细胞癌术后复发"收住笔者所在医院。既往有乙肝病毒感染病史，长期口服"恩替卡韦"，HBV DNA 呈低复制。有高血压病史，规律口服"氯沙坦钾片"及"苯磺酸氨氯地平片"，血压控制稳定。无家族肿瘤遗传病史。

专科查体：T：36.0℃，P：72 次 / 分，R：18 次 / 分，BP：118/66mmHg。全身皮肤及巩膜无黄染，无肝掌及蜘蛛痣，全身浅表淋巴结未触及肿大。心肺听诊无异常发现，腹软，全腹无压痛、反跳痛及肌紧张。肝脾肋下未及，移动性浊音阴性，肠鸣音正常。

辅助检查：

1. 增强 CT 检查　　肝癌术后改变，肝左外叶近膈顶可见一大小为 2.7cm×3.2cm 结节状低密度病灶，动脉期不均匀强化，延迟期减退。

2. 实验室检查　　血常规提示，WBC：$4.46×10^9$/L，RBC：$4.82×10^{12}$/L，HGB：147.0g/L，PLT：$161×10^9$/L。肝功能提示，ALT：24U/L，AST：37U/L，TBIL：16.8μmol/L，DBIL：5.6μmol/L，ALB：39.6g/L。凝血功能提示 PT：13.6 秒。肝炎系列提示：HBsAg（+），抗 -HBe（+），抗 -HBc（+）。HBV DNA：＜ 50 拷贝 /ml。肿瘤标志物提示，AFP：27.7μg/L，AFP-L3（+），CEA：1.0μmol/L，CA-199：19.1U/ml，PIVKA：62mAU/ml。

初步诊断：

1. 肝细胞癌术后复发（左）。

2. 乙肝肝硬化。

3. 高血压病。

诊疗经过：入院后首先给予抗病毒（恩替卡韦，0.5mg，口服，1次／日）治疗，完善术前检查，在全麻下行左肝肿瘤切除术，术中探查发现一5.0cm×4.0cm肿瘤位于肝左外叶（Ⅱ、Ⅲ段），周围可见数个子灶，最大者直径约3cm，质硬，其余肝未触及肿瘤，肝表面呈轻度小结节肝硬化表现，腹腔内探查未扪及异常及肿瘤种植。术后切除肿瘤所在肝组织肉眼所见：肝左外叶为13.2cm×9.4cm×5.8cm，切面可见2个灰白色肿块，分别为4.2cm×2.6cm、3.9cm×3.7cm。病理诊断：①肿块1为肝细胞癌，粗梁型，Ⅲ级，MVI分级＝M_2；②肿块2为肝内胆管细胞癌，中度分化；③小结节型肝硬化。免疫组化：肿块1：Hep-1（-），Arginase（-），CD10（-），GS（弱+），CD34（+），CEA（+），HBsAg（+），GPC-3（-），SDF-1（-），EGFR（-），PD-1（-），L-FABP（+），SDHB（+），CK7（-），CK19（+），Epcam（-），PDL-1（Dako，22C3）＜1%，可能对PDL-1抑制剂不敏感。肿块2：CK7（-），CK19（+），Muc（+），Hep-1（-），Arginase（-），GS（-），Gly-3（-），L-FABP（+），CD10（-）。术后恢复顺利，达临床治愈标准出院。

最后诊断：

1. 肝细胞癌合并发胆管细胞癌（左，多发）。
2. 乙肝肝硬化。
3. 高血压病。

确诊依据：①主要临床表现为"肝细胞癌术后5个月，发现左肝占位1个月"，病程较短；②既往有乙肝病毒感染、右肝肝细胞癌手术切除及高血压病史；③增强CT检查提示肝左叶外侧段低密度占位；④甲胎蛋白异常及凝血酶原轻度升高；⑤二次手术切除病灶有两个肿块，病理分别为肝细胞癌和肝内胆管细胞癌。

二、分析与讨论

原发性肝癌统指起源于肝细胞和肝内胆管上皮细胞的恶性肿瘤，其中肝细胞癌较多见，胆管细胞癌发生率较低，占原发性肝癌的5%～15%。临床上也曾出现过同时包含两种细胞成分的混合细胞癌，Lissa和Allen将此种情况总结为3种类型，即A型：肝细胞癌和胆管细胞癌生长于肝脏的不同部位，且每个肿瘤均为单一的细胞成分，也称重复癌，此种类型罕见；B型：肝细胞癌和胆管细胞癌相邻生长而相互融合；C型：肝细胞癌和胆管细胞癌在同一种肿瘤中混杂存在。本例患者在左肝内不同部位同时并存两个不同细胞成分的肿瘤，符合重复癌类型表现。该类型病例在国内外报道较为少见，仅有几例报道，对于该病理类型的患者更是缺乏相关的诊断、治疗和预后经验。对于本病例，由于患者病史、术前增强CT（单发病灶）、AFP（轻度升高）、CEA（正常）、CA-199（正常）等资料均未提示肝脏多发病灶及存在肝内胆管细胞癌的可能证据，术中探查未见肝门区淋巴结肿大，因此，术中仅行肝左外叶切除术。但在切除病灶的切面可见两个肿块，病理诊断分别为肝细胞癌和胆管细胞癌，切缘阴性。

另外，该患者为术后复发，考虑肝左外叶多发病灶，且肝内胆管细胞癌恶性程度较高，增加了复发、转移的风险。建议患者随后行预防性肝介入治疗，以探讨和总结该类型患者的可能有效的术后治疗方案，积累相关治疗经验，并密切随访，观察其预后情况。

对肝内胆管细胞癌的诊断，在 CT 表现方面，胆管细胞癌其典型特点为早期强化轻，延迟期强化明显，与肝细胞癌的"快进快出"有明显区别。在超声方面，胆管细胞癌表现为回声增高，这可能与其拥有丰富的间质结缔组织有关。肿瘤标志物方面，CA-199 可异常升高，通过结合 CT、超声、MRI、肿瘤标志物等综合表现可做出胆管细胞癌的诊断。但在临床上，肝内胆管细胞癌往往较难诊断，不是所有病变均符合以上特征。该病例增强 CT 发现肝细胞癌病灶，呈现动脉期不均匀强化，延迟期减退，且 AFP 轻度升高，而并没有提示胆管细胞癌的特征，CA-199 也是正常的。

无论是肝细胞癌还是胆管细胞癌，患者唯一能够获得长期生存的治疗方式仍是手术根治性切除。因此，对于该类型重复癌的患者，若能够接受手术治疗，仍首选外科根治性切除。而对于肝细胞癌术后复发的患者，如病情允许，外科根治性切除仍是其首选的治疗方案。由于胆管细胞癌极易发生淋巴结转移，而肝十二指肠韧带及胰腺周围淋巴结是其主要的淋巴转移途径，因此，对于术前高度怀疑肝内胆管细胞癌的患者，应进行术中肝十二指肠韧带及胰腺周围淋巴结的清扫，力求达到根治性切除，减少术后复发转移的可能。

综上所述，对于肝脏原发性肝癌多发病灶的患者，应警惕存在肝内胆管细胞癌的可能性，并制订出合理的术中及术后治疗方案。

（程树群　李广浩）

参考文献

[1]Erridge S, Pucher P H, Markar S R, et al.Meta-analysis of determinants of survival following treatment of recurrent hepatocellular carcinoma.Br J Surg, 2017, 104 (11): 1433-1442.

[2]Jeong S, Zheng B, Wang J, et al.Transarterial Chemoembolization: A favorable Postoperative Management to Improve Prognosis of Hepatitis B Virus-associated Intrahepatic Cholangiocarcinoma after Surgical Resection.

Int J Biol Sci, 2017, 13（10）: 1234-1241.

[3] 刘嵘, 钱晟, 王建华, 等. 肝细胞癌合并肝内胆管细胞癌 1 例. 中国临床医学, 2006, 13（3）: 367.

[4] 唐敏, 毛谅, 史炯, 等. 继发性肝血色病合并肝细胞癌和肝内胆管细胞癌一例. 中华普通外科杂志, 2016, 31（7）: 610-611.

[5]Xiao J, Zhu J, Liu Z, et al. Role of surgical treatment for hepatolithiasis-associated intrahepatic cholangiocarcinoma: A retrospective study in a single institution. J Cancer Res Ther, 2017, 13（5）: 756-760.

[6]Tsuji T, Hiraoka T, Kanemitsu K, et al. Lymphatic spreading pattern of intrahepatic cholangiocarcinoma. Surgery, 2001, 129（4）: 401-407.

[7] 李学峰, 杨玉菡, 董思言, 等. 肝细胞癌合并肝内胆管细胞癌 1 例. 中国实验诊断学, 2016, 20（2）: 306-307.

[8]Joliat G R, Allemann P, Labgaa I, et al. Treatment and outcomes of recurrent hepatocellular carcinomas. Langenbecks Arch Surg, 2017, 402（5）: 737-744.

[9]Lacaze L, Scotté M. Surgical treatment of intra hepatic recurrence of hepatocellular carcinoma. World J Hepatol, 2015, 7（13）: 1755-1760.

病例 26 内镜下硬化剂和组织胶联合精准治疗肝硬化并发 IGV1 出血

一、病历摘要

患者女, 58 岁, 主因"间断性上腹部胀痛伴呕血、黑便、头晕、乏力、反酸 2 个月余"入院。患者入院前 2 个月无明显诱因出现上腹部胀痛, 感恶心, 呕吐暗红色血液 3 次, 量约 1000ml, 伴头晕、乏力、反酸、嗳气、嗜睡, 随后解黑便, 每天 2～3 次, 量约 500g。无里急后重感, 无黏液脓血便, 无腰背部疼痛, 食欲尚可, 无厌油腻食物。自服"云南白药", 在当地县医院以"上消化道出血"予以对症治疗, 呕血和黑便停止, 但头晕、乏力明显。于入院前 2 天再次出现恶心、呕吐, 呕吐物为鲜血, 量约 800ml, 呈非喷射状, 为进一步诊治以"上消化道出血"收住笔者所在医院。既往有慢性乙型病毒性肝炎病史, 无家族遗传病史。

专科查体：T：37.3℃，P：85次／分，R：19次／分，BP：102/64mmHg。神志清楚，慢性肝病面容，四肢甲床、睑结膜及口唇苍白，呈重度贫血貌。双肺呼吸音清，未闻及明显干湿性啰音。腹平坦，剑突下有压痛，肝脾肋下未触及，无明显叩痛，腹部移动性浊音阴性，扑翼样震颤阴性，双下肢无水肿。

辅助检查：

1. 胃镜检查　胃底大弯侧、后壁静脉曲张成团，呈瘤样改变。胃底大弯近后壁处可见红色血栓头，管壁黏膜菲薄，红色征阳性，曲张静脉最大直径0.8cm，胃底、胃体可见点片状糜烂、黏膜出血斑。考虑：胃底静脉曲张（重度 IGV1）；门脉高压性胃病（图5-38）。

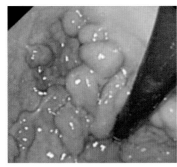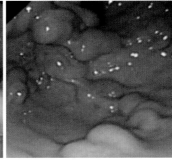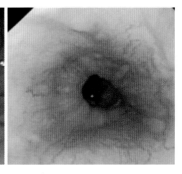

图5-38　术前胃镜

2. 全腹部CT增强＋门静脉重建检查　肝硬化；脾大；腹腔积液；门脉高压－侧支循环形成（食管下段及胃底静脉曲张，脾肾静脉沟通）（图5-39）。

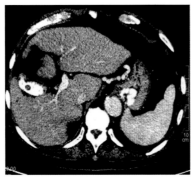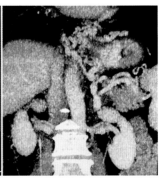

图5-39　术前CTV

3. 腹部B超检查　肝硬化声像；胆囊壁增厚毛糙；胆囊胆汁淤积；脾脏轻度肿大；腹腔积液；胰腺未见明显异常。

4. 实验室检查　血常规提示WBC：$8.65×10^9$/L，NEU%：86.4%，RBC：$1.73×10^{12}$/

L，HGB：52g/L，PLT：286×10^9/L。肝功能提示 TBIL：6μmol/L，DBIL：3.1μmol/L，IBIL：2.9μmol/L，ALB：25.4g/L，A/G：0.71，ALT：16U/L，AST：40U/L，谷草比谷丙：2.5，γ-GT：16U/L，CHE：2508U/L，ALP：51U/L。便潜血：阳性。血氨：70μmol/L。肝炎全套：HbsAg（+），HbeAb（+），HbcAb（+），HBV DNA 2.64×10^{3}U/ml；甲戊肝抗体阴性，丙肝抗体阴性，PT：14.6秒。

初步诊断：

1. 乙肝肝硬化失代偿期（Child-Pugh B级）。

（1）胃底静脉曲张（重度 IGV1）破裂出血。

（2）门脉高压性胃病。

2. 失血性贫血（重度）。

诊疗经过：经抑酸、止血、保肝、抗感染、保持大便通畅、营养支持、维持内环境平衡等对症治疗，患者仍间断解黑便，行内镜下胃底静脉曲张治疗（图5-40）。通过内镜下识读存在的异常分流道，判断曲张静脉流入道、流出道后，为防止异位栓塞，自流入道始沿血管走行逐步进行硬化、组织黏合剂栓塞，将曲张静脉完全填塞（图5-41），血管实变，有效止血。患者好转后出院。分别于术后1周、2个月、6个月、12个月、18个月复查（图5-42至图5-47），恢复良好，至今4年，无再出血发生。

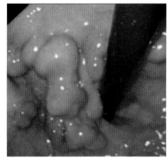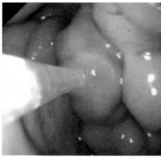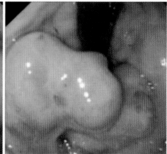

图5-40　术中胃底

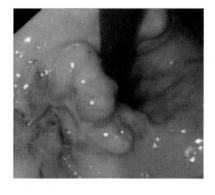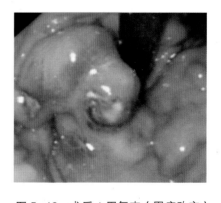

图5-41　术后胃底栓塞后血管铸型　　　　图5-42　术后1周复查（胃底改变）

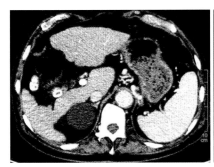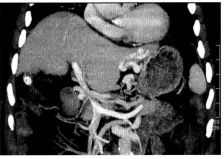

图 5-43 术后 1 周复查 CT 改变

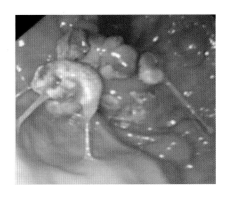

图 5-44 术后 2 个月复查
（胃底静脉排胶）

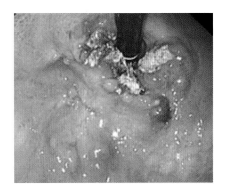

图 5-45 术后 6 个月复查（胃底排胶）

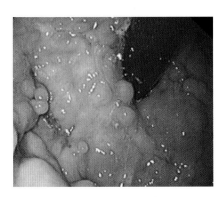

图 5-46 术后 12 个月复查

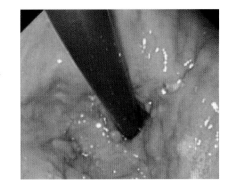

图 5-47 术后 18 个月复查

最后诊断：

1．乙肝肝硬化失代偿期（Child-Pugh B 级）。

（1）孤立性胃底静脉曲张破裂出血。

（2）门脉高压性胃病。

2．孤立性胃底静脉曲张硬化剂、组织胶注射术后。

3．失血性贫血（重度）。

确诊依据：①患者主要临床表现为"间断性上腹部胀痛伴呕血、黑便、头晕、乏力、反酸2个月余"，病程短；②既往有慢性乙肝及肝硬化病史；③肝病面容，重度贫血貌；④HGB：52g/L，A/G倒置；⑤全腹部CT增强加三维重建及胃镜检查均提示肝硬化胃底重度静脉曲张，合并脾肾分流；⑥内镜下给予硬化、组织胶注射治疗后出血停止，预后良好。

二、分析与讨论

孤立性胃静脉曲张（isolated gastric varices，IGV1）是指发生于胃底的静脉曲张，门脉高压患者仅有胃底静脉曲张，而无食管静脉曲张的有5%～12%，但因此型出血量大、凶险，且不易控制，病死率达10%～30%，如不做积极干预，再出血率高达35%～90%，因此受到临床关注。而IGV2是指发生在食管、胃底以外的静脉曲张，可单独存在或伴有其他部位以及食管胃底的静脉曲张；该型曲张静脉发生率低，约占静脉曲张分型的5%。随着内镜下各种治疗技术的开展，尤其是门脉高压内镜下治疗理念的改变，即循曲张静脉走行，改良组织黏合剂（聚桂醇＋组织黏合剂夹心法）对曲张静脉的精准栓塞治疗，明显降低了异位栓塞的发生，IGV1的患者甚至可以达到一次性根治，最大限度降低了此型患者的死亡率和再出血率。

胃镜检查是诊断该病的金标准，但需要结合CT检查了解有无异常分流道，准确评估，做好术前预案；通过内镜下治疗手段，积极预防首次出血，处理急性活动性出血，并预防再出血。新近指南和共识意见明确了内镜下组织黏合剂治疗可用于IGV1的一级预防和二级预防，尤其是急性胃底静脉曲张的出血，最好一次性将曲张静脉闭塞。随着近年来内镜技术的提高，临床应用资料的分析汇总，日益显示内镜注射组织黏合剂是一种安全、快捷的治疗方法。

本例患者我们通过内镜下识读存在的异常分流道，判断曲张静脉流入道、流出道后，自流入道始沿血管走行逐步进行硬化、组织黏合剂栓塞，取得较满意的止血效果，组织黏合剂的出血控制率＞90%，解决了因存在异常分流道而发生异位栓塞的风险，突破了曾经内镜的治疗禁区。应用组织黏合剂治疗IGV1的再出血率多＜15%，部分患者如无法达到一次性根治，一般建议1～3个月后复查胃镜，序贯治疗，并定期随访，多数患者经2～4次注射治疗可以获得曲张静脉消除的效果。由于组织黏合剂本身会引起局部血管炎症及纤维化，仍有部分患者有发生再出血的风险，尤其是组织黏合剂注射剂量偏小及注射不精准，易出现组织黏合剂异位，引起脑、肺、心脏、脾、胰等重要脏器栓塞。如不能完全阻塞血管，脱胶时可能会发生大出血。因此，临床目前常采用组织黏合剂联合硬化剂治疗，治疗过程及手段选择强调个体化，治疗时机选择因病情而异，在做好相应准备的前提下，尽早在内镜下干预止血，同时最大限度防止异位栓塞的发生。术者在手术过程中即可清楚地观察到曲张静脉铸型，这种内镜下治疗方式在断流曲张静脉的同时，很好地保护了肝脏血供及各项功能，且大大降低了治疗成本和患者死亡率，减少了复发的可能。

该患者为乙肝肝硬化 IGV1 导致的上消化道大出血，采取内镜下从胃底静脉曲张流入始向流出道进行组织黏合剂注射治疗后，进行了有效的二级预防，防止再出血，并通过随访、序贯治疗，消除了胃底曲张静脉，达到了有效治疗并防止复发的目的。术后随访已 4 年，至今未再复发出血。通过该病例的治疗也为后期进一步对术式的改良（钛夹联合改良三明治）、治疗存在分流的曲张静脉积累了丰富的理论及实践经验。

（梁　斌　肖　梅）

参考文献

[1]Luketic V A, Sanyal A J.Esophageal varices.Clinical presentation, medical therapy, and endoscopic therapy.Gastroenterol Clin North Am, 2000, 29（2）：337-385.

[2]Crisan D, Tantau M, Tantau A.Endoscopic management of bleeding gastric varices-an updated overview.Curr Gastroenterol Rep, 2014, 16（10）：413.

[3]Franchis R, Baveno V F.Revising consensus in portal hypertension：report of the Baveno Ⅴ consensus workshop on methodology of diagnosis and therapy in portal hypertension.J Hepatol, 2010, 53（4）：762-768.

[4] 中华医学会肝病分会，中华医学院消化病学分会，中华医学会内镜学分会．肝硬化门静脉高压食管胃静脉曲张出血的防治指南（2016）．临床肝胆病杂志，2016，32（2）：203-219.

[5]Garcia-Pagan J C, Barrufet M, Cardenas A, et al.Management of gastric varices.J Clin Gastric varices, 2004, 12（6）：916-928.

[6]Kochhar G S, Navaneethan U, Hartman J, et al.Comparative study of endoscopy vs transjugular intrahepatic portosystemic shunt in the management of gastric variceal bleeding.Gastroenterol Rep:Oxf, 2015, 3（1）：75-82.

[7]Rajoriya N, Forrest E H, Gray J, et al.Long-term follow-up of

endoscopic Histoacryl glue injection for the management of gastric variceal bleeding.QJM, 2011, 104（1）: 41-47.

[8]Mosca I, Ligorria R, Tufare F, et al.N-butyl-2-cyanoacrylate for the treatment of gastric varices.Acta Gastroenterol Latinoam, 2012, 42（1）: 27-32.

[9]Unok, Lijima K, Koike T.Endoscopic submucosal dissection combined with endoscopic injection sclerotherapy for early gastric cancer on gastric fundal vareces.Surg Laparosc Endosc Percutan Tech, 2012, 22（4）: 226-229.

病例 27　肝硬化异位静脉曲张（IGV2）并出血的内镜下精准治疗

一、病历摘要

例1:

患者男，53岁，主因"反复呕血及黑便30余年，再次解黑便3天"就诊。患者30年来反复因"呕血、黑便"住院，确诊为"酒精性肝硬化并发食管胃底静脉曲张破裂出血"，多次住院对症治疗后出血得到控制。4年前因再发呕血、黑便在外院多次行胃镜下曲张静脉套扎治疗，半年前因再次出血行经皮肝脏穿刺胃冠状静脉栓塞术（PTVE）治疗，术中造影提示十二指肠存在异常静脉分流道，给予栓塞治疗后好转出院。患者入院前3天再次出现反复黑便10余次，量约1000ml，感乏力、头昏，无呕血、腹痛、腹胀，为进一步诊治以"酒精性肝硬化失代偿期""食管胃底静脉曲张破裂出血"收住笔者所在医院。既往饮酒30余年，80g/d，已戒酒1年。无病毒性肝炎病史，无家族遗传病史。

专科查体: T: 36.5℃, P: 100次/分, R: 18次/分, BP: 103/68mmHg。意识清楚，面色晦暗，慢性病容，睑结膜和四肢甲床苍白，呈重度贫血貌。心肺未见异常，腹平坦，腹壁静脉无曲张，肝脾肋下未及，上腹部略有压痛，无反跳痛，移动性浊音阴性。双下肢无水肿，扑翼样震颤阴性。

辅助检查:

1. 上腹部CT＋三维重建检查　肝硬化、脾大、腹腔积液、门脉高压（食管、胃底、十二指肠及脾周侧支循环形成）；胆囊增大、囊壁轻度增厚（图 5-48）。

2．胃镜检查　食管静脉曲张，呈套扎治疗术后改变，残余静脉曲张最大直径约 0.4cm，交通支丰富，可见红色征，未见血栓头及活动性出血；十二指肠降段大弯侧近前壁可见曲张静脉呈团块状改变，最大直径约 1.0cm，交通支丰富，可见红色征及多处破口，未见血栓头及活动性出血（图 5-49、图 5-50）。

3．腹部 B 超检查　肝硬化，门静脉、肝静脉血流通畅；慢性胆囊炎伴胆汁淤积；脾周侧支循环建立。

4．实验室检查　血常规提示 WBC：$3.33×10^9$/L，NEU（%）：58.8%，RBC：$1.82×10^{12}$/L，HGB：44g/L，PLT：$146×10^9$/L；PT：16.9 秒，PTA：68.89%。生化全项提示 TBIL：10.4μmol/L，DBIL：4.9μmol/L，ALT：14.6U/L，AST：24.8U/L，ALB：28.6g/L，γ-GT：21.1U/L，ALP：45.9U/L，A/G 倒置。OB 试验阳性；肝炎系列阴性。

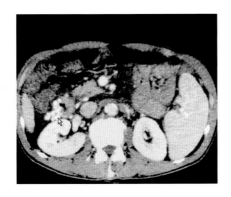

图 5-48　CT 提示十二指肠降部静脉曲张

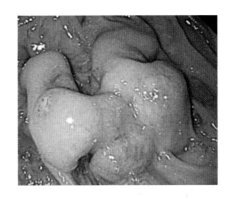

图 5-49　胃镜下十二指肠降部曲张静脉

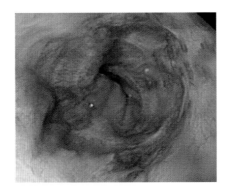

图 5-50　胃镜下食管曲张静脉（套扎瘢痕）

初步诊断：

1．酒精性肝硬化失代偿期（Child-Pugh B 级）并发十二指肠降段静脉曲张破裂出血、食管-胃底静脉曲张破裂出血、失血性贫血（重度）。

2. 食管 - 胃底静脉曲张套扎术后。

3. 经皮肝脏穿刺胃冠状静脉栓塞（PTVE）术后。

4. 慢性胆囊炎。

诊疗经过：入院后患者仍间断出现黑便，胃镜检查见食管曲张静脉套扎后改变，局部红色征明显，但无明显糜烂、溃疡、血栓头等出血证据，考虑本次出血与食管 - 胃底静脉曲张无关，继续进镜达十二指肠降部，发现小弯侧近前壁可见曲张静脉呈团块状改变（图 5-49），最大直径约 1.0cm，交通支丰富，可见红色征，表面可见多处破口。考虑出血与此有关，分别于十二指肠降段前壁来源支和十二指肠降部小弯侧破口方向行钛夹夹闭后（图 5-51），再在来源支向破口及曲张静脉出口方向分别行硬化、组织黏合剂注射治疗，将所有曲张静脉栓塞组织黏合剂后，静脉完全实变、铸型（图 5-52），术后患者再无出血。术后复查 CT，曲张静脉消失（图 5-53），恢复良好出院。随访至今已半年，复查胃镜，曲张静脉团消失（图 5-54），无再次黑便、呕血情况发生。

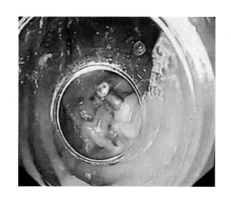 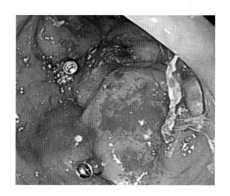

图 5-51　胃镜下钛夹限流　　　　　图 5-52　内镜下硬化、组织胶注射术后

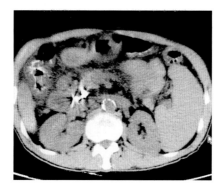

图 5-53　内镜下治疗术后复查 CT

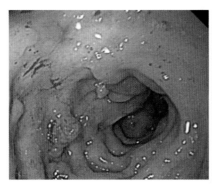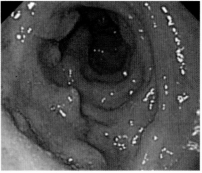

图 5-54　术后 6 个月复查胃镜

最后诊断：

1. 酒精性肝硬化失代偿期（Child-Pugh B 级）并发十二指肠降段静脉曲张破裂出血、失血性贫血（重度）。

2. 十二指肠降段异位曲张静脉曲张破裂出血钛夹、聚桂醇、人体组织胶治疗术。

3. 食管 - 胃底静脉曲张套扎术后。

4. 经皮肝脏穿刺胃冠状静脉栓塞（PTVE）术后。

5. 慢性胆囊炎。

确诊依据：①患者主要临床表现为"反复呕血、黑便 30 年"，病程长；②既往饮酒 30 年，明确诊断为酒精性肝硬化；③肝病面容，重度贫血貌；④ HGB：44g/L，A/G 倒置；⑤上腹部 CT 增强＋三维重建及胃镜检查均提示肝硬化，食管、胃底静脉曲张，十二指肠降段静脉曲张伴有出血；⑥内镜下给予钛夹限流后聚桂醇硬化、人体组织黏合剂注射治疗后出血停止。治愈出院，随访良好。

例 2：

患者男，42 岁，主因"腹胀伴间断便血 12 天"入院。患者于入院前 12 天无明显诱因出现腹胀，解鲜红色血便 3 次，量共约 1500ml，伴头晕、乏力，就诊当地县医院，诊断为"肝硬化失代偿期并消化道出血"，对症治疗便血略好转。随后间断解鲜血便数次，每次为 800～1000ml，伴头晕、乏力、心悸，无腹痛、恶心、呕吐、呕血、发热等。行抑酸（奥美拉唑）、降低门静脉压力（生长抑素）、纠正贫血、补充凝血因子等治疗，症状未见明显缓解。为求进一步诊治，以"肝硬化失代偿期并消化道出血"收住笔者所在医院，转院途中再次解鲜血便 2 次，总量约 500ml。既往分别于 11 年前和 5 年前解血便数次，经治疗后好转，但诊断不明确。否认急慢性病毒性肝炎等传染病史，无心脑血管疾病史，无饮酒史。

专科查体： T：36.3℃，P：98 次 / 分，R：21 次 / 分，BP：90/62mmHg。睑结膜

和四肢甲床苍白，呈中度贫血貌，心、肺听诊无异常。全腹平坦，未见腹壁静脉曲张，肝脾肋下未及，剑突下略压痛。双下肢不肿。

辅助检查：

1. 肠镜检查　结肠肝曲及脾曲、直肠多发曲张静脉破裂出血（图 5-55）。

2. 上腹部 CT 检查＋三维重建　肝硬化改变，食管－胃底静脉、结肠肝曲静脉扩张迂曲（图 5-56、图 5-57）。

3. 腹部 B 超检查　肝硬化；门静脉、肝静脉血流通畅；慢性胆囊炎伴胆汁淤积；脾脏轻度肿大。

4. 实验室检查　血常规提示 WBC：3.1×10^9/L，NEU%：67.8%，RBC：2.12×10^{12}/L，HGB 67g/L。肝功能提示：AST：215.9U/L，ALT：227.3U/L，ALB：32.6g/L；PT：15.9 秒。HBsAg（+），HBeAb（+），HBcAb（+），HBV DNA：1.64×10^4/ml。甲戊肝抗体阴性，丙肝抗体阴性，A/G 降低。

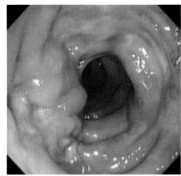
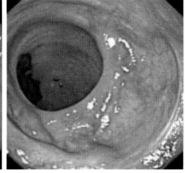

图 5-55　肠镜提示结肠静脉曲张

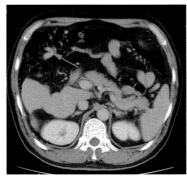
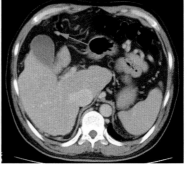

图 5-56　CT 提示结肠多发曲张静脉 1

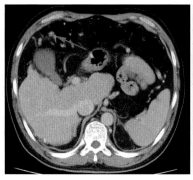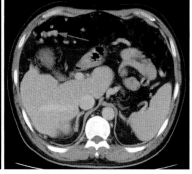

图 5-57　CT 提示结肠多发曲张静脉 2

初步诊断：

1. 乙肝肝硬化失代偿期（Child-Pugh B 级）并发食管 - 胃底静脉曲张破裂出血、结肠静脉曲张破裂出血、失血性贫血（中度）。

2. 慢性胆囊炎。

诊疗经过： 入院后患者仍间断解鲜血便，胃镜检查见食管和胃底存在静脉曲张，但无明显糜烂、溃疡、血栓头、红色征等近期出血证据，考虑本次出血与食管 - 胃底静脉曲张无关。进一步行肠镜检查，发现结肠肝曲、横结肠、结肠脾曲、降结肠多发曲张静脉，多发糜烂面，覆盖血痂，结肠肝曲及横结肠表面红色征明显，分别给予波士顿 7 环套扎器套扎治疗（图 5-58），术后患者无再出血，恢复良好出院。2 个月后复查肠镜（图 5-59），结肠曲张静脉基本消失，肠腔内大量瘢痕形成，随访至今已达一年半，无再次黑便、呕血发生。

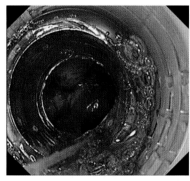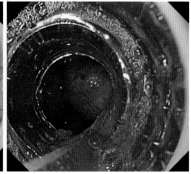

图 5-58　内镜下套扎治疗

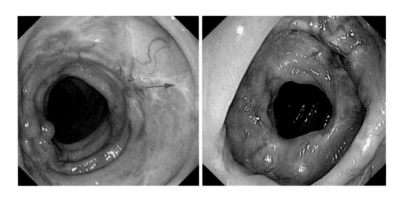

图 5-59　术后 2 个月复查

最后诊断：

1. 乙肝肝硬化失代偿期（Child-Pugh B 级）并发结肠静脉曲张破裂出血，食管 - 胃底静脉曲张（中度），门脉高压性肠病，失血性贫血（中度）。

2. 结肠异位曲张静脉破裂出血套扎术。

3. 慢性胆囊炎。

确诊依据：①主要临床表现为"腹胀伴间断解血便 12 天"，病程短。②肝病面容，中度贫血貌。③ WBC：$3.1×10^9$/L，RBC：$2.12×10^{12}$/L，HGB：67g/L；AST：215.9U/L，ALT：227.3U/L，ALB：32.6g/L，γ-GT：25.1U/L，ALP：49.3U/L。PT：15.9s。HBsAg（+），HBeAb（+），HBcAb（+），HBV DNA $1.64×10^4$/ml，OB 试验阳性。④腹部超声、上腹部 CT 增强及胃肠镜检查均提示肝硬化，食管 - 胃底静脉曲张，结肠静脉曲张伴有出血。内镜下行结肠曲张静脉套扎治疗，出血停止，随访良好。

二、分析与讨论

异位静脉曲张（ectopic varicose，EV）是指发生在食管、胃底以外的静脉曲张，可单独存在或伴有其他部位以及食管 - 胃底的静脉曲张。该型曲张静脉发生率低，约占静脉曲张分型的 5%，主要位于消化道，常见于空回肠（18%）、十二指肠（17%）、结肠（14%），也有报道发生于腹膜（9%）、直肠（8%）。目前，国内外文献多为个案报道，由于其出血部位隐匿，临床表现不一，很难及时发现并得到有效止血治疗，患者常因此死亡。

EV 的发病机制主要是肝内、外门静脉高压或腹腔粘连，其中肝内门静脉高压主要与肝硬化和肝脏肿瘤阻塞门静脉分支，门静脉系统压力升高有关，而肝外门静脉高压多与门脾静脉血栓、门脉肿瘤、先天性门静脉狭窄或肠系膜上静脉血栓形成、布 - 加综合征等有关。腹腔粘连多由于患者腹盆腔手术粘连促使门静脉高压患者形成 EV。这两例 EV 患者考虑与肝内门静脉高压有关。

各种类型的异位静脉曲张都有较高的出血率和致死率，因此，早期发现、及时行内镜下精准治疗是其主要手段。异位静脉曲张的诊断包括胃肠镜、胶囊内镜、血管造影、超声检查、增强 CT 以及 MRI。常规胃肠镜检查应尽量做到全面、不漏诊，尤其对于少见部位要保持警惕性。目前，此型静脉曲张主要治疗手段包括内科治疗、内镜治疗、介入治疗和外科治疗。近年来陆续报道内镜下介入治疗包括套扎、硬化、组织胶注射、钛夹等，在异位静脉曲张的治疗中取得较满意的止血率，突破了曾经的内镜治疗禁区。在总结以往的孤立性胃静脉曲张内镜下治疗经验后，把既往通过镜下识别曲张静脉血流方向，自流入向流出方向精准栓塞，改良为将曲张静脉流入道、流出道均给予钛夹限流后精准栓塞，最大限度地防止异位栓塞的发生。具体做法：用钛夹将出、入口限流后，于两钛夹中段先行聚桂醇／人体组织黏合剂栓塞断流，再分别于两钛夹近胃壁侧行聚桂醇／人体组织黏合剂栓塞断流。该术式的创新在于很好地把曲张静脉血流识读清楚，术者可以根据血流方向，由来源支向曲张静脉出口方向逐渐栓塞，曲张血管明显塑形。在处理结肠异位静脉曲张患者时，我们仍然是通过对血流方向的识读，先行流入口向流出口套扎，防止因组织黏合剂注射后排胶溃疡所致医源性穿孔可能。套扎最大优点是脱圈后溃疡愈合并迅速形成瘢痕，静脉消失率高，并发症的发生概率要明显降低，且安全、有效，操作简单、愈合快，医疗成本低，易于技术推广普及。

内镜下阻断异位分流静脉曲张的关键点是防止异位栓塞的发生，门脉高压内镜治疗理念为"驱赶"疗法：内镜下曲张静脉栓塞后排胶脱落、瘢痕形成的同时，相当于在胃底构筑坚实的屏障，阻止曲张静脉再次流入，减少复发的可能，并很好地保护了肝脏血供及肝细胞合成、代谢、解毒功能，且大大降低了医疗成本及患者死亡率。但各种内镜治疗后可能出现出血、穿孔等并发症，如治疗失败，仍需施行外科手术治疗（各种分流术、断流术、肝移植术）。

本组两例患者均有肝硬化异位静脉曲张，分别为酒精性肝硬化合并十二指肠降部静脉曲张破裂出血、乙肝肝硬化食管－胃底静脉曲张合并结肠静脉曲张破裂出血，给了我们很好的警示。如内镜下对于食管－胃底静脉曲张治疗后，患者仍不间断便血，应警惕可能存在异位静脉曲张，首先寻找上消化道，尤其是十二指肠球部、降部有无异位曲张静脉，必要时选择肠镜检查，了解有无结肠静脉曲张。如仍无异常发现，可进一步行胶囊内镜检查，了解空回肠等部位有无曲张静脉导致的出血。即便行血管介入栓塞治疗后也存在再次出血的风险，需结合内镜具体分析。该两例患者在胃肠镜检查时均发现异位曲张静脉，给予内镜下钛夹限流后硬化、组织黏合剂栓塞治疗或者套扎治疗，曲张静脉得到控制，术后定期复查随访，至今未再复发出血。

（梁　斌　肖　梅）

参考文献

[1]Kochar N, Tripathi D, McAvoy N C, et al.Bleeding ectopic varices in cirrhosis：the role of transjugular intrahepatic portosystemic stent shunts.Aliment Pharmacol Ther, 2008, 28（3）：294-303.

[2]Sato T, Akaike J, Toyota J, et al.Clinicopathological features and treatment of ectopic varicose with portal hypertension.Int J Hepatol, 2011,（806）：960720.DOI：10.4061/2011/960720.

[3]Selcuk H, Bovate F, Eren S, et al.Duodenal varices as an unusual cause of gastro-intestinal bleeding due to portal hypertension：a case report.Turk J Gastroenterol, 2004, 15（2）：104-107.

[4]聂山茂，徐兵.门脉高压症异位静脉曲张的现状分析.局解手术学杂志, 2016，25（4）：300-304.

[5]胡振,曹素艳,张新超.异位静脉曲张出血2例并文献报道127例临床分析.中华全科医师杂志, 2017，16（4）：307-309.

病例28　血浆置换治疗肝衰竭突发急性心力衰竭

一、病历摘要

患者女，32岁，主因"间歇性皮肤、巩膜黄染半年，再发半个月"入院。半年前因"急性肝衰竭、胆汁淤积性肝炎"在外院住院治疗，给予抗感染、保肝、退黄等对症支持治疗后，患者情况好转出院。半个月前无明显诱因再次出现全身皮肤、巩膜黄染，伴面部皮肤红肿、全身皮肤瘙痒，自觉乏力、纳差，无寒战、发热，无腹痛、腹泻，无恶心、呕吐，遂就诊我科，门诊以"黄疸待查"收住入院。否认家族遗传性疾病。

专科查体：T：36.5℃，P：70次/分，R：14次/分，BP：100/70mmHg。全身皮肤及巩膜呈重度黄染，睑结膜未见苍白，心肺正常。全腹平软，无压痛及反跳痛，未触及包块，移动性浊音（-），肠鸣音正常。双下肢无凹陷性水肿。

辅助检查：

1.腹部超声　肝脏弥漫性损害；肝小血管瘤，左；胆囊炎症样改变；胆囊类实变；脾大，轻度。

2．实验室检查 临化全项检查 ALT：405U/L，AST：1640U/L，A/G：0.8，TBIL：361.2μmol/L，DBIL：307.3μmol/L，IBIL：53.9μmol/L，ALP：173U/L，GGT：112U/L，LDH：707U/L 及 LDH-1：158U/L；血凝检查提示 D- 二聚体：1.21mg/L，PT：19.8sec，PTA：36.8％，APTT：40.4sec；血气分析 PO_2 73mmHg，PCO_2 32mmHg；免疫全项检查 CRP：7.930mg/dl，IgG：3440mg/dl，IgA：489mg/ml，RF：147.0U/ml，抗"O"：140U/ml；抗核抗体阳性（1:100），抗核小体抗体（弱阳性），抗 Sm 抗体（弱阳性）；感染检测组合检查提示 IL-6 34.4pg/ml；肝硬化四项检查提示透明质酸：744μg/L，III型前胶原：147μg/L。

初步诊断：

1．自身免疫性肝炎。

2．慢加急性肝衰竭。

诊疗经过： 在给予保肝、退黄、抗感染、激素冲击的基础上首先行血浆置换加胆红素吸附，治疗过程中患者出现一过性意识丧失并血压下降，立即给予吸氧、升压等并停止治疗，随后症状迅速缓解。第2天行胆红素吸附，治疗过程中患者无不良反应。第3天行血浆置换，1小时后患者突感胸前区疼痛，随后出现呼吸困难、意识丧失，心率和呼吸为0，立即给予心肺复苏，心跳、呼吸逐渐出现，同时出现心室颤动，给予除颤2次后恢复窦性心律，快速行气管插管无创呼吸机辅助呼吸，血氧饱和度在50％～70％，辅助吸痰吸出血性泡沫痰，血氧饱和度逐渐上升至97％，生命体征逐渐平稳，意识逐渐恢复，撤除呼吸机，继续给予保肝、退黄支持及激素序贯治疗，直至患者病情达临床治愈标准出院。

最后诊断：

1．自身免疫性肝炎。

2．慢加急性肝衰竭。

3．急性心力衰竭。

确诊依据： ①主要临床表现"间歇性皮肤、巩膜黄染半年，再发半个月"，病程长；②全身皮肤、巩膜可见重度黄染；③ALT 升高，PTA＜40％，免疫球蛋白升高，抗核抗体、抗核小体抗体、抗 Sm 抗体均阳性；④血浆置换过程中患者突然出现意识丧失、呼吸心搏骤停及心室颤动，经心肺复苏及呼吸机辅助呼吸后呼吸心跳恢复；⑤抢救过程中吸出粉红色泡沫痰。

二、分析及讨论

血浆置换联合胆红素吸附能在短时间内清除体内大量炎症因子及过多的胆红素，是目前临床上治疗肝衰竭的重要辅助手段之一。文献报道血浆置换联合胆红素的不良反应以血浆过敏反应最多，约占18.5%，临床表现为皮疹。低钙占9%，表现为肢体麻木、痉挛。发热占12.4%，低血压占12%，穿刺部位淤血占5.2%。很少发生大出血及休克等严重并发症，特别是急性心力衰竭目前尚无文献报道。

本例患者在第一次行血浆置换联合胆红素吸附过程中突然出现意识丧失及血压下降，可能为患者对血浆过敏所致。过敏反应是因血浆置换过程中输入大量的异体同型血浆，血浆中释放的组胺和血管活性物质引起的变态反应，轻者表现为皮肤瘙痒、寒战、发热及腰背部疼痛，及时给予激素冲击和减慢置换速度均可顺利完成；重者表现为意识丧失、低血压等，积极对症处理可迅速缓解。第二次血浆置换过程中不但出现意识丧失及低血压，还出现呼吸心搏骤停，辅助吸痰时吸出血性泡沫痰，我们认为这是在血浆过敏的基础上出现了严重的急性心力衰竭，原因可能是：①血浆置换转速过快，导致心脏前负荷过大，从而出现肺水肿表现；②血浆置换过程中置换出血浆引起低循环状态，同时输入新鲜冰冻血浆对心脏造成负荷过重，诱发心力衰竭；③患者无心脏基础病变，仅心肌酶谱异常，考虑患者长期反复高胆红素血症对心肌有一定的毒性作用，故对缺血和缺氧耐受性差，在血浆置换过程中出现了缺血再灌注损伤，从而造成了急性心力衰竭。

综上所述，在行人工肝操作过程中不但要关注常见不良反应，还要高度警惕少见不良反应的出现。特别是在操作过程中要严格遵循操作流程，正确评价患者心肺功能，防止出现严重的不良反应，一旦出现，立即抢救，避免致死性不良预后的出现。

（郑　英　袁倩倩）

参考文献

[1]Sarin S K，Choudhury A，Sharma M K，et al.Acute-on-chronic liver failure：consensus recommendations of the Asian Pacific association for the study of the liver（APASL）：an update.Hepatol Int，2019，13（4）：353-390.

[2]Engelmann C，Berg T.Management of Infectious Complications Associated with Acute-on-Chronic Liver Failure.Visc Med，2018，34（4）：261-268.

[3]Society of Infectious Diseases，Chinese Medical Association. Expert consensus on diagnosis and treatment of end stage liver disease

complicated infection. J Clin Hepatol, 2018, 34 (9): 1862-1872.

[4]Hang S, Wong Y T, Tang K Y, et al. Chinese Medicinal Herbs Targeting the Gut-Liver Axis and Adipose Tissue-Liver Axis for Non-Alcoholic Fatty Liver Disease Treatments: The Ancient Wisdom and Modern Science. Front Endocrinol (Lausanne), 2020, 11 (30): 572729.

[5]Mookerjee R P, Pavesi M, Thomsen KL, et al. Treatment with nonselective beta blockers is associated with reduced severity of systemic inflammation and improved survival of patients with acute on chronic liver failure. J Hepatol, 2016, 64 (3): 574-582.

[6]Horvath A, Leber B, Schmerboeck B, et al. Randomised clinical trial: The effects of a multispecies probiotic vs. placebo on innate immune function, bacterial translocation and gut permeability in patients with cirrhosis. Aliment Pharmacol Ther, 2016, 44 (9): 926-935.

[7]Anty R, Tonohouan M, Ferrari-Panaia P, et al. Low Levels of 25-Hydroxy Vitamin D are Independently Associated with the Risk of Bacterial Infection in Cirrhotic Patients. Clin Transl Gastroenterol, 2014, 5 (5): e56.

[8]Liu H, Zhang Q, Liu L, et al. Effect of artificial liver support system on short-term prognosis of patients with hepatitis B virus-related acute-on-chronic liver failure. Artif Organs, 2020, 44 (10): E434-E447.

[9]Yang Z, Zhang Z, Cheng Q, et al. Plasma perfusion combined with plasma exchange in chronic hepatitis B-related acute-on-chronic liver failure patients. Hepatol Int, 2020, 14 (4): 491-502.

[10]Che X Q, Li Z Q, Chen Z, et al. Plasma exchange combining with plasma bilirubin adsorption effectively removes toxic substances and improves liver functions of hepatic failure patients. Eur Rev Med Pharmacol Sci, 2018, 22 (4): 1118-1125.

病例 29   肝硬化失代偿期合并恶性胸膜间皮瘤并腹膜转移

一、病历摘要

患者女，56 岁，主因"发现肝硬化 17 年，腹胀、气短 1 周"就诊。患者于 17 年前因"乏力、腹胀"就诊于笔者所在医院，诊断为乙肝肝硬化失代偿期，给予抗病毒、保肝、利尿、支持等治疗的同时，在胃镜下行胃底静脉曲张组织胶＋硬化剂注射及食管静脉曲张套扎治疗术。随后又多次入住笔者所在医院，期间在肝胆外科行"脾切除术＋贲门周围血管断流术"，后又出现右侧胸腔积液入住笔者所在医院，对症治疗疗效欠佳，胸腔穿刺引流后胸闷、气短等症可缓解。本次入院前 1 周，患者无明显诱因再次出现腹胀，伴胸闷、气短、纳差，偶有咳嗽、咳痰、皮肤瘙痒，消瘦明显，无发热、寒战、腹痛等不适，为进一步诊治再次入住笔者所在医院。

专科查体：T：36.6℃，P：80 次／分，R：22 次／分，BP：110/70mmHg。右下肺呼吸音减弱，叩诊呈浊音。腹部膨隆，左上腹见一长约 15cm 的弧形手术切口。剑突下可触及一大小约 3cm×1cm 包块，质软，活动度可，无触痛。腹肌抵抗，全腹部无压痛及反跳痛，肝肋下未触及，移动性浊音（＋），肠鸣音 3 次／分。双下肢无水肿。

辅助检查：

1. 胸部 CT 检查   右下肺门软组织影并右肺中叶部分不张，右侧胸腔积液，右侧胸膜局限性增厚、粘连，腹膜弥漫性增厚（图 5-60）。

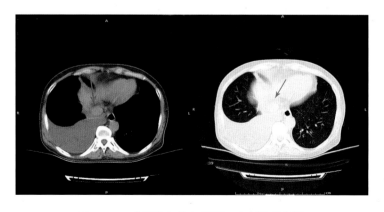

图 5-60   右下肺门软组织影、右侧胸腔积液

2. 胸腹部超声　肝硬化（门静脉内镜 1.2cm），脾脏切除术后，腹水（左下腹、右下腹及盆腔探及前后径分别为 3.8cm、3.6cm、4.5cm 的无回声区）；右侧胸腔积液（最大深度 5.5cm，距体表 1.7cm），左侧胸腔未见明显积液。

3. 实验室检查　血常规检查提示 RBC：$4.26×10^{12}$/L，NEU%：31.6%，HGB：94g/L，HCT：31.8%。HBV DNA ＜ 100.00U/ml，乙型肝炎表面抗原定量：0MIU/ml，乙型肝炎表面抗体定量：57.860MIU/ml，乙型肝炎 e 抗体定量：0.40S/CO，乙型肝炎核心抗体定量：10.1S/CO。血清 CA-125：490.5U/ml。CEA、AFP、肝功能等均未见异常。

初步诊断：

1. 肝炎后肝硬化失代偿期并发自发性腹膜炎。

2. 右下肺占位性病变待查。

3. 右侧胸腔积液并胸膜炎（性质待查）。

4. 脾切除术后。

诊疗经过：给予抗感染、利尿、支持等治疗，同时行胸腔穿刺置管引流术，胸闷、气短缓解，腹水常规提示黏蛋白定性试验：阳性，WBC：$320×10^{6}$/L，NEU%：15%，LY%：85%。腹水生化提示 LDH：113U/L，ADA：1U/L，TP：18.6g/L，Cl：116.4mmol/L，GLU：6.91mmol/L。腹水 CA-125：790.1U/ml。胸水常规提示黏蛋白定性试验：阳性，WBC：$360×10^{6}$/L，NEU%：51%，LY%：49%。胸水生化提示 LDH：239U/L，ADA：4U/L，TP：40.3g/L，Cl：114.8mmol/L，GLU：5.49mmol/L。胸水 CA-125：3133.6U/ml。胸水脱落细胞查到癌细胞，倾向于腺癌；免疫组化提示瘤细胞 Calretinin（＋）、CD56（－）、CEA（－）、CK7（＋）、P40（－）、P63（－）、Syn（－）、Vimentin（＋）、D2-40（＋）、TTF（－）及 NapsinA（－），符合上皮样间皮瘤。PET-CT 检查提示右侧胸膜多发结节、上腹部皮下结节 PDG 代谢均轻度升高，结合胸水脱落细胞检查结果考虑胸膜间皮瘤及上腹部皮下转移瘤，右侧腋下、大网膜及腹膜后多发增大淋巴结 FDG 代谢异常增高，转移瘤不能排除。肿瘤多学科会诊后建议行腹腔灌注化疗联合全身化疗，患者及家属考虑后拒绝进一步治疗，自动出院。院外随访，给予中成药治疗（具体成分不详），6 个月后病故。

最后诊断：

1. 恶性胸膜间皮瘤并发腹膜转移。

2. 肝炎后肝硬化失代偿期并发自发性腹膜炎。

3. 脾切除术后。

确诊依据：①主要临床表现为"发现肝硬化 17 年，腹胀、胸闷、气短 1 周"，病程长；②胸部 CT 检查提示右下肺门软组织影并右肺中叶部分不张，右侧胸腔积液，右侧胸膜局限性增厚、粘连，腹膜弥漫性增厚；③胸腹水性质为渗出液；④胸水脱落细胞查到癌细胞，倾向于腺癌，结合免疫组化，符合上皮样间皮瘤；⑤PET-CT 检查提示胸膜间皮瘤及上腹部皮下转移瘤。

二、分析与讨论

胸膜间皮瘤是一种少见的原发性胸膜肿瘤，可起源于胸膜脏层、壁层、纵隔及横膈胸膜，其发病通常与石棉暴露、猿猴空泡病毒40（SV40）感染以及接触天然矿物纤维、胸膜腔慢性感染和反复的肺部感染有关。按组织类型主要分为上皮样、肉瘤样及混合型。按发病部位可分为局限型和弥漫型，局限型多为良性，好发于脏层胸膜；弥漫型多为恶性，好发于壁层胸膜。恶性胸膜间皮瘤（malignant pleural mesothelioma，MPM）是发生在壁层胸膜和浆膜表面的具有侵袭性的恶性肿瘤，其发病率在全球范围内呈上升趋势，典型症状为呼吸困难、持续性胸痛，部分患者可表现为吞咽困难、胸腔积液以及发热、食欲缺乏和疲乏无力等全身表现，可合并出现胸膜粘连。MPM呈高度侵袭性，恶性程度高，被认为是预后最差的恶性肿瘤，常伴有转移，仅用支持治疗的中位生存时间为4～12个月，综合治疗后的中位生存时间可达20～29个月。

MPM的治疗方法主要有手术、化疗及放疗，手术目的是通过去除脏层肿瘤组织以解除压迫所致肺不张。化疗疗效差，有效率小于15%～20%。最近一系列多中心研究结果显示几种新的化疗方法如培美曲塞取得了一定的效果。对手术部位进行直接局部放疗能够预防肿瘤播散以及缓解胸壁疼痛。免疫治疗和靶向治疗如沙利度胺、贝伐单抗也是目前的研究热点。总之，目前尚缺乏有效的治疗有段。

该患者乙肝肝硬化失代偿期长达17年，前期对症治疗效果良好，后反复出现右侧胸腔积液，出现明显胸闷、气短及咳嗽，对症治疗胸腔积液未能明显减少，给予穿刺引流方可缓解。随着患者出现恶病质表现，依据右侧胸腔积液细胞学检查及PET-CT明确诊断为恶性胸膜间皮瘤并腹膜转移，后治疗无效死亡。肝硬化失代偿期随着病情进展常常会出现双侧胸腔积液，以右侧胸腔积液多见。其机制是低蛋白血症、奇静脉和半奇静脉压力增高、肝淋巴流量增加所致的胸腔淋巴管扩张，沉积和破坏、淋巴积液和腹压升高使膈肌腱索变薄，形成漏入胸膜腔的小孔等。积极对症治疗常常可以缓解临床症状。而恶性胸膜间皮瘤是以壁层胸膜为主的恶性肺部疾病，常常会出现顽固性胸水，患者会出现恶病质表现，结合影像学检查和胸水脱落细胞检查即可确诊。恶性肿瘤的产生与免疫逃逸、慢性炎症及病毒感染关系密切，结合该患者疾病的诊治过程，我们认为恶性胸膜间皮瘤的发生与原发病乙肝肝硬化相关。因为，乙肝肝硬化是一个慢性迁延性疾病，随着病程的延长，机体的免疫功能明显下降，加之乙肝病毒不能有效清除，以及常常并发肺部感染、腹腔感染、肠道感染等，是恶性胸膜间皮瘤发生的基础及危险因素。另外，有文献报道肝硬化也会合并腹膜间皮瘤，其发生机制与乙肝的一致。

　　该病例的诊治提醒我们在临床工作中，对于肝硬化反复出现胸腹腔积液者，在积极对症治疗的同时，应仔细观察病情进展，分析治疗疗效；对于顽固性胸腹水患者应警惕有无恶性胸腹膜间皮瘤的可能，当然还应注意有无结核性胸膜炎和腹膜炎。及早进行胸腹水脱落细胞学检查、CT、MRI 和 PET-CT 是确诊的重要检查手段。

（卢利霞　刘亨晶）

参考文献

　　[1]Lococo F.Malignant Pleural Mesothelioma：Time is Running Out. Journal of Clinical Medicine, 2021, 10（4）：648.

　　[2]Lettieri S, Bortolotto C, Agustoni F, et al.The Evolving Landscape of the Molecular Epidemiology of Malignant Pleural Mesothelioma.Journal of Clinical Medicine, 2021, 10（5）：1034.

　　[3] 阳苑，胡明明，鲁葆华，等 . 恶性胸膜间皮瘤合并肺结核 / 结核性胸腔积液的临床特征分析 . 国际呼吸杂志，2021，41（2）：133-137.

　　[4]Lee D, Carollo A, Alpert N, et al.VATS Pleurectomy Decortication Is a Reasonable Alternative for Higher Risk Patients in the Management of Malignant Pleural Mesothelioma：An Analysis of Short-Term Outcomes. Cancers, 2021, 13（5）：1068.

　　[5]Lombard A, Mistry H, Chapman S C, et al.Investigating the impact of target lesion selection on drug effect evaluation and tumour growth rate determination using tumour growth inhibition models：example of malignant pleural mesothelioma patients treated with cisplatin alone or in combination with pemetrexed.European Journal of Pharmaceutical Sciences, 2021，161.

　　[6]Nadal E, Bosch-Barrera J, Cedrés S, et al.SEOM clinical guidelines for the treatment of malignant pleural mesothelioma（2020）.Clinical and Translational Oncology, 2021, 23（5）：980-987.

　　[7] 常浩，余宗艳，王启明，等 .120 例恶性胸膜间皮瘤的临床特征及诊断分析 . 肿瘤，2020，40（3）：199-205，214.

　　[8] 刘松涛，林栋栋，李娟，等 . 乙型肝炎肝硬化合并恶性腹膜间皮瘤一例 . 中

华传染病杂志，2017，35（9）：565.

病例 30 纤维板层型肝细胞癌

一、病历摘要

患者男，72岁，主因"间断上腹部疼痛2个月"就诊。患者于2个月前无明显诱因出现上腹部疼痛，以右上腹部为主，翻身时加重，院外腹部彩超提示肝右叶低回声区，考虑肝癌可能。为进一步诊治来笔者所在医院就诊，以"肝脏占位"收住。否认病毒性肝炎病史，否认家族遗传病史。

专科查体： T：36.6℃，P：72次／分，R：18次／分，BP：122/70mmHg。心肺（－），腹平坦，全腹部无压痛及反跳痛，全腹未触及包块，肝脾肋下未触及。

辅助检查：

1. 上腹部增强CT检查 肝右前叶见一大小约7.2cm×9.7cm的较大肿块影，增强扫描动脉期，肿块边界清晰，可见"假包膜"，肿块内不均匀强化，其内可见散在血管影穿行，中央低密度影未见强化，静脉期及延迟期肿块强化程度有所减低（图5-61）。初步考虑：①上皮样血管平滑肌脂肪瘤；②纤维板层型肝癌。

2. 肝脏超声造影 动脉相可见病灶内造影剂快速增强，迅速达峰，强度明显大于周围肝脏实质，范围约8.6cm×7.3cm，病灶内增强不均匀，延迟相病灶强度明显低于周围肝脏实质，符合恶性肿瘤造影剂灌注特征。

3. 实验室检查 肝功能检查 AST：33U/L，ALT：41U/L，ALP：145U/L，肝炎系列均阴性、AFP正常。

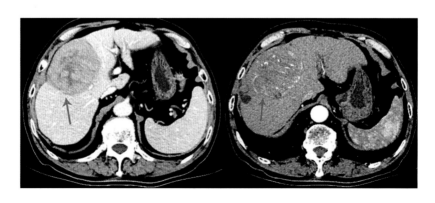

图 5-61 上腹部增强 CT

初步诊断：

肝脏占位。

诊疗经过：为进一步明确诊断行肝脏穿刺活检，病理学检查见癌组织呈梁索状浸润性生长，细胞核大，深染。免疫组化显示 AFP（－）、CD34（＋）、CK8/18（＋）、TP53（＋）、Ki67（index ≈ 20%）（图 5-62），符合纤维板层型肝细胞癌。评估病情后行选择性肝动脉栓塞化疗术，经 RH 管引入微导管超选择性插入肿瘤供血动脉分支，注入直径 300 ～ 500μm 栓塞微球 0.8ml，"洛铂" 50mg 肝动脉灌注化疗，透视及造影显示栓塞满意。术后序贯使用 "索拉非尼" 0.4g，口服，2次／日。1个月后再次来院治疗，上腹部 CT 检查可见病灶仍有血供，再次行 TACE 治疗，术后继续口服 "索拉非尼"，2个月后复查病灶未见明显扩大，且血供减少，遂行外科手术切除，切除病变病理学检查符合纤维板层型肝细胞癌。随访 1 年，各项指标正常。

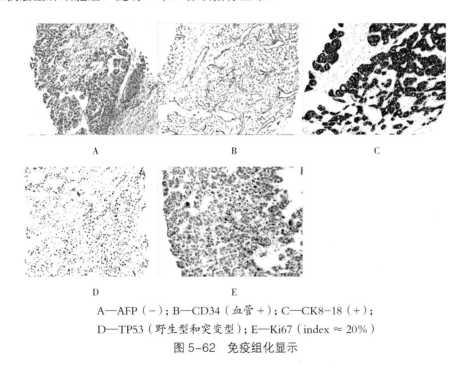

A—AFP（－）；B—CD34（血管＋）；C—CK8-18（＋）；
D—TP53（野生型和突变型）；E—Ki67（index ≈ 20%）
图 5-62 免疫组化显示

最后诊断：

纤维板层型肝细胞癌。

确诊依据：①主要临床表现为 "间断上腹部疼痛 2 个月"，病程短；②上腹部增强 CT 检查提示纤维板层样肝癌；③超声造影检查提示符合恶性肿瘤造影剂灌注特征；④肝脏穿刺活检及手术切除组织病理学检查均提示纤维板层型肝细胞癌。

二、分析与讨论

纤维板层型肝细胞癌（fibrolamellar hepatocellular carcinoma, FL-HCC）是一种临床少见的原发性肝脏恶性肿瘤，只占原发性肝癌的 1%～2%。与经典 HCC 相比，FL-HCC 通常发生在无慢性肝病背景和其他 HCC 危险因素的年轻群体中，中位年龄多在 21 岁左右，且没有明显性别偏好。然而，根据最近的一项研究显示，该病在 70～74 岁这一年龄段也会出现发病高峰，如本例所报道。

FL-HCC 患者的临床表现通常无明显特异性，根据 Darcy 等报告腹痛是最常见的症状（72%），其次是腹胀（44%）、厌食（32%）、发烧和黄疸（20%），且上述症状通常在诊断前 3～12 个月出现。此外，实验室检查如血常规、肝功能、血清肿瘤标志物，尤其是 AFP 等对于 FL-HCC 诊断参考价值很小。因此，该病通常需要通过特征性的 CT 和 MRI 表现进行诊断，但对于某些不确定的病例，仍需要行病理组织学检查进行鉴别。

肝切除术是治疗 FL-HCC 的首选方法。由于大多数患者很年轻，且无肝硬化背景，故手术的可切除率很高。多项研究表明接受肝切除术的患者 5 年总生存率为 26%～76%，中位生存期长达 17.4～32 个月，整体预后要好于 HCC 患者。另外，研究发现 FL-HCC 患者中 30%～60% 存在淋巴结受累，是影响预后的重要因素，因此，FL-HCC 患者根治性切除必须常规行门静脉周围淋巴结清扫术。对于无法切除的患者，肝移植和放化疗也是一种治疗选择。经导管动脉化疗栓塞术（transcatheter arterial chemoembolization, TACE）作为经典治疗 HCC 的核心手段，在 FL-HCC 治疗中也发挥一定疗效。

本例患者主要因间断右上腹疼痛就诊，入院后检查仅转氨酶和碱性磷酸酶轻度升高，甲胎蛋白正常，无病毒性肝炎及肝硬化，与该病的发病背景高度符合，后经上腹部增强 CT、超声造影以及活检病理学检查得以确诊。先进行两次 TACE 联合"索拉非尼"的治疗，病灶无明显扩大，且血供减少，提示该治疗方案有一定疗效，为进一步根除瘤体行外科手术切除，随访 1 年无复发。

综上所述，对于肝恶性肿瘤，影像学检查固然必要，但组织病理学检查更为重要，可及早发现 FL-HCC，及时行外科手术，这对于提高患者生存率和预防不良预后发生至关重要。

（李初谊　刘亚贤）

参考文献

[1]Ramai D，Ofosu A，Lai J K，et al.Fibrolamellar Hepatocellular Carcinoma：A Population-Based Observational Study.Dig Dis Sci，2021，66：308-314.

[2]Mavros M N，Mayo S C，Hyder O，et al.A systematic review：treatment and prognosis of patients with fibrolamellar hepatocellular carcinoma.J Am Coll Surg，2012，215（6）：820-830.

[3]Darcy D G，Malek M M，Kobos R，et al.Prognostic factors in fibrolamellar hepatocellular carcinoma in young adults.J Pediatr Surg，2015，50（1）：153-156.

[4]Friedman A C，Lichtenstein J E，Goodman Z，et al.Fibrolamellar hepatocellular carcinoma.Radiology，1985，157（3）：583-587.

[5]Yamashita S，Vauthey J N，Kaseb A O，et al.Prognosis of Fibrolamellar Carcinoma Compared to Non-cirrhotic Conventional Hepatocellular Carcinoma.J Gastrointest Surg，2016，20（10）：1725-1731.

[6]Groeschl R T，Miura J T，Wong R K，et al.Multi-institutional analysis of recurrence and survival after hepatectomy for fibrolamellar carcinoma.J Surg Oncol，2014，110（4）：412-415.

病例 31　亚急性肝衰竭院内感染产 KPC 型肺炎克雷伯菌

一、病历摘要

患者女，50 岁，主因"皮肤巩膜黄染 1 个月"入院。患者于 2020 年 5 月 10 日发现皮肤巩膜黄染，伴纳差、上腹部不适，无寒战、发热，无咳嗽、咳痰，无恶心、呕吐，无呕血、黑便，无腹痛、腹泻。2020 年 5 月 31 日就诊于某医院，查生化：ALT：361U/L、AST：1743U/L、TB：248.8μmol/L、DB：210.3μmol/L。血凝：PTA：33%。诊断为"亚急性肝衰竭"，给予保肝、补液、人工肝支持治疗，症状无明显缓解。为进一步诊治，就诊笔者医院，以"肝衰竭"收住我科。病程中，患者饮食、睡眠欠佳，大便正常，小便赤黄。否认家族遗传性疾病。

专科查体：T：37.7℃，P：78 次 / 分，R：16 次 / 分，BP：118/76mmHg。皮肤巩膜中度黄染，右侧腹股沟穿刺处可见深静脉留置管，周围红肿明显，可见黄色组织液渗出。腹部膨隆，腹肌略紧张，移动性浊音阳性。双下肢查及重度凹陷性水肿，生理反射存在，扑翼样震颤阳性。

辅助检查：

1. 腹部彩超示　肝脏弥漫性病变，急性肝损害，胆囊呈炎症性改变，胆汁淤积，脾大，腹水。

2. CT 平扫　右肺中叶内侧段小钙化灶，两侧胸膜局限性增厚粘连；胆囊多发小结石，胆囊炎；腹水。

3. 实验室检查　血常规检查提示 NE％：79.7％，Hb：91g/L，PLT：64×10^9/L。临化全项提示 AST：179U/L，ALT：60U/L，ALB：9g/L，A/G：0.5，ALP：180U/L，TBIL：381.6μmol/L，DBIL：274.4μmol/L，IBIL：107.2μmol/L。凝血检查提示 D-二聚体：4.89mg/l，PT：20.1sec，PTA：37.8％。肿瘤标志物：CA-125：224.3U/ml，CA-199：62.9U/ml。免疫全项：CRP：7.930mg/dl，IgG：1750mg/dl，补体 C3、C4 降低。抗肝、心肌抗体检查提示抗核抗体阳性（1:160），抗核抗体（+），抗核小体抗体（+），抗组蛋白抗体（+），抗核糖体 P 蛋白抗体（+）。感染检测组合检查提示 PCT：0.423ng/ml，IL-6：21.5pg/ml。

初步诊断：

1. 自身免疫性肝炎。

2. 亚急性肝衰竭并发自发性腹膜炎、肝性脑病（前驱期）。

诊疗经过：患者在外院行人工肝治疗，效果欠佳，住院查体时发现右侧腹股沟穿刺处周围红肿明显，可见黄色组织液渗出，立即拔除导管并行培养，培养出肠埃希菌感染。在保肝、支持的同时给予亚胺培南抗感染治疗，在此过程中胆红素急剧升高，加强保肝、支持及激素冲击疗效不佳，黄疸加重，再次置管进行血浆置换和胆红素吸附，患者未见症状缓解。随后出现寒战、高热，最高体温达 40.1℃，并出现咳嗽、咳痰，急查血常规提示白细胞及中性粒细胞明显升高，PCT 及白介素 -6 明显升高，胸片提示左肺和上右肺片状影，痰中培养出烟曲霉菌、产 KPC 肺炎克雷伯菌及嗜麦芽窄食单胞菌，其中产 KPC 肺炎克雷伯菌对所有抗生素均耐药，给予免疫调节等综合治疗，但患者精神状态极差，乏力明显，自动出院，3 天后死亡。

最后诊断：

1. 自身免疫性肝炎。

2．亚急性肝衰竭并发自发性腹膜炎、肝性脑病（前驱期）。

3．肺部感染。

4．导管相关性感染。

确诊依据：①主要临床表现为"皮肤巩膜黄染1个月"入院，病程长；②全身皮肤巩膜黄染，右侧腹股沟穿刺处可见深静脉留置管，周围红肿明显，可见黄色组织液渗出，腹部膨隆，腹肌略紧张，移动性浊音阳性，双下肢查及重度凹陷性水肿，扑翼样震颤阳性；③腹部超声提示肝脏弥散性病变，急性肝损害，胆囊呈炎症性改变，胆汁淤积，脾大，腹腔积液；④血中性粒细胞、PCT、IL-6、ALT、AST及总胆红素均明显升高，PTA＜40％，免疫球蛋白升高，抗核小体抗体、抗组蛋白抗体、抗核糖体P蛋白抗体均为阳性；⑤股静脉置管前端培养提示大肠埃希菌感染。痰中培养出烟曲霉菌、产KPC肺炎克雷伯菌及嗜麦芽窄食单胞菌。

二、分析与讨论

院内感染是感染的常见类型，是造成原发病进行性加重的主要原因之一。细菌、真菌、病毒等是引起院内感染的主要病原体，其中G⁻占60％以上，如大肠埃希菌、肺炎克雷伯菌、铜绿假单胞菌、沙门氏菌等，真菌常见白色念珠菌、曲霉菌等，病毒则为流感病毒、鼻病毒及乙肝病毒等。随着抗生素的不合理应用及升阶梯使用，多重致病菌、耐药菌及超级耐药菌的出现，严重制约了抗生素的选择，是导致患者病情加重，甚至死亡的主要原因。

该病例中的患者两次住院期间均行血浆置换和胆红素吸附，在第一次血浆置换的静脉导管上培养出大肠埃希菌。在入笔者医院期间出现高热、咳嗽、咳痰及胆红素骤然上升，痰中培养出烟曲霉菌、产KPC肺炎克雷伯菌及嗜麦芽窄食单胞菌，特别是产KPC肺炎克雷伯菌对现有抗生素均耐药，是造成患者进一步出现感染性休克，直至死亡的最主要原因。我们分析其原因可能是：①肝衰竭所致的胆汁淤积和免疫力低下是并发感染的基础；②较长时间的静脉置管是院内多种病原体感染发生的主要渠道；③人工肝操作过程中使用激素削弱了患者的免疫防御功能，增加了机会性感染的可能性。

血浆置换和胆红素吸附是人工肝的主要模式，常用于治疗肝衰竭及其所致的胆汁淤积。静脉置管是人工肝进行的必备形式。较长时间的导管留置是院内感染的主要渠道，而大肠埃希菌和产KPC型肺炎克雷伯菌是院内常见的细菌类型，特别是产KPC型肺炎克雷伯菌是造成患者死亡的独立危险因素。我国自连云港第一人民医院2010年5月8日分离到第1株产KPC型肺炎克雷伯菌以来，其检出率逐渐上升，且对抗菌药均表现为高耐药性，对临床治疗选择抗菌药提出了极大挑战。

综上所述，在对肝衰竭综合治疗的同时，选择人工肝辅助治疗是必要的，但应注意对静脉置管处进行严格的消毒和精心护理，避免静脉留置导管所介导的院内多种致病菌感染的发生，尤其是产 KPC 型肺炎克雷伯菌。另外，对于机体免疫力低下的肝衰竭患者在进行人工肝治疗时，应减少糖皮质激素的使用。

（郑　英　赵宝银）

参考文献

[1]Pape S，Schramm C，Gevers T J．Clinical management of autoimmune hepatitis．United European Gastroenterol J，2019，7（9）：1156-1163．

[2]Shields R K，Chen L，Cheng S，et al．Emergence of Ceftazidime-Avibactam Resistance Due to Plasmid-Borne blaKPC-3 Mutations during Treatment of Carbapenem-Resistant Klebsiella pneumoniae Infections．Antimicrob Agents Chemother，2017，61（3）：e02097-e02116．

[3]Bassetti M，Giacobbe D R，Giamarellou H，et al．Critically Ill Patients Study Group of the European Society of Clinical Microbiology and Infectious Disease（ESCMID）；Hellenic Society of Chemotherapy（HSC）and Società Italiana di Terapia Antinfettiva（SITA）．Management of KPC-producing Klebsiella pneumoniae infections．Clin Microbiol Infect，2018，24（2）：133-144．

[4]Righi E．Management of bacterial and fungal infections in end stage liver disease and liver transplantation：Current options and future directions．World J Gastroenterol，2018，24（38）：4311-4329．

[5]Chen S，Wang J，Ren H，et al．Hepatic spheroids derived from human induced pluripotent stem cells in bio-artificial liver rescue porcine acute liver failure．Cell Res，2020，30（1）：95-97．

病例 32　肝硬化失代偿期并发巨大腹腔脓肿的脓毒血症

一、病历摘要

患者男，45 岁，主因"发现肝硬化 1 年，腹胀、乏力 20 天，高热、寒战 3 天"入院。患者 1 年前在外院诊断为乙肝肝硬化失代偿期（Child-pugh 分级 B 级）和慢性乙型病毒性肝炎（HBe-Ag 阴性），给予对症治疗（具体药物不详），病情平稳后出院。入住笔者医院 20 天前无明显诱因再次出现腹胀，伴乏力、少尿，逐渐加重，难以忍受，就诊于当地医院，腹部彩超提示弥散性肝损害，腹腔大量积液（99mm），脾大（轻度），给予对症治疗病情未见明显好转（具体治疗不详）。随后 3 天出现寒战、高热，最高体温 39℃，无头痛、头晕，无恶心、呕吐，无呕血、黑便，为进一步诊治收住笔者医院。既往有高血压病史 1 年，否认家族遗传性疾病。

专科查体：T：38℃，P：118 次 / 分，R：22 次 / 分，BP：104/71mmHg。神志尚清，精神差，皮肤黏膜及巩膜中度黄染。心率快，律齐，双肺呼吸音粗，双下肺可闻及湿性啰音。腹部高度膨隆，腹壁静脉不明显，未见肠形及蠕动波，无瘢痕，未见异常搏动，腹壁紧张，全腹有压痛及反跳痛，液波震颤阳性。肝肋下未触及，脾大肋下 3cm，移动性浊音阳性，肠鸣音弱，0 ～ 2 次 / 分。双下肢呈凹陷性水肿。

辅助检查：

1. 心电图　窦性心动过速 118 次 / 分，心电轴左偏，不完全性右束支传导阻滞。

2. 胸部 CT　双肺下叶膨胀不全合并感染；双侧胸腔积液，左侧为著，双侧胸膜局部粘连，胸膜壁皮下渗出；心包少许积液。

3. 全腹部 CT　肝硬化,脾大,食管 - 胃底静脉曲张,脐静脉开放;腹膜增厚并渗出,大量包裹性腹水并局部积气,考虑自发性腹膜炎合并感染;多发巨大腹腔脓肿形成,最大者约为 11cm×6cm;右侧盆壁增厚,少许积气及渗出,相应皮肤不连续,考虑感染(图5-63)。

4. 实验室检查　血常规检查提示 WBC：31.45×10⁹/L，NEU%：91%；血凝检查提示 PT：18.0sec，PTA：39.7%，FDP：73.40μg/ml，D- 二聚体：19.67mg/L。临化全项检查提示 AST：299U/L，ALT：146U/L，A/G：0.8，TBIL：292.8μmol/L，DBIL：209.5μmol/L，IBIL:83.3μmol/L，LDH:319U/L，GLU:8.63mmol/L，Na⁺:120mmOl/L，Cl⁻:90mmol/L，Ca²⁺:1.96mmol/L，K⁺:6.0mm/L，UREA:25.1mmol/L，CRE:209mmol/L，P:1.61mmol/L。血气分析检查提示乳酸：4.8mmol/L，PO₂：77mmHg，PCO₂：28mmHg。肿

瘤标志物检查提示 AFP：275.12μg/L，CEA：5.75μg/L，CA-125：40.8U/ml。肝炎系列检查提示 HBs-Ag（+），anti-HBe（+），anti-HBc（+）。HBV-DNA：3.94×10⁷U/ml。感染检测组合检查提示 IL-6：372.4pg/ml，PCT：3.82ng/ml。腹水生化检查提示乳酸脱氢酶：10639U/L，氯：82.8mmol/L，葡萄糖：2.48mmol/L，黏蛋白定性实验（+）。

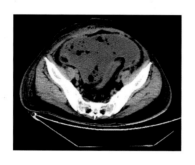

图 5-63　全腹部 CT

初步诊断：

1．乙肝肝硬化失代偿期并发自发性腹膜炎、肺部感染、肝肾综合征。

2．慢加急性肝衰竭。

3．多发巨大腹腔脓肿。

4．水电解质紊乱。

5．代谢性酸中毒合并呼吸性碱中毒。

6．双侧胸腔积液。

7．盆腔感染。

8．心包积液。

诊疗经过：患者入院后给予抗感染、保肝、利尿、免疫调节、纠正电解质及酸碱失衡，以及输注人血白蛋白等支持治疗，症状未见好转，并出现反复高热、寒战、胸闷、气短、顽固性呃逆、睡眠颠倒、极度乏力及尿少等症状。随后进行腹腔脓肿穿刺，呈米汁样脓性液体，从中培养出大肠埃希菌，血培养提示拟脆弱杆菌。给予敏感抗生素治疗的同时，在超声定位引导下于腹腔脓肿处分别留置 3 根猪尾引流管，先引流出米汁样脓性液体（图 5-64），随后引流出现暗红色血性液体（图 5-65），引流液颜色逐渐变淡，引流量越来越少（图 5-66）。期间由于引流物越来越浓稠，引流管出现堵塞，故给予尿激酶冲洗 6 次。复查全腹 CT 提示腹腔脓腔明显缩小（图 5-67），病情逐渐减轻，猪尾管逐根拔除，但患者一度又出现发热，复查 CT 可见一残余脓肿，大小约 6cm×6cm，故在 CT 引导下留置引流管（图 5-68），通过负压吸引器反复持续引流及冲洗（图 5-69）。持续 1 周后患者体温、血常规、感染指标及生化指标均逐渐恢复正常，再次复查 CT 提示腹腔脓腔消失，双肺下野膨胀不全合并感染、腹水、胸腹部皮下及右侧盆壁渗出较前明显好转（图 5-70），患者达临床治愈标准出院。随诊 2 个月，病情平稳。

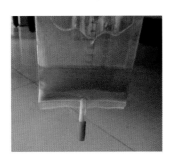

图 5-64　米汁样脓性液体

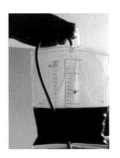

图 5-65　暗红色血性液体

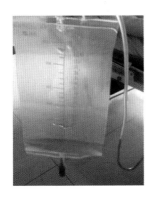

图 5-66　颜色逐渐变淡，引流量越来越少

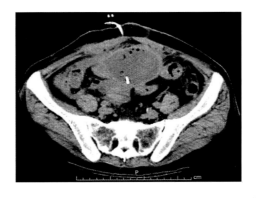

图 5-67　腹腔脓腔明显缩小

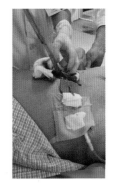

图 5-68　CT 引导下留置引流管

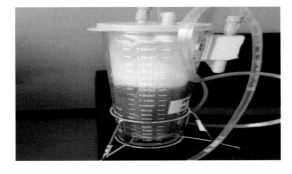

图 5-69　反复持续引流及冲洗

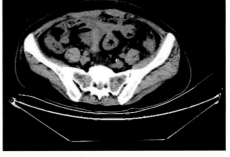

图 5-70　再次复查 CT

最后诊断：

1. 乙肝肝硬化失代偿期并发脓毒血症伴多发巨大腹腔脓肿、自发性腹膜炎、肺

部感染、肝肾综合征、肝性脑病（前驱期）。

2. 慢加急性肝衰竭。

确诊依据：①主要临床表现为"发现肝硬化1年，腹胀、乏力20天，高热、寒战3天"，病程较长，急性发作。②体温高，心率快，皮肤黏膜及巩膜中度黄染，双肺呼吸音粗，双下肺可闻及湿性啰音。腹部高度膨隆，腹壁紧张，全腹有压痛及反跳痛，液波震颤阳性。脾大超过肋下3cm，移动性浊音阳性。肠鸣音弱，0～2次/分。双下肢可查及中度凹陷性水肿。③血WBC、NEU%、PCT、IL-6、ALT、AST、TBIL、DBIL、UREA、CRE均增高，PTA＜40%，高钾、低钠、低氯、低钙、低氧血症，血气分析提示代谢性酸中毒合并呼吸性碱中毒。④CT检查提示肺部感染、心包积液、腹腔脓肿、胸腹及盆腔感染并积液。⑤穿刺引流出米泔样腹腔积液及血性腹腔积液。⑥脓肿液培养出大肠埃希菌，血培养提示拟脆弱杆菌。⑦抗感染联合腹腔脓肿引流及冲洗，脓肿消失，临床症状、各项检查及化验指标均趋于正常后出院。

二、分析与讨论

脓毒血症是细菌感染引起的全身炎症反应综合征，细菌可随血液循环到达全身不同器官定植并形成感染，也可形成多发性小脓肿。常发生于老人、儿童、慢性疾病或免疫功能低下者。临床上以高热、寒战、皮疹、关节痛、肝脾肿大、脓肿形成等为特征，病死率可达30%～50%。

乙肝肝硬化是一种慢性迁延的进展性疾病，患者的免疫功能常处于低下水平，故易并发感染，以自发性腹膜炎和肺部感染多见，并发脓毒血症的较少见，据文献报道其发生率约为40.1%，一旦发生可导致机体出现严重的水电解质及酸碱平衡紊乱、多浆膜腔积液、脓肿及全身炎症反应综合征等，加重多器官功能衰竭，给临床治疗带来很大的挑战，是导致患者死亡的重要原因之一。其主要机制是感染菌突破肝硬化患者的免疫屏障，在外周血循环中首先形成菌血症，与此同时，细菌主要通过T细胞的介导发生以细胞免疫为主的炎症风暴，形成败血症。在此过程中，细菌持续繁殖，所释放的毒素连同大量炎症因子可造成毛细血管内皮损伤、毛细血管渗漏、组织灌注不足等一系列病理过程，临床表现为发热、寒战、腹痛、腹胀、气短、乏力、食欲缺乏、贫血甚至休克等症状。

分析本病例，该患者在合并肝硬化多种并发症的同时，就已出现了高热、寒战、多发脏器感染、多浆膜腔积液、腹腔脓肿等典型脓毒血症的临床表现，各项辅助检查均支持该诊断。给予抗感染、支持、纠正水电解质和酸碱平衡紊乱等治疗，病情并未见好转，随后反复行腹腔脓肿引流和冲洗，病情逐渐趋于平稳，直至达临床治愈标准出院。根据文献报道，脓毒血症出现的脓肿多为多发小脓肿，抗感染有较好的疗效。

但本病例中出现的多发巨大腹腔脓肿临床很少见，且脓肿液中培养出大肠埃希菌，血中培养出脆弱拟杆菌感染，而大肠埃希菌和脆弱拟杆菌均为肠道的正常寄生菌，如果离开肠道而感染其他部位就成为致病菌，如经血液导致肺部感染、通过水肿的肠壁穿入腹腔可引起腹腔感染，两者均是菌血症、败血症和脓毒血症发生的主要致病菌。因此，我们认为引起该患者发生脓毒血症的细菌为大肠埃希菌和脆弱拟杆菌，腹腔脓肿只是脓毒血症的表现形式之一，其细菌主要是大肠埃希菌。另外，在进行腹腔脓肿引流的过程中，还一度引流出暗红色液体，考虑可能为细菌脓肿破坏正常组织血管，与脓肿形成交通支所致。

综上所述，对于肝硬化失代偿期并发多种并发症者，一定要警惕脓毒血症的发生，如果出现高热、寒战、极度乏力、腹胀、腹痛、多脏器感染及多浆膜腔积液，在抗感染支持等治疗基础上，一定要重视胸腹部及相关脏器 CT 的检查；若发现脓肿，应及时进行穿刺持续引流及冲洗，必要时反复注射尿激酶以防止脓液堵塞引流管。抗感染、补充白蛋白和脂肪乳、纠正水电解质和酸碱平衡紊乱等也是治疗脓毒血症不可缺少的重要措施。

（郑　英　梁昭君）

参考文献

[1]Wilkins T, Sams R, Carpenter M.Hepatitis B：Screening, Prevention, Diagnosis, and Treatment.Am Fam Physician, 2019, 99（5）：314-323.

[2]Altamirano-Barrera A,Barranco-Fragoso B,Méndez-Sánchez N.Management strategies for liver fibrosis.Ann Hepatol, 2017, 16（1）：48-56.

[3]Bazzi S, Ebert J, Hogan N, et al.Stability and predictability in human control of complex objects.Chaos, 2018, 28（10）：103103.

[4]Graham E, Rao K, Cinti S.Medical Versus Interventional Treatment of Intra-Abdominal Abscess in Patients With Crohn Disease.Infect Dis（Auckl）, 2017, 10：1179916117701736.

[5] 刘芳红，赵久法 . 肝衰竭并发感染的危险因素及对近期预后的影响 . 齐齐哈尔医学院学报，2018，444（2）：18-21.

第六章　胆胰疾病

病例 1　胰母细胞瘤

一、病历摘要

患者女，16 岁，主因"上腹痛伴腹泻 3 周，发现巩膜黄染 2 周余"就诊。患者于入院前 3 周无明显诱因开始出现上腹痛，伴腹泻，2～3 次 / 日，腹痛呈阵发性，疼痛无放射，呕吐 1 次，为胃内容物，无寒战、发热、咳嗽、咳痰等症状。患者就诊于当地医院，经药物治疗后（具体不详），腹泻缓解，腹痛无明显好转，并出现巩膜黄染，有时伴有皮肤瘙痒，为进一步诊治来笔者所在医院就诊。在门诊行 B 超检查提示肝内外胆管扩张，MRI 检查提示肝内外胆管扩张，胰头部占位，考虑内分泌良性肿瘤，随后以"胰腺占位？"收住笔者所在科室。既往无病毒性传染性疾病史，无心脑血管性疾病史，不饮酒，否认家族性遗传病史。

专科查体：T：36.0℃，P：56 次 / 分，R：19 次 / 分，BP：108/66mmHg。全身皮肤及巩膜黄染，无肝掌及蜘蛛痣，全身浅表淋巴结未触及肿大。心肺检查无异常；腹软，全腹无压痛、反跳痛及肌紧张；肝脾肋下未及，移动性浊音阴性，肠鸣音正常。

辅助检查：

1. MRCP 检查　肝内外胆管及胰管扩张，胰头部占位，考虑内分泌良性肿瘤可能。

2. 心电图检查　窦性心律过缓。

3. 实验室检查　血常规提示 WBC：5.1×10^9/L，RBC：4.09×10^{12}/L，HGB：116g/L，NEU%：75.9%，PLT：307×10^9/L；肝功能提示 ALT：287U/L，AST：144U/L，TBIL：101μmol/L，DBIL：78μmol/L，ALB：40g/L；凝血功能：PT：14.2 秒。肝炎系列、肾功能、电解质均未见异常。CA-199：33.4U/ml。

初步诊断：

阻塞性黄疸，胰头占位。

诊疗经过：入院后给予保肝、退黄等对症治疗，并行 ERCP + ENBD 治疗，内镜下见乳头型乳头，颗粒型开口，乳头略肿大。透视下胆总管胰段细线样狭窄，长约15cm，以上段肝内外胆管明显扩张，肝内胆管扩张呈软藤征改变，胆囊未显影，胰管未显影。即行狭窄段充分扩张后，细胞刷检狭窄段后胆总管内见一可变形充盈缺损，大小约 15mm，留置鼻胆管于总肝管，引流通畅。ERCP 诊断胆总管胰段细线样狭窄，考虑壶腹周围癌可能性大，完成 ERCP ＋细胞刷检＋ ENBD。细胞刷检见脱落胆道上皮，未见异型细胞。ENBD 引流通畅，每天引流 400ml 胆汁。ERCP 术后 3 天行胰十二指肠切除术，腹腔内无明显腹腔积液，大网膜、系膜、腹膜面上无种植转移结节，胃、小肠、结肠、直肠及盆腔内无明显转移。肝脏呈暗褐色，大小如常，瘀胆明显，质软，未触及肿瘤结节，胆囊肿大，约 10cm×6cm，胆囊壁水肿增厚无明显粘连；胆总管扩张，直径 1.8cm；肝十二指肠韧带内可见肿大淋巴结 3 枚，直径 0.3 ～ 0.9cm，质中。肿瘤位于胰头部，约 3cm×2cm 大小，质硬，活动度尚可，与周围组织无明显侵犯。手术顺利。胆囊、胃、胰、十二指肠标本描述如下：胃大弯长 6cm，小弯长 3cm；十二指肠及空肠 23cm×5cm，乳头开口通畅；胆总管长 5cm，内壁欠光滑，部分胰腺 5cm×4cm×3cm，切面可见灰白色肿块 2.5cm×2cm，质地硬；胆囊 9cm×3cm，壁厚 0.2cm，黏膜粗糙，囊内充满浓缩胆汁。网膜组织 12cm×6cm×2cm，未触及淋巴结；十二指肠左侧淋巴结，直径 0.5cm；十二指肠右侧淋巴结，直径 1cm。病理活检见瘤细胞排列呈片巢状、腺泡状、腺管状，细胞呈圆形，核较小一致，异型明显，部分细胞呈黏液变，有癌栓形成，间质纤维组织增生，胃、肠、胆管切端未见肿瘤细胞生长，淋巴结未见癌转移。胆囊慢性炎性改变。免疫组化结果：NSE（+），VI（+），Insulin（-），CK18（+），CK19（+），GHR-A（-/+），P53（-），CK20（-），HER（-），PCNA（+）。病理诊断：①（胰头）胰母细胞瘤，中等分化；②慢性胆囊炎。患者术后定期复查随访，除月经不规律外，身体情况良好，已经健康存活 12 年。

最后诊断：

1.（胰头）胰母细胞瘤。

2. 慢性胆囊炎。

确诊依据：①主要临床表现为"上腹痛伴腹泻 3 周，发现巩膜黄染 2 周余"，病程较短；②主要以上腹部疼痛为主；③ MRCP 检查提示肝内外胆管及胰管扩张，胰头部占位；④实验室检查提示 ALT、AST、TBIL、DBIL 及 CA-199 升高；⑤病理活检见瘤细胞排列呈片巢状、腺泡状、腺管状，细胞呈圆形，核较小一致，异型明显，部分细胞呈黏液变，有癌栓形成。病理诊断提示（胰头）胰母细胞瘤，中等分化。

二、分析与讨论

胰母细胞瘤是一种少见肿瘤，据 Gubilla 等统计，在 645 例胰腺外分泌腺恶性肿瘤中仅占 0.16%。该肿瘤多见于 10 岁以下儿童，偶见于成人。年龄分布存在两个高峰，平均年龄分别为 2.4 岁和 33 岁，没有性别倾向。由 Kissane 等于 1975 年首先命名。

1977 年，Horie 等对此肿瘤进行了组织学描述。Klimstra 统计文献报道的胰母细胞瘤中约有半数病例是亚洲人。

胰母细胞瘤分背侧型（侵犯胰体及胰尾部）及腹侧型（侵犯胰头）两型。腹侧型肿瘤多有包膜，背侧型多无包膜。镜下肿瘤由上皮成分和间叶成分构成，上皮成分为比较一致的多角形细胞形成巢状、条索状、管状或腺泡状结构，腺腔内有少许 PAS 阳性物质，常见鳞状上皮样细胞岛，即"鳞状小体"，是本瘤的组织学特征。该细胞岛一般由 10～15 个鳞状细胞构成，细胞呈多角形，胞质丰富，嗜伊红，而细胞核则与其他肿瘤细胞无明显区别。间叶成分包括疏松排列的梭形细胞、透明变的纤维血管间质或软骨等。大多数肿瘤由成熟的纤维组织包绕，肿瘤常有出血坏死，核分裂象易见。电镜下可见酶原颗粒和腔缘的微绒毛以及板层排列的内质网，故认为此瘤是向腺泡细胞分化或起源于腺泡。鳞状上皮样细胞可有张力原纤维，瘤中也可见成纤维细胞等间叶成分。多数文献报道肿瘤有腺泡、导管和内分泌分化的证据。表现为胰酶、脂酶及内分泌标志物阳性，肿瘤可分泌 AFP，也可含有散在的内分泌细胞。本例免疫组化结果与文献报道相似，CK、NSE、PCNA 均呈阳性，说明肿瘤细胞的原始性，支持 Hua 等提出的胰母细胞瘤是胚胎性肿瘤的观点。

胰母细胞瘤的主要临床表现为腹部包块、阻塞性黄疸、腹痛、腹泻及进行性消瘦等。治疗以手术切除为主，辅以化疗或放疗，婴幼儿预后相对较好。本例患者的主要临床表现为上腹疼痛、腹泻及黄疸，MRCP 检查提示肝内外胆管及胰管扩张，胰头部占位，考虑内分泌良性肿瘤可能。ERCP 检查提示胆总管胰段细线样狭窄，考虑壶腹周围癌可能性大，故行胰-十二指肠切除术，切除的胰头病变行普通病理和免疫组化，诊断为胰头胰母细胞瘤，中等分化。无论从临床表现还是从病理检查，均符合胰母细胞瘤的诊断。

该病需与以下疾病相鉴别：①胰腺腺泡细胞癌：首先要与含有腺样及实性巢状结构的胰腺腺癌相鉴别，尤其是腺泡细胞癌。腺泡细胞癌的肿瘤细胞呈多角形、圆形或低柱状，核圆，常位于基底部，瘤细胞排成腺泡状或条索状，胞质呈强嗜酸性颗粒状。电镜和免疫组织化学染色均显示瘤细胞的腺泡细胞特征。腺泡细胞癌主要转移至局部淋巴结、肝、肺、脾。胰母细胞瘤的腺样结构，细胞大小一致，多为单层，且基膜明显，分布于稀疏的未分化小细胞及纤维间质细胞中。②胰腺囊实性乳头状肿瘤：该肿瘤常见于年轻女性，镜下出现被覆数层上皮的假乳头，瘤细胞小而一致，核椭圆形并有折叠，其中可见大的纤维血管轴心并常呈明显的黏液变性。该肿瘤也来源于多潜能干细胞，具有多向分化的能力。

综上所述，对于无明显诱因出现的上腹部隐痛伴腹泻、黄疸者，除考虑常见的肝、胆、胰疾病外，一定不要忽略少见或罕见的肝、胆、胰疾病。如果发病者为少年儿童，尤其是女性，一定要警惕胰母细胞瘤的可能性。

（程树群　薛　捷）

参考文献

[1]Zouros E，Manatakis D K，Delis S G，et al.Adult pancreatoblastoma：A case report and review of the literature.Oncology letters，2015，9（5）：2293-2298.

[2]刘洋，高剑波，高献争，等.儿童胰母细胞瘤的临床表现、CT表现与病理改变的特点.中国CT和MRI杂志，2015，13（1）：46-47，63.

[3]Banerjee A，Almel S，Shroff P，et al.Long-term follow up in a child with pancreatoblastoma following total pancreatectomy.HPB，2016，18（Supplement 1）：e378-e379.

[4]Ruol M，Dall'Igna P，Alaggio R，et al.Congenital pancreato-blastoma：a case report.Journal of Pediatric Surgery Case Reports，2015，3（3）：120-122.

[5]王晶，邓宝斌，苗雨春，等.小儿胰母细胞瘤1例报告并文献复习.临床医药实践，2016，25（9）：677-679.

[6]何巍，王家祥，杨合英，等.儿童胰母细胞瘤6例报道.河南医学研究，2017，26（3）：386-389.

[7]田玉旺，张立英，许春伟.胰母细胞瘤临床病理特征分析.实用癌症杂志，2015，30（11）：1713-1716.

[8]Das S，Ghosh R，Sen A，et al.Fine needle aspiration cytology diagnosis of a pancreatoblastoma in an infant：case report with a summary of prior published cases.Cytopathology，2016，27（6）：479-482.

病例2 机器人辅助胰十二指肠切除治疗胰腺导管内乳头状黏液瘤

一、病历摘要

患者男，51岁，主因"上腹部胀痛不适3个月，间歇性呕吐5天"就诊。患者于入院前3个月出现上腹部胀痛，伴肩背部放射痛，皮肤及巩膜轻度黄染，食欲明显减退。入院前5天进食后出现上腹部胀痛不适，伴恶心及呕吐，呕吐物系胃内容物，呕吐后上腹部症状减轻。在外院就诊行腹部B超检查提示"急性胆囊炎，胆囊结石，胆囊积液"，上腹部CT检查提示"胰腺囊性占位性病变"，胃镜检查提示"糜烂性胃炎"，对症治疗后无明显缓解。为进一步诊治以"胰腺囊性占位性病变"收住笔者所在医院。

专科查体：T：36.7℃，P：78次／分，R：20次／分，BP：120/65mmHg。消瘦，全身皮肤及巩膜轻度黄染，全身浅表淋巴结无肿大，心肺正常。全腹平软，未见明显胃肠型及蠕动波，无腹壁静脉曲张。上腹部剑突下压痛，无反跳痛及肌紧张，肝脾肋下未触及，移动性浊音阴性，肠鸣音正常。双下肢无水肿。

辅助检查：

1. 上腹部CT扫描检查（图6-1） 肝胃间隙见一巨大囊性病变，多考虑胰腺假性囊肿；胰头体积增大，胰体尾部萎缩，胰腺周围淋巴结肿大并钙化，多考虑慢性胰腺炎；肝内外胆管扩张，胆囊积液。

2. 腹部MRI检查（图6-2） 胰腺体积增大，主胰管及其分支明显扩张，多考虑胰腺导管内乳头状黏液瘤（intraductal papillary mucinous neoplasm，IPMN）；慢性胆囊炎；胆囊结石；腹膜淋巴结肿大。

3. 胃镜检查 十二指肠球部明显扩张，内镜无法进入十二指肠降段，超声胃镜检查考虑为胰腺IPMN。

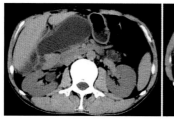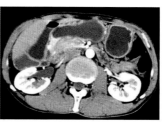

A   B

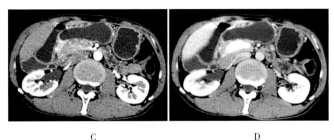

C　　　　　　　　　　　　　D

A—平扫期；B—动脉期；C—静脉期；D—延迟期。

发现与胰腺关系密切的巨大囊性病变，位于胰头、胰颈及胰体部

图 6-1　术前螺旋 CT 检查

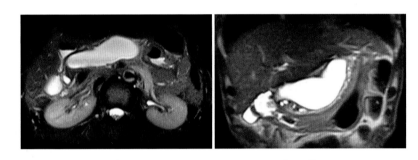

A　　　　　　　　　　　　　B

A—横断位；B—冠状位。发现胰头、胰颈及胰体部明显扩张的胰管

图 6-2　术前腹部 MRI 检查

4. 实验室检查　WBC 计数轻度升高，血液生化检测正常，血清 AFP、CEA、CA-199、CA-125、CA-153 等肿瘤标志物均阴性，其他实验室检查均未见明显异常。

初步诊断：

1. 胰腺 IPMN。

2. 不完全性十二指肠梗阻。

3. 慢性胆囊炎。

4. 胆囊结石。

诊疗经过：根据患者症状、体征及辅助检查，诊断为胰腺 IPMN 伴十二指肠梗阻。术前给予胃肠外营养、保肝、纠正水电解质平衡等治疗。在全麻下行达芬奇机器人辅助胰十二指肠切除术，术中见主胰管显著扩张，最大直径达 5cm，术中切除胰头、胰颈及部分胰体，尽可能保留部分胰腺内分泌及外分泌功能。术程 3.5 小时，术中出血 100ml，手术顺利，术后 14 天顺利出院。术后病理学检查回报：胰腺 IPMN，伴低级别导管上皮异型增生（图 6-3）。术后 5 个月复查 CT 提示残余胰体尾慢性炎性改变，胰管明显缩小（图 6-4），患者无特殊不适。

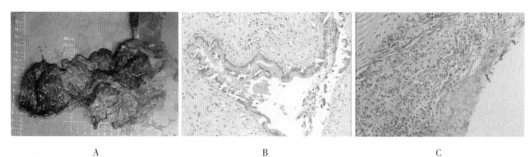

A—胰十二指肠切除大体标本；B、C—镜下所见（HE×10）。主胰管明显扩张，
囊状管壁为纤维结缔组织，内衬高柱状上皮细胞，呈乳头状生长，胞质含黏蛋白

图6-3　术后病理学检查

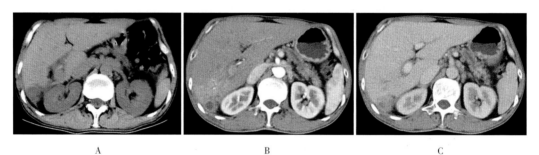

A—平扫期；B—动脉期；C—静脉期。肝右后叶小脓肿，残余胰体及胰尾慢性炎症，胰管明显缩小

图6-4　术后5个月螺旋CT检查

最后诊断：

1. 胰腺IPMN（主胰管型）。

2. 不完全性十二指肠梗阻。

3. 慢性胆囊炎。

4. 胆囊结石。

确诊依据：①患者为一中年男性，起病隐匿，主要临床表现为上腹部胀痛3个月；
②全身皮肤及巩膜轻度黄染，上腹部剑突下有压痛；③上腹部MRCP、CT、超声内镜等
提示胰头部增大，主胰管明显扩张；④胃镜提示十二指肠降部不完全性梗阻；⑤术后
病理学检查提示胰腺IPMN，伴低级别导管上皮异型增生。

二、分析与讨论

胰腺IPMN来源于主胰管或分支胰管上皮，特征是胰管囊性扩张，上皮呈乳头状
生长，分泌大量黏蛋白。胰腺IPMN有恶变倾向，可从腺瘤发展为腺癌。老年男性为主，
一般无明显症状，多为反复发作原因不明的胰腺炎，其他症状也无特异性。主要表现
为腹痛、黄疸、乏力、体重下降及糖尿病等。本例患者由于胰腺明显扩张压迫十二指肠，

造成十二指肠降部梗阻，患者进食减少，入院前出现呕吐症状，明显消瘦。胰腺 IPMN 可起源于胰腺导管的任何部位，根据起源部位和影像学分型征象分为主胰管型、分支胰管型和混合型。本例患者入院后 CT 检查未发现该病，考虑为慢性胰腺炎，阅片时巨大扩张的胰管被当成胰腺假性囊肿，但进一步行 MRCP 检查考虑胰腺 IPMN。

胰腺 IPMN 的 CT 及 MRI 表现：①主胰管型 IPMN(MD-IPMN)：肿瘤主要位于主胰管内，仅有主胰管局限性或弥散性扩张，常合并胰腺实质萎缩；②分支胰管型 IPMN(BD-IPMN)：分支胰管明显扩张，形成胰腺内囊性病灶，病变呈分叶状多囊性肿块，如葡萄串，其内有厚薄不均的分隔及大小不等的结节，一般主胰管不扩张；③混合型 IPMN(MT-IPMN)：出现主胰管扩张和分支胰管囊状肿瘤样改变，扩张的分支胰管与扩张或正常管径的主胰管相通。本例 MRI 发现胰腺体积增大，主胰管明显扩张、膨大，符合主胰管型 IPMN 影像。超声内镜检查对胰腺 IPMN 的诊断具有重要的作用。实验室检查阳性率较低。

胰腺 IPMN 治疗主要包括内镜治疗、放疗、化疗及手术治疗。由于 MD-IPMN 比 BD-IPMN 具有更高的恶变风险，所有的指南均建议对 MD-IPMN 及 MT-IPMN 主胰管大于 10mm 的患者进行手术治疗。可根据肿瘤位置选择胰腺中段切除术、胰十二指肠切除术及胰体尾切除术等，同时兼顾保留胰腺及胃肠道的功能。目前，BD-IPMN 的治疗仍有争议，应根据囊肿的数目和部位、影像学的发现、患者的临床表现来决定，有研究发现 BD-IPMN 的恶变率接近 8%，所以，对非手术的患者应密切随访。本例 CT 检查可见胰头增大，小网膜囊发现巨大囊性病变，边界清晰，与胰尾关系密切，首次阅片诊断为胰腺假性囊肿。MRCP 检查发现巨大囊性病变是明显扩张的主胰管，实际上为胰腺 IPMN 巨大囊腔，主要位于胰头部、胰颈部及胰体，属于主胰管型胰腺 IPMN，恶变率高，决定行胰十二指肠切除术，既要考虑到手术的彻底性，同时需考虑保留胰腺的功能。达芬奇机器人手术辅助系统实施胰腺手术具有独特的优势，三维成像及精准手术是其最突出的特点，而且具有微创、术后恢复快、住院时间短等优点。该患者术后 14 天就顺利康复出院。采用机器人辅助胰十二指肠术治疗胰腺 IPMN 报道非常少。该患者的手术不但治疗了胰腺 IPMN，而且解决了不完全性十二指肠梗阻。

胰腺 IPMN 因肿瘤的部位、恶变潜能和程度的不同，其预后有很大的差异，主胰管型 IPMN 的恶变率较高，其预后往往较差。胰腺 IPMN 的 5 年总体生存率为 36%～77%，非浸润型胰腺 IPMN 患者术后 5 年生存率为 77%～100%，而浸润型 IPMN 的 5 年生存率为 27%～60%。侵袭性肿瘤的存在、肿瘤的浸润性生长、侵犯淋巴结、侵犯血管等是胰腺 IPMN 手术预后不良的主要原因。具有高度恶性潜能的 IPMN 一旦侵及胰腺实质，其预后与胰腺癌无异。本例属于主胰管型 IPMN，术后需密切随访。

我们认为：①胰腺 IPMN 是少见病，疑似病例采用合理的影像学进行检查是诊断的关键；②反复发作的胰腺炎应及早就医，了解胰腺炎发作原因，减少 IPMN 漏诊；

③胰腺 IPMN 确诊后，应及早手术治疗，并制订合理的手术方案；④胰腺 IPMN 预后良好，但应密切进行术后随访，以期获得长期生存。

（范瑞芳　肖　毅）

参考文献

[1]Del Chiaro M，Verbeke C. Intraductal papillary mucinous neoplasms of the pancreas：reporting clinically relevant features. Histopathology，2017，70（6）：850-860.

[2]Pezzilli R，Cucchetti A，Calculli L. Comparison of clinical data and scores of quality of life，anxiety，and depression in patients with different types of intraductal papillary mucinous neoplasms：a prospective study. Pancreas，2017，46（8）：1029-1034.

[3]Fong Z V，Fernández-Del C C. Intraductal papillary mucinous neoplasm of the pancreas. Surg Clin North Am，2016，96（6）：1431-1445.

[4]Pagliari D，Saviano A，Serricchio M L，et al. Uptodate in the assessment and management of intraductal papillary mucinous neoplasms of the pancreas. Eur Rev Med Pharmacol Sci，2017，21（12）：2858-2874.

[5]Pergolini I，Sahora K，Ferrone C R，et al. Long-term risk of pancreatic malignancy in patients with branch duct intraductal papillary mucinous neoplasm in a referral center. Gastroenterology，2017，153（5）：1284-1294.

[6]Aronsson L，Andersson R，Ansari D. Intraductal papillary mucinous neoplasm of the pancreas—epidemiology，risk factors，diagnosis，and management. Scand J Gastroenterol，2017，52（8）：803-815.

[7]Machado N O，Al Qadhi H，Al Wahibi K. Intraductal papillary mucinous neoplasm of pancreas. N Am J Med Sci，2015，7（5）：160-175.

病例3　逆行胆胰管造影术治疗胆道活体蛔虫

一、病历摘要

患者女，52岁，主因"间歇性上腹胀痛20天"就诊。患者于入院前20天无明显诱因出现上腹部疼痛，呈持续性，无他处放射，伴恶心、呕吐，呕吐物为胃内容物及胆汁，就诊于当地医院，诊断为"急性胰腺炎"，行上腹部CT检查提示胆总管下段结石并胆总管扩张，住院对症治疗后症状好转出院。出院后患者偶感间歇性上腹隐痛，可耐受，伴乏力、纳差，无反酸、烧心、腹泻、呕血、黑便，无发热、黄疸、心慌、胸闷、气短等症状。为求进一步诊治，以"急性胰腺炎恢复期""胆总管结石？"收住笔者所在医院。既往体健，无传染性疾病及心脑血管性疾病，否认肿瘤家族史及遗传性疾病史。

专科查体： T：36.8℃，P：92次/分，R：22次/分，BP：112/86mmHg。全身皮肤及巩膜无明显黄染，全身浅表淋巴结未触及肿大。心脏、肺部听诊无异常发现。腹软，全腹无压痛、反跳痛及肌紧张，肝脾肋下未及，移动性浊音阴性，肠鸣音正常。

辅助检查：

1. 上腹部CT检查　胆总管下段钙化影，胆总管扩张，考虑结石致胆管扩张。

2. 实验室检查　血常规提示WBC：$8.6×10^9$/L，NEU%：82%，RBC：$4.56×10^{12}$/L，HGB：123g/L，PLT：$181×10^9$/L。肝功能提示TBIL：42μmol/L，DBIL：36μmol/L，ALB：41g/L，ALT：76U/L，AST：42U/L，ALP：143U/L，γ-GT：141U/L，AMY：90U/L。

初步诊断：

1. 急性胰腺炎恢复期。

2. 胆总管结石可能。

诊疗经过： 入院后给予保肝（还原型谷胱甘肽钠，1800mg，静脉滴注，1次/日）、抑酸（注射用泮托拉唑钠，40mg，静脉滴注，1次/日）、补液等对症治疗后，患者腹痛缓解。仔细阅读患者院外上腹部CT，结合笔者所在医院肝功能、血常规等指标，考虑患者胆管结石可能，并存在胆管炎，有逆行胆胰管造影术（ERCP）检诊指征，遂经患者及其家属签署知情同意书后予以ERCP＋EST治疗。ERCP选择性胆管插管成功后，注入造影剂见胆管内长条状高亮影（图6-5），似虫体，予以球囊拖出部分虫体后用异物钳将虫体完整拖出胆道（图6-6）。ERCP术后2天，患者正常进食，无腹痛、发热等症状，达治愈标准出院，并予以驱虫治疗（阿苯达唑片，400mg，一次吞服）。

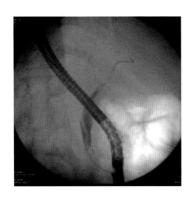

图 6-5　ERCP 造影见胆管内长条
状高亮影

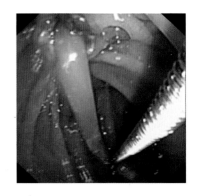

图 6-6　ERCP 下虫体取出

最后诊断：

1. 胆道蛔虫。

2. 急性胰腺炎恢复期。

确诊依据：①患者主要临床表现为"间歇性上腹胀痛 20 天"，病程短；②外院检查考虑急性胰腺炎、胆总管下段结石并胆总管扩张，治疗后临床症状缓解；③外院上腹部 CT 提示胆总管下段钙化影、胆总管扩张，考虑结石致胆管扩张；④笔者所在医院实验室检查提示 TBIL、ALT、AST、ALP、γ-GT 明显增高，血常规中性粒细胞比值升高；⑤ERCP 检诊见胆道活体蛔虫。

二、分析与讨论

急性胰腺炎（acute pancreatitis，AP）是多种原因导致胰酶异常激活，进而引起胰腺急性炎症，伴或不伴其他器官功能改变的疾病。AP 致病因素较多，我国以胆石症、大量饮酒及高三酰甘油血症所致者较为常见。因胆道蛔虫症诱发 AP 者，较为少见，且随着人们生活水平的不断提高而日益减少。

胆道蛔虫症多见于卫生条件较差的农村，起病突然，多以剑突下钻顶样疼痛为特征性表现，可伴有嗜酸性粒细胞异常增高，发作与缓解期无规律可循，不典型者在临床中常被忽视。该病例外院曾诊断为 AP，且经治疗后临床症状基本缓解，病因筛查上 AP 考虑与结石相关（胆管内存在钙化灶），但因基层医院无法进行 ERCP 介入治疗而转入笔者所在医院。通过 ERCP 检诊，进一步明确了患者 AP 病因，并加以去除，达到非常满意的临床效果。

胆道蛔虫是肠道蛔虫病的常见并发症之一，成虫寄生部位以空肠多见。因其具有乱窜、钻孔、恶酸等习性，故当肠道寄生环境改变，如饥饿、发热、胃酸度降低、胃肠功能紊乱、饮酒、手术等因素所致肠道功能紊乱及 Oddi 括约肌功能失调时，可使蛔虫经十二指肠乳头开口进入胆道。蛔虫多在肝外胆管，也可钻入肝内分支。AP 与胆道蛔虫症均可表现出剧烈的腹痛症状，若胆道蛔虫症的临床表现不典型，其鉴别就存在较大困难。既往胆道蛔虫症诊断常以腹部彩超为首选，超声多可见胆总管轻中度扩张，出现直径数毫米双线光滑的高回声，中心贯穿以低回声区、蛔虫蠕动声像等。如蛔虫死亡时间长，双线变得模糊，中心呈稍高回声，后方常无声影，但在胆管缺少胆汁，或有气泡、胆泥，或在死亡虫体萎缩等情况下，则不易诊断。当前胆道、胰管的疾病诊断多选择行磁共振胰胆管造影（MRCP）检查。MRCP 能清楚地显示虫体在胆道内的位置、数目、形态、走行及胆道系统的全貌，同时还可了解是否合并并发症。

随着十二指肠镜等内镜技术的普及，ERCP 已能安全有效地治疗部分胆道疾病，内镜下取虫术已成为一种安全、速效、痛苦小的重要治疗手段，取虫成功率高达 92%。胆道蛔虫虽越发少见，但内镜下取出仍需要一定的技巧。活体蛔虫在受到外来刺激时，极有可能进一步钻入胆道，增加患者钻顶样疼痛，故内镜下取虫术最好在麻醉的条件下进行，便于术中操作；同时内镜到达十二指肠乳头时，若未见蛔虫，还可静观几分钟，等待完全钻入胆道的蛔虫从乳头处露出虫体，或运用 ERCP 取石球囊封堵胆道，将部分虫体拖出胆道。运用异物钳钳夹虫体时，需钳夹外露于肠腔的虫体端部，因该处细韧，不易滑脱和离断，但钳夹力度仍宜适中，牵拉时手法应稳定、轻柔、缓慢，切忌暴力。

综上所述，对于 AP 的病因学诊断极其重要，需详细问病史，仔细分析辅助检查结果，病因明确后，如何去除 AP 病因（如胆道蛔虫等）更是至关重要。内镜下 ERCP 治疗是治疗胆道疾病的重要方法，虽存一定风险但可立竿见影，在有能力开展的单位，应规避风险后积极开展，使更多患者获益。

（康生朝　于晓辉）

参考文献

[1]Zouros E, Manatakis D K, Delis S G, et al. Adult pancreatoblastoma: A case report and review of the literature. Oncology letters, 2015, 9 (5): 2293-2298.

[2] 刘洋，高剑波，高献争，等. 儿童胰母细胞瘤的临床表现、CT 表现与病理改变的特点. 中国 CT 和 MRI 杂志，2015, 13 (1)：46-47, 63.

[3] Ruol M, Dall'Igna P, Alaggio R, et al. Congenital pancreatoblastoma: a case report. Journal of Pediatric Surgery Case

Reports，2015，3（3）：120-122.

[4] 王晶，邓宝斌，苗雨春，等. 小儿胰母细胞瘤1例报告并文献复习. 临床医药实践，2016，25（9）：677-679.

[5] 何巍，王家祥，杨合英，等. 儿童胰母细胞瘤6例报道. 河南医学研究，2017，26（3）：386-389.

[6] 田玉旺，张立英，许春伟. 胰母细胞瘤临床病理特征分析. 实用癌症杂志，2015，30（11）：1713-1716.

[7] Das S，Ghosh R，Sen A，et al. Fine needle aspiration cytology diagnosis of a pancreatoblastoma in an infant：case report with a summary of prior published cases. Cytopathology，2016，27（6）：479-482.

病例4　胰腺癌误诊为自身免疫性胰腺炎

一、病历摘要

患者男，65岁，主因"上腹痛5个月余"就诊。患者于入院前5个月无明显诱因出现持续性上腹痛，以夜间明显，无向他处放射，与体位改变无关，无发热、反酸、嗳气、恶心、呕吐、腹胀、腹泻。在当地医院行上腹部增强CT扫描提示胰颈及体尾部肿胀，密度减低，包膜增厚并轻中度持续强化，考虑"自身免疫性胰腺炎""胰腺弥漫型肿瘤"（图6-7），对症治疗后症状无改善。为进一步诊治以上述诊断收住笔者所在医院。既往无急慢性传染性疾病史，无心脑血管性疾病史，不饮酒，否认家族性遗传病史。

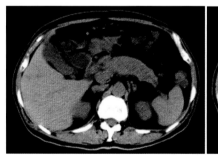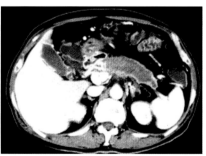

图6-7　上腹部CT（左图：平扫；右图：增强）

专科查体：T：36.5℃，P：88次／分，R：20次／分，BP：114/75mmHg。意识清，对答切题，全身皮肤及巩膜轻度黄染，全身浅表淋巴结未扪及肿大。心肺听诊（-），腹平软，剑突下有轻压痛，肝脾未触及肿大。

辅助检查：

1. 上腹部 MRI/MRCP 检查　胰腺改变，炎症性病变可能性大，自身免疫性胰腺炎可能。肠系膜上静脉近心端及脾静脉闭塞可能，胰尾部胰管轻微扩张，请结合临床（图6-8）。

2. 胃镜检查　慢性浅表性胃炎，十二指肠球部息肉。

3. 结肠镜检查　结肠多发息肉。

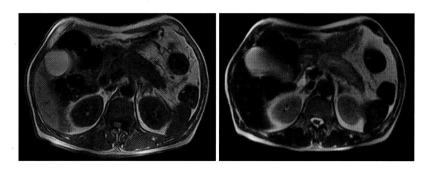

图 6-8　上腹部 MRI + MRCP（左图：T_1 信号；右图：T_2 信号）

4. 超声胃镜检查　考虑胰腺改变，慢性胰腺炎可能。

5. 实验室检查　血、尿淀粉酶正常，自身免疫指标无异常，CA-199：51U/ml（参考值 0～27U/ml），其余化验检查均正常。

初步诊断：

自身免疫性胰腺炎可能。

诊疗经过：入院后结合影像学检查结果，建议患者行胰腺穿刺，患者及其家人考虑到穿刺风险较大，表示暂不考虑行胰腺穿刺，故予抑酸、保护胃黏膜、补充胰酶、止痛等对症治疗外，加用甲泼尼龙片，30mg/d。治疗后患者自觉腹痛缓解出院。出院2周后患者自觉上腹痛再次加重，且夜间平卧时加重，弯腰或侧卧时减轻，故再次入住笔者所在医院。入院后 CA-199 升高至 144U/ml，糖化血红蛋白 8.3%，免疫球蛋白G 正常，大便隐血试验阳性，空腹血糖和随机血糖均升高。复查上腹部 CT 提示胰腺改变，考虑慢性炎症性病变可能性大；肠系膜上静脉近心端及脾静脉闭塞；胰腺周围淋巴结增大，考虑与胰腺病变及激素治疗相关，遂停用激素，给予降糖治疗。综合分析患者虽再次复查上腹部 CT 仍提示慢性胰腺炎，激素治疗效果欠佳，且入院监测空腹血糖及糖化血红蛋白水平升高，停用激素后，给予抑制胰酶分泌、抑酸、补充胰酶、降糖等治疗，以使胰腺充分休息。患者经上述处理后仍持续腹痛，且有屈膝位疼痛缓解的特点，结合患者整个疾病治疗经过，考虑诊断尚未明确，不排除恶变可能，故再次与患者及其家属充分沟通后,行胰腺穿刺活检。胰腺穿刺病理回报:（胰腺）纤维组织中可见肿瘤,瘤细胞呈柱状, 呈不规则腺样浸润性生长,伴间质纤维反应性增生;病理诊断:（胰腺）腺癌,中分化 (图 6-9)。至此患者胰腺癌诊断明确,将疾病进展及预后告知家人,患者及其家属决定暂不考虑手术或化疗,办理出院,回当地行保守治疗。

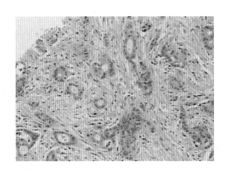

图 6-9　胰腺活检病理检查提示胰腺癌

最后诊断：

胰腺癌。

确诊依据：①主要临床表现为"上腹痛 5 个月",病程较短;② CA-199 进行性升高,空腹血糖及糖化血红蛋白水平短期内升高;③多次上腹部 CT、MRI/MRCP 检查均提示自身免疫性胰腺炎,但对症治疗临床症状未见明显缓解;④胰腺穿刺活检病理检查提示胰腺癌,中分化。

二、分析与讨论

胰腺癌是临床上常见的消化系统恶性肿瘤, 近年来其发病率呈现明显上升的趋势,已成为导致我国人口死亡的十大恶性肿瘤之一。胰腺癌早期可无明显症状,出现黄疸或腹痛时已发展至中晚期,治疗效果欠佳。临床上遇到中老年患者出现进行性胆汁淤积性黄疸, 原因不明的顽固性上腹痛或腰背痛,不能解释的进行性体重减轻,近期出现的脂肪泻、糖尿病或糖尿病突然加重的情况,需要高度警惕本病。胰腺癌的发病机制尚不清楚,慢性胰腺炎是可能病因之一。吸烟、大量饮酒（每周摄入乙醇量＞750g）、有糖尿病病史、有胆石症病史及多次生育（生育胎数＞3 胎）是我国胰腺癌发病的主要危险因素。

根据发生部位胰腺癌可分为胰头癌、胰体尾癌和全胰腺癌,也可在发病初期即表现为弥漫性。全胰腺癌容易与慢性胰腺炎,尤其是自身免疫性胰腺炎（autoimmune pancreatitis，AIP）混淆。AIP 是免疫机制介导的特殊类型的慢性胰腺炎,在影像学上可分为弥漫型和局灶型,常表现为弥散性或局限性的胰腺增大和胰管狭窄。全胰腺弥漫型 AIP 具有明显的形态特征,多呈腊肠样改变;局灶型 AIP 常以占位性病变为特点,易与胰腺癌混淆。根据 AIP 的亚洲诊断标准,影像学改变为必备条件,对于影像学难以区分的病例,需要结合血清 IgG4 水平升高、病变胰腺组织淋巴浆细胞浸润伴纤维化、对激素治疗有效等特征进行鉴别诊断。临床工作中常发生全胰腺癌误诊为慢性胰腺炎的现象,而局灶型 AIP 也容易误诊为胰腺癌。当两者临床表现、B 超和 CT 检查相似而难以鉴别时,就需要行经 CT、B 超引导或超声胃镜下胰腺细针穿刺细胞学检查,甚至外科手术探查以明确诊断。

CA-199 是诊断胰腺癌最常用的指标,其水平越高对胰腺癌的诊断越有意义。CA-199 为 71U/ml 时诊断恶性肿瘤的敏感度为 82.1%,特异度为 85.9%;CA-199 大于 300U/ml,诊断恶性肿瘤的阳性率为 100%。本例患者血清 CA-199 水平呈进行性升高,对胰腺癌的诊断有一定的提示意义。血清 IgG4 水平升高有助于诊断 IgG4 相关性疾病,如 AIP(尤其 I 型 AIP)等。但 AIP 并不总是伴随高水平 IgG4,胰腺癌也会伴有高水平 IgG4,而且部分 AIP 可能会进展为胰腺癌,有时胰腺癌和 AIP 会同时出现。目前,尚无统一、精确的 IgG4 阈值用于诊断 AIP,单一 IgG4 水平升高并不能排除胰腺癌。因此,临床如遇到此类不典型患者,血清 IgG4 水平升高的诊断价值欠佳,需要密切随访。

CT/MRI 等影像学检查仍是目前诊断胰腺疾病的常用方法。有研究发现 AIP 患者与胰腺癌患者有着极其相似的术前表现,胰腺 CT 扫描虽有助于鉴别,但胰腺 CT 扫描受操作者技术熟练程度以及仪器敏感性等因素影响。而如果临床医生诊断思路欠全面,缺乏综合判断能力,可能会凭一次阴性检查结果而满足于一些并存病的诊断,这就容易造成胰腺癌误诊和漏诊。

免疫抑制剂治疗 AIP 是有效的,尽管长期维持治疗还有待商榷,但短期(2～4 周)激素治疗能够有效缓解 AIP 患者的临床症状。因此,临床上确实难以区别 AIP 与胰腺癌时,可先给予 2 周激素试验性治疗,无效者最终常常证实是胰腺癌。有研究者对 22 例难以鉴别的疑似 AIP 患者给予 2 周糖皮质激素试验性治疗,结果显示 15 例治疗有效,有效率为 68.18%;其余 7 例治疗无效,后经手术病理证实均为胰腺癌。

病理诊断是诊断胰腺癌的金标准,对于诊断存在疑问的患者,特别是需要鉴别良恶性病变时,应尽早行病理组织学检查,以免漏诊恶性病变,耽误治疗。临床可借助超声胃镜或经皮行胰腺组织穿刺活检,超声胃镜下胰腺细针穿刺活检具有重要应用价值,且采用微创技术,风险小。

在未充分认识 AIP 以前,AIP 常被误诊为胰腺癌而行手术治疗,而过于依赖影像学检查,担心患者接受不必要的治疗或造成过度医疗,或患者治疗依从性差等常使一部分胰腺癌患者不能得到及时确诊。胰腺癌临床表现复杂多变,首发症状缺乏特异性,容易误诊为其他消化系统疾病,尤其是慢性胰腺炎。胰腺癌的诊断不是依靠任何一项实验室检查能独立、准确并及时地做出判断的，肿瘤标志物、B超、CT或MRI检查各具优势。因此，对于高度怀疑胰腺癌的患者，如以上检查仍无法明确诊断，则有必要进行胰腺穿刺活检。本例患者以轻中度腹痛为主要临床表现，无肿瘤家族史，CT和MRI检查示AIP可能性大，超声胃镜也提示慢性胰腺炎，查血清CA-199水平轻度升高，获得病理诊断前高度怀疑AIP，后经试验性糖皮质激素治疗效果欠佳，患者仍有腹痛，最后行经皮胰腺穿刺活检才明确胰腺癌的诊断。

（马　娟　沙卫红）

参考文献

[1]Otsuki M, Chung J B, Okazaki K, et al. Asian diagnostic criteria for autoimmune pancreatitis: consensus of the Japan-Korea Symposium on Autoimmune Pancreatitis. J Gastroenterol, 2008, 43 (6): 403-408.

[2]Morris-Stiff G, Teli M, Jardine N, et al. CA-199 antigen levels can distinguish between benign and malignant pancreaticobiliary disease. Hepatobiliary Pancreat Dis Int, 2009, 8 (6): 620-626.

[3]Bedi M M, Gandhi M D, Jacob G, et al. CA-199 to differentiate benign and malignant masses in chronic pancreatitis: is there any beneft? Indian J Gastroenterol, 2009, 28 (1): 24-27.

[4]Morselli-Labate A M, Pezzilli R. Usefulness of serum IgG4 in the diagnosis and follow up of autoimmune pancreatitis: a systematic literature review and meta-analysis. J Gastroenterol Hepatol, 2009, 24 (1): 15-36.

[5]Uchida K, Yazumi S, Nishio A, et al. Long-term outcome of autoimmune pancreatitis. J Gastroenterol, 2009, 44 (7): 726-732.

[6]Pezzilli R, Vecchiarelli S, Di Marco M C, et al. Pancreatic ductal adenocarcinoma associated with autoimmune pancreatitis. Case Rep Gastroenterol, 2011, 5 (2): 378-385.

[7]Braganza J M, Lee S H, McCloy R F, et al. Chronic pancreatitis. Lancet, 2011, 377 (9772): 1184-1197.

[8]Takuma K, Kamisawa T, Gopalakrishna R, et al. Strategy to

differentiate autoimmune pancreatitis from pancreas cancer.World J Gastroenterol, 2012, 18（10）：1015-1020.

病例5　胆囊癌

一、病历摘要

患者女，65 岁，主因"口干口苦 15 天"就诊。患者于入院前 15 天无明显诱因出现口干、口苦，无腹痛、腹胀、反酸、烧心等症状，遂就诊于当地医院，腹部 B 超检查提示胆囊内肿物，直径约 1.3cm×1.0cm，为进一步诊治以"胆囊占位"收住笔者所在医院。既往饮酒 20 余年，1～2 两／天。母亲因食管癌去世，无心脑血管性疾病，否认家族遗传性疾病史。

专科查体：T：36.5℃，P：72 次／分，R：20 次／分，BP：98/68mmHg。全身皮肤黏膜无黄染，无出血点，无肝掌和蜘蛛痣。心肺正常，腹部平坦，无压痛、反跳痛，无肌紧张，无腹部包块，Murphy 征阴性，肠鸣音正常。

辅助检查：

1. 上腹部 MRI 检查　胆囊体部不规则增厚，最厚处约 0.6cm，T_1WI 等信号，T_2WI/FS 高信号，DWI 可见扩散受限。胆囊所见，腺瘤样增生合并慢性胆囊炎可能大，部分区域不除外胆囊癌（图 6-10）。

2. 腹部 B 超检查　胆囊大小约 4.5cm×3.0cm，壁不规则增厚，最厚处约 0.9cm，无明显血流信号（图 6-11）。

3. 实验室检查　肝炎系列阴性，血常规、肝功能、肾功能、电解质及肿瘤标志物均正常。

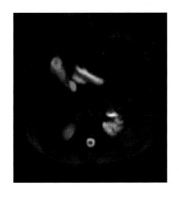

图 6-10　腹部磁共振

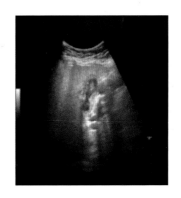

图 6-11　腹部 B 超

初步诊断：

胆囊肿物，胆囊癌可能。

诊疗经过： 患者在全麻下行胆囊癌根治性切除术，术中发现胆囊管切缘有肿瘤侵犯，故追加部分肝总管和部分胆总管切除，加空肠肝总管吻合及空肠侧侧吻合术。术后病理活检提示胆囊腺癌，部分呈高至中分化，部分为低分化，肿瘤浸透肌层达浆膜，局灶侵及浆膜外脂肪组织，未累及肝被膜及肝实质，未见明确脉管瘤栓及神经侵犯，切缘均未见癌细胞，淋巴结未见转移癌（0/14）。术后恢复良好。

最后诊断：

胆囊腺癌，$T_3N_0M_0$。

确诊依据： ①主要临床表现为"口干口苦15天"，病程短；②外院腹部B超提示胆囊内肿物，入院后腹部B超检查提示胆囊壁不规则增厚；③上腹部MRI检查提示胆囊体部不规则增厚，腺瘤样增生合并慢性胆囊炎可能大，部分区域不除外胆囊癌；④手术切除胆囊，术后病理活检提示胆囊腺癌，部分呈高至中分化，部分为低分化，肿瘤浸透肌层达浆膜，局灶侵及浆膜外脂肪组织。

二、分析与讨论

胆囊癌早期常无特殊症状，常因行腹部B超意外发现或行单纯性胆囊切除术后病理发现。本病例无特异性早期症状，仅因口干和口苦行腹部B超检查发现胆囊肿物，后腹部磁共振检查高度怀疑胆囊癌，术后活检病理检查证实。胆囊内大于1cm新生物，临床考虑恶性可能性大。胆囊癌的表现具有典型恶性肿瘤的特点，如生长快速、胆囊壁僵硬增厚、压迫胆管导致黄疸等。胆囊息肉则表现为生长缓慢，甚至停滞，无恶性特点。因胆囊癌恶性程度高，易侵犯邻近脏器，本例术中就发现胆囊管切缘有肿瘤侵犯，故追加胆总管切除，总共切除肝部分Ⅴ段、肝Ⅳb段、部分肝总管、胆囊、胆囊管及部分胆总管。术后病理活检提示胆囊腺癌，部分呈高至中分化，部分为低分化，肿瘤浸透肌层达浆膜，局灶侵及浆膜外脂肪组织，未累及肝被膜及肝实质，未见明确脉管瘤栓及神经侵犯，切缘均未见癌细胞，淋巴结未见转移癌（0/14）。

通过本例胆囊癌的诊治，笔者认为无论有无临床症状，一旦发现胆囊壁不规则增厚，一定要高度警惕胆囊癌的可能性。如行手术切除，一定要仔细观察胆囊邻近脏器有无肿瘤侵犯，必要时行扩大手术，以防胆囊邻近脏器肿瘤复发和转移。

（荣维淇　吴健雄）

参考文献

[1]Isidoro Di C, Adriana T.Gallbladder cancer：results achieved and future challenges.Future Oncol，2017，13（3）：209-211.

[2]Elmasry M, Lindop D, Dunne D F, et al.The risk of malignancy in ultrasound detected gallbladder polyps：A systematic review.International Journal of Surgery，2016，33（9）：28-35.

[3]杨李霞，殷平.胆囊癌的超声误漏诊分析.浙江医学，2017，39（15）：1301-1303.

[4]石景森，孙学军，郑见宝.原发性胆囊癌的临床诊治现状与对策.外科理论与实践，2013，18（2）：101-103.

[5]张阳,兰勇,牟永华.原发性胆囊癌诊治进展.肝胆胰外科杂志,2013,25（1）：86-88.

病例 6　慢性胰腺炎并胰源性腹水误诊为肝硬化

一、病历摘要

患者男，45 岁，主因"间断腹胀 3 个月"就诊。患者于入院前 3 个月无明显诱因出现腹胀、乏力、食欲差，就诊于当地社区医院，查血常规提示 HGB：48g/L，RBC：3.06×10^{12}/L,血小板正常。上腹部 CT 检查提示：①肝硬化，门脉增宽（门脉栓子形成）；②脾大，腹水（大量）；③肝病胆囊。腹水细胞学检查未见肿瘤细胞。初步诊断为"肝硬化失代偿期并发自发性腹膜炎""贫血（重度）""营养不良"，对症治疗后症状未缓解。为进一步诊治以"肝硬化失代偿期"收住笔者所在医院。既往无急慢性肝炎病史，长期饮酒 20 余年，500g/d。无心脑血管性疾病史，否认家族遗传性疾病史。

专科查体：T：36.3℃，P：72 次 / 分，R：21 次 / 分，BP：112/82mmHg。极度消瘦，贫血貌，未见肝掌和蜘蛛痣。腹部膨隆，腹肌紧张，有抵抗，移动性浊音（+），肝脏未触及肿大，脾大，肋下 2cm。

辅助检查：

1. 全腹 CT 检查　右侧盆底局部腹膜不规则增厚及异常软组织密度影（4.5cm×2.3cm），多考虑肿瘤性病变，转移瘤可能；腹膜间皮瘤？大量腹水；肝硬化，脾大；胆囊壁增厚。

2. 盆腔增强 CT 检查　盆腔内直肠前方异常包块，无明显血供，考虑血凝块，大小约 9.2cm×6.4cm；大量腹水。

3. 胸部 X 线检查　右侧少量胸水。

4. 上腹部增强 CT 检查　肝硬化、脾大、腹水；胰体部与胃壁间囊性病变（4.6cm×9.8cm），内有血肿，考虑胰腺假性囊肿形成可能，并胰体部小钙化灶，以及远胰管扩张，胃体部脾静脉受压变细，脾门部脾静脉及胃网膜静脉曲张（图 6-12）。

5. 胃镜检查　无明显异常，无食管及胃底静脉曲张。

6. 实验室检查　血常规提示 HGB：54g/L，RBC：$3.28×10^{12}$/L，PLT 和 WBC 正常。血、尿淀粉酶正常。腹腔穿刺见腹水呈暗红色，腹水涂片见淋巴细胞、中性粒细胞、泡沫细胞及间皮细胞，黏蛋白实验（+），WBC：$48×10^9$/L，RBC：4+；腹水 CA-199：4576.2U/L，腹水 CA-125：2143.3U/L；腹水生化提示 LDH：360U/L，TP：26.1g/L；葡萄糖：5.2mmol/L。腹水中未检到肿瘤细胞。肝功能和肝炎系列未见异常。

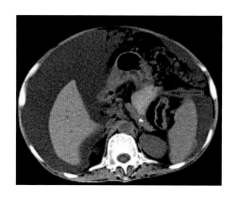

图 6-12　上腹部 CT 检查

初步诊断：

1. 酒精性肝硬化失代偿期。

2. 腹腔恶性肿瘤待排。

3. 腹腔出血（原因不明）。

诊疗经过：入院后给予输血、止血、利尿、补充白蛋白、腹腔穿刺引流及腹腔灌洗等综合对症治疗，疗效不明显。复查血常规 HGB：53g/L，复查腹部 CT 提示腹腔包块较前明显增大，仍有血性腹水，考虑有腹腔出血。因腹水 CA-199 和 CA-125 高，不排除腹腔恶性肿瘤，即行 PET-CT 检查提示：①肝硬化，脾大，腹盆腔积液，食管 - 胃底静脉曲张，腹壁及脊柱旁侧支循环形成；②慢性胰腺炎。因腹腔恶性肿瘤不确定，疗效欠佳，患者前往外院就诊，在外院行 TIPS 手术，测门静脉压为 15cmH₂O，为无临床意义的门脉高压;行门静脉直接造影,见门静脉主干不宽,未见食管－胃底静脉曲张,考虑腹水与门静脉高压无关。结合既往影像学检查提示,考虑胰体部与胃壁间囊性病变可能为胰腺囊肿,抽腹水查淀粉酶高达 5026U/L,超声内镜见胰体部巨大囊肿,在超声内镜引导下对胰腺囊肿进行穿刺,抽出草绿色浑浊液体,行淀粉酶、脂肪酶、肿瘤标志物检查,淀粉酶高达 52630U/L,其余两项正常。随后在 B 超引导下对胰腺囊肿置管,反复引流冲洗囊液,腹水逐渐消退,腹胀逐渐减轻。最后 1 次复查 B 超见腹水完全吸收,上腹部 CT 复查肝、胆、脾正常,胰腺略大,胰腺囊肿消失,体重较前明显增加,营养状况良好出院。

最后诊断：

慢性胰腺炎并发胰腺假性囊肿、胰源性腹水、胰源性门脉高压症。

确诊依据：①主要临床表现为"腹胀 3 个月",病程较短;②患者既往有长期大量饮酒史;③极度消瘦,贫血貌,未见肝掌和蜘蛛痣,腹部膨隆,腹肌紧张,有抵抗,移动性浊音（+）,脾肋下 2cm;④上腹部 CT 等影像学检查提示胰腺囊肿,脾大,腹腔积液,胃体部脾静脉受压变细,脾门部脾静脉及胃网膜静脉曲张;⑤ TIPS 手术测门静脉压不高,门静脉直接造影,门静脉主干不宽,未见食管－胃底静脉曲张,考虑腹水与门静脉压力无关;⑥胃镜检查未见食管及胃底静脉曲张;⑦血常规提示红细胞略低,血红蛋白明显低下,但白细胞和血小板均正常,腹水及胰腺囊肿囊液淀粉酶均明显增高,腹水呈血性,为渗出液。反复引流冲洗胰腺囊肿,腹水逐渐消退,直至完全吸收,胰腺囊肿消失,腹胀逐渐减轻,达临床治愈标准出院。

二、分析与讨论

胰源性腹水是指含有胰酶的胰液渗漏进入腹腔,引起慢性炎症,导致大量液体在腹腔内聚集,多有胰腺基础病变,特别是慢性胰腺炎,但不包括急性胰腺炎时腹腔炎性渗出或胰腺癌腹腔转移所致的癌性腹水,临床较为罕见。引起胰性腹水最常见的病因是酒精损害引起的慢性胰腺炎,其他尚有胰腺假性囊肿、胰腺外伤、胰管阻塞、Oddi 括约肌狭窄等。胰液从胰管破裂或假性囊肿破裂渗漏进入腹腔,是形成胰源性腹水最常见的途径。1953 年 Smith 首次报道了 2 例慢性胰腺炎引起的腹水,1993 年有学者统计文献报道本病不超过 250 例。国内罕见,发病年龄多在 20 ～ 30 岁,男性多于女性。在所有腹水患者中,胰性腹水所占比例小于 5%,主要以无痛性腹水,伴消化道症状及明显消瘦,胰腺内外分泌功能障碍为主要临床表现。发病机制：①在慢性胰腺炎急性发作和形成胰腺假性囊肿的基础上,如有外力作用或反复细菌感染、坏死,就可以导致胰管和（或）假性囊肿破裂。胰液从胰管破裂或假性囊肿破裂渗漏进入腹腔,是形成胰源性腹水最常见的途径。通过 ERCP 或手术中的胰管造影显示约 10% 的患者有胰管破裂，70%～80%的患者可以见到胰腺假性囊肿的破裂。②酒精性慢性胰腺炎由于长期摄入过量酒精后引起胰酶和胰液分泌亢进，胰液中蛋白质和钙浓度增高，形成蛋白质栓子暂时阻塞胰管，同时，酒精还可引起Oddi括约肌痉挛，最终出现胰管破裂，胰液渗漏。

该患者因腹胀就诊，伴乏力、纳差等症状，既往有长期大量饮酒史，入院前后腹部B超和CT均提示肝硬化、脾大，大量腹水，考虑酒精性肝硬化失代偿期，但对症治疗疗效欠佳。腹水呈血性，腹水CA-199和CA-125增高，HGB明显低下，不排除腹腔恶性肿瘤和腹腔脏器出血的可能，多次给予止血、输血、腹腔置管引流及支持治疗，症状缓解不明显。在外院行上腹部CT检查可见胰腺体部假性囊肿形成，行TIPS手术，测门静脉压后排除门脉高压引起的腹水，考虑腹水与胰腺假性囊肿有关，诊断为胰源性腹水。在超声内镜下行胰腺囊肿穿刺及抽液术，术后腹水逐渐消退，最后1次复查B超腹水完全吸收，且体重较前明显增加，营养状况良好，达到临床治愈标准。

因此，临床以腹水就诊的患者，若同时合并肝硬化，经对症治疗腹水消退不明显者，可考虑其他原因导致的腹水，如胰源性腹水。特别要注意腹水性质，若腹水为血性腹水时，尤其要考虑慢性胰腺炎及胰腺囊肿破裂导致的腹水。

（李初谊　郑　英）

参考文献

[1] 中华医学会外科学分会胰腺外科学组．慢性胰腺炎诊治指南（2014）．中国实用外科杂志，2015，35（3）：277-282.

[2] 彭际奎，金灿浩，杨松．胰性腹水的诊治分析．内蒙古医学杂志，2011，43（6）：706-707.

[3] 邵庆亮．200例复发性胆源性胰腺炎患者的临床特点及诱因分析．中国现代药物应用，2015，9（20）：48-49.

[4] 韦容清．不明原因腹水的诊断方法进展．临床医学研究与实践，2016，1（11）：181-183.

[5] 张杰，徐梅梅，于中蛟．胰源性腹水误诊为结核性腹膜炎2例．临床荟萃，2007，22（18）：1355.

病例 7　IgG4 相关性胰腺炎

一、病历摘要

患者男，66 岁，主因"上腹及背部隐痛伴纳差 6 个月，皮肤及巩膜黄染 5 天"就诊。患者于入院前 6 个月无明显诱因出现上腹及后背部隐痛，持续时间不等，可自行缓解，伴纳差、腹胀，无反酸、嗳气、恶心、呕吐等。就诊于外院行胃镜检查提示慢性胃炎伴胃窦多发糜烂，食管炎，十二指肠球炎伴变形，给予抑酸、保护胃黏膜等对症治疗，症状未见明显缓解。入院前 5 天无明显诱因出现皮肤及巩膜黄染，伴大便颜色变浅，呈白陶土色，小便颜色加深，无皮肤瘙痒，为进一步诊治就诊于笔者所在医院。门诊肝功能检查提示 ALT：303U/L，AST：134U/L，ALB：43g/L，TBIL：53μmol/L，ALP：368U/L，GGT：368U/L。肿瘤标志物检查提示 CA-199：111U/ml。腹部 B 超检查提示肝内实性占位性病变，肝内外胆管扩张，胆囊隆起性病变，胰腺形态饱满，强化减低，回声减低，主胰管扩张。以"黄疸待查"收住笔者所在医院。既往无急慢性病毒性肝炎病史，无心脑血管性疾病，否认家族遗传性疾病史。

专科查体：T：36.5℃，P：80 次 / 分，R：18 次 / 分，BP：114/84mmHg。全身皮肤及巩膜轻度黄染，浅表淋巴结未触及肿大。心肺正常，全腹平坦，中上腹轻压痛，无反跳痛及肌紧张。腹部未触及包块，肝脾肋下未及，Murphy 征阴性。

辅助检查：

1. 腹部增强 CT 检查　胰腺形态饱满，回声减低，伴胰头段以上水平肝内外胆管、胰管轻度扩张，考虑自身免疫性胰腺炎？肝右叶异常强化病变，考虑动静脉畸形（图 6-13）。

2. 腹部 MRCP 检查　考虑自身免疫性胰腺炎，累及胰头段、胆总管及胰管，伴胰头段以上肝内外胆管扩张（图 6-14）。

3. 实验室检查　肝功能提示 ALT：355U/L，AST：263U/L，ALB：42g/L，TBIL：76μmol/L，DBIL：64μmol/L，ALP：459U/L，GGT：491U/L，TBA：16.6U/L，5-NT（5-核苷酸酶）：14.6U/L，GLU：6.81mmol/L，AMS（血淀粉酶）：145U/L，IgG4：2980mg/L。脂肪酶、血常规和肝炎系列未见异常。免疫球蛋白（IgG、IgA、IgM）、补体 C3、补体 C4 未见异常，自身抗体系列阴性，糖化血红蛋白 6.1%。

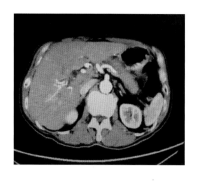

图 6-13　腹部增强 CT

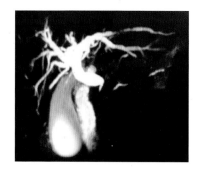

图 6-14　腹部 MRCP

初步诊断：

1. 黄疸待查。

2. 胰腺炎可能。

诊疗经过：因影像学检查支持自身免疫性胰腺炎的诊断，结合 IgG4 升高，故给予以下治疗：①一般治疗：清淡饮食，注意休息。②激素治疗：该患者体重 65kg，给予"甲泼尼龙"60mg，1 次 / 日，静脉滴注，1 周后改为"美卓乐（甲泼尼龙片）"40mg，1 次 / 日，口服，2 周后复查肝功能及胆红素明显下降，患者腹痛明显减轻，后"美卓乐"每 1 周减量 4mg，至 4mg 维持治疗。③治疗效果：2 个月后再次入院复查，肝功能检查提示 ALT：10.3U/L，AST：12.7U/L，ALB：42.5g/L，GLB：23.9g/L，TBIL：9.2μmol/L，DBIL：3.78μmol/L，ALP：93.9U/L，GGT：24.8U/L，TBA：16.6U/L，5-NT：14.6U/L，GLU：6.81mmol/L，CA-199：41.66U/ml，AMS：15U/L，IgG4：267mg/L。④治疗后腹部 CT 检查提示：胰腺体积较前明显缩小，轮廓略毛糙，肝内外胆管及胰管扩张较前明显减轻（图 6-15）。

最后诊断：

IgG4 相关性胰腺炎。

确诊依据：①主要临床表现为"上腹及背部隐痛伴纳差 6 个月，皮肤及巩膜黄染 5 天"，病程较短；②全身皮肤及巩膜轻度黄染，中上腹轻压痛；③肝功能异常，IgG4 高（2980mg/L），血淀粉酶增高（145U/L）；④腹部增强 CT 及腹部 MRCP 均考虑自身免疫性胰腺炎，累及胰头段、胆总管及胰管，伴胰头及以上肝内外胆管扩张；⑤给予激素治疗后，腹痛明显减轻，皮肤及巩膜黄染减退，肝功能、血淀粉酶正常，IgG4 下降，疗效明显。

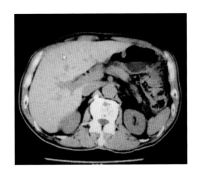

图 6-15　治疗后腹部 CT

二、分析与讨论

自身免疫性胰腺炎（autoimmune panereatitis，AIP）是一种由自身免疫介导的慢性胰腺炎的罕见类型，是以梗阻性黄疸为主要临床表现的特殊类型的胰腺炎，以胰腺淋巴细胞及浆细胞浸润并发生胰腺纤维化、影像学检查表现为胰腺肿大和胰管不规则狭窄、类固醇激素治疗疗效显著为主要特征的慢性胰腺疾病。根据临床和病理特征，AIP 分为 1 型和 2 型两种亚型。1 型为淋巴浆细胞硬化性胰腺炎，2 型为特发性导管中心性胰腺炎。在我国以 1 型为主。本病好发于中老年男性，梗阻性黄疸是其最常见的临床表现，极易误诊为胰腺癌或胆管癌。以该症状就诊的患者大多会接受影像学和血液生化检查，而血清 IgG4 并非常规检查项目。然而该病血清学改变也与胰腺癌、胆管癌有相似之处，除肝功能异常外，不少患者 CA-199 升高，AIP 患者血清中可检出浓度明显升高的 IgG、IgE、IgG4、γ 球蛋白及抗核抗体等自身免疫抗体。其中 IgG4 水平升高对 AIP 的诊断十分重要，浓度超出正常值上限 2 倍，被多个指南采纳作为诊断依据之一。但血清 IgG4 水平升高同样可见于慢性胰腺炎及胰腺癌、胆管癌患者，仅凭 IgG4 升高不能诊断为 AIP，临床上需结合影像学征象、病理学结果、胰腺外器官受累和激素疗效做出诊断。

AIP 除胰腺外，还可累及胆管、涎腺、肾、肺等胰腺外器官，常伴发其他自身免疫性疾病，如干燥综合征、硬化性胆管炎、硬化性涎腺炎、系统性红斑狼疮病、腹膜后纤维化等。我国制订的诊断标准 B 组中增加了"典型胰腺外受累表现"，因此，对于具有典型胰腺影像学表现的患者，无须具备 IgG4 水平升高就能确诊。在我国开展血清 IgG 检查项目的医院很少，且为非常规检查项目，这样对于不能开展该检查的医院，凡具有典型胰腺及胰腺外器官受累表现者同样可以确诊为 AIP。

值得提出的是，所有诊断标准中均将胰腺典型的影像学特点"胰腺弥散性肿大和胰管狭窄"作为重要诊断依据，且日本及亚洲标准中规定为必备条件。目前，国内多个个案及小样本报道中，大多无胰管狭窄报道。辛磊等报道的 81 例 AIP 为目前国内最大样本量的病例报道，19例患者接受ERCP检查，18例胆管造影均可见胆总管远端狭窄，近端胆管扩张；3例行胰管造影，见胰管节段性不规则狭窄，与本病例情况相符；胰管造影成功者胰管狭窄检查率100％。另外，辛磊等人的报道中45例有详细记录的CT资料显示5例（11.1％）有主胰管扩张，综合影像学检查有9例（21.95％）提示胰管轻度扩张，这与以往胰管扩张少见的报道不同。

主胰管狭窄是AIP的重要病理改变之一，因而日本学者把主胰管不规则狭窄作为AIP诊断标准的重要条件之一。ERCP对胰管狭窄的诊断敏感性最高。然而在临床工作中，由于ERCP为侵入性检查，该技术在我国尚未普及开展。另外，在行ERCP检查时因未考虑AIP，又为防止术后胰腺炎的发生，常规未行胰管造影。再者，胰管显影率因操作者经验及技术水平使插管成功率存在差异。以上可能是造成我国AIP患者胰管狭窄检出率低的原因。

随着临床医师对AIP认识的不断提高，以及ERCP技术的广泛开展和进步，胰管狭窄的诊断率也会相应提高，从而提高AIP的诊断率，避免了误诊误治及不必要的手术。尤其遇到不明原因的黄疸，一定要考虑AIP的可能性。

（张双霞　于晓辉）

参考文献

[1] 吴朝阳，阿木提江·马合木提，多鲁坤. 自身免疫性胰腺炎误诊为胰腺癌原因辨析. 临床误诊误治，2013，26（5）：26-28.

[2] 徐进，杜勇，成健康. 原发性硬化性胆管炎并发自身免疫性胰腺炎一例. 胃肠病学和肝病学杂志，2013，22（4）：387-388.

[3] 郭晓钟，张永国. 自身免疫性胰腺炎的诊治进展. 医学与哲学，2014，35（4）：15-17，29.

[4] Chinese Journal of Pancreatology Editorial Board. The guide of diagnosisand treatment of autoimmune pancreatitis in China. Chin J Pancreatol, 2013, 13（1）：43-45.

[5] Shimosegawa T, Chari S T, Fmlloni L, et al. International consensusdiagnostic criteria for autoimmune panereatitis：guidelines of the International Association of Pancreatology. Pancreas, 2011, 40（3）：352-358.

[6]Liu B, Li J, Yan L N, et al.Retrospective study of steroid thempy forpatients with autoimmune pancreatitis in a Chinese population.World J Gastroenterol, 2013, 19（4）: 569-574.

[7]Chatterjee S, Oppong K W, Scott J S, et al.Autoimmune pancreatitisdiagnosis, management and longterm follow-up.J Gastrointestin Liver Dis, 2014, 23（2）: 179-185.

[8]Oseini A M, Chaiteerakij R, Shire A M, et al.Utility of serum immunoglobulin G4 in distinguishing immunoglobulin G4-associated cholangitisfrom cholangiocarcinoma.Hepatology, 2011, 54（3）: 940-948.

[9]Xin L, Peng G L, Liao Z, et al.Clinical characteristic of autoi-mmunepancreatitis:an analysis of 81 patients.Chin J Pancreatol,2012,12(5): 294-298.

病例 8　壶腹周围癌

一、病历摘要

患者男，59 岁，主因"发现尿黄伴皮肤和巩膜黄染 2 个月"就诊。患者于入院前无明显诱因发现尿黄，伴皮肤和巩膜黄染，就诊于当地医院，给予保肝、退黄、营养支持等治疗 10 余天，症状无明显缓解。为进一步诊治以"黄疸待查"在笔者所在医院门诊就诊，行 ERCP ＋ EST ＋ ENBD ＋胰管支架后提示肝总管上段狭窄，考虑为恶性梗阻，伴肝内外胆管轻度扩张，行细胞病理学检查提示高分化腺癌细胞，行上腹部 MRI 检查提示胆总管内见长约 3.8cm 软组织信号影，增强可见强化，考虑为胆管癌，随后以胆管癌收住笔者所在医院。患者 35 年前曾患"肺结核"，已治愈。30 年前曾行"阑尾切除术"。有"高血压病"5 年余，自服降压药物（中成药，具体不详）治疗，血压控制良好。否认肝炎病史。吸烟 30 余年，15 支烟 / 天；饮酒 30 余年，白酒，半斤 / 天。否认家族遗传性疾病史。

专科查体：T：36.8℃，P：84 次 / 分，R：20 次 / 分，BP：110/72mmHg。全身皮肤及巩膜黄染，无出血点。右侧鼻孔可见鼻胆引流管固定，心肺正常。腹部平坦，右下腹可见一长约 5cm 斜形切口瘢痕，腹式呼吸存在。无胃肠型及蠕动波，无腹壁静脉曲张，无压痛、反跳痛及肌紧张，无液波震颤、振水音及腹部包块。

辅助检查：

1. 上腹部 MRI 检查　胆总管内鼻胆管置入引流术后，胆总管内见长约 3.8cm 软组织信号影，增强扫描可见强化，肝内外胆管略扩张，考虑为胆管癌（图 6-16、图 6-17）。

2. 实验室检查　肝功能提示 ALB：43.8g/L，ALT：51U/L，AST：27U/L，TBIL：44.2μmol/L，DBIL：38.9μmol/L；血常规提示 WBC：2.80×10^9/L，RBC：4.12×10^{12}/L，PLT：214×10^9/L，NEU%：75.6%，HGB：109g/L。肿瘤标志物均为阴性。

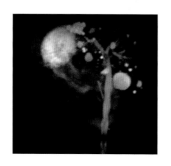 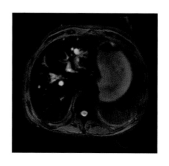

图 6-16　胆道重建图像　　　　图 6-17　扩张的肝内外胆管

初步诊断：

1. 壶腹周围癌伴肝内外胆管扩张。

2. 低位胆道梗阻（ENBD ＋胰管支架术后）。

3. 梗阻性黄疸。

诊疗经过： 患者术前反复出现鼻胆引流管引流液减少，伴发热，考虑胆道梗阻，予冲管再通，并给予经验性抗感染治疗后，患者体温正常。行手术剖腹探查时发现肿瘤位于胆囊管、肝胆管、胆总管汇合部至胆总管下段，累及胰头，活动受限；肿瘤与肠系膜上动静脉挤压粘连，包绕约 2/3 周血管，肿瘤挤压粘连门静脉，遂行剖腹探查加胰十二指肠切除术。术后病理活检提示胆管中分化腺癌，肿瘤主要位于胆总管，浸透肌层达外膜，累及胆囊管及肝总管，未累及胆囊、胰腺及十二指肠，可见神经侵犯，未见明确脉管瘤栓。切缘未见癌。另见胆结石数枚，淋巴结未见转移性癌。术后复查上腹部磁共振未见异常（图 6-18）。

最后诊断：

1. 壶腹周围癌，胆管中分化腺癌 $T_1N_0M_0$。

2．胆囊多发结石。

确诊依据： ①主要临床表现为"发现尿黄伴皮肤和巩膜黄染 2 个月"，病程短；②全身皮肤及巩膜黄染；③ TBIL 增高，以 DBIL 增高为主；④上腹部 MRI 检查提示胆总管内见长约 3.8cm 软组织信号影，增强扫描可见强化，肝内外胆管略扩张，考虑为胆管癌；⑤剖腹探查行胰十二指肠切除术，术后病理活检提示胆管中分化腺癌，肿瘤主要位于胆总管，浸透肌层达外膜，累及胆囊管及肝总管。另见胆结石数枚。

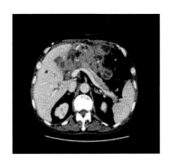

图 6-18　术后复查磁共振

二、分析与讨论

本病例以胆道梗阻所致的尿黄伴皮肤、巩膜黄染为初始症状，胆道梗阻原因可能是胆管本身引起的如胆管结石、胆管炎症狭窄、胆管肿瘤等，也有可能由胆管外因素引起如 Oddis 括约肌狭窄、壶腹周围肿瘤、胰头肿瘤等。胆管结石可通过超声协助诊断。胆管炎症狭窄，特别是原发性硬化性胆管炎，可通过病史、免疫指标及影像学典型的肝内胆管"串珠样"改变协助诊断。如果影像学检查提示胆管狭窄段较长，此时应考虑病变发展为胆管细胞癌的可能。胆管细胞癌指肝内、门周或远端（肝外）胆管树的胆管癌，而不包括起于胆囊和 Vater 壶腹的癌症，常以胆道梗阻症状为初始表现，影像学提示胆管扩张及胆管占位。胆管外因素常通过从外压迫胆管导致胆道梗阻，解除压迫后胆道梗阻可好转。

本病例在剖腹探查时发现肿瘤位于胆囊管、肝胆管、胆总管汇合部至胆总管下段，累及胰头，活动受限；肿瘤与肠系膜上动静脉挤压粘连，包绕约 2/3 周血管，肿瘤挤压粘连门静脉。故及时行胰十二指肠切除术，病情达临床治愈标准，随访患者目前恢复良好。

（荣维淇　吴健雄）

参考文献

[1]Ahn D H, Bekaii-Saab T.Ampullary cancer：an overview.Am Soc Clin

Oncol Educ Book，2014，112-115.

[2]Griffin J F，Poruk K E，Wolfgang C L.Pancreatic cancer surgery：past，present，and future.Chin J Cancer Res，2015，27（4）：248-332.

[3]白雪峰，李瑞斌，万智恒，等．三种胆肠吻合术在晚期壶腹周围癌姑息性治疗中的对比性研究．当代医学，2016，24（5）：3-5.

[4]陈乃刚，甘洁．壶腹周围癌影像学研究进展．医学影像学杂志，2015，25（6）：1098-1100.

[5]李星，王孟皓，张艳，等．手术治疗乏特壶腹区恶性肿瘤的疗效评估．中国现代普通外科进展，2015，18（3）：196-201.

病例 9　胰源性门脉高压症

一、病历摘要

患者男，53 岁，主因"上腹及背部疼痛 4 个月"就诊。患者于入院前 4 个月无明显诱因出现上腹及背部疼痛，无反酸、烧心、恶心、呕吐等，在外院就诊时诊断为"胰腺炎""胆囊结石"，对症治疗后症状缓解不明显，遂行胆囊切除术，术后仍有间断上腹部疼痛，且体重下降明显，伴疲乏、纳差。为进一步诊治以"急性胰腺炎"收住笔者所在医院。既往无肝炎病史，无心脑血管性疾病史，否认家族遗传性疾病史。

专科查体：T：36.2℃，P：92 次 / 分，R：20 次 / 分，BP：118/84mmHg。睑结膜、口唇及四肢甲床苍白，呈轻度贫血貌，皮肤黏膜及巩膜无黄染。无肝掌及蜘蛛痣，心肺正常。腹部平坦、柔软，未见腹壁静脉曲张，上腹部有压痛，无反跳痛。肝脾未触及肿大，移动性浊音可疑。双下肢无水肿。

辅助检查：

1. 全腹 MRI 检查　胰腺及胰周异常改变，多考虑胰腺肿瘤并腹膜后转移；胰腺炎可能；肝右后叶与膈肌间隙异常信号，多考虑转移瘤；脾脏增大；胰尾囊肿；腹腔积液；胃底静脉曲张（图 6-19）。

2. 胃镜检查　胃底、十二指肠球部静脉曲张，无食管静脉曲张（图 6-20）。

3. 实验室检查　肝功能提示 ALT：77U/L，AST：55U/L，ALP：513U/L，GGT：1434U/L。血常规提示 WBC：5.32×10^9/L，RBC：3.18×10^{12}/L，HGB：98g/L，PLT：173×10^9/L。CA-199：107.9U/ml。血、尿淀粉酶及脂肪酶均正常，肝炎系列阴性。

初步诊断：

1. 慢性胰腺炎。

2. 胰腺癌可能。

3. 胰腺囊肿。

4. 胃底和十二指肠静脉曲张，原因待查。

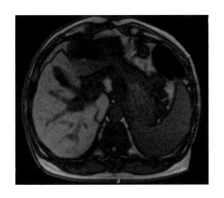

图 6-19　全腹部 MRI 检查

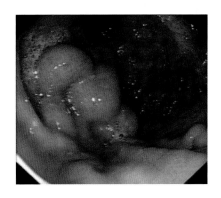

图 6-20　胃镜检查

诊疗经过：患者因上腹部及背部疼痛，外院诊断为胆囊结石，考虑背部疼痛与胆囊结石和胆囊炎有关。胆囊切除术后仍有上腹部疼痛，结合全腹 MRI 和胃镜检查对胰腺、胃底和十二指肠球部的检查结果描述，胰腺癌和胰尾部囊肿不除外，门脉高压症，原因待查。请肿瘤多学科会诊后认为胰腺癌并腹膜后转移可确诊，但已无手术指征，考虑胰腺癌和胰腺囊肿造成胰源性门脉高压症，给予止痛、抑酸、补液等对症治疗，症状缓解后出院。

最后诊断：

1. 胰源性门脉高压症。

2. 胰腺癌并腹膜后转移。

3. 胰尾囊肿。

确诊依据：①主要临床表现为"上腹及背部疼痛 4 个月"，病程较短；②患者既往无肝硬化病史；③轻度贫血貌，上腹部有压痛，移动性浊音可疑；④肝功能异常，CA-199 高于正常值；⑤全腹部 MRI 提示胰腺占位，胰尾囊肿，脾大，腹腔积液，胃底静脉曲张；⑥胃镜检查提示胃底及十二指肠静脉曲张，但无食管静脉曲张。

二、分析与讨论

胰源性门脉高压症（pancreatic sinistral portal hyperten-sion，PSPH）作为一种特殊类型的门静脉高压症之一，约占所有门静脉高压症的 5%，临床发病率低，容易造成漏诊和误诊。

PSPH 主要是指胰腺疾病压迫脾静脉，导致脾静脉阻塞，门静脉压力升高，侧支循环形成，出现孤立性胃底静脉曲张、脾大等症状，临床上以脾静脉阻塞所致 PSPH 最常见，故又称左侧门脉高压症或脾胃区门脉高压症。PSPH 临床表现通常具有下列 4 个特点：①有胰腺原发疾病；②脾大和脾功能亢进；③钡餐或胃镜检查见孤立的胃底静脉曲张，食管静脉曲张者少见；④肝功能检查正常，无肝硬化体征和影像学表现。

结合该病例，患者既往无急慢性胰腺炎、肝炎及肝硬化病史。此次就诊主要以上腹部及背部疼痛为主，临床症状典型，影像学检查提示胰腺病变，同时存在胰腺癌和胰腺囊肿，且这两个病变均位于胰尾部，符合解剖结构的特点。另外，全腹 MRI 提示脾大、胃底静脉曲张，胃镜检查也证实了胃底静脉及十二指肠球部静脉曲张，但无食管静脉曲张，故笔者认为本例患者腺胰尾部的肿瘤和囊肿是造成 PSPH 的主要原因。

PSPH 应与其他原因引起的门静脉高压症相鉴别，如肝硬化、布 - 加综合征、肝豆状核变性等。PSPH 无明显的肝硬化基础，通过上腹部 B 超或 CT 即可鉴别。因此，对于出现不明原因门静脉高压症的患者，不管有无明显的临床症状，如排除了肝硬化、布 - 加综合征、肝豆状核变性等导致的门静脉高压，一定要警惕是否有胰腺占位性疾病的可能。尤其是早期胰腺癌，及时进行 MRI 或 CT 是诊断 PSPH 的关键。如果没有胰腺疾病，要考虑其他少见原因造成的 PSPH，如腹膜后肿瘤、脾动脉瘤、先天血管畸形等。因此，该病能否彻底治愈，关键取决于原发病的性质，如为胰腺癌，治愈的可能性不大；如为良性病变，预后良好。

（李初谊　何毅刚）

参考文献

[1] 李兆申，汪鹏. 胰源性门脉高压症的诊断和治疗. 临床肝胆病杂志，2011，27（11）：1160-1162.

[2] 时宇，潘萌，聂深钰. 胰源性门脉高压症 238 例. 中国老年学杂志，2015，9（35）：5000-5001.

[3]Rajesh R，Amit J，Dharmanjay S，et al.Management of hypersplenism in non-cirrhotic portal hypertension：a surgical series.Hepatobiliary & Pancreatic Diseases International，2012，11（2）：165-171.

[4] 徐丽姝，刘建化，林萍，等. 胰源性门静脉高压症的临床特征. 南方医科大

学学报，2010，30（6）：1234-1236.

[5] 林德新，李旋，林枫，等. 胰源性门静脉高压症的研究进展. 国际外科学杂志，2008，35（1）：51-53.

病例 10　胆囊结石术后并发急性肺栓塞

一、病历摘要

患者女，67 岁，主因"间断右上腹胀痛不适 2 个月"就诊。患者于入院前 2 个月无明显诱因出现右上腹胀痛不适，无恶心、呕吐、发热、寒战等。为进一步诊治来笔者所在医院门诊就诊，以"急性胆囊炎"收住笔者所在科室。既往有冠心病、甲状腺功能减退病史（长期口服优甲乐）、高血压病史（口服倍他乐克）、高血脂病史（口服厄贝沙坦）。否认家族遗传性疾病史。

专科查体：T：37.7℃，P：88 次 / 分，R：28 次 / 分，BP：102/82mmHg。皮肤黏膜及巩膜无黄染，心肺正常。腹部平坦，未见腹壁静脉曲张，右上腹部有明显压痛。Murphy 征阳性，肝脾未触及肿大，移动性浊音阴性，双下肢无水肿。

辅助检查：

1. 腹部 B 超检查　胆囊占位？胆囊结石可能。

2. CT 检查　胆囊多发结石，胆囊炎。

3. 心脏彩超检查　心脏各房室大小正常，二尖瓣、三尖瓣少量反流，左室肌顺应性下降，左室收缩功能正常。

4. 实验室检查　血常规、肝肾功能、血凝等均无明显异常。

初步诊断：

1. 胆囊结石并发急性胆囊炎。

2. 高血压病 3 级，极高危组。

3. 高脂血症。

4. 冠心病。

5. 甲状腺功能减退。

诊疗经过：各项检查无明显手术禁忌证，入院后 3 日在全麻下行胆囊切除术，手术顺利，术中出血少，未输血。术后 48 小时患者下床活动后突感胸闷、气短，监测血氧饱和度 70%，当即予面罩吸氧、静脉补液扩容等对症处理，心内科会诊考虑血容量不足，继续扩容，症状缓解，血氧饱和度为 98%～ 100%，无不适。术后 72 小时患者再次下床，仍感胸闷、气短并眩晕，监测血氧饱和度70%，予高流量面罩吸氧，开通2组外周静脉通道，持续心电监护，并请麻醉科会诊。监测血压126/76mmHg，心率144次/分，呼吸急促，脉搏细速，口唇发绀，四肢湿冷，皮肤发紫，行气管插管，深度24cm。后患者突发心搏骤停，遂行心肺复苏，心肺复苏成功后病情稳定，转重症监护室进一步治疗。至监护室予以心电监护、有创动脉压监测、气管插管、呼吸机支持，可见粉红色泡沫痰，控制输液速度，适当利尿，"去甲肾上腺素"维持循环稳定，抗生素预防感染，适当止痛、镇静等治疗，纠正内环境、水电解质紊乱等常规处理。急诊实验室监测报告提示：PT 16.2s，INR 1.34，APTT 66.6s，D-Dimer（D-二聚体）＞35.20mg/L，纤维蛋白降解产物＞120.0mg/L，CRP 109.82mg/L；血常规提示：WBC：$13.58×10^9$/L，HGB：89.0g/L；生化全项：TBIL：32.1μmol/L，TB：33.1g/L，ALT：41U/L，血淀粉酶：68U/L，肌酐：155μmol/L，葡萄糖：9.20mmol/L，估算肾小球滤过：30.75ml/min，BNP：1320.0pg/ml，CK-MB同工酶：6.8ng/ml，肌红蛋白＞500ng/ml。急诊床边胸片未见明显异常，予低分子肝素抗凝、降低心肌氧耗、维持重要脏器功能等对症治疗。心肺复苏成功后12小时，呼吸内科会诊后予以口服"拜瑞妥（利伐沙班）"抗凝，后查胸部CT报告：双肺弥散性病变伴肺不张。经5天治疗患者病情平稳。后转呼吸内科进一步诊治。

最后诊断：

1. 结石性胆囊炎术后并发急性肺栓塞。

2. 高血压病3级，极高危组。

3. 高脂血症。

4. 冠心病。

5. 甲状腺功能减退。

确诊依据：①患者主要临床表现反复右上腹胀痛不适2个月，病程较短；②术前腹部B超和CT检查提示胆囊炎，胆囊多发结石；③行胆囊切除术后48小时突感胸闷、气短并眩晕，并逐渐出现呼吸急促，脉搏细速，口唇发绀，四肢湿冷，皮肤发紫；④胸部CT提示：双肺弥散性病变伴肺不张；⑤实验室检查提示D-Dimer＞35.20mg/L，纤维蛋白降解产物＞120.0mg/L，CRP 109.82mg/L，血常规提示：WBC 13.58×10^9/L，HGB 89.0g/L；⑥积极抢救过程中给予心肺复苏、气管插管、呼吸机支持（导管中现粉红色泡沫痰）、控制输液速度、适当利尿、"去甲肾上腺素"维持循环稳定，抗生素预防感染，止痛、镇静、纠正内环境和水电解质紊乱等综合治疗，同时给予静脉滴注"低分子肝素"和口服"拜瑞妥"抗凝治疗。治疗后患者临床症状逐渐好转，达临床治愈标准后出院。

二、分析与讨论

术后肺动脉栓塞（postoperative pulmonaryembolism，POPE）是外科术后严重的并发症之一，由于其发生缺乏特异性症状，且发展速度较快，病死率较高。早期研究显示普外科术后患者中未行血栓预防性治疗的情况下，其发生率为15%～30%，致死性的发生率在10%～60%。研究显示患者有静脉血栓栓塞症病史、体重超标、避孕药的使用、恶性肿瘤病史、术时长、CVC置管、术中大量输血等为POPE发生的危险因素。

POPE诊断标准是术后30天内，肺动脉CT血管造影（CTPA）证实肺动脉主干及其分支存在血栓者定义为术后肺栓塞。患者术后出现任何不能以其他原因解释的新近或加重的胸闷、咳嗽、胸痛、咯血、持续性低血压时，均需考虑发生POPE的可能性。即便如此，只有20%的患者能在有目的性的检查中被诊断。

临床上诊断POPE的相关辅助检查很多，如D-二聚体、血气分析、肺动脉造影（PA）、肺动脉CT血管造影（CTPA）、磁共振血管成像（MRA）、通气灌注肺扫描、心脏多普勒超声、深静脉彩超等。实验室检查主要有D-二聚体，其检验价值主要用于排除其结果为阴性的患者肺栓塞发生的可能性。但是D-二聚体的价值非常有限，在肿瘤患者、妊娠妇女、老年人，尤其是外科术后患者，D-二聚体水平也往往升高，对诊断的特异性大大降低。因此，有文献报道不建议在对这一类患者诊断的过程中查D-二聚体。因此，在术前评估中，对于高龄患者，尤其并发有基础疾病如高血压、糖尿病、冠心病的患者，不管手术大小、手术时间长短，均要考虑术后有发生肺栓塞可能；在术后发生胸闷、气短等症状时，应高度警惕肺栓塞并预防性进行检查或治疗，最大限度避免术后肺栓塞发生。

本例为一67岁，伴有糖尿病、高血压、高血脂、冠心病的患者，在结石性胆囊炎术后48小时突发急性肺栓塞的临床症状，在积极心肺复苏和随后的抢救过程中，D-二聚体和纤维蛋白降解产物升高，尤其胸部CT检查提示双肺弥散性病变伴肺不张，证实了急性肺栓塞的诊断。由于本例患者突发病症时抢救及时，治疗得当，使患者病情在较短时间内转危为安，但在整个治疗过程中抗凝是重中之重。本例患者在心肺复苏成功后积极进行全面的综合治疗，在使用"低分子肝素"抗凝的同时，又口服新型抗凝药"拜瑞妥"，达到了良好的效果。"拜瑞妥"在治疗成人深静脉血栓，降低急性深静脉血栓形成后深静脉血栓复发和肺栓塞发生的风险中具有重要疗效，也是目前唯一一个在中国被批准用于深静脉血栓治疗及复发预防的新型口服抗凝药。

综上所述，针对年龄较大，有糖尿病、高血压、高血脂、冠心病的患者，无论进行何种外科手术，一定要警惕术后并发急性肺栓塞的可能，术前进行D-二聚体和纤维蛋白降解产物的检查，进行初步的评估，或预防性使用抗凝药物"拜瑞妥"，可有效降低急性肺栓塞的发生率及其所致的死亡率。

（程树群　方鲲鹏）

参考文献

[1] 孙旭．肝胆胰术后肺栓塞诊治：病例报告分析．浙江大学，2015.

[2]Righini M，Le Gal G，Aujesky D，et al.Diagnosis of pulmonary embolism by multidetector CT alone or combined with venous ultrasonography of the leg:a randomised non-inferiority trial.The Lancet，2008，371（9621）：1343-1352.

[3]De Martino R R，Goodney P P，Spandgler E L，et al.Variation in thromboembolic complications patients undergoing commonly performed cancer operations.Vasc Surg，2012，55（4）：1035-1040.

[4]Mos I C，Klok F A，Kroft L J，et al.Imaging tests in the diagnosis of pulmonary embolism.Semin Respir Crit Care Med，2012，33（2）：138-143.

[5]Agnelli G，Becattini C.Acute pulmonary embolism.N Engl J Med，2010，363（3）：266-274.

病例 11　直肠－胰腺重复癌并肝脏转移

一、病历摘要

患者男，66岁，主因"直肠癌术后18个月，间断腹痛、黄疸伴发热10个月"入院。患者于入院前18个月在外院行腹腔镜下直肠癌（中分化腺癌）切除术，术后定期复查，未见复发及转移。于入院前10个月患者出现上腹部胀痛及皮肤、巩膜黄染，在外院就诊考虑为"梗阻性黄疸""肝癌？"，并行逆行胆胰管造影（ERCP）＋胆管塑料支架置入术，术后黄疸减退。行PET-CT检查提示：①直肠癌术后；②胆囊壁增厚并代谢活性增高，肝外胆管走行区高代谢灶，均考虑炎症可能性大；③胆管支架置入术后，部分肝内外胆管扩张、积气，胰管扩张；④肝右叶等代谢低密度结节，血管瘤？2个月后患者再次出现腹痛、寒战、高热、黄疸，收住笔者所在医院行ERCP、腹部CT等检查。考虑：

①梗阻性黄疸；②胆囊结石并急性胆囊炎；③胆管下端狭窄（性质待定）；④胰腺钩突占位性病变（性质待定，图6-21）；⑤直肠癌术后。针对胰腺钩突占位行胆胰系统超声胃镜检查，见胆胰管扩张，胆总管下段可见一低回声，大小约1.5cm×2.0cm，随后予以细针穿刺活检（FNA），穿刺液涂片内未找到肿瘤细胞，对症治疗后病情缓解出院。半年后因上述症状再次出现入住笔者所在医院，以"梗阻性黄疸""胰腺占位"收住笔者所在科室。既往无心脑血管性疾病，无外伤手术史，无家族性遗传病史。

专科查体：T：38.9℃，P：96次/分，R：22次/分，BP：114/84mmHg。消瘦，皮肤巩膜中度黄染。腹部平坦，剑突下轻压痛，肝脾未触及肿大，无反跳痛，Murphy征阴性，肠鸣音正常。

辅助检查：

1. 上腹部CT检查　①胰腺钩突部增大并异常信号肿块（图6-22），与前期影像比较见肿块有所增大，梗阻性肝内外胆管及胰管扩张（图6-23），胆汁淤积，较前均明显加重；②肝脏多发异常信号，多考虑转移瘤（图6-24）。

2. 实验室检查　CA-199＞12 000U/ml。血常规提示WBC：$11.6×10^9$/L，HGB：110g/L，NEU%：89%，PLT：$165×10^9$/L；肝功能：TBIL：92μmol/L，DBIL：76μmol/L，ALB：36g/L，ALT：90U/L，AST：76U/L，ALP：178U/L，γ-GGT：156U/L。

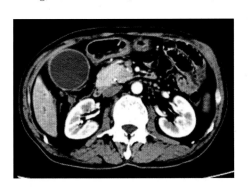

图6-21　胰腺钩突部占位

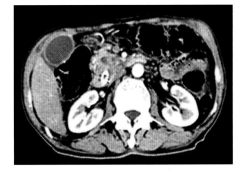

图6-22　胰腺钩突癌

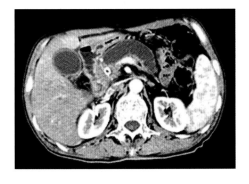

图6-23　扩张胰管

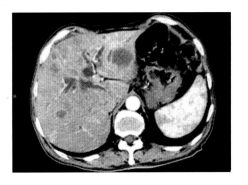

图6-24　肝脏多发转移瘤

初步诊断：

1. 梗阻性黄疸。

2. 胰腺钩突部肿瘤并肝脏转移。

3. 胆管支架置入术后。

4. 直肠癌术后。

诊疗经过：入院后给予保肝（还原型谷胱甘肽钠，2 000mg，静脉滴注，1 次 / 日）、抑酸（注射用泮托拉唑钠，40mg，静脉滴注，1 次 / 日）、抗感染（头孢曲松钠，2.0g，静脉滴注，1 次 / 日）、补液等对症治疗。入院后再次复查腹部 CT 与之前 CT 对比，结合患者症状、影像学检查和实验室检查结果，多考虑胰腺癌并肝转移，再次行 ERCP，见胆管下段不规则狭窄，胆管上段扩张，遂予以胆管金属支架置入（南京微创，6cm），症状好转后出院。

最后诊断：

1. 直肠 - 胰腺重复癌并肝脏多发转移。

2. 胆总管下端梗阻。

3. 胆囊结石并慢性胆囊炎。

4. 直肠癌术后。

确诊依据：①主要临床表现为"直肠腺癌术后 18 个月，间断腹痛、黄疸伴发热 10 个月"，病史较长；②院内外多次腹部 CT 检查、ERCP 检查提示胰腺钩突部增大并异常信号肿块，肝内外胆管及胰管扩张，胆总管下端不规则狭窄，肝脏占位性病变，胆总管支架置入后黄疸减轻；③查体皮肤及巩膜显黄染，上腹部剑突下可触及轻度压痛；④ TBIL、ALT、AST、ALP、γ-GGT、CA-199 明显增高；⑤直肠癌术后间隔 8 个月再次出现胰腺癌。

二、分析与讨论

多原发癌又称重复癌（multiple primary carcinoma，MPC），是指同一器官或系统不同部位，同时或先后发生两个或两个以上原发癌灶。其中，又以其出现的时间间隔分为同时性多原发癌（＜6 个月）和异时性多原发癌（＞6 个月）。重复癌诊断标准：①每个肿瘤组织学表现均为恶性；②每个肿瘤有各自病例特点；③2 个或 2 个以上癌灶间，需有一定的时间间隔，可明确除外转移及复发；④同时性多原发癌间隔在 6 个月以内，异时性多原发癌的发生必须在 6 个月以上。

随着我国人口的老龄化、检测技术及诊疗技术的提高，重复癌的检出率也逐渐增多。以往的文献报道，原发消化系统恶性肿瘤患者重复癌发生率最常见的为胰腺癌 10.29%（7/68），而胰腺癌的病死率极高，早期诊断较为困难。因此，对于胃肠道恶性肿瘤术后的患者，但凡出现胆胰系统症状时，需考虑胰腺恶性肿瘤的可能。

本例患者属于异时性重复癌。首先，患者明确诊断为直肠中分化腺癌，并经积极手术后根治。间隔 9 个月之后，患者逐步出现黄疸、腹痛、发热症状，并历经 10 个月，系统反复检查临床确诊为胰腺钩突部癌，同时伴肝脏多发转移。

与转移癌不同，对重复癌应积极采取手术治疗，手术切除效果好。但因胰腺癌早期临床表现不典型，早期诊断较为困难，即便有细针穿刺活检协助诊断，仍较难获取组织病理学证据。该患者明确诊断时已出现肝转移，失去外科手术机会，预后差。

目前，重复癌的发病原因尚不明确，一般认为，导致重复癌的因素可能有遗传因素、内分泌因素、基因突变、长期使用免疫抑制剂，还有不良生活方式，如吸烟、酗酒、脂肪摄入过多、纤维素摄入过少等几种情况，但具体发病机制尚不十分清楚，仍需深入研究。

（康生朝　于晓辉）

参考文献

[1] 陈慧娟，张全安，苏沐，等 . 28 例胰腺重复癌的临床特点及分析 . 安徽医学，2016，35（8）：1127-1128.

[2] Kourie H R, Markoutsaki N, Roussel H, et al. Double pancreatic and gastric adeno-carcinomas：a rare association. Clin Res Hepatol Gastroenterol, 2013, 37（6）：137-140.

[3] Muller SA, Pahernik S, Hinz U, et al. Renal tumors and second primary pancreatic tumors：a relationship with clinical impact. Patient Saf Surg, 2012, 6（1）：18.

[4] 金峰，饶本强，欧阳学农，等 . 3 292 例消化系统恶性肿瘤多重癌发生率分析 . 中国肿瘤，2003，12（11）：647-649.

病例 12　ERCP 诊治肝外胆管包虫病

一、病历摘要

患者女，76 岁，甘南藏族，主因"间断腹痛、发热伴皮肤及巩膜黄染 1 个月"就诊。患者入住笔者所在医院前 1 个月无明显诱因出现右上腹绞痛，呈间断性发作，疼痛放散至右侧肩背部，伴发热（体温不详），逐渐发现皮肤及巩膜黄染。就诊于当地医院，腹部彩超检查提示肝包虫病；肝内外胆管扩张，肝外胆管沉积物。肝功能检查提示 TBIL：2179μmol/L，DBIL：1956μmol/L，ALT：113U/L，AST：95U/L。给予保肝、退黄、抗炎等对症治疗后腹痛较前有所缓解，为求进一步诊治收住笔者所在医院。40 年前因肝包虫病行手术治疗，无急慢性肝炎病史。否认家族遗传性疾病史。发病以来，饮食、睡眠差，尿色深。

专科查体：T：36.5℃，P：70 次 / 分，R：14 次 / 分，BP：100/70mmHg。精神差，全身皮肤及巩膜重度黄染。腹平坦，右上腹见陈旧性手术瘢痕，上腹轻度压痛，无反跳痛。肝脾未触及，肠鸣音正常。

辅助检查：

1．MRCP 检查　肝右叶包虫病，胆总管下段管腔内信号不均，DWI 呈稍高信号。

2．实验室检查　血常规检查 WBC：$15×10^9$/L，NEUT%：85%；肝功能检查 ALT：65U/L，AST：43U/L，TBIL：1881μmol/L，DBIL：1579μmol/L，ALP：119U/L，GGT：299U/L。其余未见异常。

初步诊断：

1．肝包虫病。

2．梗阻性黄疸。

3．化脓性胆管炎。

诊疗经过：给予抗感染、保肝、退黄等综合治疗，疗效差，结合患者既往病史及 MRCP 检查结果，梗阻性黄疸多考虑胆总管包虫所致，但也不除外其他原因导致的梗阻，建议患者行外科手术探查。家属不接受外科手术治疗，与患者家属充分沟通后行 ERCP，术中造影显示胆总管显著扩张，最大直径约 20mm，其内可见形态不规则的充盈缺损，呈现典型的"脑回征"改变，符合包虫病的影像学诊断（图 6-25）。胆管腔内超声检查见胆总管中下段多发不均匀回声，呈花瓣形的多囊分隔及囊中囊状，包膜高回声，呈片层状，囊内低回声（图 6-26）。随后行乳头大切开，取石网篮套取大量黄色及黄绿色片层状物（图 6-27），在胆道内呈铸型样改变，质脆，随后球囊清理并封闭造影后置入鼻胆管。术中取出标本病理组织学检查回报符合包虫病，细粒棘球蚴病（图 6-28）。术后患者腹痛明显缓解，黄疸减轻，无发热。1 周后复查肝功能 TBIL：1024μmol/L，DBIL：878μmol/L，ALT：35U/L，AST：37U/L，ALP：88U/L，GGT：202U/L。鼻胆管造影示：胆总管轻度扩张，其内未见充盈缺损影，遂出院。此后 1 个月随访得知，患者在家第 3 周时不慎拔除鼻胆管后再次出现腹痛、发热，黄疸加重，于随访前几天不幸离世。

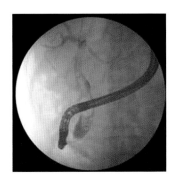

图 6-25　内镜下逆行胆管造影
示意图

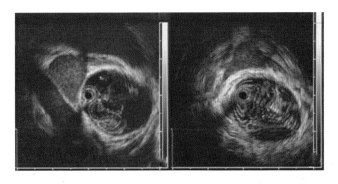

图 6-26　胆管腔内超声示意图

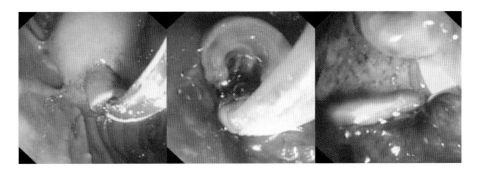

图 6-27　取石网篮套取大量黄色及黄绿色片层状物，在胆道内呈铸型样改变，质脆

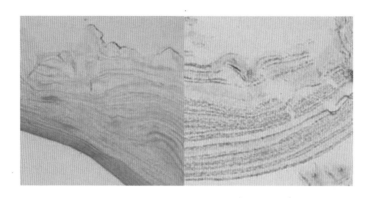

图6-28　病理可见嗜酸性板层样物，部分板层样物中见胆色素
沉积（HE×200）

最后诊断：

1．肝外胆管包虫病并发梗阻性黄疸。

2．急性胆管炎。

3．肝包虫病。

确诊依据：①主要临床表现为"间断腹痛、发热伴皮肤及巩膜黄染1个月"，病程短；② ALT、AST、DBIL、WBC及NEU%升高；③ MRCP提示肝右叶包虫病；④ ERCP见胆道病变呈现典型的"脑回征"改变，符合包虫病的影像学诊断；⑤胆管腔内超声检查见胆总管中下段多发不均匀回声，呈花瓣形的多囊分隔及囊中囊状，包膜高回声，呈片层状，囊内低回声；⑥胃镜下行EST，通过网篮取出梗阻物，病理活检结果符合包虫病，细粒棘球蚴病；⑦既往曾有肝包虫切除病史。

二、分析与讨论

包虫病是对人类造成严重危害的寄生虫病，尤其以肝包虫病最为多见。其流行区域在世界范围内以土耳其等地中海国家为主，中国则以甘肃、新疆和青海等西北地区最常见。尽管人们生活水平不断提高，但其发病率依然有上升趋势。阿苯达唑、甲苯咪唑等药物虽然有一定的疗效，但至今公认外科手术为肝包虫病的主要治疗方法。肝包虫破入胆道的病例最早由Dew在1928年报道，当胆管壁难以承受囊肿与胆道压力差或手术等因素致胆管损伤时，包虫囊肿便会破入胆道系统，不同文献报道其发生率在5%～42%，严重者可出现反复发热、黄疸、上腹痛等表现。

对于累及肝外胆管的肝包虫病，除MRCP外，内镜逆行胰胆管造影术是最主要的诊断方法，尤其通过乳头切开，用球囊和网篮取出梗阻物后的病理学检查是最终诊断包虫病的标准。对于肝外胆管的肝包虫病的治疗除了外科手术外，通过ERCP技术也可取得很好疗效，自AL Karawi等于1987年报道采用ERCP治疗包虫病累及肝外胆道的病例以来，该技术在包虫病诊疗中的应用日益广泛。目前 ERCP 已成为解除该类疾病导致的胆道梗阻、通畅引流的重要方法，常用技术包括乳头括约肌切开、球囊及网篮清理胆道、鼻胆管及塑料支架引流。Borahma 等报道通过 ERCP 清理胆道及囊腔可使约 25% 的肝包虫累及肝外胆道的病例免于外科手术干预。Akaydin 等认为乳头括约肌切开有助于减轻胆道压力，促进病情改善，而 Dolay 等则认为预防性乳头括约肌切开的疗效有待进一步验证。

该患者在住院期间通过 ERCP 解除了胆总管梗阻，病情一度好转，但急于出院，在家不慎拔除鼻胆管后再次出现腹痛、发热，黄疸加重，随后又发生梗阻性黄疸及感染性休克，最后死亡。从该病例的诊治到死亡的过程中，我们认为 ERCP 结合病理检查是诊断胆总管肝包虫病的主要方法，十二指肠乳头切开、球囊扩张及网篮取出包虫是解除梗阻性黄疸的微创而有效的措施。梗阻性黄疸可能是由肝包虫及其所致的化脓性胆管炎两个病因共同引起的，抗感染是化脓性胆管炎的主要治疗措施。尽管通过 ERCP 解除了梗阻性黄疸的病因，但并不意味着由化脓性胆管炎导致的胆管狭窄和切开十二指肠乳头所致的乳头水肿能在短期内消除，故持续的鼻胆管引流对进一步减轻胆总管和乳头炎症、解除梗阻、缓解病情至关重要。这提醒我们，今后对于类似患者一定要进行持续的鼻胆管引流，防止鼻胆管脱落，避免病情再次加重，预防不良预后的发生。

（张德奎　负建蔚）

参考文献

[1] 严俊，李汛，周文策，等. 甘肃省肝包虫病流行区基层医院肝包虫病外科治疗水平现状调查. 兰州大学学报（医学版），2015，41（3）：51-54.

[2] 黄士波，米圆圆，刘爱琴，等. 肝包虫病的诊断现状及进展. 现代生物医学进展，2016，16（4）：797-800.

[3] Dew H. Some complications of hydatid disease. Br J Surg, 1930, 18（70）：275-293.

[4] Akaydin M, Erozgen F, Ersoy Y E, et al. Treatment of hepatic hydatid disease complications using endoscopic retrograde cholangiopancreatography procedures. Can J Surg, 2012, 55（4）：244-248.

[5] El N A, Salem A, El S M, et al. Cystobiliary communication in

hepatic hydatid cyst：predictors and outcome.Turk J Gastroenterol，2017，28（2）：125-130.

[6]Al Karawi M A，Mohamed A R E，Yasawy I，et al.Non-surgical endoscopic trans-papillary treatment of ruptured echinococcus liver cyst obstructing the biliary tree.Endoscopy，1987，19（2）：81-83.

[7]Borahma M，Afifi R，Benelbarhdadi I，et al.Endoscopic retrograde cholangiopancreatography in ruptured liver hydatid cyst.Indian J Gastroenterol，2015，34（4）：330-334.

[8]Dolay K，Akbulut S.Role of endoscopic retrograde cholangiopancreatography in the management of hepatic hydatid disease.World J Gastroenterol，2014，20（41）：15253-15261.

病例 13　胆囊出血合并胆总管出血

一、病历摘要

患者女，65 岁，主因"右上腹部疼痛伴便血 1 天"。患者在入住笔者所在医院前 1 天无明显诱因出现右上腹疼痛，呈钝痛，自诉可以忍受，随后出现鲜血便，量多，无恶心、呕吐，为进一步诊治就诊于笔者所在医院。既往有胆囊结石病史，否认家族遗传性疾病史。

专科查体：T：36℃，P：70 次 / 分，R：18 次 / 分，BP：110/70mmHg。巩膜轻度黄染，心肺阴性。腹部触及软，未触及腹部包块，右上腹明显压痛，无反跳痛。肝区叩击痛，Murphy 征阳性，肝脾肋下未触及，肠鸣音活跃，移动性浊音阴性。

辅助检查：

1. 心电图　窦性心动过缓 47 次 / 分，心电轴左偏，T-T 改变结合临床。

2. 腹部 B 超　萎缩性胆囊炎，充满型胆囊结石，因囊腔无胆汁回声及宽声影遮盖，有无其他病变待排。

3. 实验室检查　血常规提示 WBC：$7.22×10^9$/L，NEU%：90.5%，HGB：108g/L，PLT：$132×10^9$/L；肝功能检查提示 ALT：137U/L，AST：131U/L，TBIL：28μmol/L、DBIL：17.4μmol/L、ALP：351U/L、GGT：378U/L。便潜血（+）。

初步诊断：

1. 胆囊多发结石并急性胆囊炎。

2. 消化道出血。

3. 化脓性胆管炎。

4. 梗阻性黄疸。

诊疗经过：患者入科给予抗感染、抑酸、止血、保肝、输血、补液等对症支持治疗，仍间断排暗红色血便，1～2次/日，每次量为100～300ml；呕血2次，呈咖啡样，每次量约30ml，右上腹痛有所缓解。为明确诊断行胃镜检查提示萎缩性胃炎伴胆汁反流，胃窦管状腺瘤（病理证实）。结肠镜检查见乙状结肠多发息肉，未见出血病灶。MRCP检查提示胆囊多发结石并胆囊炎，致胆囊管汇入胆总管处管腔明显狭窄，肝内胆管轻度扩张，肝外胆管未见明显扩张，多考虑Mirrizi综合征；胆囊窝周围肝左内叶实质信号异常，多考虑炎症侵及，肝门部多发增大淋巴结。经口、肛小肠镜和肠系膜血管造影也未明确出血灶。腹部增强CT提示胆囊动脉局部增粗，多考虑小动脉瘤并破裂出血，胆囊积血。多学科会诊认为胆囊出血的可能性大，但也不除外其他原因所致的出血。转肝胆外科行剖腹探查，术中见胆囊与网膜粘连，胆囊内多发结石，胆囊壁毛细血管出血；胆道镜检查见胆总管管壁动脉出血，见肝内外胆管炎性充血，胆总管下端见十二指肠乳头开放自如。用取石拉网导丝放入十二指肠内，生理盐水冲洗胆管，检查胆管无异常后，放置20#T形管，缝合胆总管管壁，温氏孔放置腹腔引流管，缝合各手术切口，术毕。术后继续给予抗感染、对症治疗，患者恢复较好出院。

最后诊断：

1. 胆囊出血。

2. 胆总管出血。

3. 胆囊多发结石。

4. 急性胆囊炎。

确诊依据：①主要临床表现为"右上腹部疼痛伴便血1天"，病程短，起病急；②患者既往有胆囊结石病史；③右上腹压痛，肝区叩击痛，Murphy征阳性；④腹部增强CT提示胆囊动脉局部增粗，胆囊积血；⑤外科手术见胆囊内壁有出血血管，胆总管管壁可见动脉出血。

二、分析与讨论

消化道出血临床常见，病因诸多，其中胆道出血较为多见。胆道包括肝内胆管和肝外胆道，肝外胆道又包括胆囊、肝总管和胆总管。胆道出血常见于肝内胆管出血，而肝外胆道出血很少见，其中，胆囊出血的病因包括胆囊壁的动脉粥样硬化、急性胆囊炎、胆囊结石、胆囊癌、外伤、血友病、胆囊动脉瘤或口服抗凝剂等；胆总管出血的病因包括胆总管结石、胆总管肿瘤、胆管扩张症、手术、外伤及罕见的胃十二指肠动脉假性动脉瘤等。

该患者因右上腹疼痛伴便血就诊，随后又出现呕血，对症治疗后出血未止，胃肠镜及小肠镜检查均未见明显出血病灶，后经上腹部增强 CT 检查提示胆囊出血，最后经剖腹探查术证实是胆囊出血，同时合并胆总管出血。积极进行手术干预后出血停止，病情达临床治愈标准出院。

该病例的诊治提示我们，对于急性消化道出血除考虑常见病因外，一定要重视胆道出血的可能性。尤其是肝外胆道出血，在排除胃肠道常见出血的病因外，腹部增强 CT 是必不可少的检查。一旦考虑胆囊、胆总管或肝总管出血，及时进行外科手术干预是明确诊断并治疗肝外胆道出血的最佳方式，这对于及早及时止血、积极救治患者、预防不良预后发生至关重要。

（刘　鑫　张丽霞）

参考文献

[1]Kerr H H, Mensh M, Gould E A.Biliary tract hemorrhage:a source of massive gastro-intestinal bleeding.Annals of Surgery, 1950, 131 (5): 790-800.

[2]Tan S, Lai S, Ng K, et al.Intramural gallbladder hematoma mimicking gallbladder neoplasm in a 33-year-old male.Journal of the Chinese Medical Association：JCMA, 2005, 68 (3): 146-149.

[3]Perry B H, Peer P J.Hemorrhage from the Gall Bladder.The New England Journal of Medicine, 1946, 234 (13): 438-441.

[4]Morris D S, Porterfield J R, Sawyer M D.Hemorrhagic Cholecystitis in an Elderly Patient Taking Aspirin and Cilostazol.Case Reports in Gastroenterology, 2008, 2 (2): 203-207.

[5]Chinn D H, Miller E I, Piper N.Hemorrhagic cholecystitis Sonographic appearance and clinical presentation.Journal of ultrasound in medicine：official journal of the American Institute of Ultrasound in Medicine, 1987, 6 (6): 313-317.

[6]Ned K, Derek B H, Rebecca T.Haemorrhagic cholecystitis in a newly anticoagulated patient.BMJ Case Reports, 2017.

［7］方剑，詹银楚，姜仁鸦，等.经内镜逆行胰胆管造影治疗胆总管结石后出血的相关危险因素分析.中国基层医药，2017，24（2）：217-220.

［8］苏菱.呕血黑便病因杂　胆道癌肿亦不奇——1例胆总管下段癌出血误诊为胃癌的教训.新医学，2004，（12）：751-752.

［9］高彦广.200例肝胆管结石伴胆道出血原因分析及对策.中国保健营养，2012，22（22）：5077-5078.

［10］王胜，何才伟，陈维.胆囊结石伴急性胆囊炎及出血1例报告.西南国防医药，2007（2）：166.

［11］Fodor M，Fodor L，Ciuce C.Gastroduodenal artery pseudoaneurysm ruptured in the common bile duct.Acta Chir Belg，2010，110（1）：103-105.

第七章　其他疾病

病例1　腹膜后纤维化

一、病历摘要

患者男，43岁，主因"反酸、烧心、嗳气1周"就诊。患者于入院前1周无明显诱因开始出现反酸、烧心、嗳气，无恶心、呕吐、腹痛、腹胀等不适，为进一步诊治以"胃食管反流病"收住笔者所在医院。既往有"高血压"病史，否认其他基础疾病及家族遗传性疾病。

专科查体： T：36.2℃，P：72次/分，R：18次/分，BP：104/78mmHg。心肺正常，肝脾肋下未触及，肝脾及双肾无叩痛，全腹无压痛、反跳痛，无肌紧张。GerdQ评分10分。

辅助检查：

1. 胃镜检查　食管及胃体、胃窦、十二指肠黏膜未见明显异常（图7-1），Hp阴性。

2. 腹部B超检查　胆囊息肉，前列腺增生，肝、脾、双肾、输尿管未见异常。

3. 实验室检查　基因多态性检查CYP2C19快代谢型。入院前1个月体检血常规、肝肾功能等均正常。

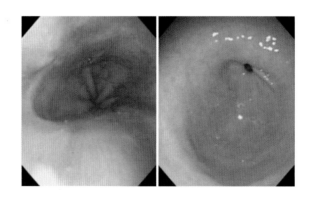

图7-1　胃镜检查

初步诊断：

胃食管反流病。

　　诊疗经过：入院后给予口服"埃索美拉唑"（20mg，2次／日），2周后无好转，改用"泮托拉唑"（40mg，2次／日），2周后仍无好转，遂加用"吗丁啉（多潘立酮片）""达喜（铝碳酸镁片）"，但症状仍无好转，并出现恶心、呕吐、消瘦。完善相关检查，血常规提示WBC：9.5×10^9/L，HGB：70g/L，PLT：212×10^9/L；CRE：477μmol/L；IgG：17.6g/L；血液病指标、肿瘤指标、自身免疫、甲状腺功能等均正常。泌尿系B超检查提示双肾大小正常，双肾积液，双侧输尿管未见扩张，前列腺增生，膀胱未见异常（图7-2）。5天后复查双肾大小正常，双肾积液较前增多，双侧输尿管中上段扩张考虑泌尿系梗阻所致肾功能不全。为寻找梗阻原因行泌尿系MRU检查，提示双肾大小未见异常，双侧肾盂、肾盏扩张积液，双侧输尿管上段扩张，中段髂总动脉分叉水平以下未见显影，髂总动脉分叉处周围见软组织信号影，腹膜后未见增大淋巴结，未见腹水，考虑腔外因素所致泌尿系梗阻（因肾功能不全无法完成增强检查）（图7-3）。为进一步寻找腔外梗阻原因行PET-CT检查，提示腹膜后（腹主动脉下段及双侧髂总动脉周围-骶前）可见团片状软组织密度影，病灶葡萄糖代谢稍增高，考虑良性病变，腹膜后纤维化可能性大，肿块致双侧输尿管梗阻并上中段输尿管-肾盂-肾盏扩张积液，考虑腹膜后纤维化导致泌尿系梗阻（图7-4）。

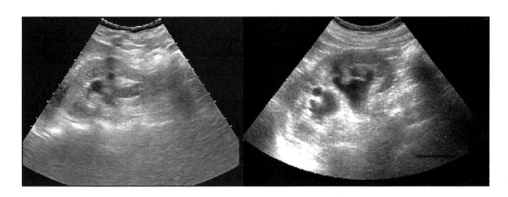

图7-2　泌尿系B超

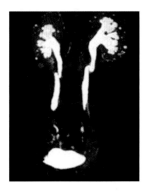

图7-3　泌尿系MRU

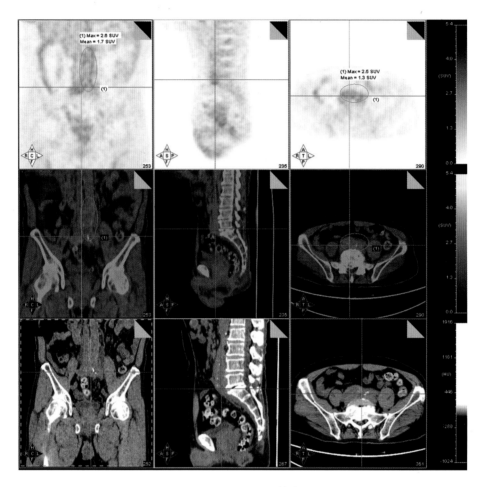

图 7-4　PET-CT 检查

　　综合上述检查结果，可推断腹膜后纤维化导致泌尿系梗阻和肾功能不全，进而出现反酸、嗳气、恶心等症状。明确诊断后制订治疗原则。首先，解除梗阻，治疗原发病。通过双侧经皮肾穿刺引流置管术解除泌尿系梗阻，血肌酐水平随着梗阻的解除而下降，症状逐渐缓解。其次，病情稳定后行双侧输尿管镜检查术（术中见双侧输尿管多处弥散性狭窄）＋双 J 管置入术，同时予"甲强龙"（40mg，1 次 / 日）治疗，反酸、嗳气等临床症状明显减轻。

　　最后诊断：

　　腹膜后纤维化并发输尿管狭窄、梗阻性肾病。

　　确诊依据：①主要临床表现为"反酸、烧心、嗳气 1 周"，病程短，随后出现恶心、呕吐、消瘦等症状；②CRE 高（477μmol/L），提示肾功能不全；③影像学检查提示腹膜后纤维化导致泌尿道梗阻，梗阻性肾病；④输尿管镜检查进一步证实双侧输尿管弥散性狭窄；⑤解除泌尿系梗阻，同时给予口服"甲强龙"治疗，临床症状明显减轻。

二、分析与讨论

腹膜后纤维化是一种罕见病，以腹膜后纤维组织增生并导致腹膜后广泛纤维化为特征，病变常累及腹膜后空腔脏器而发生梗阻。病因复杂，包括药物、感染、肿瘤、主动脉瘤、自身免疫等因素。目前，有学者认为该病是 IgG4 相关系统性疾病的一种表现形式。该病的临床表现主要与纤维化侵犯的部位及范围有关。国外有研究发现，疼痛和消瘦是其最常见的临床症状，国内也有研究表明腰背痛和腹痛是其最常见的症状，而恶心、呕吐等消化道症状仅占约6%，以反酸、烧心起病未见报道。消化道的症状可由肾功能不全所致，也可由纤维化直接侵犯消化道引起梗阻所致。该病首选口服激素治疗，复发的少数患者需使用免疫抑制剂，对于病程长且存在严重并发症的患者方考虑手术治疗。

反酸、烧心虽然是胃食管反流病的典型症状，但它也可能是某种疾病进程中某一阶段的表现，对这类患者，需秉承"刨根问底"的态度，积极排查深层病因。在本病例中，患者虽以反酸、烧心等典型反流症状起病，但随着病情的进展，恶心、呕吐等症状更为突出，我们可以通过发现疾病进程中的节点及时修正诊断，这样才能使患者及时得到正确的治疗。

GerdQ 评分有助于胃食管反流病的诊断、疗效评估和鉴别诊断，因为在 GerdQ 评分中阴性症状的评分可以起到修正作用，也就是说，患者恶心、呕吐等阴性症状越突出，越可能偏离胃食管反流的诊断，越有可能是由其他疾病导致的反流症状。因此，对于存在反流症状的患者，经验性治疗时需定期使用 GerdQ 评估，做到"一步三回头"，及时纠正诊断。

（沙卫红　徐丽姝）

参考文献

[1] 高琛妮，沈平雁，潘召城．腹膜后纤维化 7 例的临床特点和治疗方案分析．上海医学，2017，40（1）：41-44.

[2]Zhou H J，Yan Y，Zhou B，et al.Retroperitoneal fibrosis：a retrospective clinical data analysis of 30 parients in a 10-year period.Chin Med J（Engl），2015，128（6）：804-810.

[3]Vaglio A，Maritati F.Idiopathic retroperitoneal fibrosis.J Am Soc Nephrol，2016，27（7）：1880-1889.

[4] 张警丰，赵金霞，刘湘源．特发性腹膜后纤维化诊治研究进展．中华风湿病学杂志，2015，19（8）：567-569.

[5]Scheel P J，Feeley N.Retroperitoneal fibrosis.Rheum Dis Clin North Am，2013，39（2）：365-381.

病例2 糖蛋白糖基化缺陷

一、病历摘要

患者男，34 岁，主因"间断腹泻伴肝功能异常 32 年，间断腹痛 3 年"就诊。患者 2 岁时无明显诱因出现腹泻，为黄色稀水样便，无腹痛、发热、恶心、呕吐、反酸等，就诊于当地医院，检查发现肝功能异常（具体不详），给予口服"黄连素（小檗碱）"、保肝等对症治疗，3 年后腹泻逐渐好转。患者 31 岁时再次出现腹泻，仍为黄色稀水样便，每天 7 ~ 8 次，无黏液脓血便，无腹痛，4 天后出现持续性剧烈腹痛，在当地医院住院。行胃镜检查提示食管静脉显露，肠镜检查提示结肠轻度炎性改变，腹部血管造影检查提示门静脉左支及肠系膜上静脉栓子形成，伴肠壁轻度水肿，肝硬化，脾大。给予"低分子肝素钙""纤溶酶""华法林钠片"等对症治疗，20 天后改为口服"利伐沙班片"，18 个月后复查腹部血管造影提示门静脉分支内陈旧性血栓形成。2 年后再次在当地医院就诊，为明确肝脏炎症程度行肝脏穿刺活检，见肝细胞疏松肿胀，小叶内未见坏死，汇管区胆管增生、扩张，少量炎性细胞浸润，铜铁染色均阴性。同时复查胃镜提示食管静脉曲张，重度；胃底静脉曲张，中度。4 个月后再次出现腹泻，性状同前，持续 3 天后出现腰背部持续性胀痛。腹部 B 超检查提示肝脏体积增大，肝纤维化，门静脉主干及左支陈旧性血栓（部分再通），脾大，脾静脉血栓形成。腹部 CT 平扫及增强示脾静脉血栓，门静脉右支血栓、左支陈旧性血栓，肠系膜下静脉近心端血栓，肝硬化，脾大，左肾上腺增粗，盆腔积液。胃镜检查提示食管静脉曲张，重度，见红色征；胃底静脉曲张，中度。给予抗凝治疗后腹痛缓解。为求进一步诊治，以"肝硬化"收住笔者所在医院。既往无感染性疾病史，无家族遗传性疾病史，不饮酒。

专科查体：T：36.5℃，P：58 次 / 分，R：18 次 / 分，BP：104/56mmHg。全身皮肤及巩膜无黄染，无肝病面容、肝掌和蜘蛛痣，角膜无 K-F 环，心肺未见异常。全腹平软，无压痛及反跳痛；肝未触及，脾肋下 2cm，质韧，无触痛；移动性浊音阴性，肠鸣音正常。双下肢无水肿。

辅助检查：

1. 胃镜检查　食管距门齿 25cm 以下 4 条蓝色串珠样曲张静脉，红色征（+++），延伸至贲门下小弯、前后壁，胃底见延伸支静脉形成结节，胃底和胃体黏膜花斑样淤血。

2. 实验室检查　血常规提示 WBC：$3.47×10^9$/L，RBC：$4.6×10^{12}$/L，PLT：$87×10^9$/L，HGB：121g/L，ALT：48.5U/L，TBIL：22.8μmol/L，TP、ALB 正常，PT：14s，PTA：71%，INR：1.24（0.8～1.2），D-二聚体：1.6g/L。肝纤维化四项均正常，肝炎系列均阴性，AFP、CEA、CA-199、血氨均正常，血铜蓝蛋白、24 小时尿酮均正常。

初步诊断：

1. 肝硬化（Child-Pugh A 级）。
2. 门静脉系血栓形成。

诊疗经过： 在给予抑酸、保肝、降低门脉压的同时，给予"依诺肝素钠"4000U，皮下注射，2 次/日，内镜下先后给予贲门曲张静脉组织胶注射 1 次，食管曲张静脉聚桂醇硬化剂注射治疗 3 次。2 周后内镜下见食管上段曲张静脉好转，距门齿 30cm 以下残留 2 条蛇形静脉，无红色征，贲门口 3 点位置见溢出的组织胶。为进一步明确该病的病因，行相关基因学检查，在先天性糖基化异常Ⅰb 型相关基因 MPI 存在一处纯合突变，c.1043T＞C（胸腺嘧啶＞胞嘧啶），导致氨基酸改变 p.I348T（异亮氨酸＞苏氨酸），家系验证结果显示分别来其父母，诊断为糖蛋白糖基化缺陷Ⅰb 型。患者出院 3 个月后因突发呕血于当地死亡。

最后诊断：

糖蛋白糖基化缺陷Ⅰb 型并发慢性腹泻、门静脉系血栓形成、肝前性门静脉高压。

确诊依据： ①主要临床表现为"间断腹泻、肝功能异常 32 年，间断腹痛 3 年"；②查体无肝病面容、肝掌及蜘蛛痣，脾大；③D-二聚体明显升高，三系基本正常；④多次胃镜检查提示食管静脉和胃底静脉中-重度曲张；⑤腹部 CT 及腹部血管造影检查提示门静脉血栓形成、脾大；⑥肝脏穿刺活检见肝细胞疏松肿胀，小叶内未见坏死，汇管区胆管增生、扩张，少量炎性细胞浸润，铜铁染色均阴性，未见假小叶形成；⑦相关基因学检查提示糖蛋白糖基化缺陷Ⅰb 型。

二、分析与讨论

糖蛋白糖基化缺陷（congenital disorders of glycosylation，CDG）是一类常染色体隐性遗传病，是由糖链合成和结合到蛋白质过程的缺陷而导致的一组疾病，由比利时儿科医生 Jaeken 等于 1980 年首次报道。根据缺陷发生的环节可分为两类：CDGⅠ型为糖链合成过程中及已合成的糖链与蛋白质多肽链结合过程中发生的缺陷；CDGⅡ型为发生在已与多肽链结合的糖链的延伸、修饰过程的缺陷。因缺陷的酶不同，两型中均有不同亚型。CDG 可累及多个系统，如神经、造血、消化和生殖等，从而引起多种多样的临床表现。病例罕见，国内尚未见病例报道。

CDG Ⅰb 型致病病因为磷酸甘露糖异构酶缺陷，染色体定位 15q22。患者婴儿期主要表现为反复呕吐、慢性腹泻、肝纤维化及凝血功能异常，一些患儿由于高胰岛素血症导致低血糖，多不伴有畸形及智力运动发育障碍。肝纤维化进一步发展为肝硬化并发食管静脉曲张等。凝血障碍表现为血栓形成、出血倾向。CDG Ⅰb 型患者经口服 D-甘露糖治疗，可获得良好疗效。

该病例患者自幼腹泻、肝功能异常，近 3 年出现食管 - 胃底静脉曲张、脾大、门静脉系血栓形成，但查体无肝病面容、肝掌及蜘蛛痣，血常规提示三系基本正常，肝功能提示白蛋白正常，白球比例无倒置，无肝脏合成功能障碍，尤其是肝脏穿刺未见假小叶形成和明显纤维化，故肝硬化诊断证据不足。最终通过基因检测诊断为 CDG Ⅰb 型，但明确诊断时已较晚，未得到及时治疗。门静脉系血栓考虑是由 CDG 引起凝血功能障碍所致，进而引起门静脉高压，如脾大、食管和胃底静脉中 - 重度曲张。

综上所述，临床如发现儿童或青少年出现原因不明的门静脉系血栓、脾大、食管 - 胃底静脉曲张，一定要考虑 CDG 的可能性，基因检测是其确诊的关键。当然，也要和肝豆状核变性、门静脉海绵样变等疾病相鉴别。

（刘建军　王瑞玲）

参考文献

［1］方俊敏.先天性糖蛋白糖基化缺陷导致的疾病.临床儿科杂志,2006,24（12）：953-955.

［2］王小波,刘飞鹏.先天性糖基化病的研究进展.中国病理生理杂志,2013,19（2）：284-288.

［3］Al Teneiji A, Bruun TUJ, Sidky S, et al.Phenotypic and genotypic spectrum of congenital disorders of glycosylation type Ⅰ and type Ⅱ.Molecular Genetics and Metabolism, 2017, 120（3）：235-242.

［4］王海军,陆相朋,卢婷婷,等.婴儿先天性糖基化异常Ⅰa型1例报告.临床儿科杂志, 2017, 35（3）：195-198.

［5］吴冰冰,李宛星,杨琳,等.COG6 基因突变致新生儿期起病的先天性糖基化障碍1例并文献复习.中国循证儿科杂志, 2017, 12（1）：49-53.

病例 3　肠道结外鼻型 NK/T 细胞淋巴瘤

一、病历摘要

患者男，29 岁，主因"间断性发热 1 个月，加重伴便血 1 次"就诊。患者于入院前 1 个月无明显诱因出现发热，体温达 38.3℃，自行服用"白加黑""阿莫西林"等药物治疗，效果不佳，体温波动在 39℃左右，以午后为著。无咳嗽、寒战、腹泻、尿频、尿痛等不适，就诊于当地医院，行相关检查提示支原体抗体阳性，给予"阿奇霉素"抗感染治疗，住院期间生化检查提示 ALT：278U/L，AST：252U/L，腹部 CT 提示肝囊肿，加用保肝等治疗，1 周后患者体温恢复正常。3 周后无明显诱因解暗红色血便一次，量约 600g。行结肠镜检查见直肠一浅溃疡，病理活检为黏膜慢性炎症。给予抑酸、止血、营养支持等治疗。4 周后患者再次出现发热，体温上升至 39℃，给予抗感染等治疗后效果不佳，其后连续 3 日体温均在 39℃左右，体重下降约 5kg，伴盗汗，为进一步诊治以"发热待查"收住笔者所在医院。无心脑血管性疾病史，否认家族遗传性疾病史。

专科查体：T：38.5℃，P：108 次 / 分，R：26 次 / 分，BP：112/82mmHg。心肺正常，腹部平坦，未见腹壁静脉曲张，未见肠型，未见蠕动波。腹软，无压痛，无反跳痛，未扪及包块；肝脾肋下未触及，移动性浊音阴性。双下肢无水肿。

辅助检查：

1. 心脏超声检查　少量心包积液。

2. 结肠镜检查　直肠溃疡（图 7-5），病理活检：黏膜慢性炎症（图 7-6）。

3. 胸腹部 CT 检查　双肺少许纤维条索影，肝顶部小囊肿。

4. 骨髓穿刺细胞学检查　骨髓增生大致正常，粒 / 红比例略减低，粒、红系均以偏成熟阶段细胞为主，巨核细胞易见，形态较多样。

5. 实验室检查　血常规提示 WBC：3.3×10^9/L，NEU：1.19×10^9/L，HGB：102g/L，ESR：50mm/h。结缔组织病系列：ANA 荧光和靶抗原未见异常。呼吸道病原体九项：肺炎支原体 IgM（++），EB 病毒抗体、结核菌素抗体测定、真菌 D- 葡聚糖检测、内毒素鲎试验 -G- 脂多糖、肿瘤标志物组合、HIV、乙肝 DNA、丙肝抗体、凝血功能均正常；布氏杆菌抗体测定阴性；T-Spot 试验阴性。

6. 骨髓培养、血培养、肌电图检查　均未见明显异常。

初步诊断：

发热原因待查：①支原体肺炎？②溃疡性结肠炎不除外。

诊疗经过：入院后给予静脉滴注"阿奇霉素""头孢哌酮舒巴坦钠"抗感染等治疗，效果不佳，因不除外炎症性肠病，遂加用"美沙拉嗪"治疗，患者仍发热伴间断便血。再次分析病情后考虑：①发热原因待查；②结核不除外；③肿瘤性疾病不除外，并给予试验性抗结核治疗3周。患者仍发热伴间断暗红色血便，随后出现右下肢酸痛明显，仔细查体发现右下肢大腿内侧触及大小约5cm×4cm皮下包块，压痛明显，与周围组织分界欠清，活动度不佳。完善全身PET-CT检查提示全身肌肉、乙状结肠、右侧股骨多发病灶，标准化摄取值明显增高，恶性疾病可能，进一步行右侧下肢肌肉活检。病理活检提示：CK（-）；Vim（+）；CD3（+）；CD20（-）；CD43（+）；CD79a（-）；Pax-5（-）；ALK（-）；CD5（-）；C4（-）；CD8散在（+）；CD23（-）；CD30（+）；Mum-1（+）；Bcl-6少（+）；CD10（-）；CD56（+）；TIA-1（+）；Ki-67 80%（+）；GrB（+）；EBER（+）。结合HE形态学及免疫表型结果，诊断为NK/T细胞淋巴瘤（图7-7）。

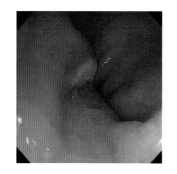
图7-5 肠镜检查

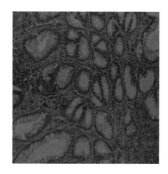
图7-6 直肠病理活检

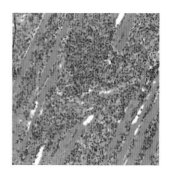
图7-7 右下肢包块病理活检

最后诊断：

肠道结外鼻型NK/T细胞淋巴瘤。

确诊依据：①主要临床表现为"间断性发热1个月，加重伴便血1次"，病程短；②查体发现右下肢大腿内侧触及大小约5cm×4cm皮下包块，压痛明显，与周围组织分界欠清，活动度不佳；③全身PET-CT检查提示全身肌肉、乙状结肠、右侧股骨多发病灶，标准化摄取值明显增高，恶性疾病可能；④直肠病变黏膜病理活检提示黏膜慢性炎症，右侧下肢肌肉活检常规病理和免疫组化表型检查提示符合NK/T细胞淋巴瘤。

二、分析与讨论

结外鼻型NK/T细胞淋巴瘤除了鼻部症状外，还包括皮肤、胃肠道、生殖器等鼻外受累表现。依据累及部位不同，临床表现不同，发生在黏膜部位的常有溃疡形成。胃肠道受累者主要表现为发热、消化道溃疡和便血，伴有消瘦与盗汗，容易误诊为肠结核或克罗恩病。

结外鼻型 NK/T 细胞淋巴瘤有特殊的组织病理学特点，即肿瘤细胞以中、小细胞为主，呈弥散性分布，围绕血管生长并伴血管侵犯，血管破坏、凝固性坏死和凋亡小体常见。部分病例可见大量反应性炎性细胞，常有溃疡形成，很像炎症性疾病，这也是本例患者第一次病理组织学检查不能早期诊断淋巴瘤的原因所在。本例患者直肠病灶处见黏膜下隆起，表面可见浅溃疡，单发病灶，同时实施抗结核及"美沙拉嗪"治疗无效，应及时跳出感染性及炎症性肠病的思路。

结外鼻型 NK/T 细胞淋巴瘤最典型性的免疫表型是：CD_2^+，CD_{56}^+，表面 CD_3^-，胞质 $CD_3\varepsilon^+$。多数病例也表达细胞毒性颗粒相关蛋白（如：粒酶 B、TIA-1 和穿孔素）。其他 T 细胞和 NK 细胞相关抗原呈阴性，其中包括 CD4、CD5、CD8、TCRβ、TCRδ、CD16 和 CD57。CD43、CD45RO、HLA-DR、IL-2 受体、Fas（CD95）和 Fasligand 常阳性。偶尔有 CD7 或 CD30 阳性的病例。CD56 是一个 NK 细胞相关的抗原，在 NK 细胞起源的肿瘤细胞中高表达，也是 EN-NK/TCL 典型的免疫表型，但是 CD56 阴性并不能排除该诊断，还需要结合 EBER 及细胞毒性分子的表达情况，如粒酶 B 细胞、T 细胞胞质内抗原（TIA）1 和穿孔素。研究结果显示，这些细胞毒性颗粒相关蛋白比 CD56 在诊断 EN-NK/TCL 时更敏感和有意义，尤其对于那些 CD56 阴性的病例。在 CD56 阴性的病例中联合 EBER 原位杂交检测，细胞毒性颗粒蛋白可以提供重要的诊断依据。

此外，因肠道受累的结外鼻型 NK/T 细胞淋巴瘤内镜下呈现非特异性表现，常规活检确诊率低。内镜下多次、多点、沿溃疡边缘深挖活检至黏膜下层则可提高确诊率。对于多次活检仍不能明确诊断或诊断性治疗效果差者，应高度怀疑恶性淋巴瘤病，尽早进行剖腹探查取得术后病理，以免延误诊疗。

肠道结外鼻型 NK/T 细胞淋巴瘤临床表现无特异性，常常导致漏诊或误诊，在最初的内镜检查或放射学检查中常常不能被确诊，需要反复病理组织学、免疫组化检查及免疫分型而最终确诊。本例患者诊治过程中，从结肠镜下特点来看，病灶单发、黏膜下隆起处表浅溃疡，都不是肠结核或克罗恩病的典型特点，仅仅一次活组织病理学检查无阳性发现就再未深究其直肠溃疡的根本病因。直到出现下肢包块，再次组织病理学及免疫组化检查才得以证实结外鼻型 NK/T 细胞淋巴瘤的诊断。

结合本例诊断经过，笔者认为对于临床异常病灶（如肠道溃疡处）应反复多次深挖活检，并及时与病理科沟通，更应重视免疫组化检查。诊断结外鼻型 NK/T 细胞淋巴瘤时需要结合临床资料、病理形态学特征、免疫表型及 EBER 原位杂交等结果。对于消化道溃疡表现合并全身症状的患者，不能仅仅局限于炎症性肠病、肠结核等消化系统疾病，应提高淋巴瘤的诊断意识，并尽最大可能在病理上下功夫。

（姚　萍　杨　涛）

参考文献

[1] 张秋波，黄开红．肠道NK/T细胞淋巴瘤诊治一例．新医学，2015，46（2）：127-131．

[2] 李亚妮，王小娟，梁树辉，等．肠道结外鼻型NK/T细胞淋巴瘤临床特点及预后．现代肿瘤医学，2017，25（1）：86-90．

[3] 夏朝霞，方建晨，汪春年，等．原发肠道NK/T细胞淋巴瘤10例临床病理分析．临床与实验病理学杂志，2016，32（2）：170-174．

[4]Hwang H S，Yoon D H，Suh C，et al．Intestinal diffus elarge b-cell lymphoma：an evaluation of different staging systems．J Korean Med Sci，2014，29（1）：53-60．

[5]Li S，Feng X，Li T，et al．Extranodal NK/T-cell lymphoma，nasal type：areport of 73 cases at MD Anderson cancer center．Am J Surg Pathol，2013，37（1）：14-23．

[6]Zheng S，Ouyang Q，Li G，et al．Primary intestinal NK/T cell lymphoma：a clinicopathologic study of 25 chinese cases．Arch Iran Med，2012，15（1）：36-42．

[7]Sun J，Lu Z，Yang D，et al．Primary intestinal T-cell and NK-cell lymphomas：a clinicopathological and molecular study from china focused on type enteropathy-associated T-cell lymphoma and primary intestinal NK-cell lymphoma．ModPathol，2011，24（9）：983-992．

[8]Kim J H，Lee J H，Lee J，et al．Prim ary NK-/T-cell lymphoma of the gastrointestinal tract clinical characteristics and endoscopic finding．Endoscopy，2007，39（2）：156．

[9]Jiang M，Chen X，Yi Z，et al．Prognostic characteristics of gastrointestinal tract NK/T-cell ymphoma：An analysis of 47 patients in china．J Clin Gastroenterol，2013，47（8）：e74-79．

[10] 张晓燕，王晓敏，木合塔拜尔，等．原发胃肠道淋巴瘤24例．白血病·淋巴瘤，2009，18（9）：562-563．

病例 4 咽后壁穿孔导致纵隔脓肿

一、病历摘要

患者女，42岁，主因"咽喉部不适、发热伴胸闷 10 天"就诊。患者于入院前 10 天进食鱼类食物后出现咽喉部不适，伴有咳嗽、咳痰，痰为黄色黏痰，伴胸闷、发热（体温最高达 38.9℃）、恶心、心前区不适等症状。5 天后在当地县医院行肺部 CT 检查提示双肺间质病变，给予消炎药物（药名及剂量不详）治疗，症状未见好转，2 天后出现呼吸困难，伴有意识淡漠，在当地市中心医院就诊，行颅脑 CT 检查提示腔隙性脑梗死，颅脑 MRI 检查提示脑内缺血灶。给予抗感染、支持治疗，上述症状仍未见好转。随即到笔者所在医院就诊，在门诊行胸部 CT 检查提示纵隔内感染、积气，故以"纵隔感染待查"收入笔者所在科室。发病以来患者神志清，精神略淡漠，食欲差，睡眠差，尿量减少（600～800ml/d），大便减少，体重无减轻。既往体健，无"高血压""糖尿病"及"冠心病"史，无手术史、外伤史及输血史，否认其他基础疾病及家族遗传性疾病。

专科查体： T：38.2℃，P：88 次/分，R：20 次/分，BP：120/84mmHg。右肺呼吸音减弱；腹部平软，无明显压痛及反跳痛；肝脾未触及肿大，移动性浊音阴性。双下肢及足无水肿。

辅助检查：

1. 胸部 CT 检查 颈根部及纵隔积气；双肺感染；心包积液（图 7-8）。

2. 心电图、上腹部彩超等检查 无明显异常。

3. 实验室检查 血常规提示 WBC：28.20×10^9/L，NEU%：90.5%，其余及肝肾功能、电解质均未见异常。

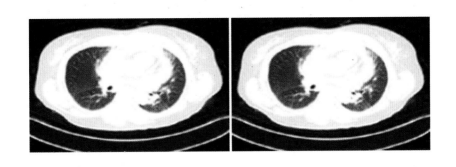

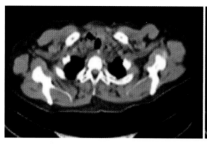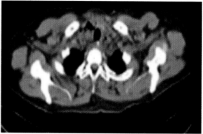

图 7-8 CT 检查

初步诊断：

1. 纵隔感染。

2. 食管破裂？

诊疗经过： 患者入院后，结合临床表现及相关检查初步诊断为"纵隔感染"。积极给予抗感染、对症支持等治疗，感染症状无明显缓解，考虑引起纵隔感染的原因可能为食管破裂穿孔所致，拟进行开胸探查。术前行电子胃镜检查未发现食管穿孔，遂加带透明帽之后再次进镜观察，于咽后壁处可见一瘘口，吸引可见大量脓性液体溢出，考虑患者存在"咽后壁纵隔瘘"，随即转入消化内科在 X 线下进行内镜下纵隔冲洗及引流治疗：使用超细胃镜经咽后壁瘘口进入纵隔，对纵隔内脓液进行直接吸引，彻底冲洗，之后放置胃肠减压管引流。随后患者发热及感染症状逐渐缓解，2 周后彻底治愈出院。

X 线下消化内镜治疗过程：鼻胃镜经咽喉壁瘘口进入纵隔脓腔，可见原引流脓腔内黏膜光滑，未见脓液；放射线碘海醇造影监视下，经黄斑马导丝及双枪切开刀导管反复试探进入脓腔，腔内未见明显坏死组织及脓液，胃镜反复吸引及生理盐水冲洗后，于腔内留置导丝，退镜沿导丝留置胃管于脓腔内。放射线下显示胃管位置良好，距左侧鼻孔 33cm，鼻腔外固定（图 7-9）。

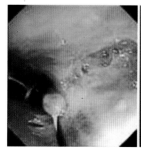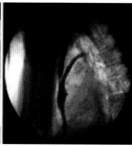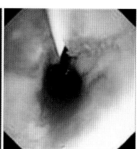

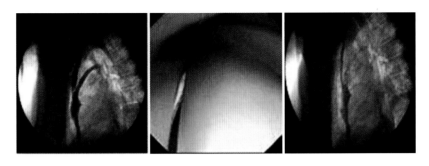

图 7-9 X 线下消化内镜治疗过程

最后诊断：

1. 纵隔感染。

2. 咽后壁纵隔瘘。

确诊依据：①主要临床表现为"咽喉部不适、发热伴胸闷 10 天"，病程短；②体温 38.2℃，右肺呼吸音减弱；③胸部 CT 检查提示颈部及纵隔积气；④胃镜检查见咽后壁瘘，纵隔脓肿；⑤内镜下纵隔冲洗及引流治疗后，发热及感染症状逐渐缓解。2 周后彻底治愈出院。

二、分析与讨论

上段食管穿孔所导致的纵隔感染近年来发病率呈上升趋势。本例患者初步诊断为纵隔感染，这个诊断比较容易得出，但是该患者纵隔感染的病因比较特殊，为咽后壁纵隔瘘所致，这种情况较为罕见，常规内镜检查较难发现，容易漏诊。仔细追问病史，该患者出现"咽部不适"症状前曾进食鱼类食物，考虑存在鱼刺刺破咽后壁的可能性。此患者经内镜检查得以确诊。我们认为，纵隔感染的控制和咽后壁穿孔是否能够闭合，关键在于纵隔脓腔的冲洗和引流是否充分、彻底。外科多采用开胸治疗，但创伤较大。我们没有选择常规的外科开胸治疗，而是利用消化内镜进入纵隔脓腔内进行吸引、冲洗，并放置引流管持续引流治疗，另辟蹊径，取得了非常好的疗效，这值得在临床工作中大力推广。

（刘冰熔 刘 丹）

参考文献

[1]Zenga J，Kreisel D，Kushnir V M，et al.Management of cervical esophageal and hypopharyngeal perforations.American Journal of

Otolaryngology，2015，36（5）：678-685.

[2] 程波，汪天虎，张力平，等．食管穿孔的诊断与外科治疗．重庆医科大学学报，2006，31（3）：443-445.

[3] 江柱．食道异物致食道穿孔、纵隔脓肿 1 例．今日健康，2016，15（5）：25.

[4] 陈硕，李辉，胡滨，等．食管异物所致食管穿孔合并纵隔脓肿的诊断与治疗．中华胸心血管外科杂志，2017，33（7）：433-434.

[5] 邓彦超，孙清超，张海平，等．复杂性食管异物伴食管穿孔的外科治疗体会．新疆医科大学学报，2015（10）：1276-1278.

病例 5　转移性腹膜癌误诊为结核性腹膜炎

一、病历摘要

患者女，49 岁，主因"间断性腹胀伴纳差、乏力、盗汗 1 年，加重 4 个月"就诊。患者于 1 年前无明显诱因出现全腹胀满不适，伴食欲缺乏、全身乏力、盗汗，无恶心、呕吐、呕血、黑便等症状。在外院就诊行腹部 CT 平扫提示腹膜炎性改变，腹盆腔积液，多考虑为"结核性腹膜炎"。未行进一步检查和诊治，上述症状逐渐加重，10 个月后在外院行全腹磁共振提示中下腹网膜增厚并信号异常，腹盆腔积液，考虑"结核性腹膜炎"可能性大。胃镜检查提示胃窦一约 0.8cm×0.8cm 的息肉，切除病理活检为增生性息肉。结肠镜检查于乙状结肠见一 0.7cm×0.6cm 的息肉，切除病理活检为腺瘤性息肉。全消化道钡餐未见异常，先后 3 次在不同医院送检腹腔积液细胞学检查未见肿瘤细胞，腹腔积液涂片抗酸染色阴性。在外院以"结核性腹膜炎可能"给予"HRZE"方案（异烟肼＋利福平＋吡嗪酰胺＋乙胺丁醇）试验性抗结核治疗，同时给予口服"泼尼松"、腹腔穿刺置管引流腹腔积液、利尿、支持等治疗，腹胀有所好转出院。出院后继续实施"HRZE 方案"治疗，并在门诊随访。4 个月后患者自觉腹胀加重，以"腹腔积液待查"收住笔者所在医院。发病以来，患者精神、食欲差，体重减轻约 15kg。否认其他基础疾病及家族遗传性疾病。

专科查体：T：37.1℃，P：88 次／分，R：18 次／分，BP：108/80mmHg。心肺正常，腹膨隆，腹部触诊柔韧感，上腹部压痛，无反跳痛。移动性浊音阳性，肝脾肋下未触及。双下肢未见水肿。

辅助检查：

1. 全腹 MRI 检查　腹膜、网膜弥散性增厚，腹盆腔积液，结合病史仍考虑结核性腹膜炎（图 7-10）。

2. **实验室检查**　ESR：52mm/h，结核抗体：IgG（-），结核菌素试验（PPD）：++，T-Spot：阳性。血清 CA-125：398.0U/ml。腹腔积液：腺苷脱氨酶（ADA）：36.5U/L，TP：42.9g/L，LDH：867U/L，WBC：610×10^6/L，NEU％：63％，CA-125：963.0U/ml。肝肾功能、电解质、血常规、尿常规、便常规等均正常。

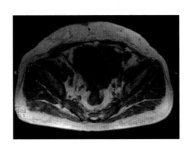

图 7-10　全腹 MRI 检查见腹膜、网膜
弥散性增厚

初步诊断：

结核性腹膜炎。

诊疗经过：继续按原方案抗结核治疗。同时在超声引导下行腹膜穿刺活检，病理检查腹膜纤维组织中见成团小块，不明显小腺管样排列的癌组织浸润生长，细胞异型。免疫组织化学结果：Calretinin（-），MC（-），CKp（+++），Vimentin（-），Villin（++），Ki-67＞80％。病理诊断：腹膜癌。结合免疫组化结果，多考虑转移性低分化腺癌（图 7-11）。行 PET-CT 检查提示：子宫内膜、双侧附件区占位，腹盆腔多发病变，全身多发淋巴结肿大，FDG 代谢异常增高。考虑：①卵巢癌并腹盆腔及全身淋巴结广泛转移，继发盆腔大量积液；②子宫内膜癌并全身广泛转移待排（图 7-12）。后转肿瘤科行腹腔热灌注化疗，3 个月后患者病故。

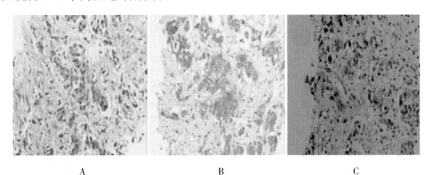

A—镜下所见；B—免疫组化 CKp（+++）；C—免疫组化 Villin（++）
图 7-11　纤维组织中见成团小块，不明显小腺管样排列的癌组织浸润生长，
细胞异型（×200）

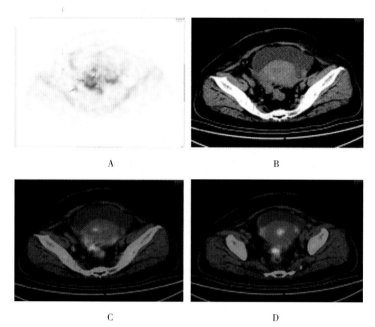

A—为 PET 图像右侧附件区结节状放射性摄取异常增高，SUV 最大值 6.26；右侧盆壁淋巴结转移，SUV 最大值 3.94。B—为同机 CT 图像，各层面显示右侧附件区结节大小 2.8cm×3.0cm×3.1cm，CT 值 42HU，病灶与周围组织（子宫及乙状结肠）界限不清，腹盆腔及道格拉斯窝内积液；右侧盆壁淋巴结转移，直径 1.5cm。C—为 PET-CT 融合图像，显示影右侧附件区软组织块 FDG 代谢增高并部分包绕子宫及乙状结肠。D—为 PET-CT 融合图像，显示子宫体积稍增大，子宫腔内结节状 FDG 代谢异常增高，SUV 最大值 6.24

图 7-12 PET-CT

最后诊断：

卵巢癌或子宫内膜癌并腹膜、全身淋巴结广泛转移。

确诊依据：①主要临床表现为"间断性腹胀伴纳差、乏力、盗汗、消瘦 1 年，加重 4 个月"，病程较短；②持续抗结核治疗无效，临床症状进行性加重；③腹膜穿刺组织病理学检查提示腹膜癌，结合免疫组化结果，多考虑转移性低分化腺癌；④ PET-CT 检查提示子宫内膜、双侧附件区占位，腹盆腔多发病变，全身多发淋巴结肿大，FDG 代谢异常增高，考虑：卵巢癌并腹盆腔及全身淋巴结广泛转移，继发盆腔大量积液。

二、分析与讨论

腹腔积液病因的鉴别诊断一直是临床上的难点，目前尚无理想的检测手段。不明原因的腹腔积液通过临床表现、腹腔积液常规生化、血清及腹腔积液肿瘤标志、腹腔积液细胞学检查、超声、CT、MRI 等影像学检查，以及胃肠镜检查等，部分患者仍不能明确诊断。转移性腹膜癌常以腹腔积液为首发症状，且部分患者在原发灶很小时就已出现腹膜转移。腹腔积液脱落细胞学检查作为目前诊断转移性腹膜癌的重要手段之一，其阳性率也不是很高。研究表明卵巢癌腹腔积液500ml以上者细胞学阳性率为48.48%，500ml以下者阳性率为18.52%。另外，结核性腹膜炎无特异的临床、影像学或实验室检查征象，与原发或继发的腹膜癌鉴别存在困难。故诸多原因表明，通过病史、临床表现、传统的辅助检查等分析，很多转移性腹膜癌仍不能明确诊断。腹腔镜可在直视下观察腹膜病变并取活检，对不明原因腹腔积液有较大的鉴别诊断价值，但因其禁忌证较多、创伤较大、费用较高等原因，临床上应用受到限制。多功能腹膜检查针对原因不明的腹腔积液的鉴别诊断和原发性腹膜炎的诊断均有较大价值。

本例患者以腹胀及腹腔积液为首发症状就诊，临床表现、实验室检查及影像学检查结果符合结核性腹膜炎的诊断，尤其PPD阳性，T-Spot阳性，更支持结核性腹膜炎的诊断，胃肠镜检查及全消化系钡餐检查排除了消化系肿瘤，多次腹腔积液细胞学检查未检出瘤细胞。起初在抗结核治疗的同时行利尿、腹腔穿刺置管引流腹腔积液等治疗，腹胀好转，治疗似乎有效，被误诊为结核性腹膜炎并抗结核治疗3个月。但随着病期延长，病情进行性加重，抗结核治疗无效。入住笔者所在医院后MRI检查仍高度怀疑结核，但因患者抗结核治疗无效，进一步行腹膜穿刺活检才得到确诊，后行PET-CT检查提示原发癌灶疑为卵巢或子宫内膜。

结合该病例的确诊经过，我们认为：①结核性腹膜炎在试验性抗结核治疗时腹腔积液消退情况应作为临床治疗有效的重要指标之一，故在试验性治疗时不能行利尿、腹腔穿刺引流腹腔积液等措施，以免影响临床疗效的观察；②该患者多次行CT、MRI等检查，均疑为结核性腹膜炎，故影像学检查不能作为确诊结核的直接依据，应结合临床综合判断；③腹腔积液浓缩涂片抗酸染色阳性率低（＜5%），腹腔积液结核菌培养阳性率也不高，所以，结核性腹膜炎在抗结核治疗前获得的病原学依据很少，故给予试验性抗结核治疗，应作为其诊断依据之一。如2～4周正规的抗结核治疗无效时，应警惕是否误诊，需进一步行腹腔镜检查并活检，或超声引导下腹膜穿刺活检等排除腹膜肿瘤性病变的可能。

（杨永林　耿闻男）

参考文献

[1] 钟清华，马腾辉，王怀明. 手术治疗结直肠癌腹膜转移75例预后分析. 中国

实用外科杂志，2016，36（11）：1215-1219.

[2]Chen W, Zheng R, Baade P D, et al.Cancer statistics in China, 2015. CA Cancer J Clin, 2016, 66（2）：115-132.

[3]余积会，罗浩，陈庭惠，等.卵巢癌腹腔液细胞学检测及影响因素.中国妇幼保健，2011，26（5）：661-663.

[4]赵会娟.临床腹腔积液生化检验效果分析.临床合理用药，2017，10（1）：149-150.

[5]谭书德，池祥波，李恩春.肿瘤性与结核性腹腔积液CT鉴别征象探讨.川北医学院学报，2016，31（5）：737-740.

[6]Guidetti E, Galassi M, Croci L, et al.A case of inflammatory ascites.Acta Clin Belg, 2014, 69（3）：204-207.

病例 6　外周 T 细胞淋巴瘤

一、病历摘要

患者女，61 岁，主因"间断上腹部隐痛伴纳差、消瘦 8 个月"就诊。患者于入院前 8 个月无明显诱因出现上腹部间断性隐痛，进食后明显，无腹胀、发热、恶心、呕吐，同时出现食欲缺乏。在外院行胃镜检查提示幽门管溃疡，病理活检提示幽门管黏膜活动性炎症，Hp（-），腹部超声检查提示胆囊结石；右肾多发囊肿。血常规、肝肾功能、肿瘤标志物等均正常，按"幽门管溃疡"给予抑酸、保护胃黏膜等治疗好转出院，出院后继续口服"埃索美拉唑钠""替普瑞酮"等药物，先后两次复查胃镜检查均见幽门管溃疡未愈合（黏膜慢性活动），慢性萎缩性胃炎（局灶性低级别瘤变）。6 个月后再次复查胃镜检查提示胃窦近幽门黏膜增生并狭窄，病理检查提示胃窦黏膜慢性炎伴肉眼组织增生。行上消化道钡餐造影提示：胃窦幽门前区大弯侧可疑钡斑，溃疡或糜烂可能；十二指肠球部变形，考虑慢性炎症。在此期间患者体重下降明显。同时发现左前臂包块，行左尺桡骨正侧位平片检查提示左前臂软组织层次不清，并软组织包块形成，超声检查提示左前臂内层肌层内实性占位，血供较丰富，建议活检，考虑血管瘤。低张胃 CT 提示胃窦壁增厚、僵硬。为进一步诊治以"幽门管溃疡癌变？"收住笔者所在医院。既往无心脑血管性疾病，否认其他基础疾病及家族遗传性疾病。

专科查体：T：36.4℃，P：84 次 / 分，R：18 次 / 分，BP：120/84mmHg。营养不良，左前臂内侧可见一 5cm×7cm 包块，质硬，无压痛，固定。左锁骨上窝及腋窝区可触及花生米大小肿大淋巴结，质硬，活动度差，无压痛。心肺正常，腹部稍膨隆，腹肌稍柔韧，可见胃肠型及蠕动波，振水音阳性，全腹轻度压痛，无反跳痛，无肌紧张。双下肢中度水肿，肠鸣音活跃。

辅助检查：

1. 胃镜检查　幽门口变形僵硬，镜身无法通过，可见一巨大深凹陷、周围黏膜呈结节状隆起。

2. 超声胃镜检查　幽门口黏膜增厚明显，约 11.1mm，呈低回声，层次消失，突破外膜；肝胃间隙可见少量积液，胃窦壁增厚 6～7mm，呈低回声，层次消失融合；胃体壁增厚，层次尚在，胃周及大血管旁未见肿大淋巴结。考虑胃癌或胃淋巴瘤。

3. 实验室检查　肝肾功能、电解质、肝炎系列、三大常规及肿瘤标志物检查未见明显异常。

初步诊断：

1. 腹痛待查，胃癌可能。

2. 左前臂包块性质待定。

诊疗经过：给予一级护理，暂禁食水，行胃肠减压、抑酸、营养支持等综合对症治疗的同时，在超声引导下行左前臂包块穿刺活检术，病理检查提示低分化恶性肿瘤，免疫组化结果：CD3（+），Vimentin（+），c-Myc（+，20%），MUMI（+），CD2 部分（+），CD7 部分（+），CD8 部分（+），CD5 局部（+），Granzyme B 部分（+），TIA-1 部分（+），CD4（-），CD10（-），CK（AE1/AE3）（-），Bcl-6（-），Bcl-2（-），CD20（-），ALK（-），CD30（-），CD56（-），Ki-67 增生指数约 90%，原位杂交结果 EBER（+），考虑为外周 T 细胞淋巴瘤。随后行 PET-CT 检查，结果提示胃窦部胃壁局部性增厚，代谢异常增高，考虑恶性病变可能（淋巴瘤？胃癌？）。左侧锁骨上区、左侧腋窝、左侧上臂后外侧、左侧大腿后部皮下多个淋巴结，左肘部、左前臂条状、片状软组织病变，均呈葡萄糖代谢异常增高，均考虑为恶性病变（淋巴瘤？转移性病变？）。综合以上检查结果认为外周 T 细胞淋巴瘤诊断明确，随后给予胃镜下空肠营养管置入术，并转入血液科进行进一步治疗。

最后诊断：

外周 T 细胞淋巴瘤。

确诊依据：①主要临床表现为"上腹部隐痛伴纳差、消瘦 8 个月"，病程较短。②营养不良，消瘦，左前臂内侧可见一 5cm×7cm 包块，质硬，无压痛，固定。左锁骨上窝及腋窝区可触及花生米大小肿大淋巴结，质硬，活动度差。③多次胃镜检查提示幽门管溃疡，但对症治疗未见溃疡好转，患者病情反而进行性加重，幽门管溃疡变大加深。④超声胃镜见病变呈低回声，层次消失，突破外膜。⑤左侧臂包块穿刺活检常规病理及免疫组化检查提示外周 T 细胞淋巴瘤。⑥PET-CT 也提供了胃窦和左侧锁骨上区等多部位恶性淋巴瘤的可能。

二、分析与讨论

外周 T 细胞淋巴瘤（peripheral T-cell lymphoma,PTCL）又称成熟 T 细胞淋巴瘤，病理类型非常多。2008 年 GCO 会议上第一次总结了 1314 例 T 细胞淋巴瘤，并对其进行了亚型分类。最常见的 PTCL 包括外周 T 细胞瘤非特指型（PTCL-NOS）、血管免疫母细胞型淋巴瘤（AITL）、NK/T 细胞淋巴瘤（NKTCL）等，即便是最常见的 PTCL-NOS 也只占所有 PTCL 的 25.9%，其次是 AITL 占 18.5%，NKTCL 占 10.4%。其分布特点与 B 细胞淋巴瘤差别很大。同时也第一次总结了 PTCL 的预后情况。总体而言，除原发皮肤间变性大细胞淋巴瘤和 ALK 阳性间变性大细胞瘤的 5 年生存率分别为 90%、70%，其他的 PTCL 亚型的 5 年生存率都在 30%～40%。由此可见，PTCL 在现行治疗手段下的预后情况在所有恶性肿瘤中属于较差，尤其中晚期 NK/T 淋巴瘤，这也是我国常见的亚型，其预后更差。诊断主要依靠血液病理学专家根据合适的活检病理和免疫表型而得出。治疗上对外周 T 细胞淋巴瘤一线方案包括 CHOP 等，但预后不好。

本例诊断的难点在于胃部原发病灶多次活检均未取得病理证据，可能与病变所致周围组织炎症水肿坏死有关。在外院一直以"幽门管溃疡"给予对症治疗，但溃疡并没有治愈，病情呈进行性加重趋势。6 个月后患者在笔者所在医院就诊时查体发现左前臂内侧一 5cm×7cm 包块，质硬；左锁骨上及腋窝区可触及花生米大小肿大淋巴结，质硬，活动度差；胃镜检查见幽门口溃疡变大加深，超声胃镜和 PET-CT 检查均提示胃癌和胃淋巴瘤可能，随后取左前臂包块组织进行常规病理及免疫组化检查，确诊为外周 T 细胞淋巴瘤。

从该病例的整个诊治过程中看出，该患者在确诊前以"上腹部隐痛伴纳差、消瘦"就诊，反复的胃镜检查和病理活检并未考虑淋巴瘤的诊断，故临床医生一直以幽门管溃疡和萎缩性胃炎给予诊治。直到 6 个月后来笔者所在医院就诊，查体发现左前臂包块和左侧锁骨上窝及腋窝淋巴结肿大，随后的左前臂包块病理活检结果为确诊提供了可靠的依据。笔者认为是否存在外院临床医生没有仔细查体，以致延误诊断的可能性。依此提醒临床医生仔细查体对疾病诊断至关重要，即使是以胃炎、消化性溃疡等病的临床症状就诊，也依然要进行仔细的临床查体。尤其对浅表淋巴结的触诊尤为重要，必要时可选择体表可触及的肿大淋巴结进行穿刺活检和病理学检查，同时结合其他影像学证据进行诊断。

（聂勇战　崔丽娜）

参考文献

[1] 孙颖，朱海霞.外周 T 细胞淋巴瘤 26 例疗效及预后因素分析.中国实用内科杂志，2017，37（2）：136-140.

[2]William B M, Armitage J O.International analysis of the frequency and outcomes of NK/T-cell lymphomas.Best Pract Res Clin Haematol，2013，26（1）：23-32.

[3] 王瑾，高磊，邱慧颖，等.63 例老年外周 T 细胞淋巴瘤的临床特征及预后分析.解放军医学杂志，2014，39（11）：893-897.

[4]Corradini P, Marchetti M, Barosi G, et al.SIE-SIES-GITMO guidelines for the management of adult peripheral T-and NK-celllymphomas, excluding mature T-cell leukaemias.Ann Oncol，2014，25（12）：2339-2350.

[5]Petrich A M, Helenowski I B, Bryan L J, et al.Factors predicting survivalin peripheral T-cell lymphoma in the USA：a population-based analysisof 8802 patients in the modern era.Br J Haematol，2015，168（5）：708-718.

病例 7 弥漫大 B 细胞淋巴瘤并多脏器转移

一、病历摘要

患者女，62 岁，主因"持续性上腹部隐痛伴恶心、呕吐 2 个月余"就诊。患者于入院前 2 个月无明显诱因出现持续性上腹部隐痛不适，伴进食后恶心、呕吐，呕吐物为胃内容物。在当地医院行胃镜检查提示贲门炎、糜烂性胃炎、十二指肠炎。肿瘤标志物系列检查为阴性。行胸部 CT 检查提示双肺间质增生，左肺上叶钙化灶，左侧第 7 肋骨膨胀性骨质破坏并周围软组织包块。腹部 CT 平扫检查提示胰腺钩突形态饱满。颈部 B 超检查提示双侧锁骨上窝及颈部淋巴结肿大，病理活检提示转移性腺癌。在此期间患者精神体力欠佳，食欲缺乏，体重下降约 20kg。为进一步诊治就诊于笔者所在医院门诊，胸部及上腹部增强 CT 提示左侧胸腔积液，左侧胸膜增厚粘连，考虑转移可能；颈部肿大淋巴结（图 7-13）及左锁骨上窝均有肿大淋巴结；左肺上叶多发钙化灶；左侧第 7 肋骨病变考虑转移瘤并骨折，部分胸椎转移瘤可能；胰头及体尾交界区形态饱满，钩突占位，考虑恶性，胰腺体尾交界区形态饱满，可疑病变（图 7-14）。随后以

"恶性肿瘤待查"收住笔者所在科室。既往 40 年前曾患肺结核，已治愈。左上腹及腰背部带状疱疹 3 个月，有输血史，否认其他病史。父亲因"肺气肿"去世，母亲健在，否认家族遗传性疾病史。

专科查体：T：37.2℃，P：88 次 / 分，R：20 次 / 分，BP：108/72mmHg。右侧颈部可见长约 1cm 淋巴结活检手术切口，左侧颈部可触及肿大淋巴结。左侧腹及腰背部可见大片疱疹。心肺正常，全腹平软，无压痛、反跳痛及肌紧张，肠鸣音正常，肝脾肋下未触及。

辅助检查：

1. 腹部 MRI 检查　肝右叶病变（图 7-15），可疑转移灶；肝门部及腹膜后多发肿大淋巴结。双肾多发病变，考虑为恶性（图 7-16）。

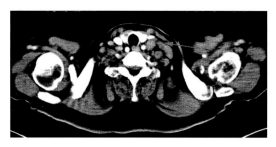
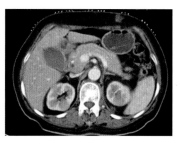

图 7-13　颈部肿大淋巴结　　　　　图 7-14　胰腺病灶

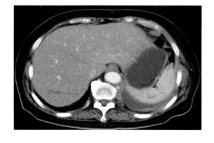
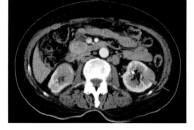

图 7-15　肝脏病灶　　　　　　　图 7-16　肾脏病灶

2. 实验室检查　肿瘤标志物系列提示 CEA、CA-199、AFP 正常；CA-125：100.4U/ml（参考值为 < 35U/ml）；LIP（血清脂肪酶）：304U/L（参考值为 0 ～ 191U/L）。肝功能提示 ALB：32.2g/L。血常规提示 HGB：75g/L，HCT：0.252。其余均正常。

初步诊断：

1. 胰腺癌并全身多处转移。

2. 带状疱疹。

诊疗经过：入院后自诉上腹部疼痛剧烈，服用"氨酚羟考酮"效果不佳，疼痛位于胸腹部皮肤，考虑为带状疱疹后遗神经痛和癌痛，联合疼痛科会诊并给予"盐酸羟考酮""普瑞巴林"及"甲钴胺"治疗，并行胸椎旁神经阻滞，患者疼痛明显改善。因患者食欲缺乏、乏力，加之消耗，存在贫血及低蛋白血症，给予输血、补充白蛋白及营养支持治疗，患者乏力及精神状态明显改善。因患者在外院检查时病理活检未行免疫组化染色，外借当地医院蜡块组织于笔者所在医院病理科进行会诊，结果提示颈部淋巴结为体积较大的明显异型的淋巴细胞弥散生长，免疫组化结果显示：Bcl-2（+，约 10%），Bcl-6（+，约 50%），CD10（-），CD20（弥漫+），CD3（-），CD30（-），c-Myc（+，约 15%），MUM1（+，约 70%），p53（+，约 10%），Ki-67（+，约 70%），EBER（杂交）（-）。符合弥漫大 B 细胞淋巴瘤，非特殊类型，分子分型倾向非生发中心型（图 7-17），后将患者转至血液科治疗。

最后诊断：

1. 弥漫大 B 细胞淋巴瘤并全身多脏器转移。

2. 带状疱疹。

确诊依据：①患者为老年女性，主要临床表现为"持续性上腹部隐痛伴恶心、呕吐 2 个月余"，病史短，近期有明显的食欲缺乏和体重下降；②查体左侧颈部可触及肿大淋巴结，左侧腹及腰背部可见大片疱疹；③各种影像学检查提示肝、肾、胰腺、胸膜、胸椎等有多处转移病灶；④颈部淋巴结活检并免疫组化结果提示弥漫大 B 细胞淋巴瘤，非特殊类型，分子分型倾向非生发中心型。

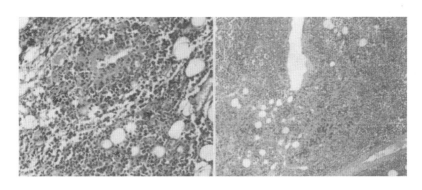

图 7-17 病理活检

二、分析与讨论

弥漫大 B 细胞淋巴瘤是成人淋巴瘤中最常见的一种类型，可发生于任何年龄，但以老年人多见，中位发病年龄为 60～64 岁，男性稍多于女性。临床上以迅速增大的无痛性肿块为典型表现。肿瘤主要发生在淋巴结内，约超过 30% 的患者表现为局限的淋巴结外首发病灶。结外病灶常见于胃肠道、骨和中枢神经系统。其症状多种多样，淋巴结肿大为典型特征，以其首发者约占 60%，多发于颈部，其次为腋下、腹股沟。

病变也可见于淋巴结外组织器官，可引起吞咽困难、鼻出血、腹痛、腹泻、腹腔积液、肝脾大、肝区痛、黄疸、咯血、胸腔积液、骨瘤、转移性骨折等。此恶性淋巴瘤体积大，有较丰富的细胞质，核圆形或卵圆形，核仁明显，偶有核分裂象。鉴别大细胞性淋巴瘤与转移癌形态上有一定困难，免疫组化检查是解决这一问题的最好方法。

　　该患者为62岁中老年女性，近2个月有明显消化道症状及体重下降，且外院及笔者所在医院影像学均提示有颈部淋巴结、肺、肋骨、肝、肾等转移性病灶（图7-13至图7-16），首先考虑恶性肿瘤。患者外院淋巴结活检病理学检查提示转移性腺癌，胃镜及乳腺检查等未明确病灶，笔者所在医院及外院影像学检查均提示胰腺占位，患者有明确的消化道症状，且入院查CA-125和血清脂肪酶有轻度增高，因此，初步诊断考虑为胰腺癌并全身多处转移。但外院及笔者所在医院查CA-199均不高，且患者在外院行淋巴结活检未行免疫组织化学染色，肿瘤来源尚不清楚。若要诊断胰腺为原发病灶，需进一步通过超声内镜下胰腺穿刺活检来协助诊断，或通过淋巴结的免疫组化检查来协助诊断。考虑到经济性、快捷性及创伤性等因素，我们首先建议患者家属外借了当地医院的淋巴结组织蜡块，送至笔者所在医院病理科会诊并行免疫组化检查。结果发现患者系弥漫大B细胞淋巴瘤并多发脏器转移。因此，对于有颈部淋巴结肿大的患者，常规淋巴结活检病理学检查时必须进行免疫组化检查方可明确诊断。

（吴开春　聂勇战）

参考文献

[1] 中华医学会血液学分会、中国抗癌协会淋巴瘤专业委员会. 中国弥漫大B细胞淋巴瘤诊断与治疗指南（2013年版）. 中华血液学杂志，2013，34（9）：816-819.

[2] 王黎，沈志祥. 弥漫大B细胞淋巴瘤的分子诊断及治疗进展. 内科急危重症杂志，2011，17（5）：257-259.

[3]Castillo J J, Chavez J C, Hernandez-Ilizaliturri F J, et al.CD20-negative diffuse large B-cell lymphomas：biology and emerging therapeutic options.Expert Rev Hematol, 2015, 8（3）：343-354.

[4]Wilson W H, sin-Ho J, Pitcher B N, et al.Phase Ⅲ randomizedstudy of R-CHOP versus DA-EPOCH-R and molecular analysisof untreated diffuse large B-cell lymphoma.Blood, 2016, 1（28）：469-472.

[5] 曹军宁. 弥漫性大B细胞淋巴瘤临床研究进展. 当代医学，2009，15（14）：

87-89.

病例 8　以上消化道症状表现为主的巨幼细胞性贫血

一、病历摘要

患者女，58 岁，主因"上腹部饱胀伴反酸 1 周"就诊。患者于入院前 1 周无明显诱因出现上腹部饱胀，伴反酸，以餐后为著，无恶心、呕吐、呃逆，无胸骨后烧心样疼痛。上述症状逐渐加重，为进一步诊治以"胃炎"收住笔者所在医院。既往无药物、食物过敏史，长期进食素食，不吸烟饮酒，否认家族遗传性疾病史。

专科查体：T：36.2℃，P：72 次 / 分，R：18 次 / 分，BP：108/72mmHg。口唇、四肢甲床及睑结膜苍白，呈中度贫血貌。心肺正常，腹部平坦，无压痛、反跳痛及肌紧张，脾于左侧肋下 2cm 可触及，移动性浊音阴性。

辅助检查：

1. 腹部 B 超检查　脾大。

2. 胃镜检查　萎缩性胃炎Ⅰ级。

3. 实验室检查　血常规提示 WBC：$2.76×10^9$/L，RBC：$2.14×10^{12}$/L，HGB：71g/L，PLT：$45×10^9$/L，MCV：112.50fl，MCH：40.80pg，MCHC：363g/L。

初步诊断：

1. 慢性胃炎。

2. 贫血原因待查。

3. 脾大原因待查。

诊疗经过：入院后给予"雷贝拉唑""麦滋林""莫沙必利"等抑酸、保护胃黏膜、促进胃肠动力等对症治疗后，症状未见缓解。行骨髓穿刺提示巨幼细胞性贫血，查维生素 B_{12} ＜ 22.1pmol/L（156 ～ 672pmol/L），叶酸 8.5ng/ml（3.38 ～ 5.38ng/ml），停用上述药物，给予"维生素 B_{12}"（0.5mg，肌内注射，1 次 / 隔日）。5 天后复查血常规提示 WBC：$3.51×10^9$/L，RBC：$2.34×10^{12}$/L，HGB：79g/L，PLT：$74×10^9$/L，MCV：109.00fl（82.6 ～ 99.1fl），MCH：33.80pg（26.9 ～ 33.3pg），MCHC：310g/L（322 ～ 362g/L），患者腹胀、反酸等不适症状也较前明显减轻。出院 2 个月后复查血常规提示 WBC：$5.60×10^9$/L，RBC：$4.76×10^{12}$/L，HGB：132g/L，PLT：$90×10^9$/L，MCV：86.4fl（82.6 ～ 99.1fl），MCH：27.8pg（26.9 ～ 33.3pg），MCHC：322g/L（322 ～ 362g/L），腹部 B 超检查未见脾大。

最后诊断：

巨幼细胞性贫血（MA）。

确诊依据： ①主要临床表现为"上腹部饱胀伴反酸1周"，病程短；②患者长期进食素食；③腹部B超检查提示脾大；④胃镜检查提示萎缩性胃炎Ⅰ级；⑤血常规提示为大细胞性贫血，维生素B_{12}明显低下；⑥骨髓穿刺结果示巨幼细胞性贫血。给予肌内注射"维生素B_{12}"后，临床症状明显减轻，HGB恢复正常，脾大恢复正常。

二、分析与讨论

巨幼细胞性贫血（megaloblastic anemia，MA）是一种因叶酸或和（或）维生素B_{12}缺乏导致的以贫血、消化道及神经系统症状为主要临床表现的疾病，但以消化道症状为主要表现的却较少见。

MA发病以中老年人和青少年学生居多，无明显性别差异。主要发病机制为叶酸和维生素B_{12}的缺乏。临床特点为贫血、消化道症状、脾大、远端浅感觉异常、深感觉障碍等，而消化道不良症状主要表现为味觉减退、口舌麻木、进食后饱胀不适、反酸等。研究认为维生素B_{12}参与许多重要化合物的甲基化过程，能够提高叶酸的利用率。维生素B_{12}缺乏时，甲基四氢叶酸的甲基化受阻，四氢叶酸减少，可利用的叶酸减少，导致叶酸缺乏症。维生素B_{12}具有活化氨基酸、促进核酸生物合成的作用，可促进蛋白质的合成。维生素B_{12}主要存在于肉食中，叶酸主要存在于蔬菜中，长期不摄入肉食而只摄入素食者，主要表现为维生素B_{12}缺乏，叶酸正常或偏高，而维生素B_{12}缺乏，红细胞不能发育成熟，胞体变大，形成巨幼红细胞，其寿命较短，易被破坏，导致贫血。研究认为素食引起巨幼细胞性贫血者大部分表现为单纯维生素B_{12}缺乏，分析与素食中叶酸含量较高而缺乏维生素B_{12}有关。另外，维生素B_{12}缺乏使得同型半胱氨酸的甲基化过程受阻，而同型半胱氨酸水平增高可明显促进黏膜萎缩，功能减退。维生素B_{12}缺乏可引起口腔黏膜、胃黏膜萎缩，由此我们认为维生素B_{12}缺乏可表现出味觉减退和腹胀、反酸等消化道症状。

补充维生素B_{12}及叶酸是治疗MA的主要方法。在治疗以偏食、素食为主的患者时给予维生素B_{12}，250μg/d，肌内注射，用药8～21天血红蛋白明显上升，红细胞计数升高，血小板于5周内恢复正常。随着造血功能的恢复，血细胞形态学指标改善，血常规逐渐恢复正常，预后良好。

本例患者主要表现为腹胀、反酸，胃镜检查提示萎缩性胃炎，初步诊断：①慢性胃炎；②贫血原因待查；③脾大原因待查，给予对症治疗后未见好转。后完善相关检查检验确诊为MA，停用抑酸、促进胃动力及黏膜保护药，仅肌内注射维生素B_{12}，5天后病情明显好转，2个月后腹胀、反酸消失，贫血纠正，脾大恢复正常。由此可见，对有上消化道症状的患者，不能单纯根据临床症状和内镜检查结果做出诊断和治疗，要综合分析，仔细追问病史。特别是有长期营养不良或膳食异常的患者，要详细分析相关化验结果，血常规、骨髓检查、维生素 B_{12} 及叶酸等检验结果是鉴别诊断的重要实验依据。一定要详问病史，仔细查体，全面分析相关化验结果，做出正确的诊断，才能进行正确的治疗。

（武承凤　李初谊）

参考文献

[1] 吕绍静 . 68 例巨幼细胞贫血临床分析 . 医学理论与实践，2013，26（15）：2026-6027.

[2] 赵一鸣，翟志敏 . 老年叶酸和维生素 B_{12} 缺乏性巨幼细胞贫血 . 中国老年学杂志，2011，31（3）：547-548.

[3] 赵凤娥 . 巨幼细胞贫血 40 例临床分析 . 中国伤残医学，2013，21（1）：71-72.

[4] Siddiqui B，Rabindranath D，Faridi S H，et al.Megaloblastic anemia：A common but often neglected cause of pyrexia of unknown origin. Journal of Translational Internal Medicine，2015，3（2）：64-67.

[5] Mishra A，Gururaja R，Aggarwal S，et al.Megaloblastic anemia in a teenage patient.MedicalJournal，Armed ForcesIndia，2015，71（Suppl 2）：S435-S439.

病例 9　显微镜下多血管炎误诊为慢性胃炎

一、病历摘要

患者女，54 岁，主因"上腹部不适伴纳差、恶心、呕吐、消瘦 1 个月余"就诊。患者于入院前 1 个月因受凉后出现上腹部不适，伴纳差、恶心、呕吐，呕吐物为胃内容物及胆汁，逐日消瘦，无寒战、发热、腹痛、腹胀、腹泻、便秘等。在当地中医院就诊，服中药汤剂（剂量不详）后症状未见缓解。遂来笔者所在医院门诊就诊，血常规提示 HGB 69g/L，故以"消瘦、贫血原因待查"收住笔者所在医院。近 1 个月体重下降约 7kg。既往体健，无心脑血管性疾病及家族遗传性疾病。

专科查体：T：36.5℃，P：84 次／分，R：20 次／分，BP：108/84mmHg。精神差，体质消瘦，四肢甲床及睑结膜苍白，呈中度贫血貌。全腹平软，无压痛及反跳痛。肝脾肋下未触及，移动性浊音（-），肠鸣音正常。双下肢无水肿。

辅助检查：

1. 胃镜检查　萎缩性胃炎Ⅰ级伴胆汁反流。

2. 结肠镜、心电图、胸片和腹部 B 超检查　均未见异常。

3. 实验室检查　血常规提示 WBC：$3.80×10^9$/L，RBC：$2.39×10^{12}$/L，HGB：66g/L，PLT：$148×10^9$/L。肝功能提示 TP：45.8g/L，ALB：26.4g/L，GLB：19.4g/L。肾功能提示尿素氮：18.20mmol/L，肌酐：378.0μmol/L，估算的肾小球滤过率：11.02ml/（min·L）。尿常规提示隐血：++，蛋白质：+。

初步诊断：

1. 萎缩性胃炎Ⅰ级伴胆汁反流。

2. 贫血原因待查。

3. 肾功能异常原因待查。

诊疗经过：以"萎缩性胃炎Ⅰ级伴胆汁反流"给予对症治疗 1 周，上述症状未见缓解，且有逐渐加重的趋势，故再次仔细分析各项化验检查结果，基于患者贫血和肾功能不全原因不明，白蛋白低下，故行 24 小时尿蛋白定量检查，结果为 1039.0mg/24h，血沉：75.0mm/h，CRP：2.380mg/dl，补体 C3：51.2mg/dl，补体 C4：13.4mg/dl，以上结果均高于正常值。行抗髓过氧化物酶抗体（MPO）和抗中性粒细胞胞浆抗体核周型（p-ANCA）检查，均为弱阳性。此时，患者逐渐出现颜面部及四肢水肿、心慌、胸闷、气短、乏力，再次行心电图检查提示心房颤动，心率 192 次／分。X 线胸片检查提示双肺部分肺间质纤维化，双侧少量胸腔积液。胸部 CT 检查提示心脏增大，心包积液并双肺下叶渗出性改变，双侧胸腔积液，两侧胸膜局限性增厚粘连（图 7-18）。骨髓穿刺检查提示增生性贫血。肾穿刺活检可见肾间质大量炎性细胞浸润，多数肾小球硬化或部分硬化，个别肾小球可见细胞性新月体形成，诊断为硬化性肾小球肾炎（图 7-19）。给予抑酸（奥美拉唑，40mg，1 次／日）、保护胃黏膜（胶体果胶铋）、保肾（吗替麦考酚酯胶囊，0.5g，2 次／日）的同时，静脉滴注"甲强龙"，40mg，1 次／日，逐渐增加到 500mg。治疗 1 周后患者恶心、呕吐消失，进食增加，乏力、心慌、胸闷等症状逐渐减轻，HGB 上升至 86g/L，但肾功能未见明显好转，颜面部和四肢水肿未见减轻。建议患者行肾脏透析，但由于经济条件所限，患者自动出院。出院后患者继续在院外按原方案对症治疗，随访半年，患者病情较前稳定，肾功能在药物控制下得以维持。

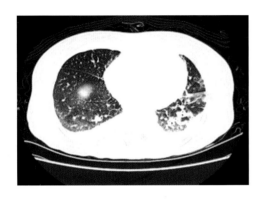

图 7-18 胸部 CT

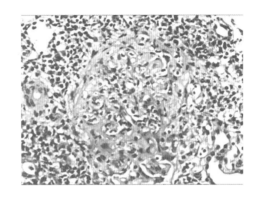

图 7-19 肾脏活检病理

最后诊断：

1. 显微镜下多血管炎，并发急进性肾小球肾炎硬化型、肺间质纤维化、增生性贫血、心房颤动。

2. 萎缩性胃炎伴胆汁反流。

确诊依据：①主要临床表现为"上腹部不适伴纳差、恶心、呕吐、消瘦"，病程较短；②查体发现体质消瘦，四肢甲床及睑结膜苍白，呈中度贫血貌；③抗髓过氧化物酶抗体（MPO）和抗中性粒细胞胞浆抗体核周型（p-ANCA）检查为弱阳性，尿蛋白、肌酐明显升高，多器官受累；④胸部 CT 检查提示心脏增大，心包积液并双肺下叶渗出性改变，双侧胸腔积液，两侧胸膜局限性增厚粘连；⑤骨髓穿刺检查提示增生性贫血。肾穿刺活检提示为硬化性肾小球肾炎；⑥慢性胃炎常规治疗无效，静脉滴注"甲强龙"治疗 1 周后患者恶心、呕吐消失，进食增加，乏力、心慌、胸闷等症状逐渐减轻，HGB 上升，颜面部和四肢水肿未见减轻。

二、分析与讨论

显微镜下多血管炎（MPA）是抗中性粒细胞胞浆抗体相关性血管炎疾病的其中之一，其他两种为肉芽肿性多血管炎（GAP）和嗜酸细胞性肉芽肿性多血管炎（EGPA）。抗中性粒细胞胞浆抗体相关性血管炎是一组免疫介导的小血管炎症性疾病，发病率约为 2/10 万，近年呈逐渐上升趋势，5 年病死率可达 25%。我国以 MPA 为主，约占 80%，GPA 约占 20%，EGPA 则相对少见。MPA 确切的病因仍不十分清楚，可能与遗传、环境、免疫功能紊乱等因素有关，常常会引起多脏器损害，最常见的是肾脏及肺，其次为造血系统和心脏，以消化道表现为首发的并不多见，预后差。因其临床表现多无特异性，故容易误诊误治。确诊主要依靠抗中性粒细胞胞浆抗体核周型（p-ANCA），其特异性可高达99％，同时可伴有ESR增快（＞100mm/h），CRP升高，HGB降低，WBC和PLT升高，补体C3正常或偏低。当然，对受损脏器的病理检查也是其确诊的金标准之一。

MPA的治疗药物主要为免疫抑制剂，也常用肾上腺皮质激素联合细胞毒药物，包括诱导缓解及维持缓解治疗，诱导缓解一线方案为糖皮质激素和环磷酰胺，维持缓解主要用小剂量激素，可继续使用环磷酰胺，其他药物包括硫唑嘌呤、吗替麦考酚酯等。

本病例患者首次发病以消化道症状就诊，胃镜检查诊断为萎缩性胃炎伴胆汁反流，对症治疗后未见好转，随后完善了各项化验检查，确诊为MPA，再次对症治疗病情有所好转。分析该病例，其主要特点有4点：①先以上消化道症状为主，逐渐出现肾脏、心肺、造血系统的临床症状；②首次实验室检查提示了肾功能异常、贫血、蛋白低下，随后的补充化验检查提示24小时尿蛋白定量、血沉、CRP、补体C3、补体C4均高于正常值，特别是p-ANCA为弱阳性；③随着后期逐渐出现的颜面部和双下肢水肿、胸闷、气短、心悸、乏力等，心电图、胸片、胸部CT检查均提示了心肺异常；④用"甲强龙"冲击治疗有效。该患者出院后持续药物治疗，心、肺、肾功能未恶化，再未出现恶心、呕吐等上消化道症状。

综上所述，MPA进展快，预后不良，故早期诊治至关重要。但由于其临床表现不典型，可累及多个脏器，很容易导致误诊、漏诊及误治。临床如发现对症治疗不佳的单一疾病时，如出现呼吸、肾脏、血液、消化等脏器功能异常，应高度警惕本病的可能。

（于晓辉　李　斌）

参考文献

[1]Jennette J C.Nomenclature and classification of vasculitis：lessons learned from granulomatosis with polyangiitis（Wegener's granulomatosis）.Clin Exp Immunol, 2011, 164（Suppl）1：7-10.

[2]姚勇.原发性抗中性粒细胞胞质抗体相关性血管炎.中华实用儿科临床杂志，2013，28（21）：1608-1611.

[3]Chen M, Zhao C, Zhao M H.ANCA-associated vasculitis and anti-GBM disease：the experience in China.Nephrol Dial Transplant, 2010, 25（7）：2062-2065.

[4]Zhou X J, Cheng F J, Lv J C, et al.Higher DEFB4 genomic copy number in SLE and ANCA- associated small vasculitis.Rheumatology（Oxford）, 2012,

51（6）：992-995.

[5]Gatenby P A.ANCA-associated systemic vasculitis：Nature or Nurture. Intern Med J, 2012, 42（4）：351-359.

[6]Csernok E, Lamprecht P, Gross W L.Clinical and immunological features of drug induced and infection induced proteinase 3-antineutrophil cytoplasmic antibodies and myeloperoxidase-antineutrophil cytoplasmic antibodies and vasculitis.Curt Opin Rheumatol, 2010, 22（1）：43-48.

[7]Chen M, Kallenberg C G.ANCA-associated vasculitides-advances in pathogenesis and treatment.Nat Rev Rheumatol, 2010, 6（11）：653-664.

[8]陈曼，赵明辉.抗中性粒细胞胞浆抗体相关性肾炎的循证治疗.中华肾病研究电子杂志，2012，1（2）：90-93.

[9]曾玲玲，胡章学.ANCA 相关性小血管炎诱导缓解治疗进展·中国中西医结合肾病杂志，2015，16（1）：85-87.

病例 10　表现为肠道症状的原发性血小板增多症误诊为溃疡性结肠炎

一、病历摘要

患者男，63 岁，主因"间断腹痛伴黏液性脓血便 10 个月，再发 6 小时"就诊。患者于入院前 10 个月无明显诱因出现间断性腹痛，伴黏液性脓血便，无黑便、里急后重感、发热等，为进一步诊治以"腹痛待查"收住笔者所在医院。既往无血栓病史，无高血压、心脏病等疾病史，否认家族遗传性疾病史。

专科查体：T：36.3℃，P：90 次 / 分，R：20 次 / 分，BP：118/84mmHg。心肺检查未见明显异常。腹软，平坦，左下腹有压痛，无反跳痛。肝脾肋缘下未触及，胆囊未触及，Murphy 征阴性，移动性浊音阴性，肠鸣音正常。双下肢无水肿。

辅助检查：

1. 腹部 B 超检查　少量腹腔积液。

2. 结肠镜检查　降结肠及乙状结肠黏膜弥散性充血、水肿、糜烂及大片状溃疡形成，覆白苔，肠腔变形，直肠有少量黏液附着。活检组织病理学检查提示：符合溃疡性结肠炎诊断。

3. 心电图和胸部 X 线检查　未见异常。

4. 实验室检查 血常规提示 WBC：26.01×10^9/L，PLT：539×10^9/L，NEU：24.36×10^9/L，HGB：153g/L；CRP：38.6mg/L；ESR：2.0mm/h；大便 OB（+）；肝肾功能及电解质检查正常；肿瘤相关标志物检查均正常。

初步诊断：

溃疡性结肠炎。

诊疗经过： 因结肠镜和病理检查诊断为溃疡性结肠炎，故给予"美沙拉嗪"等药物治疗，病情好转后出院，但症状反复间断出现。进一步行骨髓穿刺检查见巨核细胞增多，血小板成堆分布，提示骨髓增生性疾病，随即行骨髓 JAK2 基因分析，结果提示样本 JAK2 基因 V617F 突变型阳性，诊断为原发性血小板增多症。给予"羟基脲"等治疗 2 周后病情缓解，复查结肠镜降结肠及乙状结肠病变均消失。出院后随访 1 年病情稳定，再未复发。

最后诊断：

原发性血小板增多症。

确诊依据： ①主要临床表现为"间断腹痛伴黏液性脓血便 10 个月，再发 6 小时"；②PLT：539×10^9/L，$> 450 \times 10^9$/L；③按"溃疡性结肠炎"对症治疗，症状反复发作；④骨髓 JAK2 基因分析结果提示 JAK2 基因 V617F 突变型阳性；⑤给予"羟基脲"等治疗 2 周后病情缓解。复查结肠镜结直肠病变均消失，随访 1 年无复发。

二、分析与讨论

原发性血小板增多症（essential thrombocythemia，ET）最早由 Di Guglielmo、Epstein 和 Goedel 报道，其发病率据 Silverstein 估计每年每百万人群中 10 例，约为真性红细胞增多症的 1/4，为一组相对慢性的骨髓增生性疾病，也称为出血性、真性或特发性血小板增多症。与其他骨髓增生性疾病相似，多见于中年以上的成年人，好发年龄 40 ~ 60 岁，发病较隐匿，进展缓慢，偶有儿童发病，无性别差异。

ET 是一种因多能造血干细胞克隆导致骨髓中巨核细胞异常增生，进而引起外周血中血小板计数增多为主要临床特点的骨髓增生性肿瘤。ET 的主要临床表现为出血及血栓形成，出血以鼻、口腔和胃肠道黏膜多见，泌尿道和呼吸道等也可见出血，出血可反复发生，脑出血偶有发生，可引起死亡。其主要病因为多能造血干细胞增生所致，但表现为溃疡性结肠炎的病因及发病机制目前尚不清楚，检索文献未见有 ET 引起溃疡性结肠炎的报道。本例肠道溃疡出血的发生可能与腹腔微血管血栓形成，造成血管末端梗死，血供障碍，引起肠黏膜防御功能损伤和自身修复能力缺失有关。ET 引起血栓形成的机制可能与患者血小板数目增多、血小板受体增加和血小板活化有关，也可能与患者年龄偏大、血管性血友病因子（vWF）活性增高以及抗凝血酶原Ⅲ（AT-Ⅲ）、蛋白 S（PS）、蛋白 C（PC）等抗凝物质活性降低有关。另外，由于血小板功能缺陷、黏附及聚集性降低，血小板第Ⅲ因子减少，毛细血管脆性增加，部分 ET 患者尚有凝血机制异常，易引起多脏器出血。

由于缺乏特殊的分子标志物，ET 的诊断只能通过逐一排除其他与血小板增多相关的疾病而确诊。目前，ET 诊断主要依据 2008 年世界卫生组织（WHO）公布的诊断标准：①血小板计数持续 > $450×10^9$/L；②骨髓活检以巨核细胞系增生为特征，多为成熟型，无明显粒细胞系和红细胞系增生；③不符合 WHO 诊断真性红细胞增多症、原发性骨髓纤维化、慢性粒细胞白血病、骨髓增生异常综合征或其他骨髓肿瘤的标准；④ *JAK2* 基因 *V617F* 或其他克隆标志表达，无反应性血小板增多证据。要求以上 4 条必须同时满足方可诊断为 ET，其中骨髓 *JAK2* 基因 *V617F* 突变是确定 ET 的重要检测项目。

本例因间断腹痛、黏液性脓血便 10 个月，再发 6 小时入院，结肠镜检查提示肠黏膜改变，活组织病理检查提示溃疡性结肠炎，按溃疡性结肠炎治疗效果欠佳，查血小板 > $450×10^9$/L，明显增高，骨髓 *JAK2* 基因 *V617F* 突变型阳性。按 ET 治疗，效果明显，治疗 2 周后复查结肠镜示肠黏膜炎性改变消失，确诊为 ET。

ET 的治疗目的是降低血小板计数，控制和预防出血、血栓形成和栓塞。ET 的治疗主要依据意大利血液学会等 3 个组织提出的 ET 治疗指南，主要内容如下：①对年龄 < 40 岁的患者一线治疗药物为干扰素或阿那格雷，若患者不耐受或需大剂量治疗导致毒性过强时则改用羟基脲；②对年龄 40～60 岁并有血栓史的患者一线治疗药物为羟基脲，若无血栓史则一线治疗药物为干扰素或阿那格雷；③对年龄 61～70 岁的患者一线治疗药物为羟基脲，若不良反应大或因大剂量治疗致毒性过强时，以白消安或哌泊溴烷作为二线药物；④对年龄 > 70 岁者一线治疗药物为羟基脲、白消安或哌泊溴烷；⑤患者若有微循环症状（神经症状、手足疼痛或麻木等），或近期有过动脉血栓疾病（缺血性脑卒中、一过性脑缺血、急性心肌梗死或不稳定型心绞痛），或有冠心病临床与实验室证据，应予抗血小板药物，阿司匹林为首选，噻氯匹定只适于对阿司匹林不耐受或有禁忌患者。若血小板计数 > $1500×10^9$/L，除使用抗血小板药物外，应立即用药尽快降低血小板数。有文献报道，特异性 *JAK2* 基因 *V617F* 突变抑制剂将成为新的 ET 治疗方向。

ET 经治疗总体预后良好。有资料显示，随访 10 年，3.9%～8.3% 的 ET 患者可演变为骨髓纤维化，随访 15 年后骨髓纤维化患病率超过 15%。另有资料报道，*JAK2* 基因 *V617F* 突变可增加 ET 患者对药物的敏感性，但该突变对疾病的预后及转归是否存在直接影响目前尚不明确，更多的问题尚待继续发现和解决。

本病例初步诊断为溃疡性结肠炎，分析其误诊原因如下：①对 ET 认识不足，因 ET 发病率极低，为 0.59/100 000～2.53/100 000，且发病隐匿，进展缓慢，临床表现轻重不一，临床医生普遍对其缺乏认识，极易导致误诊误治；②诊断思维局限：患者就诊初期接诊医生诊断思维局限，通过腹痛、黏液性脓血便、肠镜和活组织病理检查诊断为溃疡性结肠炎，忽视了患者血小板的增高；③缺乏特异性临床表现，本例肠道病变及组织病理学检查均与溃疡性结肠炎极其相似，缺乏典型 ET 表现，易误诊。

总之，ET 缺乏典型临床表现，又常以血液系统外症状首发，极易造成漏诊和误诊。通过本病例的诊治过程，我们认为临床医生接诊类似患者时应详细询问病史，仔细分析化验检查结果，避免先入为主，尤其当诊断依据不充分，初诊治疗效果不佳时，需进一步开拓诊疗思维，完善必要的检查。另外，临床医生应提高对 ET 的认识和警惕性，熟练掌握各类疾病的诊疗路径，善于发现细微差异，提升对各种疾病的鉴别诊断能力。发现多次血小板计数大于 $450 \times 10^9/L$ 者应警惕 ET，及时行骨髓穿刺及 JAK2 基因 V617F 突变等检查，以利于早期确诊，早期治疗。

（刘凯辉　于晓辉）

参考文献

[1]Gisslinger H, Gotic M, Holowiecki J, et al. Anagrelide compared with hydroxyurea in WHO-classified essential thrombocythemia：the ANAHYDRET Study, a randomized controlled trial. Blood, 2013, 121（10）：1720-1728.

[2] 陈莉，陈海林，李青山，等. 原发性血小板增多症合并肠系膜血栓形成 1 例. 临床荟萃，2012, 27（21）：1911-1912.

[3]Chu D K, Hillis C M, Leong DP, et al. Benefits and risks of antithrombotic therapy in essential thrombocythemia：a systematic review. Annals of Internal Medicine, 2017, 167（3）：170-180.

[4]Tefferi A. Polycythemia vera and essential thrombocythemia：2013 update on diagnosis, risk-stratification, and management. American journal of hematology, 2013, 88（6）：507-516.

[5] 范亚琴，郭俊芝，殷云勤，等. 以腹痛、腹胀为首发表现的原发性血小板增多症 1 例及文献复习. 山西医科大学学报，2010, 41（11）：1005-1006.

[6]Wadleigh M, Tefferi A. Classification and diagnosis of myeloproliferative neoplasms according to the 2008 World Health Organization criteria. International journal of hematology, 2010, 91（2）：174-179.

[7]Tefferi A, Vardiman J W.Classification and diagnosis of myeloproliferative neoplasms: the 2008 World Health Organization criteria and point-of-care diagnostic algorithms.Leukemia, 2008, 22（1）: 14-22.

[8]Verstovsek S, Mesa R A, Salama M E, et al.A phase1 study of the Janus kinase2（JAK2）V617F inhibitor, gandotinib（LY2784544）, in patients with primary myelofibrosis, polycythemia vera, and essential thrombocythemia.Leukemia Research, 2017, 61（10）: 89-95.

[9]Barbui T, Finazzi M C, Finazzi G.Front-line therapy in polycythemia vera and essential thrombocythemia.Blood reviews, 2012, 26（5）: 205-211.

[10]Barbui T, Barosi G, Grossi A, et al.Practice guidelines for the therapy of essential thrombocythemia.A statement from the Italian Society of Hematology, the Italian Society of Experimental Hematology and the Italian Group for Bone Marrow Transplantation.Haematologica, 2004, 89（2）: 215-232.

[11]Cervantes F.Management of essential thrombocythemia.ASH Education Program Book, 2011, 2011（1）: 215-221.

[12]Beer P A, Erber W N, Campbell P J, et al.How I treat essential thrombocythemia.Blood, 2011, 117（5）: 1472-1482.

病例 11　奥美拉唑致双眼视力下降

一、病历摘要

患者男，44 岁，主因"腹痛伴腹泻 3 天"就诊。患者于入院前 3 天因进不洁饮食后出现腹痛、腹泻，呈黄色稀水样大便，约 4 次 / 日，伴乏力、多汗，无消瘦、发热、盗汗，无里急后重、脓血便等，无咳嗽、咳痰，就诊于门诊，以"急性肠炎"收住笔者所在医院。患者既往体健，无心脑血管疾病，否认家族遗传性疾病史。

专科查体：T：36.5℃，P：72 次 / 分，R：18 次 / 分，BP：108/78mmHg。营养欠佳，精神差，急性病容，心肺正常，全腹平软，脐周有压痛，无反跳痛，肝脾未触及肿大，肠鸣音活跃，7～9 次 / 分。

辅助检查：

1. 电子胃镜检查　胃角多发溃疡（A_1 期）；萎缩性胃炎（胃窦，中度）伴胃底糜烂。

2．实验室检查　血常规、肝肾功能、尿常规及便常规未见异常。

初步诊断：

1．急性胃肠炎。

2．胃角多发溃疡（A_1 期）。

3．萎缩性胃炎（胃窦，中度）伴胃底糜烂。

诊疗经过：予以口服"奥美拉唑"、补液、调节水电解质平衡等对症支持治疗，患者自觉腹痛、腹泻症状较前明显减轻。4天后患者无明显诱因突然出现双眼视力下降，视物模糊不清，逐日加重，昼重夜轻。请眼科医师会诊，检查双眼视力为0，指数为50cm，双眼活动自如，结膜无充血，角膜透明，瞳孔等大等圆，对光反射灵敏，晶体透明，眼底视乳头边界清，黄斑部略水肿。眼底动脉荧光造影提示双眼底视网膜色素细胞脱失，眼电图及视觉诱发电位均正常，考虑视物模糊为"奥美拉唑"的不良反应。停用"奥美拉唑"后患者视力模糊症状逐日好转，能看清物体轮廓，仍为昼重夜轻。出院休息2个月后复查提示双眼视力1.2，眼底动脉荧光造影基本正常。

最后诊断：

1．急性药物性视力下降。

2．急性胃肠炎。

3．胃角多发溃疡（A_1 期）。

4．萎缩性胃炎（胃窦，中度）伴胃底糜烂。

确诊依据：①主要临床表现为"腹痛伴腹泻3天"，病程短；②胃镜检查诊断为胃角多发溃疡；③口服"奥美拉唑"后出现双眼视力下降、视物模糊不清；④检查双眼视力为0，指数为50cm，眼底动脉荧光造影见双眼底视网膜色素细胞脱失；⑤停药后视力模糊症状好转，逐渐恢复正常。

二、分析与讨论

"奥美拉唑"商品名为洛赛克，是目前国际上应用最广泛的质子泵抑制剂之一，主要用于消化性溃疡、慢性胃炎伴糜烂等疾病。其通过抑制胃酸分泌，减少对胃黏膜的刺激和破坏，以减轻和缓解上腹部疼痛、反酸等症状，在部分国家已经作为非处方药使用。"奥美拉唑"虽然因其良好的抑酸效果得到临床广泛使用，但也有一些不良反应，如头痛、腹泻、恶心、呕吐、腹胀、便秘等，偶尔可出现视力模糊、睡眠紊乱、疲劳、皮疹、肝功能异常等。提示"奥美拉唑"可致视力模糊，但临床很罕见，到目前为止在笔者所在医院多年的临床使用中除此之外尚未发现第2例。"奥美拉唑"致视力下降的病理基础为眼底视网膜色素细胞脱失，其作用机制尚且不清，可能与个体特异性有关，其致视力下降与用药时间呈正相关。"奥美拉唑"致眼底视网膜色素细胞脱失的不良反应是可逆的，不必特殊治疗，停药物后可以逐渐恢复视力。

通过该例"奥美拉唑"致患者视力下降的分析报道，我们应提高对"奥美拉唑"不良反应的进一步认识，如服用时出现双眼视物模糊、视力下降，要考虑到其不良反应，立即停用"奥美拉唑"，以利于视力的恢复。

（张德奎 魏丽娜）

参考文献

[1] 何琳，李秀萍，郭伟. 奥美拉唑的严重不良反应. 疾病监测与控制杂志，2011，5（7）：414-416.

[2] Takao T，Toshiyuki S，Kaori K，et al. Omeprazole-andsomeprazole-associated Hypomagnesaemia：Data Mining of the Public Version of the FDA Adverse Event Reporting System. Int J MedSci，2012，9（5）：322-326.

[3] Jeon D H，Kim Y，Kim M J，et al. Rhabdomyolysis associated with single-dose intravenous esomeprazole administration：A case report. Medicine，2016，95（29）：e4313.

[4] 韦庆新. 1例奥美拉唑引起视力下降的案例分析. 中国实用医药，2012，7（35）：187-188.

[5] 谷铁波，周晓峰，宋欣颖. 奥美拉唑不良反应分析. 中国医药导报，2010，7（30）：112-113.

病例 12 不典型结核性腹膜炎

一、病历摘要

患者男，40岁，主因"腹部胀痛伴纳差2个月，咳嗽、咳痰、胸闷、气短20天"就诊。患者于入院前2个月无明显诱因出现食欲缺乏，次日进食酸菜后出现腹痛、腹胀，以上腹部为主，无恶心、呕吐、反酸、胸闷、气短、腹泻等。在当地医院住院，行腹平片检查提示"肠梗阻"，给予胃肠减压、灌肠等对症治疗后大便通畅，但腹胀缓解不明显。出院后仍间断腹部胀痛，伴腹泻，口服"蒙脱石散""益生菌"等药物（具体剂量不详），症状无明显改善，1周后腹胀及腹泻加重。就诊于外院，予以口服"调节菌群类"药物（药名不详）后，腹胀持续加重，并逐渐出现咳嗽、咳痰、胸闷、气短等。于当地医院行超声检查提示腹腔积液、双侧胸腔积液，予以保留灌肠、胸腔引流、腹腔引流、补充白蛋白等对症治疗，同时给予口服"益生菌"，效果不佳，并出现双下肢水肿。遂就诊于笔者所在医院急诊科，行胸腹部B超提示胆囊大，胆汁淤积，脾大，腹腔积液（少量），右侧胸腔积液（少量）。为进一步诊疗收住笔者所在科室。既往体检发现"脂肪肝"，无心脑血管性疾病，否认其他基础疾病及家族遗传性疾病。吸烟10年（平均30支/日），饮酒10年（平均1斤/日）。

专科查体：T：37.1℃，P：82次/分，R：22次/分，BP：108/76mmHg。肥胖，心脏听诊正常，右肺呼吸音略粗。腹膨隆，腹围84cm，肝脾肋下未触及，肝脾及双肾无叩痛，全腹无压痛、反跳痛及肌紧张。Murphy征可疑阳性，肠鸣音减弱，移动性浊音（+），腹壁无柔韧感。

辅助检查：

1．腹部B超检查　脾大，腹腔积液（大量），前列腺增生，腹膜增厚。

2．淋巴结超声检查　双侧颈部、腋窝、腹股沟肿大淋巴结，腹主动脉旁未见肿大淋巴结。

3．骨髓穿刺检查　骨髓红系增生。

4．胸部CT检查　双下肺渗出，心包及胸腔积液。

5．实验室检查　甲状腺功能提示FT_3：2.26pmol/L，FT_4：7.2pmol/L，TT_3：0.74nmol/L，TT_4：39.1nmol/L，TSH：9.21μU/ml。肝功能提示ALB：28.6g/L，TP：49.6g/L，ALT和AST均正常。肾功能提示UREA：25.15mol/L，CRE：135μmol/L。T-Spot阴性。血沉、血、尿、便三大常规均正常。

初步诊断：

1．酒精性肝硬化并发自发性腹膜炎、肝肾综合征。

2．胸腔积液待查。

3．甲状腺功能减退。

4．低T_3综合征。

诊疗经过：给予输注血浆、蛋白、纠正贫血、利尿、营养支持、改善微循环等对症治疗，患者仍感腹胀、腹痛、胸闷、气短、咳嗽，再次行胸腹部CT检查提示：①双肺炎症局部吸收、减少，心包及双侧胸腔积液较前减少。②胃窦壁增厚，胃癌可能；腹膜后多发淋巴结肿大，腹盆腔渗出，积液较前增多；脾略大，同前。胃镜检查提示慢性浅表性胃炎，结肠镜检查未见异常。自身抗体检查未见异常。腹膜穿刺活检结果提示（腹膜）纤维、脂肪及少许骨骼肌组织，伴慢性炎细胞浸润，纤维组织增生。免疫组化结果提示：CD68（－），CK8/18（Zym5,2）（＋），Ki-67（5%），CK（AEI/AE3）（＋），结合形态支持（腹膜）纤维脂肪组织及肌成纤维细胞增生，伴慢性炎细胞浸润，未见特异性炎症和恶性肿瘤证据。PET-CT 结果提示：①腹腔大量积液；②大网膜区、腹腔肠道表面、肠道间隙及肠系膜区粟粒样略高密度影，葡萄糖代谢轻度增高，多考虑感染性病变，结核性病变可疑；③右下肺片状高密度影，葡萄糖代谢轻度增高，多考虑感染性病变，结核性病变可能；④双侧胸腔积液，以右侧为著。行腹腔积液化验提示腹腔积液性质为渗出液，腹腔积液生化和常规均未见异常，未见瘤细胞。结合 PET-CT 检查结果提示及患者临床症状，考虑"结核性腹膜炎""肺结核""结核性胸膜炎"，给予试验性抗结核治疗（吡嗪酰胺 0.75g ＋利福平 0.45g ＋乙胺丁醇 0.75g ＋异烟肼 0.3g），同时给予保肝及预防药物不良反应等对症治疗。治疗 3 个月后患者自感腹胀、腹痛、胸闷、气短等症状基本消失，咳嗽症状好转。复查胸腹 B 超提示：胸腹腔积液，少量，未见明显腹膜增厚。抗结核治疗 1 年后临床症状及胸腹腔积液均消失。

最后诊断：

1. 结核性腹膜炎。

2. 肺结核。

3. 结核性胸膜炎。

确诊依据：①患者主要临床表现为"食欲缺乏伴腹痛、腹胀 2 个月，咳嗽、咳痰、胸闷、气短 20 天"，病程较短；②肥胖，右肺呼吸音略粗，腹膨隆，腹围 84cm，移动性浊音（＋）；③患者既往有长期饮酒史，但各项影像学及实验室检查结果均无肝硬化的诊断证据；④腹腔积液性质为渗出液；⑤胸腹部 CT 检查提示胸腔积液（双侧），腹腔积液（少量）；⑥PET-CT 结果提示腹腔大量积液、双侧胸腔积液及右下肺片状高密度影，多考虑感染性病变，结核性病变可能；⑦试验性抗结核治疗有效。1 年后临床症状及胸腹腔积液均消失。

二、分析与讨论

在目前的临床实践中，存在某些临床症状、实验室及影像学检查结果不支持诊断的特殊人群，如患者结核症状、体征、实验室检查结果、影像学表现等诸多方面与一般结核不一致，本例患者即属此类。其结核性腹膜炎、肺结核和结核性胸膜炎诊断的难点在于并无直接证据，腹膜穿刺病理学检查及反复 T-Spot 及抗酸染色结果均为阴性，且患者无明显结核中毒症状，最终诊断依据仅靠临床表现及 PET-CT 提示结核可能，并给予试验性抗结核治疗有效才得以确诊。另外，该患者有长期大量饮酒史及脂肪性肝病史，使得临床医生初步考虑酒精性肝硬化并自发性腹膜炎，而进一步的系统检查又无肝硬化诊断的可靠依据。

通过本病例的诊治经过，体会如下：① T-Spot 阴性并不能作为排除结核性腹膜炎、肺结核和结核性胸膜炎决定性的证据；②腹膜穿刺活检可以辅助诊断结核性腹膜炎，但由于取材未能准确穿刺到病变部位，影响病理结果，故可能需要多次取材；③ PET-CT 可以从代谢活性辅助判断腹膜、肺和胸膜病变性质，从而对判断结核性腹膜炎、肺结核和结核性胸膜炎起到辅助作用；④多数结核性腹膜炎、肺结核和结核性胸膜炎的诊断均可以由上述检查明确，但由于患者病情的特异性，往往存在无法根据辅助检查结果确诊的情况。此时应反复问诊、查体，结合患者的临床表现做出诊断；同时在排除恶性肿瘤等病变的情况下，试验性抗结核治疗也可以辅助我们对结核性腹膜炎、肺结核和结核性胸膜炎作出明确诊断。

（聂勇战　潘　妍）

参考文献

[1] 金辉，燕善军 . 结核性腹膜炎诊断技术的研究进展 . 胃肠病学和肝病学杂志，2013，22（8）：830-832.

[2] 聂仁，宋怀宇 . 少数民族地区结核性腹膜炎 87 例临床特点研究 . 临床合理用药，2017，10（5C）：164-168.

[3]Abdelaal A, Alfkey R, Abdelaziem S, et al.Role of laparoscopic peritoneal biopsy in the diagnosis of peritoneal tuberculosis.A seven-year experience.Chirurgia (Bucur), 2014, 109（3）：330-334.

[4] 王涛 .50 例结核性腹膜炎临床体会 . 世界最新医学信息文摘（电子版），2015，15（35）：93-93.

[5] 杨广英 . 结核性腹膜炎诊疗 . 中外健康文摘，2011，8（5）：238-239.

病例 13　席汉综合征误诊为肝硬化并低血糖

一、病历摘要

患者女，60 岁，主因"间断乏力、纳差 2 年，四肢无力 1 天"就诊。患者于入院前 2 年无明显诱因出现间断乏力、纳差，就诊于外院，查抗 -HCV 阳性，腹部 B 超检查提示肝硬化可能，脾大，故诊断为"丙肝肝硬化"。因脾功能亢进行"脾动脉部分栓塞术"，同时给予保肝、补液等对症治疗，好转出院。此后上述症状反复出现，并多次出现血糖偏低，考虑"肝源性低血糖"，静脉滴注葡萄糖症状好转。入院前1天夜间睡眠时突感四肢无力，伴心慌、出冷汗，速到笔者所在医院急诊科就诊，化验血糖3.0mmol/L，故以"肝硬化并低血糖"收住笔者所在医院。既往患者33岁生育第三胎时出现产后大出血，行子宫切除及输血治疗，感染HCV病毒。无心脑血管性疾病，否认其他基础疾病及家族遗传性疾病。

专科查体：T：36.5℃，P：82次／分，R：20次／分，BP：112/84mmHg。表情淡漠，眉毛稀疏，心肺正常。腹平软，无压痛及反跳痛，肝脾未触及肿大。四肢查体无特殊。

辅助检查：

1. 胸片检查　左侧少量胸腔积液。

2. 上腹部CT检查　肝硬化可能，脾大，腹腔积液，胆囊炎，心包积液，双侧胸腔积液。

3. 胃镜检查　萎缩性胃炎Ⅰ级伴糜烂。

4. 甲状腺超声检查　未见异常。

5. 垂体MRI检查　垂体前叶较薄，呈细线样紧贴鞍底，垂体后叶体积稍小，未见明显异常信号改变。垂体柄后移。鞍上池诸结构及两侧海绵窦显示清晰，提示部分空泡蝶鞍。

6. 实验室检查　肝功能提示AST：103U/L，ALT：58U/L，TBIL：24μmol/L，DBIL：7.3μmol/L，GLU：3.9mmol/L。甲状腺功能提示FT_3：1.6pmol/L（正常），FT_4：5.3pmol/L（↓），TT_3：0.32nmol/L（↓），TT_4：12.9nmol/L（↓），HS-TSH：1.6μU/L（正常）。醛固酮：0.129nmol/L（↓）。CK（肌酸激酶）：1093U/L（↑），MYO（肌红蛋白）：136.8μg/L。生长激素、垂体泌乳素、雌二醇、皮质醇未见明显异常。抗HCV阳性。

初步诊断：

丙肝肝硬化并低血糖。

诊疗经过：因患者肝硬化处于代偿期，除了保肝、利尿，暂无须特殊治疗。针对患者反复出现的低血糖，结合甲状腺功能检查的异常结果，考虑是否有席汉综合征的可能性，给予口服"左甲状腺素钠片"（25μg，1次／日），1周后病情明显好转，血糖基本正常。2周后复查血糖及甲状腺功能趋于正常，治愈出院。

最后诊断：

1. 席汉综合征。

2. 丙肝肝硬化代偿期（Child-Pugh A级）。

确诊依据：①主要临床表现为"反复乏力、纳差2年，四肢无力1天"，病程较长。

②既往生育第三胎时出现产后大出血，输血后感染 HCV。③表情淡漠，眉毛稀疏。④甲状腺功能检查提示功能低下。⑤垂体MRI检查提示垂体前叶较薄，呈细线样紧贴鞍底，垂体后叶体积稍小，未见明显异常信号改变。垂体柄后移。鞍上池诸结构及两侧海绵窦显示清晰，提示部分空泡蝶鞍。⑥给予口服"左甲状腺素钠片"，血糖及甲状腺功能趋于正常。⑦抗 HCV 阳性。⑧上腹 CT 检查提示肝硬化，脾大。

二、分析与讨论

席汉综合征是继发于围生期出现前置胎盘、胎盘早剥、胎盘滞留、宫缩无力等引起大出血、休克、血栓形成，使腺垂体大部分缺血坏死和纤维化，致腺垂体功能减退的临床综合征。可以是单个或多种激素同时减少，表现为甲状腺、肾上腺、性腺等功能减退。临床症状缺乏特异性，易误诊。本例因有丙肝肝硬化病史，硬化肝脏的糖原合成和储备量减少，肝脏对胰岛素的灭活功能减低，常常会出现低血糖现象，故该患者多次被外院误诊为肝硬化并低血糖。但该患者长期乏力、纳差伴四肢无力，严重时出现心慌及出冷汗，既往又有产后大出血病史，有性腺、甲状腺、肾上腺皮质功能减退的临床表现，甲状腺功能及醛固酮水平降低，MRI 检查提示垂体体积减小，部分空泡蝶鞍，以上均支持席汉综合征的诊断，且对症治疗后症状明显好转。

本例初步误诊原因如下：①病史采集不全，尤其既往产后大出血是席汉综合征的重要病因，反复出现低血糖，只考虑到肝源性疾病；②查体不仔细，没有注意甲状腺功能减退的典型体征，如表情淡漠、眉毛稀疏等；③诊断思路狭窄，本例严重时出现心慌及出冷汗，心肌酶升高，没有深入分析出现心血管系统症状的原因。心肌酶升高的原因可能有两点：①该酶广泛存在于心肌与骨骼肌细胞内，甲状腺功能减退引起骨骼肌容积增加，肌肉收缩和松弛减慢，肌肉中的黏蛋白沉积、间质水肿、肌纤维肿胀断裂，使大量细胞酶被释放；②心脏是甲状腺激素的主要靶器官，当甲状腺激素分泌减少时，心肌细胞间黏蛋白和酸性黏多糖沉积，心肌张力减退，心肌假性肥大以及间质黏液性水肿、变性、坏死，导致心肌酶被释放入血中。

从本例报道中应吸取以下教训：在疾病的诊疗过程中，应详细采集病史，仔细查体，考虑问题要全面，诊断思路不能仅限于某一专科疾病，要全面综合分析，才能对疾病做出正确诊断和及时治疗。

（王　维　于晓辉）

参考文献

[1] 程梅芬.成年人腺垂体功能减退症.见：陈灏珠.实用内科学（第2版）.北京：人民卫生出版社，2006.

[2]Kawaguchi T, Itou M, Taniguchi E, et al.Serum level of free fatty acids is associated with nocturnal hypoglycemia in cirrhotic patients with HCV infection：a pilot study.Hepatogastroenterology, 2011, 58（105）：103-108.

[3]Coceani M.Heart disease in patients with thyroid dysfunction：hyperthyroidism, hypothyroidism and beyond.Anadolu Kardiyol Derg, 2013, 13（1）：62-66.

[4] 肖艰, 焦一伟.席汉综合征6例误诊分析.四川医学, 2010, 31（2）：264-265.

[5] 毕方侠.腺垂体功能减退及其危象的临床资料研究与分析.中国医学创新, 2017, 14（15）：127-129.

病例14　沙门菌属斯坦利血清型感染性腹泻合并菌血症

一、病历摘要

患者男，21岁，主因"腹泻7个月余"就诊。患者于入院前7个月无明显诱因出现腹泻，多为水样便，可见食物残渣，伴有食欲缺乏，进食水后感明显肠蠕动，便意明显。病程中体重下降约20kg，就诊于外院行结肠镜检查未见异常，上述症状逐渐加重，并出现手足抽搐、乏力。实验室检查提示 HGB：78g/L，ALB：38.2g/L，Ca^{2+}：1.89mmol/L，K^+：2.27mmol/L，Mg^{2+}：0.56mmol/L，给予补充电解质、支持等治疗，上述症状无显著改善。为行进一步诊治以"腹泻待查""营养不良"收住笔者所在医院。患者自发病以来，神志清楚，精神较差，饮食及小便基本正常，体重下降20kg左右。患者祖父因"肝癌"去世，父亲是"乙肝"患者，车祸去世。患者1岁7个月因烫伤治疗时发现感染乙肝病毒，间断治疗，规律口服"恩替卡韦"抗病毒治疗至今。并诊断"中度抑郁症"，口服药物好转后停药。长期与猫狗接触。无心脑血管性疾病，否认家族遗传性疾病史。

专科查体：T：36.8℃，P：78次/分，R：20次/分，BP：108/80mmHg。营养不良，

慢性病容，睑结膜、口唇及四肢甲床苍白，呈中度贫血貌。全腹凹陷，无压痛、反跳痛及肌紧张。肝、脾肋下未触及，肠鸣音亢进。双足及踝部可见水肿。

辅助检查：

1. 腹部 B 超、胸部 X 线和心电图检查　均未见异常。

2. 实验室检查　电解质检查：K^+：2.20mmol/L，Ca^{2+}：1.34mmol/L，Mg^{2+}：0.69mmol/L。肝肾功能、血常规、尿常规、血沉等均未见异常。大便及血液细菌学检查均提示沙门菌斯坦利血清型。肥达、外斐试验均阴性。T-Spot 检验阴性。

初步诊断：

腹泻待查：①感染性腹泻？②肠结核？

诊疗经过：患者入院后积极给予补充电解质、营养支持、补液等综合治疗，嘱其规律饮食，避免辛辣、刺激、冰冷等食物，加强饮食营养，注意适当高蛋白、高热量的摄入。患者血钾持续偏低，难以纠正，血清镁结果回报明显低于正常值，多考虑"低镁、低钾血症"，积极补镁，纠正电解质紊乱。结合患者血液及大便细菌学检查，请感染科会诊，综合分析患者病史及检查检验结果，诊断"沙门菌属感染性腹泻"明确，合并"菌血症"。根据大便培养的抗菌谱，积极给予抗感染治疗，继续补充电解质、加强营养支持治疗，腹泻症状较前明显缓解，全身乏力、手足抽搐等明显好转。2 周后全部症状均消失。

最后诊断：

1. 感染性腹泻（沙门菌斯坦利血清型）。

2. 菌血症。

确诊依据：①主要临床表现为"腹泻 7 个月余，伴体重下降 20kg"，病程较长；②患者为青年男性，长期生活在广西省，有猫狗接触史；③患者长期有慢性肝病史，体弱，免疫力低，生活饮食不规律，感染风险高；④大便及血液细菌学检查均提示沙门菌斯坦利血清型；⑤积极给予抗感染、补充电解质、加强营养支持治疗，腹泻、乏力、手足抽搐等症状较前明显缓解。2 周后全部症状均消失。

二、分析与讨论

目前，与人类关系密切的主要爬行动物中存在的沙门菌血清型及其耐药性，是引起人类感染的潜在危险。有研究者从广西壮族自治区主要花鸟市场、繁殖基地及动物园用作宠物及供观赏的动物中采集其粪便，进行沙门菌分离培养、生化鉴定及血清凝集反应鉴定血清型，采用 KB 纸片法检测菌株对常用 14 种抗菌药物的耐药性，利用 Whonet5.3 软件进行药敏试验数据分析。结果动物粪便中沙门菌检出率为 30.7%，共检出 28 种沙门菌血清型，其中 13 种与人源沙门菌感染血清型一致。前 4 位沙门菌血清型依次为斯坦利沙门菌、汤卜逊沙门菌、西非沙门菌和鼠伤寒沙门菌，且不同动物来源菌株血清型分布不同。另外，在宠物龟中分离到人类暴发相关的波摩那和浦那沙门菌。药物敏感性试验显示，所有菌株对氟喹诺酮类药物全部敏感，对四代及三代头孢菌素的敏感性次之，对四环素、链霉素敏感率最低。发现29株多重耐药菌株，其中4株为产ESBLs菌株。结论认为由于动物携带人感染沙门菌血清型比例较高，提示动物对沙门菌在环境中的播散可能起到一定作用。

结合本例患者，青年男性，主诉为腹泻伴明显消瘦，有猫狗接触史，免疫力低下，入院后大便及血液行细菌学检查均提示沙门菌斯坦利血清型，且经对症治疗后病情明显好转，诊断明确。虽然诊断过程简单，但对临床实践工作仍有以下提示：①如患者出现腹泻、明显消瘦时应特别注意大便和血液的相关检查，排除细菌感染外，还需排除寄生虫及病毒感染，或多重感染的可能；②本例患者结肠镜检查虽无明显异常，但结肠镜检查仍为类似患者的重要检查项目之一，且必要时活检对临床诊断有极大的指导意义；③沙门菌属感染的部分患者会存在皮疹或皮下脓肿等临床表现，甚至会出现溃疡性外阴炎，从上述患处取材进行病原学检测也可起到明确诊断的意义；④对于类似患者应详细了解其生活史，是否有接触患畜或不洁饮食史，了解其共同生活的家属等是否有同样症状；⑤因沙门菌属有多种耐药菌株，故治疗前药敏学检测可为后期治疗提供明确的治疗方案；⑥应加强宠物市场动物特别是宠物龟携带沙门菌的监测和管理，避免在人群中引起暴发流行。

（聂勇战 刘 佳）

参考文献

[1]Haynes L, Atherton D J, Ade-Ajayi N, et al.Gastrostomy and growth in dystrophic epidermolysis bullosa.British Journal of Dermatology, 1996, 134（5）：872-879.

[2]Harman K E, Whittam L R, Wakelin S H, et al.Severe, refractory epidermolysis bullosa acquisita complicated by an oesophagealstricture respondingto intravenousimmune globulin.Br J Dermatol, 2011, 139（1）：1126-1127.

[3]Zlatko D, Aleksandar N.Esophagitis and almost complete esophageal occlusion in a girl with epidermolysis bullosa.The Turkish Journal of

Pediatrics, 2012, 54（5）：301-304.

[4]Gonzalez M E.Evaluation and treatment of the newborn with epidermolysis bullos.a.Semin Perinatol, 2013, 37（6）：32-39.

[5]Kho Y C, Rhodes L M, Robertson S J, et al.Epidemiology of epidermolysis bullosa in the antipodes：the Australasian Epidermolysis Bullosa Registry with a focus on Herlitz junctional epidermolysis bullosa.Archives of dermatology, 2010, 146（6）：635-640.

病例 15　以腹痛为主要表现的血卟啉病

一、病历摘要

患者女，20岁，主因"间断全腹痛7个月余，加重4天"就诊。患者于入院前7个月无明显诱因出现持续性全腹痛，程度较剧烈，阵发性加重，与进食及排气排便无关，无肩背部放射痛。伴有腹胀、反酸、恶心、呕吐，呕吐物为当餐食物，含有胆汁。发热，体温波动在37.4～37.8℃，无寒战、咳嗽、咳痰及痰中带血。就诊于当地医院，超声检查提示急性阑尾炎，行"阑尾切除术"，术后腹痛症状无缓解。入院前4天患者进刺激性食物后出现腹痛加重，伴有腹胀、恶心、呕吐。为求进一步诊治以"腹痛待查"收住笔者所在医院。既往体健，有头孢霉素、青霉素及左氧氟沙星药物过敏史，表现为皮疹。无急慢性传染病史，无心脑血管病史，否认家族性遗传病史。

专科查体：T：37.3℃，P：92次/分，R：20次/分，BP：112/84mmHg。皮肤及巩膜无黄染，双肺呼吸音清，心脏听诊无异常，全腹平软，无压痛、反跳痛及肌紧张，肝脾肋下未及，移动性浊音阴性，肠鸣音正常。

辅助检查：

1. 结肠镜检查　回肠末端炎，病理提示黏膜慢性活动性炎。

2. 腹部CT检查　腹膜后及右侧下腹部腹腔内小淋巴结。

3. 小肠CT平扫＋增强检查　末端回肠和盆组小肠肠系膜非对称性增厚，左肾小囊肿。

4. 实验室检查　血常规提示WBC：$4.4×10^9$/L，RBC：$3.75×10^{12}$/L，HGB：108g/L，NEU：$0.44×10^9$/L，LYM：$0.34×10^9$/L，PLT：$183×10^9$/L。尿常规：尿胆原：3+，胆红素：-，维生素C：3+。粪便常规：正常，潜血阴性。生化系列、血沉、C反应蛋白、抗核抗体谱、免疫蛋白电泳等检查均未见异常。

初步诊断：

腹痛待查。

诊疗经过： 入院后给予抑酸、解痉、支持等对症治疗后症状无缓解，发作时腹痛剧烈，VAS 疼痛评分可达 7 ~ 10 分。患者多次尿常规检查均提示尿胆原阳性，查尿紫质阳性，即将尿液在阳光下暴晒数小时，其变为棕色。

最后诊断：

卟啉病。

确诊依据： ①患者为青年女性，主要临床表现为"间断腹痛 7 个月余，加重 4 天"，病史较短；②腹痛程度剧烈，部位不定，可在上腹部、脐周、左右侧腹，有放散痛；③查体腹部无阳性体征；④实验室检查尿常规尿胆原阳性；⑤腹部 CT 检查提示腹膜后及右侧下腹部腹腔内小淋巴结；⑥小肠三维重建提示末端回肠和盆组小肠肠系膜呈非对称性稍增厚；⑦尿紫质试验呈阳性。

二、分析与讨论

卟啉病，又称血紫质病（porphyria），系血红素生物合成过程中，因某种特异性酶缺乏或者活性降低而引起的一系列卟啉代谢障碍性疾病，分为先天性和获得性两类。其主要临床表现为腹痛、皮肤损害以及神经精神症状三大综合征。其中腹痛症状常常急性发作，极易与急腹症和其他内科疾病相混淆，从而导致误诊误治。本例患者症状出现 7 个月后才得以确诊，期间还被误诊为急性阑尾炎，并且进行了阑尾切除术。术后患者腹痛症状未得到缓解，采用过多种对症治疗方法均无效，最终通过尿紫质试验诊断为卟啉症。

腹痛是急性间歇性卟啉症最常见的临床表现，恶心、呕吐、自主神经功能失调、抽搐以及四肢无力是其常见的伴随症状。目前，认为该病引起腹痛的病理生理基础为自主神经高敏感性，引起血管痉挛和肠道缺血。此外，由于神经功能紊乱导致的肠道动力障碍也参与了腹痛的形成。卟啉症患者腹痛的特点为：①程度较剧烈，多呈绞痛；②疼痛部位不固定，可位于上腹部、脐周和侧腹部，有放射痛；③腹痛持续时间可数小时到数天不等，周期性发作，间歇时间长短不等；④腹部体征少，患者常不伴有压痛、肌紧张及反跳痛等。某些药物可以诱发腹痛，如磺胺类、苯妥英钠、雌激素、利眠宁，饥饿和感染也是该病发作的诱因之一。如怀疑，本病发作时应观察尿液颜色，并多次进行尿卟胆原及尿卟啉的检测。发作时，因尿中还有大量卟啉前体和卟胆原，在日光下暴晒数小时，尿液渐变为棕色或者葡萄酒色，但并不经常如此，需对此反复进行检测。

综上所述，对卟啉病的认识不足是导致该病被误诊误治的根本原因。对于反复发作的腹痛患者，详细询问病史，仔细分析辅助检查结果更是至关重要；如果患者伴有皮肤损害以及神经症状，更应想到此病，以免误诊误治。

（刘冰熔　刘　丹）

参考文献

[1]Puy H, Gouya L, Deybach J C.The Porphyrias.Lancet, 2010, 375：924-937.

[2]Arora S, Young S, Kodali S, et al.Hepatic porphyria：A narrative review.Indian J Gastroenterol, 2016, 35（6）：405-418.

[3]崔屏.卟啉病表现为反复腹痛 1 例.实用心脑肺血管病杂志, 2015, 23（2）：118-119.

[4]Anderson K E, Bloomer J R, Bonkovsky H L, et al.Recommendations for the diagnosis and treatment of the acute porphyrias.Ann Intern Med, 2015, 142（6）：439-450.

[5]方艳伟, 许伟, 李新江, 等.急性间歇性血卟啉病误诊为外科急腹症 2 例.中华普通外科杂志, 2017, 32（3）：242-243.

病例 16　以慢性腹泻为主的先天性免疫缺陷病

一、病历摘要

患者男，30 岁，主因"间断腹泻 10 年余，加重 1 个月余"就诊。患者于入院前 10 年无明显诱因出现腹泻，5～6 次／天，为水样便，伴消瘦，就诊于当地医院，行胸部 CT 检查提示左下肺阴影，后转诊至上海某医院。相关检查提示 IgG：0.00g/L，IgA：0.11g/L，IgM：0.23g/L；CD$_3^+$：91.0％，CD$_{10}^+$：24.3％，CD$_{56}^+$：24.5％。初步诊断为：①免疫缺陷病；②左下肺阴影，炎症可能。给予静脉注射"丙种球蛋白"，腹泻好转出院。此后腹泻反复出现，伴发热，在多家医院多次住院治疗，均静脉滴注"丙种球蛋白"、调节胃肠道菌群及营养支持治疗，病情好转出院。患者入院前 1 个月因受凉上述症状再次出现，伴发热、恶心、腹胀、纳差，无呕吐、咳嗽、咳痰，故以"慢性腹泻"收住笔者所在医院。既往有"丹毒"病史，否认药物、食物过敏史，否认家族遗传性疾病史。

专科查体：T：38.1℃，P：96 次／分，R：21 次／分，BP：120/84mmHg。消瘦，慢性病容，心肺无异常。腹部平软，下腹部有轻压痛，无反跳痛，无肌紧张。肝脾肋下未触及，肠鸣音活跃，7～8 次／分。全身关节无明显压痛，右侧踝关节有一陈旧皮肤破溃，有轻压痛，皮温不高，无波动感。双下肢无水肿。

辅助检查：

1．腹部B超检查　胆结石，腹腔胀气明显，肝左叶和胰腺显示不清，脾大。

2．胸部CT检查　左肺下叶小结节伴钙化，右肺中叶胸膜下斑片条索灶，左肺上叶小钙化灶。

3．髋关节MRI检查　左侧耻骨斑片状异常信号影，骨髓水肿？双侧股骨多发异常信号影，红骨髓？

4．实验室检查　生化全项提示 ALT：50.6U/L，AST：59.7U/L，ALB：23.8g/L，尿素氮：2.1mmol/L，肌酐：56μmol/L，钾：2.5mmol/L，钠：134.0mmol/L，钙：1.62mmol/L。降钙素原＜0.02ng/ml，高敏 CRP：12.40mg/L。便常规提示 WBC：6～8 个/HP，大便OB（－）。免疫球蛋白：IgG：0.02g/L，IgA：0.10g/L，IgM：0.21g/L；肿瘤标志物均正常。

初步诊断：

1．免疫缺陷病。

2．慢性腹泻。

诊疗经过：入院后给予肠外营养支持、增强免疫、保肝、调节水电解质平衡等综合治疗，排除相关禁忌证后给予静脉滴注"甲强龙"，30mg/d，腹泻未见明显好转，随后将"甲强龙"增加至 40mg/d，腹泻明显好转，每天 2 次。逐渐将激素减量并过渡到口服，达临床治疗标准出院，出院随访 1 年未见病情反复。

最后诊断：

先天性免疫缺陷病并发慢性腹泻、水电解质紊乱。

确诊依据：①主要临床表现为"间断腹泻 10 年余，加重 1 个月余"，病程长，短期加重；②既往有肺部感染病史；③消瘦，慢性病容，下腹部有轻压痛，肠鸣音活跃；④入院前后多次免疫功能检查提示免疫功能低下；⑤白蛋白低下，电解质紊乱，即低钾、低钙；⑥给予"丙种球蛋白"及"甲强龙"治疗后腹泻症状明显好转。

二、分析与讨论

免疫缺陷病是一种由于人体的免疫系统发育缺陷或免疫反应障碍致使人体抗感染

能力低下的疾病，临床表现为反复感染或严重感染。有两种类型：①原发性免疫缺陷病，又称先天性免疫缺陷病，与遗传有关，多发生在婴幼儿时期；②继发性免疫缺陷病，又称获得性免疫缺陷病，可发生在任何年龄，多因严重感染，尤其是直接侵犯免疫系统的感染、恶性肿瘤、应用免疫抑制剂、放射治疗和化疗等原因引起。该患者为在青年期发现该病，病因不明。

对各种感染的易感性增加是免疫缺陷最主要、最常见和最严重的表现和后果，感染可表现为反复的或持续的、急性的或慢性的，两次感染之间无明显间隙，感染的部位以呼吸道及胃肠道最常见。细胞免疫缺陷时的感染主要由病毒、真菌、胞内寄生菌和原虫等引起。慢性消耗性疾病时蛋白质消耗增加，消化道吸收不良和营养不足时，蛋白质合成不足。上述各种原因均可使免疫球蛋白减少，体液免疫功能减弱。该患者反复出现低蛋白血症、肠道感染伴腹泻、肺部感染和足部皮肤感染，是免疫缺陷的典型表现。

当怀疑免疫缺陷时，应进行实验室筛查，包括全部血细胞计数及分类计数，测定IgG、IgM和IgA浓度，测定抗体功能，进行感染的临床和实验室判断。该患者最初检查IgG 0.00g/L，为明显的免疫缺陷。大部分原发性免疫缺陷病患者伴有IgG或其他抗体缺乏，补充Ig是最常见的治疗措施。对血清Ig含量低于2.5g/L的患者，应给予静脉滴注"人丙种球蛋白"。其他替代治疗包括特异性免疫血清，输白细胞、细胞因子等以提高机体的免疫功能。该患者也是定期到笔者所在医院输注"丙种球蛋白"以提高机体的免疫功能，使病情长期处于稳定状况。

综上所述，对于原因不明的长期腹泻患者，在排除炎症性肠病、肠结核、肠道肿瘤及一些少见的伴有腹泻的肠道疾病后，一定要考虑是否有免疫缺陷病，以防误诊、漏诊。

（段惠春　张久聪）

参考文献

[1]Azizi G, Ahmadi M, Abolhassani H.Autoimmunity in Primary Antibody Deficiencies.Int Arch Allergy Immunol, 2016, 171（3-4）：180-193.

[2]Rota I A, Dhalla F.FOXN1 deficient nude severe combined immunodeficiency.Orphanet journal of rare diseases, 2017, 12（1）：1-12.

[3]Clark A, Mach N.Role of vitamin D in the hygiene hypothesis：the

interplay between vitamin D, vitamin D receptors, gut microbiota, and immune response.Frontiers in immunology, 2016, 7 (12)：1-12.

[4]Coll R C, O'Neill L A J, Schroder K.Questions and controversies in innate immune research：what is the physiological role of NLRP3？Cell death discovery, 2016, 2 (4)：1-5.

[5]Vignesh P, Rawat A, Singh S.An Update on the Use of Immuno-modulators in Primary Immunodeficiencies.Clinical reviews in allergy and immunology, 2017, 52 (2)：287-303.

病例 17　以纳差、消瘦为主要症状的嗜酸性肉芽肿性多动脉炎

一、病历摘要

患者男，71 岁，主因"纳差、消瘦 3 个月，加重伴腹痛 10 天"就诊。患者入院前 3 个月无明显诱因出现纳差、消瘦，伴恶心，无呕吐、呕血、黑便，无发热、盗汗。入院前 10 天上述症状加重，伴左上腹及脐周痛、低热，咳少量白痰，无喘憋。发病以来，体重下降约 20kg。在外院就诊，行血常规提示轻度贫血，末梢血涂片、生化常规、胃肠镜、腹部 CT 均未见异常。胸部 CT 检查提示双肺多发斑片状、索条状及点状高密度影，考虑为陈旧性肺结核，慢性炎症。故以"消瘦原因待查"收住笔者所在医院。40 年前患肺结核，已治愈。否认其他传染性疾病史，否认心脑血管性疾病，否认家族遗传性疾病史。

专科查体：T：36.3℃，P：88 次 / 分，R：18 次 / 分，BP：102/70mmHg。神志清晰，精神差，负力体型，睑结膜、口唇及四肢甲床苍白，呈轻度贫血貌。皮肤巩膜无黄染，浅表淋巴结未及肿大，双肺呼吸音清，未闻及干湿性啰音。腹软，左下腹轻压痛，无反跳痛及肌紧张，肝脾肋下未及，未及包块，移动性浊音阴性，肠鸣音 4 次 / 分。双下肢未见水肿。

辅助检查：

1. 头颅 CT 检查　双侧基底核室旁区腔梗灶。

2. 实验室检查　血常规提示 WBC：6.36×10^9/L，HGB：98g/L，PLT：210×10^9/L。ESR：126mm/h，PPD 试验阴性，痰结核菌培养阴性。

初步诊断：

1. 消瘦原因待查。

2. 贫血（轻度）。

3. 陈旧性肺结核。

4. 腔隙性脑梗死。

诊疗经过： 入院后完善相关检查，给予促进胃肠动力、助消化等对症支持治疗。住院期间出现心绞痛，心电图检查提示 $V_1 \sim V_3$ T 波倒置，心肌核素扫描、超声心动图未见异常，给予口服硝酸酯类药物，症状逐渐缓解。胃肠镜检查可见胃窦、胃体、回肠末段、升结肠、直肠多发片状充血，病理检查提示少量嗜酸性粒细胞浸润。全消化道造影未见异常。多次复查血常规提示血嗜酸性粒细胞明显升高，EOS％在 9.4％～25.51％，绝对值在（0.4～1.05）×10^9/L。复查胸部 CT 提示双肺多发磨玻璃样高密度影。支气管镜未见异常，灌洗液细胞分类提示 EOS％：1.5％，巨噬细胞为 75.5％，病理未见瘤细胞及结核菌。肺功能检查提示最大通气量轻度减低，轻度限制性通气功能障碍，小气道功能正常，肺弥散功能重度减低，激发试验阴性。鼻窦 CT 检查提示双侧筛窦、上颌窦壁见条状软组织密度影，黏膜增厚。骨髓穿刺未见异常。肿瘤标志物阴性，甲状腺功能正常，病毒学检测阴性，结核杆菌 γ-干扰素阳性，自身免疫组全套阴性，抗中性粒细胞胞质抗体（p-ANCA）阳性，IgE 明显升高，补体 C4 15.2mg/dl，降低。肌电图检查提示外周多发神经炎，传导障碍及感觉纤维受损。经多学科会诊讨论考虑嗜酸性肉芽肿性多动脉炎，给予口服"泼尼松"55mg/d，上述症状逐渐缓解，腹痛消失，好转出院。院外随访 4 年良好。

最后诊断：

1. 嗜酸性肉芽肿性多动脉炎。

2. 陈旧性肺结核。

3. 腔隙性脑梗死。

确诊依据： ①主要临床表现为"纳差、消瘦 3 个月，加重伴腹痛 10 天"，病程较短；②轻度贫血貌，左下腹有轻压痛；③外周血嗜酸性细胞比例及绝对值均明显升高，p-ANCA（+），ESR 明显升高；④胃肠镜均可见胃肠黏膜散在慢性炎症改变，病理见嗜酸性粒细胞浸润；⑤胸部 CT 可见双肺游走性磨玻璃样改变，呈非固定性肺内浸润；⑥鼻窦 CT 存在慢性鼻窦炎症；⑦肌电图检查提示多发外周神经病变。

二、分析与讨论

嗜酸性肉芽肿性多动脉炎（eosinophilic granulomatosis with polyangiitis, EGPA）在 1951 年由 Churg 和 Strauss 首次报道，被称为 Churg-Strauss 综合征，此

后也被称为变应性肉芽肿血管炎（allergic granuiomatous angiitis, AGA）。随着对该病的不断认识和提高，认为是抗中性粒细胞胞质抗体相关性小血管炎疾病的一种，临床以哮喘、过敏性鼻炎、嗜酸性粒细胞增多和全身性血管炎为特征，故2012年正式更名为EGPA。EGPA发病率为（0.5～4.2）/10^6，患病率为（11～14）/10^6。

EGPA发病机制主要与嗜酸性粒细胞参与的变态反应相关，临床表现主要为以呼吸道为主的多种过敏性疾病症状，包括哮喘、变应性鼻炎、鼻息肉、支气管炎等。受累器官常见为肺、心脏、周围神经、肾脏、胃肠道等。其病理学特点包括坏死性血管炎、组织嗜酸性粒细胞浸润、血管外肉芽肿，多累及中小静脉血管炎。

1984年，Lanham提出了EGPA的3个诊断标准：①哮喘；②外周血嗜酸性粒细胞计数＞1.5×10^9/L；③累及两个或更多肺外器官的全身性血管炎。1990年，美国风湿学会制定了EGPA 6个诊断标准：①哮喘：有哮喘史或呼气时弥散性高调啰音；②嗜酸性粒细胞增多：EOS％＞10％；③单发性或多发性神经病变：多发单神经变或多神经病变；④非固定性肺内浸润：迁移性/一过性；⑤鼻窦病变：急性/慢性鼻窦疼痛或压痛史，X线片提示鼻窦模糊；⑥血管外嗜酸性粒细胞浸润。具备其中4条或以上即可诊断。本病例患者根据上述标准，符合4条标准，故EGPA诊断成立。

此病的难点在于诊断。如该患者为老年男性，临床以纳差、乏力、消瘦为主要表现，伴有轻度贫血，症状缺乏特异性，诊断思路指向性不强，故需鉴别的疾病较多，综合临床特点需鉴别的疾病主要有肿瘤性疾病、慢性感染性疾病、血液系统疾病、自身免疫性疾病、内分泌代谢性疾病等，甚至心因性疾病也在鉴别之列，可以说鉴别性排他性诊断也是该病的重要环节。患者入院后排除了与EGPA相似的疾病，理由如下：①患者院外已完善了肺、腹、头颅CT、胃肠镜等检查，均未发现占位性病变，入院后完善肿瘤标志物、消化道造影、甲状腺、肾上腺、前列腺等检查，均未见明显异常，基本除外了恶性肿瘤性疾病；②患者既往有肺结核病史，近期虽然出现低热、咳嗽等症状，但反复多次检测了结核菌感染相关指标及病毒等其他病原体，均未发现与感染相关的指标和征象；③甲状腺功能、甲状腺超声等检查排除了甲状腺功能亢进等内分泌系统疾病；④骨髓穿刺排除了血液系统肿瘤及克隆性疾病。患者入院后1～2周在第2次复查血常规时才发现外周血嗜酸性粒细胞升高，因此，笔者抓住这一线索进行了相关疾病的鉴别诊断和检查，最终锁定在自身免疫性疾病上。EGPA为最常见伴有嗜酸性粒细胞升高的疾病，但该患者无哮喘、过敏性鼻炎等最典型的临床表现，似乎只有EOS升高这一点符合。但笔者未放弃而是按照诊断标准逐条寻找证据，在与患者充分沟通后，笔者短期内再次复查胃肠镜取活检，复查肺CT，完善支气管镜、肺泡灌洗、肌电图等检查，终于在所有检查中都获得了重要证据，明确了诊断。此时我们再追问病史，发现患者还偶有通气不良，偶尔出现肢端麻木等表现。另患者入院期间曾出现心绞痛发作，但患者无相关病史，相关检查均阴性，故不除外为本病累及心肌所致，治疗后未再有类似症状发作。

EGPA多有三联征，即哮喘、肺和肺外器官中小血管炎、嗜酸性粒细胞增高。临床无支气管哮喘者极少见，有研究统计30%～70%的患者有鼻窦炎或过敏性鼻炎史，且于系统性疾病发生前数月至数年发作。随着血管炎加重，哮喘加重，90%的患者可有肺部受累，主要表现为咳嗽、发热、体重下降及疲乏。可累及皮肤（65%）、周围或中枢神经（40%～50%）、心脏（30%～50%）、肾（50%）和腹腔器官（20%～40%）。可见EGPA中出现消化系统受累者相对少，这其中多表现为嗜酸性粒细胞性胃肠炎，以腹痛、腹泻及消化道出血为常见症状，而以纳差、消瘦为首发表现者更为少见。文献报道本病预后存活期为6个月至15年，确诊后平均存活期为4～6年，1年生存率在90%左右，5年生存率为60%；早期对激素治疗效果好，当累及心血管、消化系统时预后较差。本病例患者首先以纳差、消瘦和腹痛为主要临床症状就诊，在入院后进行系统检查后才发现有嗜酸性粒细胞升高、多发外周神经病变、肺部磨玻璃样改变等，是典型的以消化道症状为主要临床表现的EGPA。给予口服"泼尼松"后，临床症状很快减轻，随访4年余，纳差、乏力、腹痛等症状消失，化验指标正常，肺内炎性病变吸收，肺弥散功能正常，心电图检查无心肌缺血表现。

总之，要重视患者的每一个症状，即使为非特异性症状，均是有意义的。患者在叙述病情时可能会忽略很多细微症状，或持续存在的异常表现，而作为临床医生应该思路开阔，注意细节，必要时要追问病史，仔细查体。只有全面认识某个疾病才能去发掘症状，并要寻着每一个症状、每一个体征、每一个异常点去抽丝剥茧，创造条件获取证据，不能轻易放弃。而在整个诊疗过程中与患者的充分沟通也是保障我们完成诊断的重要环节。

（王　凝　张　川）

参考文献

[1] 赵晓萍，蒲传强，吴卫平，等.Churg-Strauss综合征一例.中华内科杂志，2004，43（6）：462.

[2] 吉连梅，贺玲玲，赵东宝，等.嗜酸性肉芽肿性多血管炎23例临床分析.中华风湿病学杂志，2015，19（2）：102-105.

[3] Haubitz M.ANCA-associated vasculitis：diagnosis，clinical

characteristics and treatment.Vasa, 2007, 36（2）：81-89.

[4] 李国安，蔡柏蔷 . 变应性肉芽肿性血管炎 25 例临床分析 . 中华结核和呼吸杂志，2012，35（1）：45-49.

[5] 张立春，高峰 . 嗜酸性肉芽肿性多血管炎 186 例临床荟萃分析 . 中国呼吸与危重监护杂志，2017，16（5）：505-508.

病例 18　以纳差、乏力为首发症状的小细胞肺癌并发 SIADH

一、病历摘要

患者男，71 岁，主因"间断纳差伴乏力 2 个月余"就诊于神经内科。家属代诉 2 个月前出现纳差（每日饭量约为平素的一半）、乏力、恶心。实验室检查提示 Na^+ 114.5mmol/L、Cl^- 81mmol/L。胸部 CT 提示右肺中下叶及左肺下叶肺膨胀不全，右肺中叶内侧段团片影，多考虑炎性病变，双肺间质增生；右侧膈疝，内容物为右肾及部分结肠；双侧胸腔积液（少量），双侧胸膜局部增厚粘连（图 7-20）。头颅 CT 提示双侧侧脑室体旁及双侧侧脑室后角脱髓鞘改变，脑白质脱髓鞘改变。诊断为低钠血症，给予吸氧、镇静及补充电解质等对症治疗，头痛好转后出院。出院后病情相对稳定。至本次入院前 2 天，患者再次出现纳差、乏力，较前次发病明显加重。遂再次就诊于笔者所在医院，以"消化不良"收住入院。近期体重未见明显增减，既往吸烟 40 余年，平均每天 20 支，至今未戒。否认家族遗传性疾病史。

专科查体：T：36.2℃，P：88 次 / 分，R：19 次 / 分，BP：120/82mmHg。心肺正常，全腹平软，无压痛及反跳痛，肝脾未触及肿大，肠鸣音正常。

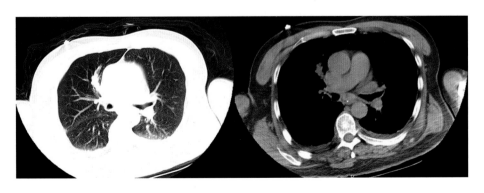

图 7-20　胸部 CT（1）

辅助检查：

1. 胸部 CT 提示 右肺中上叶软组织影及结节，慢性炎症可能性大；右侧膈疝，内容物为右肾（异位）及部分结肠；双侧胸膜局部增厚粘连（图 7-21）。

2. 腹部超声提示 肝血管瘤（右），右肾未显象，胆、脾、胰、左肾声像图未见明显异常。

3. 实验室检查提示 Na^+ 129.8mmol/L、Cl^- 92.1mmol/L，余未见明显异常。

初步诊断：

1. 低钠血症。

2. 肺部炎症？

诊疗经过：

因低钠血症补充高渗盐，症状好转后，进一步行胸部增强 CT 检查提示右肺上叶前段局部支气管狭窄并软组织结节，多考虑周围型肺癌，较平扫片变化不大；纵隔及右肺门多发肿大淋巴结，多考虑转移瘤，较前有所增大；右肺上叶团片影，多考虑慢性肺炎并炎性肉芽肿形成，较前范围略缩小；右肺下叶多发小结节，较前变化不大；右侧膈疝，内容物为右肾上极及部分结肠；双侧胸膜局部增厚粘连（图 7-22）。肿瘤标志物检查提示鳞状细胞癌抗原：0.70ng/ml，细胞角蛋白 19 片段：12.20ng/ml，神经元特异性烯醇化酶：25.77ng/ml。结合患者病史，多考虑肺癌，遂在 CT 引导下于右肺上叶前段行肺穿刺活检（图 7-23），镜下所见小灶性区域见巢状排列的异型细胞，核深染，胞浆少。免疫组化结果：CK5/6（-），P63（-），TTF-1（+），napsin-A（-），Ki67index ≈ 80%，Syn（+），CgA（+/-），CKp（+），CD56（+）。病理诊断为小细胞肺癌。因患者已出现纵隔及右肺门淋巴结转移，故待症状好转后出院。

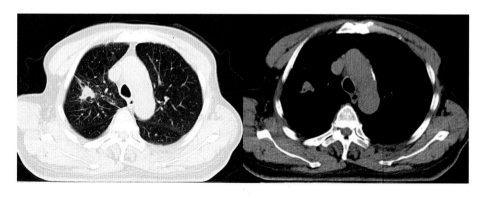

图 7-21 胸部 CT（2）

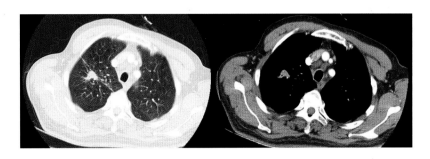

图 7-22　胸部 CT（3）

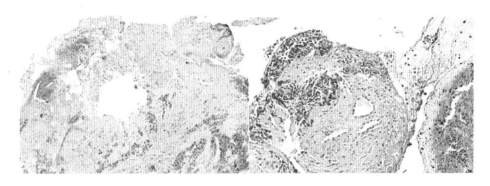

图 7-23　右肺上叶前段行肺穿刺活检

最后诊断：

小细胞肺癌并发 SIADH。

确诊依据：①主要临床表现为"间断纳差、乏力 2 个月"，病程较短；②胸部增强 CT 示右肺上叶前段周围型肺癌，纵隔及右肺门多发淋巴结肿大；③血清钠（血钠 129.8mmol/L）降低，细胞角蛋白 19 片段（12.20ng/ml）和神经元特异性烯醇化酶（25.77ng/ml）均升高；④病理组织学结合免疫组化检查诊断为小细胞肺癌。

二、分析与讨论

肺癌按组织病理学分类主要分为两大类：非小细胞癌和小细胞癌。小细胞癌又分为燕麦细胞型、中间细胞型及复合燕麦细胞型，细胞角蛋白 19 片段和神经元特异性烯醇化酶是其特异性较多的血清学诊断指标。燕麦细胞型和中间型可能起源于神经外胚层的 Kulchitsky 细胞或嗜银细胞，嗜银细胞是肺神经内分泌细胞（PNEC）系统的一种重要组成细胞，能分泌 5- 羟色胺、儿茶酚胺、组胺及激素等肽类物质，可引起类癌综合征。这是小细胞肺癌容易并发抗利尿激素分泌失调综合征（SIADH）的生物化学基础。SIADH 是指患者体内抗利尿激素（ADH，即精氨酸加压素 AVP）合成和分泌异常增多或生物学活性超常，导致水分在体内潴留，尿钠排泄增多造成稀释性低钠血症等临床表现的一组综合征。当血清钠浓度低于 120mmol/L 时，可出现食欲缺乏、恶心、呕吐、软弱无力、嗜睡，甚至精神错乱。当血清钠低于 110mmol/L 时，则出现肌力减退，腱反射减弱或消失、惊厥、昏迷，此时如不及时处理，可导致患者死亡。有文献报道 1 例确诊为小细胞肺癌患者，因为有明显的精神症状而 2 次进入精神病院治疗，直到半年后才被确诊。诸多研究认为 SIADH 是小细胞肺癌预后不良的独立危险因素，Harper 等报道伴有 SIADH 的患者较无 SIADH 的患者预后差。有文献报道血清钠低于 129mmol/L 的 SCLC 患者中位生存期仅为 8.63 个月，而钠正常患者为 13.6 个月，低钠血症是预后的重要预测指标。另外，局灶性肺炎与周围性肺癌的 CT 表现十分相似，极易误诊。有研究表明：两者在病变形态、边缘晕症及病灶与肺组织分界方面无显著差异。

本例患者因"间断纳差、乏力 2 个月"就诊于神经内科，结合患者临床症状及实验室检查，考虑低钠血症，补充高渗盐症状减轻，后又反复出现纳差、乏力，并呈进行性加重。胸部 CT 平扫检查提示右肺中、下段可见炎性改变，未见有占位性病变，但为进一步明确行胸部增强 CT，提示右肺上叶前段周围型肺癌，纵隔及右肺门多发淋巴结肿大，肺穿刺病理活检证实为小细胞肺癌，同时进行细胞角蛋白 19 片段和神经元特异性烯醇化酶的检测，支持该诊断。小细胞肺癌易并发 SIADH，而低钠血症又是 SIADH 的最为典型的血清学变化，患者易出现纳差、乏力、精神异常等临床表现。纵观该病例从诊断低钠血症到小细胞肺癌的全过程，笔者认为对于出现纳差、乏力、恶心、呕吐、肌无力等症状，电解质检查提示低钠血症，一定要积极寻找低钠的原因，而非一味对症治疗，排除因继发原因所致的低钠血症；同时要进行肺部 CT 检查和相关肿瘤标志物检查，即使 CT 平扫提示病变为炎性改变，也不能忽视小细胞肺癌，增强 CT 必不可少，必要时行可疑病变的病理组织学检查。如果有长期吸烟或接触有害气体等个人史，更应该高度警惕小细胞肺癌的可能性。一旦确诊，补充高渗盐液是首要的治疗措施，以缓解临床症状。如早期可行手术切除，中晚期可行放化疗治疗。

（李　斌　秦甜甜）

参考文献

[1]Nikoomanesh K, Choi J, Arabian S.Paraneoplastic syndrome as the presentation of limited stage small cell carcinoma.BMC Pulm Med,2018,18(1):169.

[2]Seute T, Leffers P, ten Velde G P.Twijnstra A Neurologic disorders

in 432 consecutive patients with small cell lung carcinoma.Cancer, 2004, 100（4）：801-806.

[3]Iyer P, Ibrahim M, Siddiqui W, et al.Syndrome of inappropriate secretion of anti-diuretic hormone（SIADH）as an initial presenting sign of non small cell lung cancer-case report and literature review.Respir Med Case Rep, 2017, 11（22）：164-167.

[4]Cuesta M, Thompson C J.The syndrome of inappropriate antidiuresis （SIAD）.Best Pract Res Clin Endocrinol Metab, 2016, 30（2）：175-187.

[5]Chute J P, Taylor E, Williams J, et al.A meta-bolicstudy of patients with lung cancer and hyponatremia of malignancy.Clin Cancer Res, 2006, 12（3）888-896.

[6]姜健，梁军．小细胞肺癌合并抗利尿激素异常分泌综合征研究进展．中国肿瘤临床，2009，36（21）：1257.

[7]Castillo J J, Vincent M, Justice E.Diagnosis and management of hyponatremia in cancer patients.Oncologist, 2012, 17（6）：756-765.

[8]Verbalis J G, Goldsmith S R, Greenberg A, et al.Hyponatremia treat-ment guidelines 2007:Expert panel recommendations.Am J Med,2007,120（Suppl 1）：S1-S21.

[9]任丽丽，沈丽琴．肿瘤相关低钠血症及其研究进展．实用医学杂志，2009，25（16）：2612.

病例 19　中弓状韧带综合征误诊为急性胰腺炎

一、病历摘要

患者男，41 岁，主因"间断腹胀、腹痛 4 年，加重 4 天"入院。4 年前间断出现腹痛、腹胀，腹痛以脐周为著，伴有反酸、烧心，就诊于当地医院，对症治疗后好转出院。出院后上述症状反复发作，就诊于多家医院，诊断不清，疗效欠佳。入院前 1 个月再次出现腹痛、腹胀，就诊于笔者医院，胃镜提示慢性非萎缩性胃炎；肠镜检查未见异常；全腹 CT 检查提示胃腔小，十二指肠球部及降段上部扩张、积气，远端未见明确梗阻性病变。小肠镜检查提示十二指肠水平部、升部、空肠上段炎性改变（图 7-24，图 7-25）。活检组织病理学检查提示空肠、小肠黏膜慢性炎，伴糜烂。随后腹痛进行性加重，急查血清脂肪酶 1126U/L、淀粉酶 994U/L。腹部 MRI ＋ MRCP 检查未见明显异常。初步诊断为急性胰腺炎，给予抑酸、抑酶、补液等对症治疗，症状消失后出院。出院后 4 天再次出现腹痛、腹胀，呈持续性，伴有恶心、呕吐，呕吐物为胃内容物及胆汁。为进一步诊治，再次来院。否认家族遗传性疾病。

专科查体：T：36.5℃，P：78 次 / 分，R：18 次 / 分，BP：118/69mmHg。心肺正常。右下腹见长约 4cm 手术瘢痕，中上腹及脐左侧压痛明显，无反跳痛。肝脾未触及肿大，肠鸣音正常。

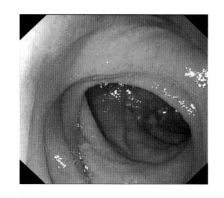 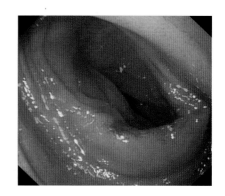

图 7-24　十二指肠升部　　　　　　　　图 7-25　空肠上段

辅助检查：

1. 全腹部 CT 检查　未见明显异常。

2. 实验室检查　血常规检查提示 NEU％：88.6％，WBC：10.60×10^9/L，IL-6：301.2pg/ml。血尿淀粉酶、脂肪酶及降钙素原正常。

初步诊断：

腹痛待查。

诊疗经过：仔细查体发现患者呈强迫性弯腰体位，患者自述弯腰后症状缓解，结合临床症状、全腹 CT 及实验室检查，暂不考虑急性胰腺炎，考虑如下：①嗜酸性粒细胞胃肠炎；②肠梗阻；③腹主动脉夹层；④肠系膜动脉栓塞因等腹腔血管性疾病。故行心脏彩超检查提示二尖瓣反流（少量）。腹部立位平片提示未见确切梗阻性病变。主动脉系统 CTA 见腹腔干起始部管腔呈"细线样"改变，管腔重度狭窄，以远血管充盈良好且略向上翘起，CTA 矢状位观察呈"J"改变（图 7-26）；余所见主动脉各段管腔未提示异常。遂转入心血管外科行"腹腔干动脉压迫松解术"。术后第 6 日复查主动脉 CTA 见腹腔干起始管腔内造影剂充盈良好，管壁光滑，管腔未见明显狭窄，远端分支也显影良好（图 7-27）。余主动脉各段管腔正常。复查血常规、肝肾功能、淀粉酶及脂肪酶均正常，治愈出院。随访 1 年无发作。

最后诊断：

中弓状韧带综合征。

确诊依据：①主要表现为"间断腹胀、腹痛4年，加重4天"，病程较长；②主动脉系统CTA提示腹腔干起始部管腔重度狭窄；③排除其他原因的腹痛。

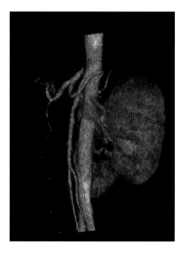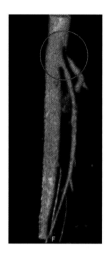

图7-26　CTA（手术前）　　　图7-27　CTA（手术后）

二、分析与讨论

中弓状韧带综合征（MALS），也称为腹腔动脉压迫综合征，是腹腔干动脉发出位置较高或者中弓状韧带过长导致中弓韧带压迫腹腔干，使其血流减少引起的慢性肠系膜缺血和（或）腹腔神经丛被压迫，引起腹痛、腹胀、恶心、呕吐及体重减轻等。多见于20～40岁的年轻、瘦弱女性。由于MALS的临床表现缺乏特异性，故通常以排除性诊断为主，高度怀疑时可行主动脉系统CTA检查，主要排除以餐后腹痛和体重减轻为表现的其他诊断，如消化性溃疡病、胃轻瘫、上消化道恶性肿瘤和慢性胰腺炎等。MALS以手术治疗为主，手术治疗包括中弓状韧带松解（开放式、腹腔镜或机器人辅助）和开放式血管重建，非手术治疗的患者预后很差。腹腔干狭窄超过50%是手术重建的指征。早期确诊和及早手术干预对于缓解内脏缺血、减少并发症至关重要，因为MALS可引起血流动力学改变，进而导致严重的并发症，如内脏动脉瘤，若不及时干预可出现动脉瘤破裂，导致患者死亡。一项37例患者确诊为MALS的回顾性研究显示，32例（86.5%）患者无症状，17例（45.9%）患者出现明显的动脉侧支循环，9例（24.3%）患者出现内脏动脉瘤，其中1例（2.7%）伴有动脉瘤破裂继发的急性出血。另外，MALS也可压迫腹腔动脉引起胰十二指肠动脉瘤破裂，导致出血性休克。对于胰十二指肠动脉瘤患者,无论大小,都应进行预防性血管内治疗,以防止危及生命的动脉瘤破裂。

本病例患者发病以腹痛、腹胀等消化道症状就诊,初期行胃镜、结肠镜、小肠镜及 MRI + MRCP 检查均未见明显异常,依据临床症状及血白细胞、中性粒细胞、血尿淀粉酶增高,初次诊断为急性胰腺炎。虽对症治疗后症状好转,但病情反复发作。最后行 CTA 检查提示 MALS,立即行手术干预解除腹腔干压迫后,腹痛消失,出院后随访一年无发作。

综上所述,MALS 的典型临床表现为反复腹痛、腹胀,无特异性实验室检查和常规影像学表现,部分患者会出现感染血象和血尿淀粉酶升高,很容易漏诊、误诊及延迟诊断。故对临床上"反复不明原因腹痛"及对症治疗后疗效欠佳的患者,应高度警惕本病存在的可能性。要仔细询问病史、加强体格检查,在排除其他常见疾病的情况下,及时行主动脉 CTA 检查,一旦确诊,应尽早积极行手术治疗,防止相关并发症发生,降低死亡率。

（李 斌 温 雪）

参考文献

[1]Dyches R P, Eaton K J.The Roles of Celiac Trunk Angle and Vertebral Origin in Median Arcuate Ligament Syndrome.Diagnostics（Basel, Switzerland）, 2020, 10（2）: 76.

[2]Park C M, Chung J W, Kim H B, et al.Celiac axis stenosis: incidence and etiologies in asymptomatic individuals.Korean J Radiol, 2001, 2（1）: 8-13.

[3]Heo S, Kim H J, Kim B, et al.Clinical impact of collateral circulation in patients with median arcuate ligament syndrome.Diagn Interv Radiol, 2018, 24（4）: 181-186.

[4]Chivot C, Rebibo L, Robert B, et al.Ruptured Pancreaticoduodenal Artery Aneurysms Associated with Celiac Stenosis Caused by the Median Arcuate Ligament: A Poorly Known Etiology of Acute Abdominal Pain.European journal of vascular and endovascular surgery: the official journal of the European Society for Vascular Surgery, 2016, 51（2）: 295-301.

[5]Goodall R, Langridge B, Onida S, et al.Median arcuate ligament

syndrome.Journal of vascular surgery，2019，71（6）：2170-2176.

[6]De'Ath H D，Wong S，Szentpali K，et al.The Laparoscopic Management of Median Arcuate Ligament Syndrome and Its Long-Term Outcomes.J Laparoendosc Adv Surg Tech A，2018，28（11）：1359-1363.

病例20 正中弓状韧带压迫综合征误诊为小肠憩室

一、病历摘要

患者男，24岁，主因"间断上腹部疼痛1年，加重伴恶心2周"就诊。患者于1年前无明显诱因出现上腹部牵扯样疼痛，疼痛呈间断性，进食及剧烈运动后加重，平躺休息后缓解，无恶心呕吐，无腹泻黑便，无胸闷气短、咳嗽咳痰等症状。患者未予重视未诊疗，上述症状反复发作，为进一步诊疗，于1年前就诊于我院消化内科门诊，行胃镜、上腹部CT检查未见明显异常，建议门诊随访。3个月前，患者无明显诱因再次突发上腹部疼痛，性质同前，就诊于当地医院，完善胃肠镜、上腹部CT、磁共振均未见明显异常，给予止痛（具体药物不详）后疼痛症状未见明显好转，遂于2个月前在我院消化内科再次就诊，行胃镜示：非萎缩性胃炎（非活动性）；肠镜示：回肠憩室，结直肠炎性改变；全腹部磁共振示：左肾上部小囊肿；前列腺苗勒管囊肿。针对回肠憩室考虑存在手术指征，遂转至普外科行手术治疗，术中腹腔镜探查发现，阑尾表面充血、水肿，长约8cm，管径约0.6cm，与周围组织轻度粘连，距回盲部近端约60cm处回肠有一回肠憩室大小约6cm×2cm，遂全麻下行"腹腔镜检查术、肠切除肠吻合术、阑尾切除术、腹腔引流术"，术后病理诊断：（部分回肠）符合憩室；（阑尾）慢性阑尾炎。予以抗炎、止血、抑酸、补液、营养支持等对症治疗，患者腹痛症状好转出院。2周前患者无明显诱因上腹部疼痛再次出现，并较前加重，伴恶心欲呕，疼痛影响睡眠，为进一步诊疗就诊于我院，门诊以"腹痛待查"收住我科。

专科查体：T：36.8℃，P：78次/分，R：20次/分，BP：120/80mmHg。心肺正常，全腹平软，无压痛及反跳痛，肝脾未触及肿大，肠鸣音正常。

辅助检查：

1.CT、MR、小肠镜、上消化道钡餐造影、腹部彩超、心电图、心脏彩超等检查均未见明显异常。

2.实验室检查 各项化验检查未见明显异常。

初步诊断：

腹痛待查。

诊疗经过：患者既往诊断符合憩室，回肠憩室一般无特殊症状，患者的临床表现以伴发病的症状为主，临床试验研究表明主要临床表现为腹痛或腹部不适、腹胀、反酸，多并发其他消化系统疾病，包括慢性胃炎、胃食管反流病、胆囊炎等，经对症治疗后症状可缓解。文献报道，由于憩室腔与肠腔相通，可以使憩室腔内滞留食物残渣或其他肠内容物，开口越小，憩室排空延迟，越易产生症状，主要症状为不同程度腹痛。患者行小肠镜检查提示回肠憩室，考虑腹痛系回肠憩室所致，给予手术治疗后，腹痛症状无明显改善。

患者入院以上腹部疼痛为主要症状，疼痛为间断性牵扯样疼痛，考虑存在十二指肠淤积症，但入院后行上消化道钡餐造影未见明显异常。目前患者腹痛症状明显，病因尚不明确，考虑血管源性疼痛，建议完善CT腹主动脉血管成像检查以除外血管狭窄病变引起腹痛。暂给予氨酚羟考酮片、颠茄片口服解痉止痛对症治疗，进一步完善腹部超声、腹部立位平片检查以明确腹痛原因。针对患者间断失眠，烦躁易怒，考虑存在焦虑情绪。给予盐酸阿米替林片缓解焦虑、乌灵胶囊安神助眠对症治疗，待相关检查结果回报后制订进一步治疗方案，密切观察患者病情变化。

CT腹主动脉血管成像检查示：腹腔干起始管腔明显狭窄，以远管腔轻度扩张，多考虑正中弓状韧带压迫综合征。介入科会诊，考虑腹腔干狭窄处球囊扩张或者放置金属支架效果欠佳，治疗后腹腔干再狭窄的概率高，治疗效果不佳（图7-28）。心血管外科会诊，建议针对病因，经腹切口离断中弓三角韧带，分离周围纤维组织及神经组织，以解除压迫。考虑由于腹腔干长期受压，患者部分动脉壁失去弹性以及术中出血等各种风险高，建议患者转诊至上级医院进一步治疗。术后腹痛缓解，术后11天出院。1年后随访，患者再未出现腹痛症状。

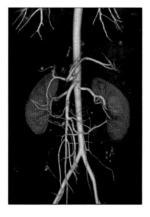 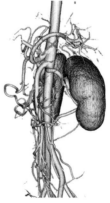

图7-28 CT腹主动脉血管成像

最后诊断：

正中弓状韧带压迫综合征。

确诊依据：CT 腹主动脉血管成像检查。

二、分析与讨论

小肠憩室一般不会引起特别的症状，因此在临床上并不常见，能在术前明确诊断的更少见，多数于术中发现。国内文献报道其发生率为 1%～5%，有尸检统计其可高达 22%。其中，以十二指肠憩室最多见，空、回肠次之。虽然小肠憩室一般无症状，但可以因引起各种并发症而被发现。小肠憩室的并发症一般有憩室炎、憩室穿孔、肠梗阻、消化道出血、慢性消化不良、便秘、腹泻等，当临床上出现上述相应并发症症状时患者一般会急诊就诊。小肠憩室无症状患者不需要治疗，合并憩室炎或盲襻综合征者宜用抗生素治疗。药物治疗和饮食控制有助于控制憩室引起的腹痛、消化不良、腹泻、贫血等。小肠憩室临床症状严重者应及时行外科治疗，且憩室切除术比较简单，术后并发症较少，手术见效快。

本例患者之前腹痛原因诊断为小肠憩室，遂行外科手术治疗，但术后症状反复，实验室化验和影像学检查排除其他原因后考虑血管性原因引起腹痛，遂行 CT 腹主动脉血管成像检查，提示：腹腔干起始管腔明显狭窄，以远管腔轻度扩张，多考虑正中弓状韧带压迫综合征。

正中弓状韧带（median arcuate ligament，MAL）是连接两侧膈肌纤维脚的纤维韧带，构成主动脉裂孔的前缘。通常 MAL 位于腹腔干上方，为 10%～24%，该韧带可位于腹腔干前上方，少数情况下压迫腹腔干，严重的可引起临床症状。正中弓状韧带压迫综合征（celiac artery compression syndrome，CACS），又叫中弓韧带压迫综合征（median arcuate ligament syndrome，MALS）、腹腔动脉索带综合征（celiac band syndrome，CBS），是各种原因引起腹腔动脉外在压迫，导致肠系膜缺血，从而造成餐后腹痛、体重减轻、恶心呕吐等一系列症状的综合征。常见外压因素包括正中弓韧带、膈肌脚纤维、神经组织等。正中弓状韧带压迫综合征最早提出于 20 世纪 60 年代，好发于 20～40 岁，尤其是体型偏瘦的女性。在接受手术治疗患者中腹痛占 80%，其他症状包括体重下降、腹部血管杂音、恶心及腹泻等。由于临床表现不典型，极容易造成诊断困难及延误。

目前临床上对于腹部血管病变患者主要采取 CTA 检查，进而发现了更多的案例得知 MAL 对腹腔干的压迫情况，需及时进行疾病的鉴别与诊断。MALS 常用手术方式为离断正中弓状韧带纤维及其他环绕腹腔干起始端的神经纤维组织，以解除腹腔干的受压状态。手术方案包括开放手术、腹腔镜或机器人腹腔镜辅助手术。

总之，MALS 表现不典型，诊断较为困难，认识该疾病、了解其形成机制对腹痛相关疾病的诊断和鉴别诊断有着积极的临床意义。

（张久聪　郭建魁）

参考文献

[1] 王浩，管文贤.小肠憩室的诊断特点及外科治疗：附 39 例报告.中华普通外科学文献（电子版），2017，11（4）：239-242.

[2]Bech F R.Celiac artery compression syndromes.Surg Clin North Am，1997，77（2）：409-424.

[3]Horton K M，Talamini M A，Fishman E K.Median arcuate ligament syndrome：evaluation with CT angiography.Radio Graphics，2005，25（5）：1177-1182.

[4] 万正东，王玖言，宋斌，等.正中弓状韧带压迫综合征 1 例.广东医学，2016，37（4）：636.

[5] 李晚君，徐海，林秀蓬，等.正中弓状韧带压迫腹腔动脉多层螺旋 CT 表现.中国医学影像学杂志，2016，24（1）：40-42.

[6] 高文峰，张碧辉，牛国晨，等.正中弓状韧带综合征合并胰十二指肠动脉瘤 1 例.中国介入影像与治疗学，2018，15（2）：122.

[7] 高瑞晖，关键，杨彬，等.成人腹腔干变异和病变的 MSCT 诊断和评估.影像诊断与介入放射学，2017，26（3）：205-209.

病例 21　血小板减少的急性血行播散型肺结核

一、病历摘要

患者男性，56 岁，主因"间断腹部胀痛不适 2 个月，消瘦 1 个月"就诊。患者于入院前 2 个月无明显诱因出现腹部胀痛不适，呈间断性，以全腹为主，排便后可缓解。无消瘦、乏力、发热、盗汗，无里急后重、脓血便等，无咳嗽、咳痰，无皮肤及巩膜黄染，自行服药治疗（具体不详），上述症状稍有好转，未予以重视。于入院前 1

个月无明显诱因出现消瘦伴便秘，体重下降5kg，血常规检查提示血小板减少（61×10^9/L），遂以"异常体重减轻"收住院。患者否认既往有肺结核病史及相关抗结核药物服用史，否认家族遗传性疾病。

专科查体：T：36.2℃，P：82次／分，R：21次／分，BP：108/62mmHg。精神差，慢性病容，心肺正常。全腹压痛明显，无反跳痛，肝脾未触及肿大，肠鸣音正常。

辅助检查：

1. 胸片检查 双肺间质性改变，双肺多发粟粒样结节影，建议CT检查排除肺结核（Ⅱ型）可能；右侧胸腔积液。

2. 实验室检查 血常规检查提示 WBC：$3.4×10^9$/L，HGB：110g/L，PLT：$9×10^9$/L，ESR：20mm/h。

初步诊断：

1. 急性血行播散型肺结核并胸膜炎？

2. 双侧胸腔积液。

3. 血小板减少（原因待查）。

诊疗经过：进一步行胸部CT检查提示急性血行播散型肺结核并胸膜炎；双侧胸腔积液并右侧下肺膨胀不全（图7-29）。T-SPOT检查：A、B抗原均阴性。由于血小板低下行骨髓穿刺检查，结果提示全片共见巨核细胞34个，分类细胞25个，其中成熟产血小板巨核细胞5个，成熟不产血小板巨核细胞20个，血小板散在可见，可见巨大血小板，考虑：①双相性贫血；②再生障碍性贫血待排。请呼吸科、血液科会诊排除造血系统疾病，明确诊断为血行播散型肺结核。给予静脉滴注"甲泼尼龙"（80mg 1次／日），共3次，分次输注血小板共3U后，1周后血小板升至$41×10^9$/L，病情平稳。遂转至结核病医院行专科治疗，口服"异烟肼片"（0.2g 1次／日），"吡嗪酰胺片"（1.5g 1次／日），静脉滴注"利福平"（0.45g 1次／日）。2周后临床症状明显缓解，出院后继续治疗，门诊随访1年无复发，血常规平稳（图7-30）。

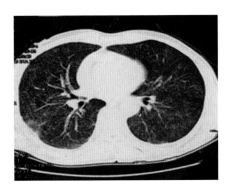

图7-29 治疗前CT片

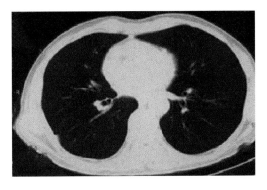

图7-30 抗结核治疗后CT片

最后诊断：

急性血行播散型肺结核并胸膜炎，双侧胸腔积液。

确诊依据： ①主要表现为"间断腹部胀痛不适 2 个月，消瘦 1 个月"，病程较短；②胸部 CT 示急性血行播散型肺结核并胸膜炎，双侧胸腔积液并右侧下肺膨胀不全；③ T-SPOT 检查提示 A、B 抗原均阴性；④血小板 9×10^9/L，激素冲击后血小板上升（41×10^9/L）。

二、分析与讨论

近年来，多项研究发现肺结核和造血功能异常有密切关系，如血小板减少，一般认为结核分枝杆菌侵入人体后，其多种细胞成分如索状因子、硫脂、磷脂等可导致造血干细胞与造血微环境异常，使血小板减少，出现与血液病相似的变化，甚至可出现血液病。此外，肺结核患者机体变态反应增强，可致血管壁通透性增高，而结核分枝杆菌进入血液循环后也会损坏毛细血管使其通透性和脆性增加，从而使血小板大量丢失。此外，血小板处于氧化应激和过氧化损伤状态，也是肺结核患者合并血小板减少的原因之一。生理情况下，血小板的氧化物和抗氧化物之间维持着动态平衡，在氧化应激的病理刺激下，动态平衡被打破，最终引起活性氧物质生成增多等一系列病理生理连锁反应，致血小板损伤和破坏。

本例患者以腹部不适、消瘦、发热入院，T-SPOT 试验阴性，血小板水平极低，缺少肺部典型症状和体征，误导医师考虑血液系统疾病。确诊后激素冲击和抗结核治疗，血小板恢复正常，是 1 例典型血小板减少的肺结核。另外，该患者 T-SPOT 阴性，并没有影响肺结核的诊断，因为 T-SPOT 试验虽然是诊断结核病的重要实验室检查项目，但其敏感性为 84.1%，特异性为 85.9%，有一小部分患者可出现 T-SPOT 阴性，其原因可能与肺结核患者机体处于免疫抑制状态等因素有关。

该病例的诊治提示我们必须重视结核感染活动期的血液系统改变，尤其重视血小板减少的多因性，必要时行骨髓穿刺以排除血液系统疾病。

（张德奎）

参考文献

[1] 刘佃香.肺结核患者与血细胞相关性分析.医学信息，2008，21（6）：968-969.

[2] 禹华玮，谢晓平，冯国基，等.无明显症状结核病患者血液学异常及骨髓象

特点 . 实用医药杂志，2005，22（12）：1063-1064.

[3] 张利群，阿尔泰 . 急性粟粒型肺结核并发血小板减少性紫癜 1 例 . 农垦医学，2003，25（5）：390.

[4]Gerosa F, Nisii C.CD4$^+$ T-Cell clones producing both interfer On gamma and interleukin-10 predominate in bronchoalveolar lavages of active pulmonary tuberculosis patients.Clin Immun, 1999（92）：224-234.

[5] 陈隽，杨瑜浩，董德琼 . 肺结核继发血液学 3 系异常 86 例临床分析 . 实用临床医药杂志，2012（17）：138-140.

[6] 澹台林芳，吴永胜，白海 . 以白细胞及血小板减少为主要表现的肺结核误诊 1 例分析 . 中国误诊学杂志，2008，8（22）：5410-5411.

[7]Ursavas A, Ediger D, All R, et al.Immune thrombocytopenia associated with pulmonary tuberculosis.J Infect Chemother, 2010, 16（1）：42-44.

[8] 陈东锋，赵佳强，邱进峰，等 . 合并血小板减少的肺结核患者血小板氧化应激研究 . 汕头大学医学院学报，2014，27（1）：27-29.

[9]Muralikrishnaadibhatla R, Hatcher J F.Phospholipase A2, reactive oxygen species, and lipid peroxidation in cerebral ischemia.Free Radic Biol Med, 2006, 40（3）：376-387.

[10]Mazurek G H, Jereb J, Vernon A, et al.Updated guidelines for using Interferon Gamma Release Assays to detect Mycobacterium tuberculosis infection—United States.Mmwr Recomm Rep, 2010, 59（RR-5）：1-25.

[11] 周晴，胡必杰，黄声雷，等 . 感染 T 细胞斑点实验在结核诊断中的价值 . 中华医院感染学杂志，2013，23（7）：1726-1728.

[12] 高万芹 . 结核感染 T 细胞斑点实验在结核病快速诊断中的临床应用价值 . 国际检验医学杂志，2014，35（24）：3450-3451.

[13] 冯云 . 结核分枝杆菌抗原特异性 γ 干扰素释放试验在诊断活动性结核病中的应用价值研究 . 上海：复旦大学，2010.

病例 22　误诊为嗜酸性粒细胞增多症的胡桃夹综合征

一、病历摘要

患者女，34 岁，主因"间断腹部疼痛 1 年余"就诊。患者 1 年余前无诱因出现腹部疼痛，左中上腹为著，呈间断性钝痛，伴口苦、口干、口臭、乏力，偶有恶心、呕吐，呕吐物为胃内容物，腹痛渐转为持续性，进食后加重，平躺可缓解，肛门排气存在，无反酸、腹胀、呕血、黑便、发热、胸闷、气短、咳嗽、咳痰、头晕、头痛症状。腹痛发作时在当地输液治疗（具体不详）后可缓解。随后前往某医院就诊，血常规提示WBC：2.7×10^9/L、嗜酸细胞百分比 21%；骨髓穿刺术提示增生低下骨髓象，嗜酸性粒细胞增多症？ HE 6 种融合基因检测阴性，以嗜酸粒细胞增多症给予对症治疗，效果欠佳，遂以"腹痛待查"收住笔者所在医院。患者入院 10 天前因"血尿"入住某医院，考虑"膀胱炎"，治疗后目前无血尿、尿频、尿急、尿痛。家族史、个人史无特殊。

专科查体：T：36.5℃，R：18 次 / 分，P：80 次 / 分，BP：101/70mmHg。心肺正常，全腹平软，左中上腹部压痛，无反跳痛。肝脾未触及肿大，肠鸣音正常。

辅助检查：

1. 胸腹部 CT 检查　两肺下叶后基底段少许炎性渗出，两侧胸膜局限性粘连，双侧腋窝多发略增大淋巴结；肝左内叶边缘稍低密度影，多考虑肝缘韧带附着处；双肾旋转不良，双肾乳头区钙质沉着；宫腔内节育器留置；宫腔少许积液；横结肠局部扩张。

2. 腹部平片（立位）检查　横结肠积气扩张，不除外肠扭转；节育器位置较低，建议进一步检查，除外宫外节育器。

3. 胃镜、小肠镜、结肠镜检查　均未见明显异常。

4. 肠系膜静脉造影　肠系膜上动脉与腹主动脉夹角变小（26.2°），左肾静脉受压狭窄并近段肾静脉扩张，考虑胡桃夹现象；左侧附件区囊性低密度影，多考虑巧克力囊肿（4.7cm×2.9cm）；盆腔少量积液。

5. 全消化道钡餐　慢性阑尾炎，瀑布胃。

6. 实验室检查　血常规提示 WBC：1.63×10^9/L，嗜酸性粒细胞百分比：2.80%，嗜酸性粒细胞绝对值：0.05×10^9/L；尿常规提示隐血 3+，白细胞 3+，蛋白质 3+；尿总蛋白：1.37g/24h；电解质提示钙：1.86mmol/L，钾：3.27mmol/L；血凝提示 D- 二聚体：6.05mg/L，纤维蛋白原降解产物：15.00μg/ml。

初步诊断：

1. 嗜酸性粒细胞胃肠炎？

2. 肠扭转？

3. 电解质紊乱。

4. 肺部感染。

5. 白细胞减少症。

诊疗经过：给予禁食水、胃肠减压、抑酸、通便、抗感染及补充电解质等治疗，腹痛无好转，考虑是否为节育器位置异常所致，请妇科会诊取出宫内"V"形节育器，但症状仍未缓解。完善胃镜、结肠镜、小肠镜均未见明显异常，分别于胃窦、回肠下端及回肠末端取活检行病理学检查，结果均提示黏膜慢性炎症，未见明显嗜酸性粒细胞浸润。D-二聚体复查持续升高，继而行肺动脉 CTA 未见明显异常。进一步行肠系膜静脉造影，提示肠系膜上动脉与腹主动脉夹角变小（26.2°），左肾静脉受压狭窄并近段肾静脉扩张（图7-31），考虑胡桃夹现象。为明确有无合并十二指肠雍积症，行全消化道钡餐提示瀑布胃。结合患者病史及各项化验检查，最后诊断：①胡桃夹综合征；②电解质紊乱；③肺部感染；④白细胞减少症。转介入科局麻下行"下腔静脉造影＋左肾静脉支架植入术"，术后第2日复查上腹部增强 CT，提示左肾静脉支架影留置，支架完整、通畅（图7-32）。患者腹痛明显缓解，3天后尿常规检查正常。出院后1个月随访，无腹痛、血尿等不适。

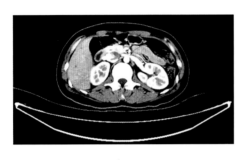
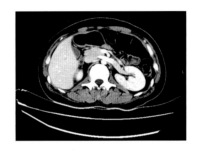

图 7-31　肠系膜静脉造影（术前）　　　　图 7-32　上腹部增强 CT（术后）

最后诊断：

1. 胡桃夹综合征。

2. 电解质紊乱。

3. 肺部感染。

4. 白细胞减少症。

确诊依据：①主要临床表现为"间断腹部疼痛1年余，再发2个月"，病程长。②既往有血尿病史，本次入院化验尿常规：隐血3+、白细胞3+、蛋白质3+；尿总蛋白：1.37g/24h。③肠系膜静脉造影提示肠系膜上动脉与腹主动脉夹角变小（26.2°），左肾静脉受压狭窄并近段肾静脉扩张。④行下腔静脉造影＋左肾静脉支架植入术后，腹痛明显缓解。

二、分析与讨论

胡桃夹综合征（nutcracker syndrome，NCS），又叫左肾静脉压迫综合征（left renal veIn cntrapment syndrome），是指左肾静脉（LRV）回流入下腔静脉（IVC）过程中，在穿经由腹主动脉（AA）和肠系膜上动脉（SMA）形成的夹角或腹主动脉与脊柱之间的间隙内受到挤压，使远端静脉扩张，进而引起一系列临床症状的综合征。其中前胡桃夹综合征是最常见的解剖变异，指 LRV 被 SMA 和 AA 压迫。另一个罕见类型是后胡桃夹综合征，即 LRV 走形于 AA 后和椎体间受压，也被称为主动脉后型左肾静脉压迫综合征。NCS 以腹痛、腹胀、腰痛、盆腔充血、血尿、蛋白尿和精索静脉曲张等为主要临床表现，甚至可引起胃、十二指肠扩张。该病具有餐后腹痛加重，且在左侧卧位后腹痛得以缓解的特点，原因可能是体位改变使 SMA 和 AA 之间夹角变大，进而导致 LRV 减压。头痛是 NCS 的一个罕见非典型症状，部分 NCS 可引起性腺静脉曲张、男性精索静脉曲张、卵巢静脉综合征和盆腔充血综合征，本例患者盆腔少量积液可能是由于盆腔静脉充血所致。当 SMA 压迫十二指肠时出现近端小肠梗阻表现称为 SMA 综合征（十二指肠壅积症）。本例 NCS 患者为确定有无合并 SMA 综合征，进一步完善了全消化道钡餐，排除了 SMA 综合征。

对 NCS 的治疗一般结合患者情况选择个体化方案，大多数患者可保守治疗，只有当症状持续加重时需考虑手术治疗，如血管内手术（左肾静脉支架置入术或精索静脉栓塞术）、左肾静脉转位或自体肾移植；对于初次肾静脉支架置入后失败的患者行自体肾移植可取得更优的临床效果；开放性修复 NCS，如"左肾静脉转位术"，即在下腔静脉植入左肾静脉也是治疗 NCS 的方法之一。此外，最新有报道机器人辅助腹腔镜下左肾静脉血管外支架植入术可避免血管内支架置入术等手术方式的风险，但移植物的长期风险（如腐蚀、狭窄等）尚不清楚，因该项技术缺乏大规模完整的评估和随访比较。本例患者选择了微创的血管内支架置入术，术后上腹部增强 CT 提示支架留置正常、通畅，患者腹痛症状解除，疗效显著。

综上所述，以反复腹痛且餐后加重，同时存在血尿、蛋白尿等表现的患者，在排除了常见消化道、泌尿系生殖系等疾病后，需考虑 NCS 的可能，以防延误患者诊治。

（卢利霞　何昱静）

参考文献

[1]Lin T H, Lin C C, Tsai J D.Superior mesenteric artery syndrome and nutcracker syndrome.Pediatr Neonatol, 2020, 61（3）：351-352.

[2]Maloni K C, Calligaro K D, Lipshutz W, et al.Nutcracker Syndrome as an Unusual Cause of Postprandial Pain.Vasc Endovascular Surg, 2020, 54（3）：283-285.

[3]Stubberud A, Cheema S, Tronvik E, et al.Nutcracker syndrome mimicking new daily persistent headache: A case report.Cephalalgia, 2020, 40（9）.

[4]Miró I, Serrano A, Pérez-Ardavín J, et al.Eighteen years of experience with pediatric nutcracker syndrome: the importance of the conservative approach.J Pediatr Urol, 2020, 16（2）: 218.

[5]Al-Qaoud T, Bath N, Redfield R, et al.Salvage Renal Autotransplant Following Previous Renal Vein Stenting in Nutcracker Syndrome.Exp Clin Transplant, 2020, 18（3）: 300-305.

[6]Wu W W, Sharma G, Menard M T.Anterior nutcracker syndrome in the setting of a duplicated inferior vena cava.J Vasc Surg Cases Innov Tech, 2020, 6（1）: 121-125.

[7]Steinberg R L, Johnson B A, Garbens A, et al.Robotic assisted extravascular stent placement for nutcracker phenomenon of the left renal vein: a case series.J Robot Surg, 2020, 14（5）: 781-788.

病例 23　累及肺、皮肤、肠道、血管多器官的系统性血管炎

一、病历摘要

患者男，36岁，主因"口腔溃疡伴右侧颈部、胸前及背部疱疹1年余，间断腹痛8个月"就诊。患者入住笔者所在医院1年前因口腔出现溃疡伴右侧颈部、胸前及背部疱疹（图7-33）就诊于笔者所在医院皮肤科，给予对症治疗（具体不详），症状缓解不明显。4个月后出现间断性腹痛，多次就诊于外院，胸部CT考虑肺结核（图7-34），给予抗结核治疗后病情好转，出院后继续抗结核治疗。为进一步诊治在笔者所在医院门诊就诊，行小肠双源CT检查，提示盲肠内侧壁、回盲瓣、回肠末端肠壁轻度增厚，考虑炎性增厚，回盲部内侧多发小淋巴结（图7-35）。6个月后再次因腹痛就诊于外院，结肠镜检查见回盲部一溃疡状占位性病变，提示回盲部溃疡，肠结核？回盲部梗阻，随后行回盲部包块切除术，术后病理学检查提示回盲部符合溃疡性改变，肠系膜淋巴结（5枚）反应增生。出院后因饮食不当后出现全腹胀及黄色稀便，伴恶心、呕吐，无发热，在笔者所在医院门诊就诊，对外院手术切除的回盲部组织切片进行病

理会诊，肠壁全层可见慢性炎症累及，淋巴组织增生，部分区域黏膜结构紊乱，黏膜下和系膜区见血管炎性改变。为进一步诊治收住笔者所在科室。否认家族遗传性疾病。

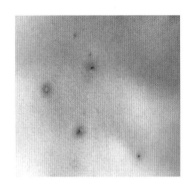

图 7-33　背部皮疹

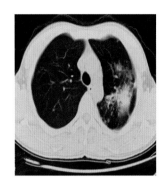

图 7-34　2016 年 2 月 26 日胸部 CT

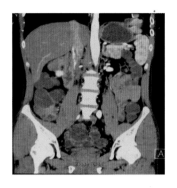

图 7-35　2016 年 5 月 25日腹部 CT

专科查体：T：36.2℃，P：88 次 / 分，R：19 次 / 分，BP：120/82mmHg。颈部、胸前及背部可见散在片状紫褐色皮疹，无压痛，压之不褪色。右下腹可见一斜形长约 4cm 的陈旧性手术瘢痕，以及一纵形长约 10cm 的陈旧性手术瘢痕，愈合良好。全腹无明显压痛，无反跳痛及肌紧张，余未见明显异常。

辅助检查：

1. 皮肤结节活检病理检查　真皮浅层肉芽肿形成，周边可见多灶性淋巴组织增生及泡沫细胞浸润，同时可见血管周围炎改变（按：本例病变范围局限，非弥漫性分布）。

2. 上消化道造影　胃内滞留液多，蠕动减弱，胃排空缓慢，十二指肠淤积。

3. 胃镜检查　慢性非萎缩性胃炎伴胆汁反流。

4. 结肠镜检查　吻合口（距肛 55cm）结肠侧可见巨大黏膜深凹陷，形态尚规则，底覆厚白苔，边缘黏膜充血水肿明显（图 7-36），取材质韧。内镜诊断为吻合口溃疡。

5. 结肠镜病理学检查　黏膜慢性炎急性活动伴溃疡形成（图 7-37），未查见明确恶性证据。

6. CT 引导下肺部阴影穿刺活检涂片　偶见梭形细胞及少量坏死成分，建议结合病史及影像学综合考虑；病理诊断：肺组织慢性炎伴坏死及炭末沉积，PAS（-），抗酸（-），六胺银（-）。

7. 胸腹部双源 CT 及血管 CT 检查　左肺上叶实性空洞灶较前变化不大（图 7-38）；胃壁明显肿胀，肠系膜多发肿大淋巴结影，空肠多发节段性肠壁增厚及狭窄、继发扩张，较前明显，右下腹部回肠末端肠壁增厚，回盲部位于肝下缘并肠壁增厚（图 7-39）；双侧肺动脉主干及分支未见异常，主动脉及主要分支显示正常；肠系膜上动脉分支显影纤细稀疏，肠系膜下动脉主干纤细并分支稀疏，左侧髂总动脉可见穿透性溃疡，管壁并局限性瘤样凸起（图7-40）。

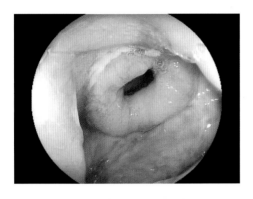

图7-36　2016年11月1日回结肠
　　　　　吻合口溃疡

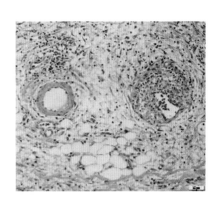

图7-37　回盲部切除标本我院会诊病理

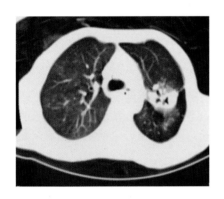

图7-38　胸部CT

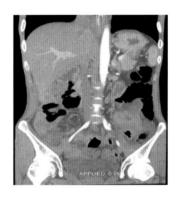

图7-39　腹部CT

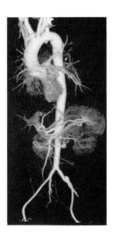

图7-40　胸腹部
　　　　血管CT

8. 实验室检查　血常规检查 WBC：$10.07×10^9$/L，NEU%：0.827；便潜血阳性；白蛋白 30.9g/L，ESR：51mm/hr，CRP：36.1mg/L，自身抗体系列检查提示抗核抗体 1:100，免疫球蛋白及补体系列正常；抗中性粒细胞胞浆抗体阴性；AFP：9.06ng/ml，CA-125：67.99U/ml，CEA：1.01ng/ml；T-SPOT 检查提示 A：63SFC/$2.5×10E5$，B：0SFC/$2.5×10E5$；痰涂片浓缩法未查见抗酸杆菌。

初步诊断：

1. 回盲部炎症。

2. 结节性动脉炎待排。

3. 肠结核待排。

4. 肺结核。

5. 肠梗阻。

诊疗经过： 入院后给予持续胃肠减压，每日引流黄绿色液体为 500～1000ml，给予加强营养支持。院内行多学科病例讨论，考虑为系统性血管炎，给予静脉滴注"甲泼尼龙"（40mg/d），并拔除胃管，鼓励患者进食，患者呕吐、食欲逐渐好转，腹痛减轻。10 天后改为口服"醋酸泼尼松片"（40mg/d），患者症状明显改善后出院。院外口服"醋酸泼尼松"逐渐减量。3 个月后来笔者所在医院复查，自诉右下腹少许不适，口腔溃疡及胸前、颈部及背部皮疹均消失，无发热，大便 1 次/日，黄色软便，无咳嗽、咳痰，无胸闷、气短。复查血沉 29mm/hr；胸部 CT 与前次对比左肺上叶空洞灶较前缩小，周围散在病变及左肺下叶背段结节基本同前（图 7-41）。结肠镜：回肠末端未见明显异常，距肛约 50cm 见回结肠吻合口，所见黏膜尚光滑，充血明显，触碰易出血，未见明显隆起及凹陷性病变，病变范围较前明显好转（图 7-42）。嘱患者"醋酸泼尼松"20mg口服 3 个月后再次来院复诊。

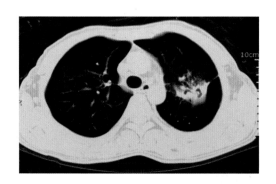

图 7-41　2017 年 2 月 13 日胸部 CT

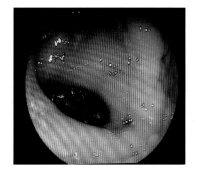

图 7-42　2017 年 2 月 14 日结肠镜

最后诊断：

系统性血管炎（肺、皮肤、肠道、血管）。

确诊依据：①主要临床表现为"口腔溃疡伴右侧颈部、胸前及背部疱疹 1 年余，间断腹痛 8 个月"，迁延不愈；②CT 引导下肺部阴影穿刺活检未见干酪性肉芽肿，抗酸染色（-），抗结核治疗后肺部阴影缩小不理想；③血沉快，超敏 C 反应蛋白增高，抗核抗体 1:100；④结肠镜活检组织病理学检查提示黏膜慢性炎急性活动伴溃疡形成，未查见明确恶性证据；⑤胸腹部双源 CT 及血管 CT 检查见肠系膜上下动脉分支显影纤细稀疏，且左侧髂总动脉可见穿透性溃疡，管壁并局限性瘤样凸起；⑥皮肤结节活检病理检查提示真皮浅层肉芽肿形成，周边可见多灶性淋巴组织增生及泡沫细胞浸润，同时可见血管周围炎改变；⑦给予糖皮质激素治疗后症状逐渐减轻，各种影像学和实验室检查指标均趋于正常。

二、分析与讨论

系统性血管炎即血管炎，是一组以血管的炎症与破坏为主要病理改变的疾病，可隐匿性累及全身多个器官，以皮肤、肾脏、肺、神经系统等常见。其临床表现复杂多样，以所属器官缺血、出血、炎症为主要表现，无特异性，不易早期诊断。该病发病机制目前尚不明确，临床表现多样、重叠，使得系统性血管炎的命名、定义、分类和诊断具有争议。按受累血管大小分类较为简单实用，血管炎可分为以慢性肉芽肿为特征的大动脉及其分支病变、以坏死性炎症为特征的中动脉病变、以坏死性炎症和血栓栓塞为特征的微小动静脉病变。系统性血管炎临床表现复杂，按发生于器官及其来源可分为原发性、继发性和单器官特异性。研究发现血管炎胃肠受累主要以胃肠血管损伤和胃肠黏膜微血管血栓形成为特征，临床表现主要为腹痛、腹泻、呕血、黑便、肠梗阻等。内镜检查可见食管、胃、十二指肠、结直肠溃疡，病理检查多为肉芽肿或非肉芽肿性动脉炎、坏死性动脉炎和血管炎，CT 提示肠壁增厚、缺血、坏死。结肠溃疡性病变大多属疑难杂症，临床上需与结核、炎症性肠病、淋巴瘤、白塞病、感染性肠病等鉴别。尤其是合并肺部阴影、结核实验室检查异常的患者，与肠结核极难鉴别。

该例主要临床表现为肺部阴影、结肠溃疡、皮肤结节、左髂血管溃疡等多器官的损害，结合多次 CT 检查、病理活检、结肠镜、抗结核诊断性治疗等综合诊疗及 MDT 讨论，排除结核。另外，该患者腹痛反复发作，并行阑尾切除术及回盲部包块切除术，临床经过又类似克罗恩病，回盲部术后病理及皮肤结节活检病理均查见血管炎改变，最终考虑为累及肺部、皮肤、肠道及血管的系统性血管炎，给予糖皮质激素后症状明显好转，随访复查病情趋于正常。

目前，系统性血管炎的治疗药物主要有糖皮质激素和细胞毒药物两大类，糖皮质激素一般为系统性血管炎治疗的首选药物，治疗剂量因人因病而异，给药方式可以口服或静脉冲击。对于少数危重者常需要超大剂量激素冲击治疗，可静脉滴注"甲基泼尼松龙"[0.5g/d×（3～6）d]，后口服"泼尼松"[0.6～0.8mg/（kg·d）]，4周后逐渐减量，每周减5mg，至10mg/d维持。若使用激素后仍不能控制疾病的活动，可加用细胞毒药物联合用药，因为长期使用中等以上剂量激素的毒副反应远远超过正规治疗的细胞毒免疫抑制剂的毒副反应，并且许多系统性血管炎单用激素不能诱导疾病缓解，所以应强调激素与免疫抑制剂的联合使用。最常用的治疗血管炎的细胞毒药物有"环磷酰胺""甲氨蝶呤"等。对于难治性和复发者，可给予"免疫球蛋白""抗胸腺细胞球蛋白"、血浆置换、免疫吸附等措施。但这两类药物长期应用都会引起严重的不良反应。因此，既要有效地控制炎症反应又要避免治疗药物所带来的严重并发症是治疗血管炎应遵循的原则。

综上所述，对于多器官出现黏膜损伤或炎症改变，一定要用整体观分析症状和各项检查结果之间的联系，切忌仅对单一器官的病变进行治疗，谨防多系统血管炎的误诊、漏诊和误治。

（梁　洁　刘真真）

参考文献

[1]Holl-Ulrich K, Noack F, Feller A C.Vasculitis: histopathology and differential diagnosis.Z Rheumatol, 2009, 68（4）: 320-328.

[2]Jennette JC, Falk RJ.The role of pathology in the diagnosis of systemic vasculitis.Clin Exp Rheumatol, 2007, 25: S52-S56.

[3]Lamprecht P, Pipitone N, Gross W L.Unclassified vasculitis.Clin Exp Rheumatol, 2011, 29: S81-S85.

[4]Varbanova M, Schutte K, Kuester D, et al.Acute abdomen in a patient with ANCA-associated vasculitis.Dtsch Med Wochenschr, 2011, 136（36）: 1783-1787.

[5]Ahn E, Luk A, Chetty R, et al.Vasculitides of the gastrointestinal tract.Semin Diagn Pathol, 2009, 26（2）: 77-88.

[6]Guille vin L, Dorner T.Vasculitis: mechanisms involved and clinical manifestations.Arthritis.Res Ther, 2007, 9（Suppl 2）: 89.

[7]杨侑岩.系统性血管炎的临床分类与治疗要点.新医学, 1998, 29（3）: 48-51.

[8]Krishnan E, Lingala V B, Singh G.Declines in mortality from acute myocardial infarction in successive and birth cohorts of patients with theumatoid arthritis.Circulation, 2004, 110（13）：1774-1179.

[9]Schmitt W H, Hagen E C, Nettmann I, et al.Treatment of refractory Wegner's granulomatosis with antithymocyte globulin（ATG）：an open study in 15 patients.Kidney Int, 2004, 65（4）：1440-1448.

[10]Scroggie D, Abel M, et al.Vasculitis following treatment of theumatoid arthritis with extracoporeal staphylocoocal protcin a immunondsorption column.Clin Rheumatol, 2010, 7（4）：238-241.

病例 24 介入栓塞术治疗海德综合征

一、病历摘要

患者女，88岁，主因"便血3小时"急诊入院。患者入院前3小时无明显诱因突然出现便血，为暗红色血便，量约200ml，伴上腹部隐痛不适、烧心，无呕血、恶心、呕吐，无头晕、心慌。未及时就诊，随后再次排暗红色血便2次，量约300ml，自诉乏力、心慌，无头晕、意识障碍等。为进一步诊治，急诊以"消化道出血"收住笔者所在医院。既往有"冠心病、心律失常"20年，平素口服"阿托伐他汀钙片""美托洛尔片"治疗。否认家族遗传性疾病史。

专科查体：T：36.6℃，P：75次／分，R：20次／分，BP：105/65mmHg。神志清，精神差，轻度贫血貌，睑结膜、口唇稍苍白。双肺呼吸音粗，未闻及干湿性啰音；心律不齐，主动脉瓣第一听诊区可闻及4/6级收缩期喷射性杂音，并向颈部传导。腹平软，剑突下压痛阳性，无肌紧张及反跳痛，全腹未触及包块。肝脾肋下未触及，肝区叩击痛阴性，腹部移动性浊音阴性，肠鸣音正常，3～5次／分。双下肢无水肿。

辅助检查：

1. 心脏彩超 左心房增大，主动脉瓣钙化、中度狭窄并轻度反流，二尖瓣后瓣局部钙化，二、三尖瓣轻度反流，左心室舒张功能下降。

2. 上腹部彩超 肝实质回声略增强，肝囊肿，肝右前叶胆管结石，胆囊壁毛糙，腹腔未见明显积液。

3. 胸腹部CT检查 肺气肿、多发肺大疱，肺间质纤维化并炎症；主动脉及冠脉多发斑块形成，肝内多发囊肿；升结肠及部分小肠肠管内高密度影。

4. 胃镜检查（入院前 1 个月） 慢性浅表性胃炎。

5. 实验室检查 血常规检查 HB：98g/L，RBC：2.73×10^{12}/L，余化验检查结果未见明显异常。

初步诊断：

1. 消化道出血。

2. 冠状动脉粥样硬化性心脏病。

3. 主动脉瓣狭窄。

4. 心房颤动。

诊疗经过： 入院后立即给予心电监护、吸氧、禁食水，积极输血、止血、抑酸、静脉营养等支持治疗，患者未再出现便血、黑便症状。住院期间患者间断出现胸闷、心慌症状，间断心室率显著升高，考虑心房颤动，请心内科会诊后转入心内科给予稳定心律等对症治疗，患者心率逐渐稳定。拟行完善肠镜检查，患者再次出现排暗红色血便，考虑消化道再出血，经全科医师讨论后建议行急诊介入治疗，积极完善术前准备，遂行"腹腔干动脉＋肠系膜上下动脉造影术"，术中见胃左右动脉、胃十二指肠动脉血管走形均正常，回肠动脉远端分支可见造影剂浓染，静脉期早显，疑似造影剂外渗（图 7-43），考虑回肠动静脉畸形，微导丝导管超选择进入回肠动脉远端异常分支内，应用弹簧圈给予异常血管栓塞，栓塞后复查造影剂显示未见动静脉畸形显影，浓染区血管未见显影（图 7-44）。术后未再出血，给予抑酸、止血、抗炎及静脉营养等对症支持治疗，患者病情好转出院。出院后 1 个月、3 个月随访，患者未再出现消化道出血症状。

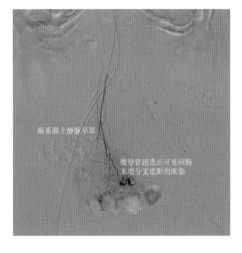 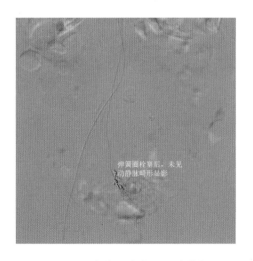

图 7-43　腹腔干动脉＋肠系膜上下　　　　图 7-44　腹腔干动脉＋肠系膜上下
　　　　动脉造影术　　　　　　　　　　　　　　动脉造影术栓塞术后

最后诊断：

1．回肠动静脉畸形。

2．下消化道出血。

3．冠状动脉粥样硬化性心脏病。

4．持续性心房颤动。

确诊依据：①主要临床表现为"便血3小时"，病程短，伴乏力、心慌、剑突下隐痛等症状；②患者有长期"冠心病、心律失常"疾病史；③查体贫血貌，睑结膜及口唇稍苍白，剑突下压痛阳性；④心脏彩超提示主动脉瓣钙化、中度狭窄并反流；⑤介入造影显示回肠动静脉畸形，行栓塞治疗后疗效显著，未再出现消化道出血症状。

二、分析与讨论

海德综合征（HS）是指同时合并有消化道出血的严重钙化性主动脉瓣狭窄，两者之间的关联由海德（Heyde）于1958年首次报道，并因此得名。此后，相关的病例报道不断涌现，有研究发现HS与胃肠道血管发育不良致获得性凝血障碍有关。胃肠道血管发育不良和主动脉瓣狭窄均为慢性退行性病变，其发生率随年龄增长而升高。近年来，随着人口老龄化进程的加速，老年钙化性主动脉瓣狭窄已成为临床上常见的心脏瓣膜病，因此与其相关的海德综合征患者也会相应增加。在临床工作中，对原因不明的消化道出血老年患者，尤其合并主动脉瓣狭窄的心脏病患者，应考虑海德综合征可能。HS主动脉瓣狭窄导致消化道出血风险增加的机制尚不明确，大多学者认为与主动脉瓣狭窄所引起的血流动力学变化有关。

消化道出血是临床常见急重症疾病，及时有效的止血治疗对抢救患者生命尤其重要。传统的止血治疗主要为内科应用止血药物、胃肠镜及外科手术治疗。由于超选择性插管等介入技术的建立、新型栓塞物质的出现，介入栓塞治疗在急诊治疗脏器活动性出血的应用越来越广泛。对于临床不能耐受外科手术的老年多合并症患者，内镜难治性出血或血管发育不良的小肠出血等，经介入栓塞止血的疗效显著，同时手术并发症和患者的死亡率也大大降低，并且创伤小、安全性高，患者康复快。因此，经导管动脉血管栓塞是治疗胃肠道出血的一种安全、有效的手段，具有微创、简便特点，疗效确切，具有十分重要的临床应用价值。

本例患者以消化道出血为首发临床表现入院，彩超检查提示主动脉瓣狭窄，患者年龄较大且治疗期间出现心房颤动及再次消化道出血，故结合病例特点考虑为海德综合征。相关研究报道，主动脉瓣狭窄是海德综合征患者胃肠道出血的使动因素，经外科或介入方式行主动脉瓣置换手术为根治海德综合征的主要有效手段。海德综合征患者消化道出血多因血管发育不良或畸形导致，传统外科手术对该类出血处理起来相对困难。介入栓塞治疗可有效治疗该病的活动性出血，大大降低海德综合征消化道出血的死亡率。对于 HS 出现急性消化道出血无法及时行主动脉瓣置换手术的临床患者，急诊行介入栓塞止血治疗无疑是临床治疗的第一步。本例患者年龄较大，反复消化道出血，且有心脏基础疾病，经介入胃肠道血管造影术不仅能够发现胃肠道血管发育畸形，为 HS 的临床诊断提供充分的依据；术中发现出血点立即行栓塞治疗也让该高龄患者活动性消化道出血得到及时有效的治疗，取得一举两得的效果，为后续的主动脉瓣置换根治术奠定了基础。

总之，海德综合征的诊断主要在于临床医师对该疾病有充分认识，主动脉瓣狭窄合并胃肠道出血病情极其危重，及时准确的诊治对于延长患者生命、提高生活质量非常重要，临床医师需要足够重视。

（赵夏平　郭建魁）

参考文献

[1]Heyde E C.Gastrointestinal Bleeding in Aortic Stenosis.N Engl J Med, 1958, 259（4）：196.

[2]Warkentin T E, Moore J C, Morgan D G.Aortic stenosis and bleeding gastrointestinal angiodysplasia：is acquired von Willebrand's disease the link？ The Lancet, 1992, 340（8810）：35-37.

[3] 刘芳，江成功，冯雪茹，等．主动脉瓣狭窄合并消化道出血病例分析．中华内科杂志，2013，52（9）：753-756.

[4]Pate G E, Webb J G, Chandavimol M, et al.Heyde's syndrome：a review.J Heart Valve Dis, 2004, 13（5）：701-712.

[5]Mishra P K, Logtens E, De-Caestecker J, et al.Intestinal angio-dysplasia and aortic valve stenosis:let's not close the book on this association.Eur J Cardiothorac Surg, 2009, 35（4）：628-634.

[6]Wong R K, Acosta R D.Differential diagnosis of upper gastrointestinal bleeding proximal to the ligament of Trietz.Gastrointestinal Endoscopy Clinics of North America, 2011, 21（4）：555-556.

[7]Koo H J, Shin J H, Shin S, et al.Efficacy and Clinical Outcomes of Transcatheter Arterial Embolization for Gastroin-testinal Bleeding

from Gastrointestinal Stromal Tumor. Journal of vascular & interventional radiology：JVIR，2015，26（9）：1297-1304.

[8]Sami S S，Al-Araji S A，Ragunath K. Review article：Gastrointestinal angiodysplasia-pathogenesis，diagnosis and management. Alimentary Pharmacology & Therapeutics，2014，39（1）：15-34.

[9]Shibamoto A，Kawaratani H，Kubo T，et al. Aortic Valve Replacement for the Management of Heyde Syndrome：A Case Report. Journal of Nippon Medical School，2017，84（4）：193-197.